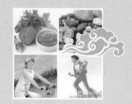

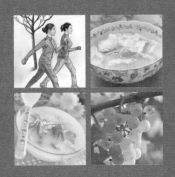

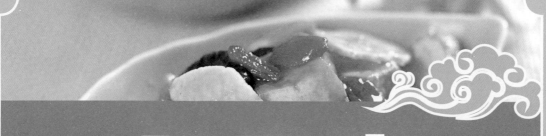

肠胃病
饮食+运动+中医调养全书

吴林玲　编著

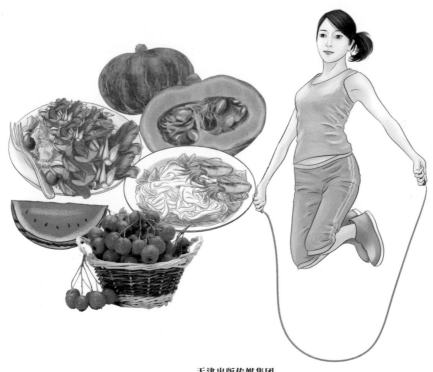

天津出版传媒集团

天津科学技术出版社

图书在版编目（CIP）数据

肠胃病饮食 + 运动 + 中医调养全书 / 吴林玲编著 . --
天津：天津科学技术出版社，2016.10

ISBN 978-7-5308-9410-1

Ⅰ . ①肠… Ⅱ . ①吴… Ⅲ . ①胃肠病—食物疗法
Ⅳ . ① R247.1

中国版本图书馆 CIP 数据核字（2016）第 219256 号

策划编辑：刘丽燕 张　萍
责任编辑：孟祥刚
责任印制：兰　毅

天津出版传媒集团　　出版
天津科学技术出版社

出版人：蔡　颢
天津市西康路 35 号　　邮编 300051
电话（022）23332490
网址：www.tjkjcbs.com.cn
新华书店经销
北京中创彩色印刷有限公司印刷

开本 720×1 020　1/16　印张 28　字数 570 000
2016 年 10 月第 1 版第 1 次印刷
定价：35.00 元

前言

　　在生活节奏日益加快的现代社会，我们常常在无意中给我们的胃肠道施加了许多压力，饮食不规律、暴饮暴食、抽烟、喝酒、熬夜等不良生活习惯都令肠胃不堪重负。这使肠胃病也成了常见的疾病。据统计，肠胃病作为常见病多发病，其发病率已然居高不下，肠胃病出现的烧心、胃食管反流、食欲不振、心窝痛、恶心呕吐、呕血、腹痛、腹胀、腹泻、便血等症状，严重影响着人们的身体健康和生活质量，而长期反复发作的肠胃病还有可能转化为癌肿，直接威胁人们的生命。

　　老百姓所说的肠胃，主要指的是胃和小肠、大肠部分。胃的主要功能是接受、储存摄入食物，并通过胃的蠕动和分泌液将食物搅拌、消化、灭菌，形成食糜，然后再将食糜推送到十二指肠以便进一步消化和吸收。小肠负责进行进一步的消化以及营养物质的吸收；大肠主要负责将食物残渣浓缩成大便，并排出体外。而肠胃病，包括胃部以及小肠、大肠的功能性及器质性病变，比较常见的有急性胃炎、慢性胃炎、消化性溃疡、胃下垂、胃癌、便秘、肛裂、痔疮、急性肠炎、慢性肠炎、痢疾、脱肛、肛周脓肿、肛瘘、结肠癌、直肠癌等。

　　人们常说肠胃病是百病之源头，是因为肠胃病变会损坏胃肠道的功能，影响机体对食物营养的吸收，从而使各个器官缺乏足够的营养成分，引发机体的衰退和病变。而据临床证明，在亚健康以及患病人群当中，几乎首先出现肠胃的疾病。所以，养好肠胃，乃健康之本。

　　如果想远离肠胃病，就要先了解肠胃，对肠胃病有一个科学、全面的认识。只有这样，才能在日常生活中，摒除肠胃病的诱因，保持健康的习惯，让胃肠更强健。肠胃健康与饮食息息相关。不同的食物由于营养成分不同，食用方法不同，食疗结果也是不同的，所以说预防和治疗肠胃病，选对食物是关键。中医讲究辨证论治，

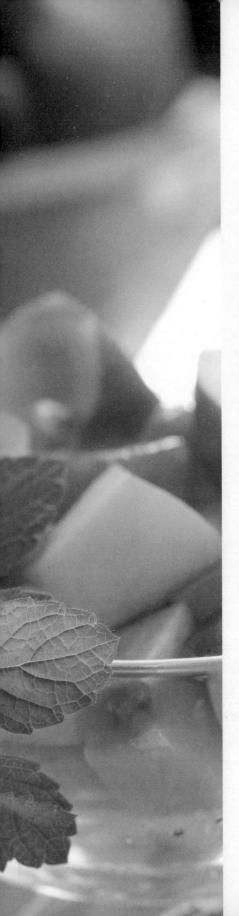

食疗也以中医理论为基础，对症用膳才能取得良好的食疗效果。

除了天然健康的饮食疗法之外，人们还可以通过运动方式来改善体质，无论是跑步、散步、登山、游泳，还是打羽毛球、太极拳、五禽戏、八段锦等，大家都可以根据自己病情的具体情况选择适合自身条件的运动，来锻炼身体，治病强身。

人体自身所携带的自愈系统——经络和穴位也不容忽视。经络能"行气血、营阴阳、决生死、处百病"，只要掌握科学的中医疗法，无论是针灸、按摩或者刮痧拔罐，都可以有效改善肠胃病患者的健康状况。

本书选取了急性胃炎、慢性胃炎、胃及十二指肠溃疡、胃下垂、胃癌、便秘、肛裂、痔疮、急性肠炎、慢性肠炎、痢疾、脱肛、肛周脓肿、肠癌等14种常见的肠胃疾病，针对每一种病症均根据其不同的中医证型做了较详尽的介绍，并贴心地为患者提供了每种疾病的饮食保健、日常运动方式和中医对症疗法。每一种病症还分别列举了宜吃和忌吃的食物。在宜吃的食物中，详细地介绍了食物的性味归经、食疗功效，并且针对每一种食物，推荐了一例对症药膳。而在忌吃的食物中，则以忌吃关键词和不宜吃的原因两种形式向读者展示了这些食物是如何地不利于病情，让读者朋友们真正做到选择"对"的食物，远离肠胃病的困扰；同时让患者可以根据自己的病情和身体条件，选择合适的运动和中医疗法，用来防病治病。

本书是您居家生活中必备的肠胃病速查手册。针对常见的肠胃病的饮食、运动和中医疗法，让大病、小病在自我保健中得以康复，让您为家人的健康保驾护航。希望正确而健康的生活方式伴随读者每一天的生活，早日祛除疾病。

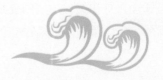

目录

· 绪论 科学认识肠胃病 ·

你了解自己的肠胃吗

· 肠胃病的饮食调养 ·

第一章 急性胃炎吃什么？禁什么？

◎急性胃炎患者宜吃的食物及其简易食疗方

◎急性胃炎患者忌吃食物及忌吃原因

第二章　慢性胃炎吃什么？禁什么？

◎慢性胃炎患者宜吃的食物及其简易食疗方

◎慢性胃炎患者忌吃食物及忌吃原因

第三章　胃及十二指肠溃疡吃什么？禁什么？

◎胃及十二指肠溃疡患者宜吃的食物及其简易食疗方

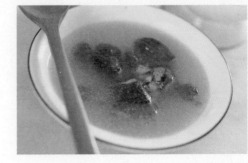

第四章　胃下垂吃什么？禁什么？

第五章　胃癌吃什么？禁什么？

◎胃癌患者忌吃食物及忌吃原因

第六章　便秘吃什么？禁什么？

◎便秘患者宜吃的食物及其简易食疗方

◎便秘患者忌吃食物及忌吃原因

第七章　肛裂吃什么？禁什么？

◎肛裂患者宜吃的食物及其简易食疗方

◎肛裂患者忌吃食物及忌吃原因

第八章　痔疮吃什么？禁什么？

◎痔疮患者宜吃的食物及其简易食疗方

◎痔疮患者忌吃食物及忌吃原因

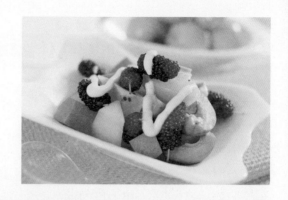

第九章　急性肠炎吃什么？禁什么？

◎急性肠炎患者宜吃的食物及其简易食疗方

◎急性肠炎患者忌吃食物及忌吃原因

第十章　慢性肠炎吃什么？禁什么？

◎慢性肠炎患者宜吃的食物及其简易食疗方 /248

◎慢性肠炎患者忌吃食物及忌吃原因

第十一章　痢疾吃什么？禁什么？

◎痢疾患者宜吃的食物及其简易食疗方

◎痢疾患者忌吃食物及忌吃原因

第十二章　脱肛吃什么？禁什么？

◎脱肛患者宜吃的食物及其简易食疗方

第十三章　肛周脓肿、肛瘘吃什么？禁什么？

第十四章　结肠癌、直肠癌吃什么？禁什么？

· 肠胃病的运动调养 ·

第一章　科学运动，让你的肠胃更健康

第二章　健肠养胃，动之有道

第三章　养胃健肠，最佳运动有哪些

·肠胃病的中医调养·

第一章　肠胃病的特效疗法

第二章　肠胃病的日常保健

·绪论 科学认识肠胃病·

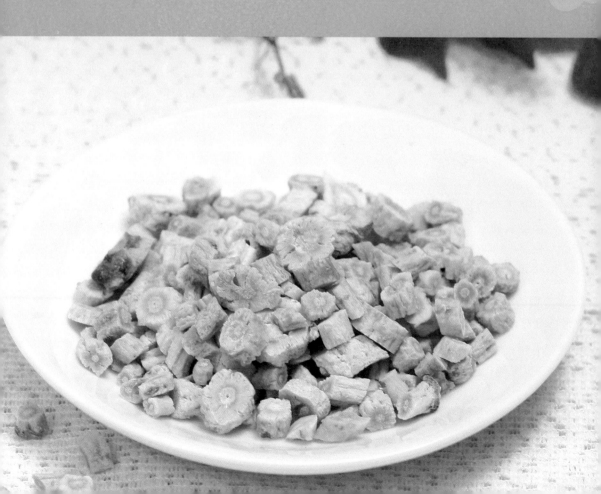

你了解自己的肠胃吗

人体的胃肠道就像是一个精密有序的加工工厂，食物经过胃、小肠和大肠这条"流水线"的处理后，营养物质被留下，供应人体各部分所需；废物残渣被排出，以免留在人体内成为毒素。正因为有"肠胃工厂"有效地对食物进行消化吸收，才能保证人体正常的新陈代谢。

胃：食物的第一加工车间

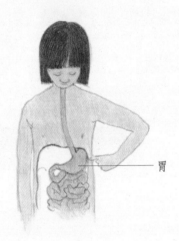

胃

胃就像食物进入人体后的第一加工车间，在"胃工厂车间"中，食物被研磨，并被多种消化液分解消化。与此同时，也将随食物一同进入"胃工厂车间"的"危险品"（即容易致病的微生物）等消灭掉，再将食物"送检"至下面的十二指肠。

胃在哪里

食物从口腔，经过咀嚼、吞咽至食道，食道的下端就连着胃。胃位于人体的上腹部，是人体消化系统的一部分，它像是一个"J"形的袋状器官，用来贮藏和消化食物。

胃这个"J形弹性袋子"可分为胃小弯、胃大弯、胃前壁以及相对应的胃后壁。胃下部与十二指肠相连。

其中，介于肝左叶与左肋弓之间的胃前壁，在右侧与肝左叶相贴近，在左侧上部则与膈相邻，为左肋弓所掩盖，下部直接与腹前壁相贴，因为此部移动性大，通常称为胃前壁游离区。胃后壁与胰、横结肠、左肾和左肾上腺相邻，胃底与膈和脾相邻。胃大弯的位置较低，其最低点一般在脐平面。

一般来说，矮肥体型者的胃位置较高，瘦长型者胃的位置较低。事实上，胃的位置不仅因人体型而异，体位、胃的虚盈程度等情况的不同也会使每个人的胃所处位置发生变化：胃的位置在卧位时较高，在站立时位置较低；而当胃过度充盈时，可达脐平面以下。当胃壁肌张力低、饱食后站立时，胃大弯最低点向下，可达髂嵴（髂骨翼的上缘，髂嵴的最高点大致是第4腰椎棘突的位置）水平。

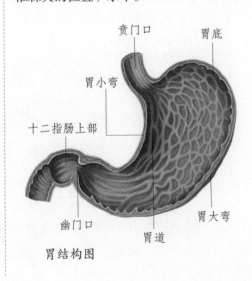

胃结构图

贲门口

胃底

胃小弯

十二指肠上部

幽门口

胃道

胃大弯

胃的结构

胃壁组织由外而内可分为四层，即浆膜层、肌层、黏膜下层和黏膜层。其中还分布有神经、血管和淋巴管。

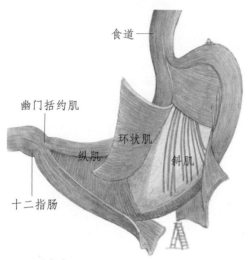

食道

幽门括约肌

环状肌

纵肌

斜肌

十二指肠

胃部解剖图

浆膜层

胃壁的浆膜层是覆盖于胃表面的腹膜，由间皮和少量的结缔组织构成各种胃的韧带，与邻近器官相连接，于胃大弯处形成大网膜。

肌层

胃壁的肌层是浆膜下较厚的固有肌层，由三层不同方向的平滑肌组成，自外向内依次为纵层、环层与斜纤维。胃的肌层结构有助于食物得到充分的研磨和混合，其中，环层最发达，在幽门处特别增强增厚，形成幽门括约肌。有延缓胃内容物排空和防止肠内容物逆流至胃的作用。

黏膜下层

位于肌层与黏膜之间的黏膜下层，是胃壁内最富于胶原的结缔组织层，其由疏松结缔组织构成，拥有丰富的淋巴细胞、肥大细胞及神经丛、血管和淋巴管。是整个胃壁中最有支持力的结构。

黏膜层

黏膜层包括表面上皮、固有层和黏膜肌层共三层。其中，上皮能分泌黏液覆盖于胃黏膜的表面，从而防止胃酸和胃蛋白酶对胃黏膜的损害；由一薄层结缔组织构成的固有层含有大量的胃腺，内含支配表面上皮的毛细血管、淋巴管和神经；黏膜肌层可使胃黏膜形成许多皱褶，这些皱褶在胃充盈时展平消失，从而增加表面上皮面积。胃小弯处2至4条恒定纵行皱襞，其形成的壁间沟称为胃路，为食道入胃的途径。

胃的功能

胃是人体重要的吸收消化器官。它可以暂时储存食物，通过胃蠕动以及分泌胃液对食物进行搅拌、灭菌等，通过这一系列的机械性和化学性消化后将初步消化的食糜缓慢推进至十二指肠进行更进一步的消化和吸收，同时，又能阻止十二指肠内容物反流入胃。其主要功能如下：

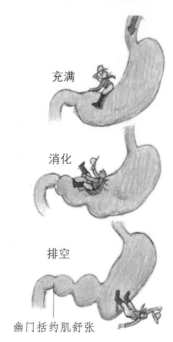

充满

消化

排空

幽门括约肌舒张

食物在胃部的消化

接受食物

人咀嚼、吞咽食物从而引起胃体、胃底肌肉的舒张以及容受性舒张，从而使食物经口腔、食道涌入胃内。如果胃的贲门功能障碍，食物可能难以顺利进入胃。

储存食物

在人体中，胃是一个舒缩性很强的器官。当食物进入胃内，胃壁就会随之扩展，以适应容纳食物的需要。胃的容量是可变的，在基础条件下，胃容积的平均值为1500毫升，但能增大 1 ~ 1.5 升。

此外，胃壁还具有良好的顺应性，使胃内的压力与腹腔内的压力相等，当胃内容量增加到1500毫升时，胃腔内的压力和胃壁的张力才会有轻度的增高，这时我们就感到"吃饱"或"吃撑"了。

消化食物

通过胃壁平滑肌的微弱持续性收缩，可使胃腔具有一定压力，有助于胃液掺入食物、推动食物糜向十二指肠移行。胃体向幽门方向进行的胃壁肌肉节律性收缩、舒张活动（蠕动）。在胃大弯的近胃底中部可能存在蠕动的起搏点。蠕动使食物和胃液充分混合，搅拌磨碎食物，经幽门推送食物糜入十二指肠。

分泌和防御功能

胃可以分泌出胃液帮助消化和吸收食物。胃液是由胃黏膜内不同细胞所分泌的消化液，主要包括消化液、胃蛋白酶原、黏液以及内因子等。在胃黏膜分泌胃酸和胃蛋白酶原的共同作用下，能使食物中的蛋白质初步分解消化。

此外，这些胃液还能防止致病微生物和异物的入侵。如由壁细胞分泌的盐酸能激活胃蛋白酶原、提供适宜的酸性环境；杀死随食物进入胃内的微生物；

盐酸进入小肠后还可促进胰液、肠液、胆汁的分泌。

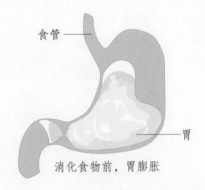

食管

胃

消化食物前，胃膨胀

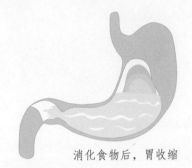

消化食物后，胃收缩

胃的消化过程

运输食物和排空功能

胃的排空是指胃内容物进入十二指肠的过程。食物一旦进入胃内就会在短时间内刺激胃蠕动，把食糜间断地从胃体上部推进至十二指肠。其间胃蠕动使食物与胃液充分混合，使食物形成半液状的食糜。食糜进入胃窦时，胃窦起排空作用，将食糜送入十二指肠。一般来说，水只需10分钟就从胃排空，糖类食物需 2 小时以上，蛋白质排空较慢，脂肪更慢，混合性食物需 4 ~ 5 小时。

中医说胃

在中医学中，胃又称胃脘，是六腑的一员；胃以降为和，主要生理功能是受纳与腐熟水谷，和五脏中的脾为表里。

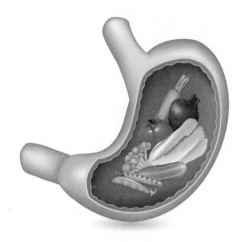

胃是人体重要的消化器官，是食物进入人体后主要的消化场所。

"水谷之海"

《素问·玉版》中有言："人之所受气者，谷也；谷之所注者，胃也是；胃者，水谷气血之海也。"

胃主"受纳"和"腐熟水谷"，这里"受纳"是指接受和容纳；"腐熟"是饮食物经过胃的初步消化，形成食糜的意思。饮食入口后，经过食道进入胃中，在胃气的通降作用下，由胃接受和容纳，并暂时存于胃中进行初步消化形成食糜。容纳于胃中的食物，经过胃气的腐熟作用后，精微物质被吸收，并由脾气转输而营养全身，未被消化的食糜则借胃气的通降作用，下传于小肠进一步消化。而人体生理活动和气血津液的化生都需要依靠饮食物的营养，所以胃被称为"太仓""水谷之海"。

正常情况下，胃的受纳和腐熟功能正常则食欲旺盛，精、气、血、津液的化生有源；如果胃的受纳失常，则见食欲缺乏、胃脘胀满等症状；如果胃热受纳、腐熟功能过亢，则见消谷善饥等症状；如果胃的腐熟功能减退，则见完谷不化、消化不良、泄泻等症。

胃主通降

胃主通降，是指胃气具有保持通畅下降运动的趋势，使食糜下行入肠道和排泄糟粕的作用。食物经过胃的受纳腐熟后，必须下行而入小肠，以便进一步消化吸收；另一方面，则将食物残渣下输于大肠，经大肠传导糟粕而排出体外。所以说，胃主通降，以降为和。胃的通降对整个六腑系统的消化功能都有重要的影响，是六腑通畅，能够正常转化水谷、排泄糟粕的先决条件。

一旦胃失和降，则会影响食欲，并出现口臭、脘腹胀满疼痛等症状；浊气在上则导致口臭、脘腹胀闷、疼痛等症状；胃气上逆则出现嗳气吞酸、呃逆、恶心、呕吐等症。故胃气的强弱对保持人体健康和疾病的预后有重要关系。

喜润恶燥

《临证指南医案》书中有言："胃喜柔润也。"这是说指胃应保持充足的津液，以利饮食物的受纳腐熟和食物残渣及糟粕的通降传导。因为胃受纳腐熟水谷不仅需要胃气、胃阳的推动和蒸化，也依赖胃中津液的滋润。如果胃中津液充足，就能维

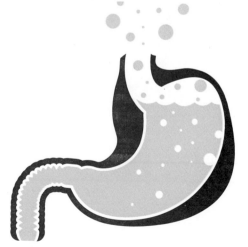

胃酸过多会导致"烧胃"，即俗话说的"烧心"。

持其受纳腐熟和通降下行的功能。如果胃是一条河流，一旦"干涸"就会使胃阴受损，其病易成燥热之害。所以在治疗胃病时，要注意保护胃阴，慎用苦燥伤阴的药物。

脾胃相连

中医学认为，胃与脾"以膜相连"，五行属土，同居中焦，其经脉为足阳明胃经，与足太阴脾经相互络属，构成表里关系。

事实上，胃与脾一脏一腑，一主受纳，一主运化，一升一降，胃的受纳腐熟水谷功能正是与脾的运化功能相配合协调才能将水谷消化和吸收化为精微，进而化生为精、气、血、津液，以供养全身。"脾宜升则健，胃宜降则和"。二者同为"气血生化之源"，共同承担着化生气血的重任，是人的"后天之本"。

如果脾气不升，则胃气就会失降，会出现食欲缺乏、恶心、腹胀、便秘等症；如果饮食不节，使胃失和降，则会影响脾的升清，使运化失司，出现腹胀、腹泻等症。

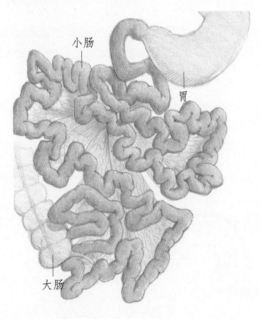

大肠和小肠

小肠：营养的消化吸收车间

在"胃加工车间"中的食物通过幽门处的幽门括约肌这道"门"进入了小肠这个生产车间被进一步加工，开始在"小肠生产车间"内的一系列食物消化与营养吸收过程。

小肠在哪里

小肠是消化管中最长的一段，盘曲于腹腔中，上端与胃相接处为幽门，下端通过阑门与大肠相连。

小肠的结构

人体内的小肠根据形态和结构变化可分为三段：十二指肠、空肠和回肠。当肌肉处于松弛状态时（例如人死亡后），小肠的长度将明显增加。由于肌肉紧张程度不同，成人的小肠长度在 3 ~ 6 米之间。

十二指肠

十二指肠是小肠中最短的一部分，长约为 12 个手指的宽度总和（约 24 厘

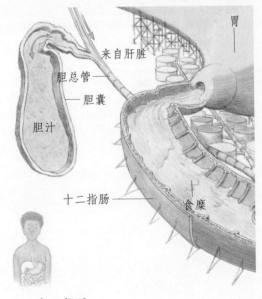

十二指肠

米），因而得名。十二指肠呈"C"形，从右侧包绕胰头，可分为上部、降部、水平部和升部四个部分。肝脏分泌的胆汁和胰腺分泌的胰液，通过胆总管和胰腺管在十二指肠上的开口，排泄到十二指肠内以消化食物。

其中，上部（又称球部）位于第1腰椎的右侧连接胃的幽门，上部与幽门相接的2.5厘米的一段肠管，管壁较薄，黏膜光滑无环形皱襞又称十二指肠壶腹（球），是十二指肠溃疡的易发作部位。

空肠和回肠

空肠上端起于十二指肠空肠曲，占小肠全长的2/5，主要位于腹膜腔的左上部。因为空肠的消化和吸收力强，蠕动快，肠内常呈排空状态，故得其名。空肠的特点是血管丰富，较为红润，管壁厚管腔大，黏膜面有高而密的环形皱襞，并可见许多散在的孤立淋巴滤泡。

回肠下端在右髂窝与盲肠相连，一般位于腹膜腔的右下部，部分位于盆腔内，占小肠全长的3/5。它的特点是颜色淡红，管壁薄，管径小，黏膜面环形皱襞稀疏，除有孤立淋巴组织外，还有集合淋巴组织。

空肠与回肠盘绕于腹腔的中、下部，二者之间没有明显的分界线，在形态和结构上的变化是逐渐改变的。在外科手术中主要认为小肠是由空肠与回肠组成，因为空肠和回肠形成很多肠袢，盘曲于腹膜腔下部，被小肠系膜系于腹后壁，故合称为系膜小肠。

小肠的功能

小肠有三种功能，即消化、吸收和分泌及运动功能，其中以吸收和分泌功能为主。

消化功能

小肠是化学消化过程的主要发生场所，被消化的三类物质主要是蛋白质、脂质和碳

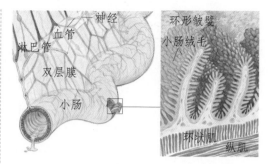

神经
血管
淋巴管
双层膜
小肠
环形皱襞
小肠绒毛
环状肌
纵肌

小肠及解剖图

水化合物。人的小肠长5～6米，它的黏膜具有环状皱褶，并拥有大量指状突起的绒毛，因而使吸收面增大30倍，可达到10平方米；食物在小肠内已被消化，适于吸收；食物在小肠内停留的时间也相当长。这些都是对于小肠吸收非常有利的条件。

吸收功能

在消化系统中，食物在口腔和食道内实际上不被吸收；进入胃腔的食物实际上吸收也很少，可吸收酒精和少量水分；大肠则主要吸收水分和盐类。所以说，小肠是吸收的主要部位。小肠黏膜上有绒毛，小肠绒毛内部有平滑肌纤维、神经丛、毛细血管、毛细淋巴管等组织。淋巴管和毛细血管是营养物质输入机体内的途径。通过主动性转运和被动性转运营养物质被吸收入机体。一般认为，糖类、蛋白质和脂肪的消化产物的大部分是在十二指肠和空肠被吸收的，而当到达回肠时，通常均已吸收完毕。

分泌功能

小肠内有两种腺体：十二指肠腺和肠腺。十二指肠腺能分泌碱性液体，从而保护十二指肠的上皮不被胃酸侵蚀。肠腺的分泌液则构成小肠液的主要成分。小肠液可以稀释消化产物，有利于吸收的进行。小肠液中含有多种酶，可使食物中的淀粉最终分解为葡萄糖，蛋白质最终分解为氨

基酸，脂肪最终分解为甘油和脂肪酸。而食物残渣、部分水分和无机盐等借助小肠的蠕动被推入大肠。这对于将各种营养成分进一步分解为最终可吸收的产物具有重要意义。

中医说小肠

受盛化物

《素问·灵兰秘典论》中有言："小肠者，受盛之官，化物出焉。"其中，受是接受、容纳之意；化则是消化、变化。这一方面是指小肠接受由胃初步消化的食物起到容器的作用；经胃初步消化的食物，须在小肠内停留一段时间，以便进一步消化吸收。另一方面是指小肠将初步消化的食糜，进一步消化吸收。若小肠受盛、化物的功能

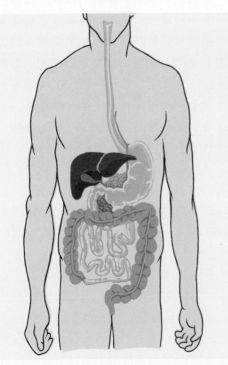

夏季养生不能忽视对脾胃的保护，脾胃在夏季往往受湿邪的困阻而使消化吸收功能降低，令人胃口不开、不思饮食并出现腹胀、头晕、腹泻等症状。

失调，则可见腹胀、腹痛，或为腹泻、便溏等症。

泌别清浊

这是指小肠将进一步消化食糜的过程中，将其分为清浊两部分。其中，清者，即水谷精微和津液，由小肠吸收，经脾气的转输作用输布全身；浊者，即食物残渣和部分水液，经胃和小肠之气的作用通过阑门传送到大肠。小肠在吸收水谷精微的同时，还吸收了大量的水液，其中较清稀者上输于肺，经肺气的宣发肃降作用，布散于全身，并将脏腑代谢后产生的浊液下输肾和膀胱，以成尿液生成之源。由于小肠参与了人体的水液代谢，故有"小肠主液"之说。

因此，小肠的泌别清浊功能还和大便、小便的质量有关。如小肠的泌别清浊功能正常，则二便正常；反之，就会导致水谷混杂，导致大便稀薄而小便短少。也就是说，小肠内的水液量的多少与尿量有关。

与心互为表里

小肠与心之间有经络相通，由手太阳小肠经与手少阴心经相互属络而构成表里关系。

二者在生理上相互为用：心主血脉，心阳之温煦，心血之濡养，有助于小肠的化物；小肠化物，泌别清浊，吸收水谷精微，其浓厚部分经脾气转输于心，化血以养心脉。所以有"浊气归心，淫精于脉"一说。在病理上相互影响：心经的实火可下移于小肠，出现小便短赤等症；反之，如果小肠有热，也会循经脉上熏于心。

大肠：残渣的处理车间

大肠是人体消化系统的重要组成部分，被小肠充分消化吸收过的食物进入大肠，在大肠这个残渣处理车间中。带有消化液的水分及电解质将被吸收、食物加工后的"残渣"粪便将被储存和推动。

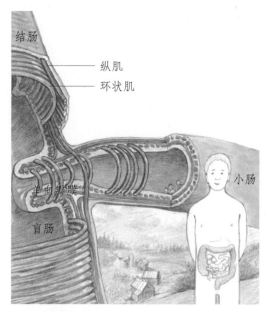

纵肌
环状肌
结肠
单向瓣膜
小肠
盲肠

大肠

大肠在哪里

大肠居于腹中，始于骨盆右髂骨处，即腰的右侧或略低于腰的右侧，在那里大肠在阑门处衔接小肠，在横贯腹腔后向下弯折延伸至直肠与肛门处。

大肠的结构

大肠可分为盲肠、结肠和直肠三段。长度约为 1.5 米，直径约 6.5 厘米。大肠与小肠有明显的不同，大肠的口径较粗，肠壁较薄；其肠内更为宽广，且其表面有三条与大肠纵轴平行的结肠带。除此之外，大肠虽然没有类似于小肠的外凸结构（小肠绒毛），但其具有内凹的大肠腺，且大肠内的杯状细胞要比小肠内丰富得多。

盲肠

盲肠是大肠的开始部，长 6 ~ 8 厘米，位于右髂窝内，上通升结肠，左连回肠。回、盲肠的连通口称为回盲口。口处的黏膜折成上、下两个半月形的皱襞为回盲瓣，可防止大肠内容物逆流入小肠。在盲肠的后

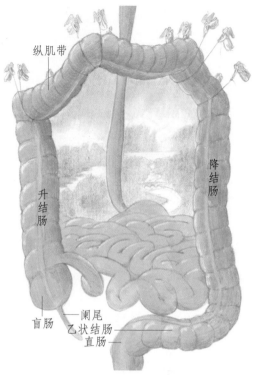

纵肌带
升结肠
降结肠
盲肠
阑尾
乙状结肠
直肠

大肠

内壁伸出一条细长的阑尾，阑尾内主要是淋巴组织，对于人体的免疫来说十分重要。

结肠

结肠是介于盲肠和直肠之间的部分，按其所在位置和形态，又分为升结肠、横结肠、降结肠和乙状结肠四部分。

其中，升结肠长约 15 厘米，是盲肠向上延续的部分，活动性较小；升结肠至肝右叶下方弯向左形成横结肠，横结肠长约50 厘米，动性较大；横结肠左端到脾的下部，折向下至左髂峰的一段叫降结肠，降结肠长约 20 厘米；左髂峰平面以下的一段结肠位于腹下部和小骨盆腔内，肠管弯曲，叫乙状结肠，乙状结肠长 40 ~ 45 厘米，在第 3 骶椎平面续于直肠。

直肠

直肠是大肠的末段，长 15 ~ 16 厘米，位于盆腔内。上端平第 3 骶椎处接续乙状

结肠，沿骶骨和尾骨的前面下行，穿过盆膈，下端以肛门而终。盆膈以下的一段又叫肛管，长3～4厘米。直肠的肌膜和其他部分一样，也是由外纵、内环两层平滑肌构成。环形肌在肛管处特别增厚，形成肛门内括约肌。围绕肛门内括约肌的周围有横纹肌构成的肛门外括约肌，括约肌收缩可阻止粪便的排出。

大肠的功能

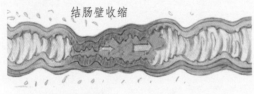

大肠的运作

大肠的主要功能是吸收水分以及将不能消化的残渣以粪便的形式排出体外。大肠每天大约可以吸收1.5升的水分或更多；还可以从消化物中吸收电解质进入血液；大肠黏膜分泌出的大量黏液能润滑粪便，使粪便易于下行，此外还能保护肠壁防止机械损伤，免遭细菌侵入与疾病的发生。大肠能够吸收少量的水、无机盐和部分维生素。

而且，在大肠内部一共有700种以上细菌，它们有着不同的功能。这些细菌并非是人们印象中"不良侵入者"，它们也对人体有益。如大肠内的细菌会产生大量的维生素，其中以维生素K和生物素为主。虽然大肠中产生的这些维生素含量只占每日人体总需求量的很小一部分，但是当通过饮食维生素摄入不足时，这部分由肠道产生的维生素就变得非常重要。此外，大肠内的细菌还会参与到一些交叉反应性抗体的生产过程中，这些抗体由免疫系统产生，

用来防止一些病原体，进而防止干扰与病原体入侵。

"传导之腑"

大肠接受由小肠下移的饮食残渣，再吸收其中剩余的水分和养料，使之形成粪便，经肛门而排出体外，属整个消化过程的最后阶段，故有"传导之腑""传导之官"之称。大肠传化糟粕的功能，实为小肠泌别清浊功能的承接，并与胃气的通降、肺气的肃降、脾气的运化、肾气的蒸化和固摄作用有密切关系。

一旦大肠有病，传导就会失常，这主要表现为大便质和量的变化和排便次数的改变。如大肠传导失常，就会出现大便秘结或泄泻。若湿热蕴结于大肠，大肠气滞，又会出现腹痛、里急后重、下痢脓血等。

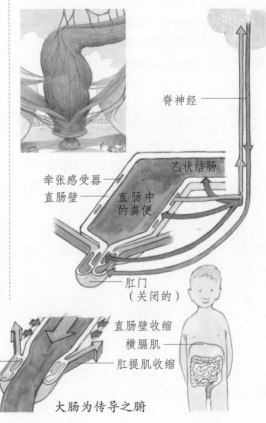

大肠为传导之腑

常见肠胃病全知道

急性胃炎、慢性胃炎、胃及十二指肠溃疡、胃下垂、急性肠炎、慢性肠炎、便秘、痔疮、痢疾、肛周脓肿等都是常见的胃肠道疾病。这些疾病如果不及时防治，就会给胃癌、结肠癌、直肠癌等更严重的肠胃病以可乘之机。因此，在日常生活中，要多了解常见的肠胃病的症状、病因等方面的知识，才能进行科学、有效的防治，远离肠胃病。

急性胃炎基本知识小课堂

定义

急性胃炎是由多种病因引起的急性胃黏膜炎症，病变严重者可累及黏膜下层与肌层，甚至深达浆膜层。

症状

急性胃炎的患者发病急骤，轻者仅有食欲缺乏、腹痛、嗳气吞酸、食欲减退、恶心、呕吐；严重者可出现急性上消化道出血（呕血）、黑便、脱水、电解质及酸碱平衡紊乱，有细菌感染者还会出现腹泻、全身中毒的

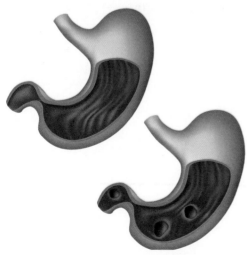

急性胃炎反复发作，胃黏膜受到长期刺激会引发慢性浅表性胃炎。

症状。急性胃炎除部分病人转变为慢性胃炎外，大多在短期内痊愈。

病因

多因食物中毒、过度饮酒、用药不当、严重创伤或严重感染所引起。如食用过热、过冷的食物，酗酒，乙醇（酒精）具亲酯性和溶脂能力，高浓度乙醇因而可直接破坏胃黏膜屏障；再如阿司匹林、吲哚美辛等，某些抗肿瘤药、口服氯化钾或铁剂等会直接损伤胃黏膜上皮层；大手术、大面积烧伤、颅内病变、败血症及其他严重脏器病变或多器官功能衰竭等均可引起胃黏膜糜烂、出血。

分类

可分为三种：

急性糜烂出血性胃炎：由各种病因引起的、以胃黏膜多发性糜烂为特征的急性胃黏膜病变，常伴有胃黏膜出血，可伴有一过性浅表溃疡形成。

急性幽门螺杆菌感染引起的急性胃炎：临床上很难诊断，如不注意，幽门螺杆菌感染可长期存在并发展为慢性胃炎。

除幽门螺杆菌之外的病原体感染及其毒素对胃黏膜损害引起的急性胃炎：因进食被微生物及（或）其毒素污染的不洁食物所引起，以肠道炎症为主。

中医分型

中医将急性胃炎大致分为寒邪客胃、饮食停滞、肝气犯胃、湿热中阻四种证型。

慢性胃炎基本知识小课堂

定义

慢性胃炎是指不同病因引起的胃黏膜慢性炎症或萎缩性病变，其实质是胃黏膜上皮遭受反复损害后，由于黏膜特异的再生能力，以致黏膜发生改变，且最终导致不可逆的固有胃腺体的萎缩。它是一种常

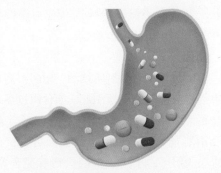

平时养胃不提倡吃药，因为长期吃药会带来较多的副作用。

见病，其发病率在各种胃病中居首位。

症状

慢性胃炎患者最常见的症状是上腹疼痛，并多为隐痛，空腹时症状较轻；还常感上腹饱胀，即使空腹时也常会出现，可在嗳气后有所缓解；还常有恶心感，严重时会出现呕吐；食欲缺乏、胃灼热、胃酸过多，经常反酸。一些病人还伴有神经系统症状如精神紧张、心情烦躁、失眠、心悸、健忘等，这些现象反过来又可加重慢性胃炎的胃部症状，形成恶性循环，使病程缓慢，反复发作而难愈。

病因

慢性胃炎的病因有多种：如急性胃炎经久不愈而发展为慢性浅表性胃炎；长期饮用烈性酒、浓茶、浓咖啡等刺激性物质，可破坏胃黏膜保护屏障；药物服用不当可引起慢性胃黏膜损害引发；因口腔、咽部的慢性感染，胆汁反流、X线照射；环境改变，气候变化导致人体难以适应引起支配胃的神经功能紊乱；长期精神紧张，生活不规律；其他病变如尿毒症、溃疡性结肠炎等均可引起慢性胃炎。

分类

慢性胃炎可分为浅表性、萎缩性和肥厚性三种，以浅表性最为常见。

浅表性胃炎：炎症仅及胃黏膜的表层上皮，包括糜烂、出血，须指明是弥漫性或局限性，后者要注明病变部位。

萎缩性胃炎：炎症已累及黏膜深处的腺体并引起萎缩者，大多伴有胃酸过少或缺乏，有转变为胃癌的可能性。

肥厚性胃炎：以胃黏膜皱襞显著肥厚如脑回状为特征，好发于胃底和胃体。

中医分型

中医将慢性胃炎大致分为脾胃气虚、肝胃不和、胃阴亏虚、脾胃虚寒、肝胃郁热五个证型。

胃及十二指肠溃疡基本知识小课堂

定义

胃及十二指肠溃疡是指胃壁、幽门或十二指肠发生溃疡病变。溃疡多为单个，病发于胃时称为胃溃疡，出现在十二指肠则称十二指肠溃疡。

症状

胃溃疡患者上腹部疼痛常局限在剑突下正中或偏左，且起病较缓，溃疡愈合后易复发，病程可达数年或数十年；疼痛多在饭后 0.5 ~ 2 小时发作，经 1 ~ 2 小时后缓解，但疼痛呈周期性反复发作，发作期可持续数天至数月。疼痛的性质常为隐痛、

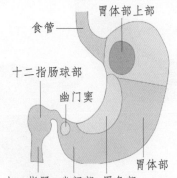

胃溃疡大多发生在幽门窦胃角部附近，随着年龄增长，胃体部上部的食管附近也易发生溃疡

胃溃疡

烧灼样痛、钝痛、饥饿痛、剧痛；在疼痛区有压痛点；还可出现嗳气、反酸、胃灼热等症状。此外，根据并发症的不同，患者还可能出现出血、黑便、呕血、恶心、呕吐等症状。

十二指肠溃疡患者的疼痛部位多出现在中上腹部、脐上方或在脐上偏右处；疼痛多呈钝痛、灼痛或饥饿样痛；常在进食后 3～4 小时或多在两餐之间出现，进餐后消失，与饮食有明显的相关性和节律性。另外，典型的十二指肠溃疡患者常在凌晨 1：00～2：00 疼痛，其后症状逐渐消失，这是因为胃酸分泌一般在夜间最高。"疼痛—进食—缓解"的发作规律以及饥饿隐痛和半夜痛是自我诊断十二指肠溃疡的依据之一。节律性疼痛大多持续几周，随后缓解数月，可反复发生。

病因

过去有人误以为胃及十二指肠溃疡是因胃、十二指肠等黏膜因胃酸过多而受到侵蚀（消化掉自己的胃黏膜）而形成表面组织损伤，故误称其为消化性溃疡。但实际上，幽门螺旋菌才是最主要的致病因素，这些病菌进入体内之后，寄生在胃和十二指肠的保护黏膜内，削弱黏膜层的保护作用。

中医分型

中医将消化性溃疡大致分为肝郁气滞、脾胃虚寒、阴虚胃热、瘀血阻滞四种证型。

胃下垂基本知识小课堂

定义

胃下垂是指站立时，由于膈肌悬力不足，支撑内脏器官韧带松弛，或腹内压降低，腹肌松弛等因素，导致胃大弯抵达盆腔，胃小弯弧线最低点降到髂嵴连线以下。

常伴有十二指肠球部位置的改变。

症状

轻度胃下垂多无症状，中度以上者常出现腹胀（食后加重，平卧减轻）及上腹不适、腹部有隐痛，常发生于餐后，进食量愈大、饭后活动多致使疼痛时间长；还有恶心、呕吐、嗳气、胃痛伴重垂感，偶有便秘、腹泻，或交替性腹泻及便秘等症状。长期胃下垂者还会出现消瘦、乏力、站立性昏厥、低血压、心悸、失眠、头痛等症状。

病因

胃下垂多见于无力型体形者，这类型人（多为女性）的身体瘦弱、胸廓狭小、皮肤苍白、腹壁脂肪薄或肌肉营养不良等；此外，凡能造成膈肌位置下降的因素，如膈肌活动力降低，腹腔压力降低，腹肌收缩力减弱，胃膈韧带、胃肝韧带、胃脾韧带、胃结肠韧带过于松弛等，均可导致下垂。另外，如慢性胃炎、胃溃疡等消化系统疾病或大手术、过度减肥等经历也可导致胃下垂。

分类

正常人的胃在腹腔的左上方，直立时胃小弯弧线最低点不应超过脐下 2 横指，其位置相对固定，这样才能维持胃的正常功能。因此，依据站立位时胃小弯弧线最

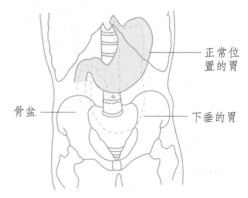

图中虚线所示为下垂的胃

胃下垂

低点与两侧髂嵴连线的位置可以将胃下垂分为3度：

　　轻度胃下垂：指胃小弯弧线最低点的位置位于髂嵴连线下 1.0 ~ 5.0 厘米；

　　中度胃下垂：指胃小弯弧线最低点的位置位于髂嵴连线下 5.0 ~ 10 厘米；

　　重度胃下垂：指胃小弯弧线最低点的位置位于髂嵴连线下 10 厘米以上。

中医分型

　　中医大致将胃下垂分为中气下陷、肝胃不和、痰湿中阻、胃阴亏虚、脾胃阳虚五种症型。

胃癌基本知识小课堂

定义

　　胃癌是指发生于胃黏膜的恶性肿瘤，为消化道常见的癌症。

症状

　　胃癌好发部位多为胃窦，依次是胃小弯、贲门、胃体及胃底。胃癌早期可无或仅有恶心、呕吐或是类似溃疡病的上消化道症状，易被忽视。当病情加重，疼痛与体重减轻是胃癌最常见的临床症状，患者

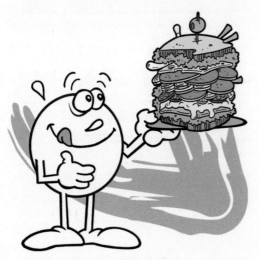

养胃应该注意要少吃多餐，一次不要吃得太多。

明显感到上腹不适、食欲减退、恶心呕吐、体重逐渐下降、进食后饱胀、呕血黑便等。晚期患者会明显消瘦，还伴有贫血、腹部肿块、淋巴结肿大、腹水等体征。另外根据肿瘤的在胃部的位置不同，也各有其特殊表现。

病因

　　胃癌的病因有以下几种：

　　地域环境及饮食生活因素：在我国的西北与东部沿海地区胃癌发病率比南方地区明显要高。另外，长期食用熏烤、盐腌食品以及吸烟的人群中胃癌发病率也较高，这与食品和烟丝中的致癌物有关。

　　幽门螺杆菌感染：幽门螺杆菌能促使硝酸盐转化成亚硝酸盐及亚硝胺而致癌。

　　癌前病变：胃疾病包括胃息肉、慢性萎缩性胃炎及胃部分切除后的残胃，这些病变都可能伴有不同程度的慢性炎症过程、胃黏膜上皮化生或非典型增生，有可能转变为癌。

　　遗传和基因：遗传与分子生物学研究表明，胃癌病人有血缘关系的亲属其胃癌发病率较对照组高 4 倍。胃癌的癌变是一个多因素、多步骤、多阶段发展过程，涉及癌基因、抑癌基因、凋亡相关基因与转移相关基因等的改变，而基因改变的形式也是多种多样的。

分类

　　根据肿瘤的具体形态分型可分成早期和中晚期两种：

　　早期胃癌：早期病变仅限于黏膜及黏膜下层。可分隆起型（息肉型）、浅表型（胃炎型）和凹陷型（溃疡型）三型。

　　中晚期胃癌：也称进展型胃癌，癌性病变侵及肌层或全层，常有转移。又可进一步分为蕈伞型（或息肉样型）、溃疡型、浸润型、混合型以及多发癌型。

若根据转移途径可分为直接播散、淋巴结转移、血行转移三种。

中医分型

中医将胃癌大致分为气血两虚、胃热伤阴、瘀血内结、痰湿凝滞、气滞痰结、脾胃虚寒六个证型。

便秘基本知识小课堂

定义

便秘是临床上常见的一组复杂的症状，是指粪便在肠腔内滞留过久，大量水分被肠壁吸收，致使粪便干燥、坚硬，不易解出的现象。这包括粪便干燥排出不畅和粪便不干亦难排出两种情况，一般来说，每周排便少于 2 ~ 3 次（所进食物的残渣在 48 小时内未能排出）或是每天 1 次却感觉排便困难、不干净不顺畅都属于便秘。

症状

便秘主要表现为大便次数减少，间隔时间延长，每周少于 3 次排便、粪便硬结、排便费力、排便中感觉到排便不尽感甚至排便时需要手指辅助；可伴有腹胀、腹痛、

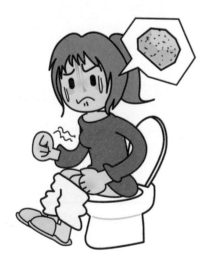

一般人在排便时是不会感到疼痛的，如果出现大便疼痛的症状，那么要小心，因为这可能与某些疾病有关。

腹部不适、食欲减退等。部分患者还伴有失眠、烦躁、多梦、抑郁、焦虑等精神心理障碍。

病因

致使便秘的因素有很多，部分患者的病因更不止一个。以下是一些可能会导致便秘的情况：患者摄入刺激性食物或水分过少，使肠内的食糜残渣或粪便的量亦少，不足以刺激结肠的正常蠕动；肠腔有狭窄或梗阻存在，使正常的肠蠕动受阻，导致粪便不能下排，例如肠梗阻或左半结肠癌等疾病；肠道的蠕动减弱或肠道肌肉张力减低等因素。此外，老人、孕妇、更年期人群、服用某些药物包括制酸剂、强效止痛药（如吗啡）及一些抗抑郁药等人群也易便秘。

分类

便秘可分为器质性和功能性两类：

器质性便秘：由于脏器的器质性病变，如消化道疾病、内分泌代谢疾病、药物及化学品中毒、神经系统疾病等所致的便秘。如直肠内脱垂、痔疮、糖尿病、甲状腺功能低下、硬皮病、红斑狼疮、脑卒中等疾病均可导致便秘。患器质性便秘的病人，必须重视原发病的治疗，否则便秘不会得到彻底的解决。

功能性便秘：指因精神抑郁或过分激动、睡眠不足、进食量少或食物缺乏纤维素或水分不足、持续高度精神紧张状态、妊娠、生活规律的改变、滥用泻药、老年体弱、活动过少等因素导致的便秘。此外，服用铁剂、阿片类药、抗抑郁药、抗帕金森病药、钙通道拮抗剂、利尿剂以及抗组胺药等药物也可导致便秘。

中医分型

中医将便秘大致分为虚证和实证两大类，实证分为肠胃积热、气机瘀滞两个证型，

虚证分为气虚、血虚、阴虚、阳虚四个证型。

肛裂基本知识小课堂

定义

肛裂是一种常见的肛管疾病，指肛管的皮肤全层纵行裂开形成感染性溃疡。肛裂部位常发于肛门后、前正中，其中以肛门后部居多，两侧的较少。裂口呈线形或棱形，如将肛门张开，裂口的创面即成圆形或椭圆形，愈合困难；好发于青壮年。

症状

其主要症状为肛门周期性疼痛、便秘、裂口出血。其痛很有特点，先是排便时干硬粪便直接挤擦溃疡面和撑开裂口，造成剧烈的刀割样疼痛，粪便排出后疼痛短暂缓解，经数分钟后由于括约肌反射性痉挛，出现长时间肛痛。因此肛裂患者常恐惧排便，出现"怕痛——忍便——便干——更痛"的恶性循环。肛裂引起的出血也因撕裂血管的程度或多或少，在粪便表面或便后滴血。

病因

大便秘结的患者因粪块干且硬，排便困难，大便时用力过猛，导致大便排出时肛门皮肤撑开裂伤，反复损伤使裂伤深及全层皮肤。承受的压力较大的肛门后方是肛裂的常见部位。此外，粗暴的身体检查亦可造成肛裂。

分类

肛裂可根据病情程度不同分为三种：

Ⅰ期肛裂：肛管皮肤浅表纵裂，创缘整齐、鲜嫩。触痛明显，创面富于弹性。

Ⅱ期肛裂：有反复发作史。创缘有不规则增厚，弹性差。溃疡基底紫红色或有脓性分泌物，周围黏膜充血明显。

Ⅲ期肛裂：溃疡边缘发硬，基底紫红有脓性分泌物，上端临近肛窦处肛乳头肥大，创缘下端有裂痔，或有皮下瘘管形成。

此外，肛裂也可以根据时间长久分为早期肛裂和陈旧性肛裂两种。

中医分型

中医将肛裂大致分为血热肠燥、阴津亏虚、气滞血瘀三个证型。

痔疮基本知识小课堂

定义

痔疮又名痔核、痔病、痔疾等，是指人体直肠末端黏膜下和肛管皮肤下的静脉丛发生扩大曲张所形成的一个或多个柔软静脉团。

症状

其中内痔常为间断性便血，无疼痛，血量不多，但血色鲜红，呈滴血或喷血；发展至脱垂，合并血栓形成、嵌顿、感染时才出现疼痛。外痔可看到肛缘的痔隆起或皮赘，在皮肤不发生破溃时无出血，发生血栓及炎症时可有肿胀、疼痛。混合痔轻者多为便纸上带血，继而滴血，重者为喷射状出血，便血数日可自行停止。

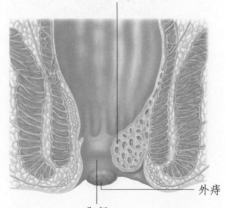

图中显示了囊肿内多个静脉的横截面，即所有的静脉曲张

外痔

肛门

痔疮可能位于肛管外，有时也被称为脱疮，这需要手术切除。

痔疮的诱发因素很多,其中长时间便秘、肛门部受冷、受热、长期过量饮酒、进食大量刺激性食物和久坐久立都可刺激肛门和直肠,是日常生活中的主要诱因。在疾病方面,因腹内肿瘤、子宫肿瘤、卵巢肿瘤、前列腺肥大等病症都可使腹内压增加,妨碍静脉的血液回流。此外,女性妊娠也会导致痔疮。还有遗传因素,静脉壁先天性薄弱,抗力减低也会促使痔疮的形成。

分类

根据痔疮发生部位的不同,可分为内痔、外痔、混合痔三种。

内痔:在肛管皮肤与直肠黏膜的连接处有一条锯齿状的可见的线,叫作肛管齿状线。位于肛门齿线以上,无肛管皮肤所覆盖由黏膜下痔内静脉丛扩大曲张所形成柔软的静脉团为内痔。根据内痔的病理变化可细分为血管肿型、静脉瘤型、纤维肿型三种。

外痔:在齿状线以下为外痔,被覆肛管黏膜,可细分为结缔组织性外痔、静脉曲张性外痔、血栓性外痔三种。

混合痔:兼有内痔和外痔,是内痔通过静脉丛与相应的外痔融合,即上、下静脉丛的吻合,混合痔脱出肛门外,呈梅花状时,称为环形痔,若被括约肌嵌顿,形成嵌顿性痔。

中医分型

中医将痔疮大致分为湿热下注、瘀毒内阻、气血两虚、肝肾阴虚、脾肾阳虚五个证型。

急性肠炎基本知识小课堂

定义

急性肠炎是最常见消化系统疾病,是由多种不同原因,如细菌、病毒感染、毒素、化学品作用等引起的肠道急性、弥漫性炎

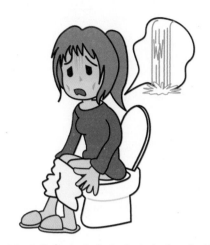

腹泻是常见的消化系统疾病,指排便次数多于平时,粪便稀薄含水量增加并带有不消化物。

症。多发生在夏秋季节。

症状

急性肠炎起病急骤,患者多先恶心、呕吐,呕吐物多为胃内容物。严重者可呕吐胆汁或血性物;继以腹泻,每天数次至数十次不等,大便呈水样,深黄色或带绿色,恶臭,很少带有脓血,无里急后重感;严重腹泻可导致脱水,电解质紊乱,甚至休克。腹痛以中上腹为多见,严重者可呈绞痛;上腹部或脐周有轻压痛、肠鸣音常明显亢进。一般患者的病程短,数天内可好转自愈。严重者有发热、脱水、酸中毒、休克等症状。

病因

大多数急性肠炎患者是因为食入带有细菌或毒素的食物引起的,如未洗净的凉菜、变质的熟食、隔夜未加热的剩菜,变质的海鲜,久存冰箱内的肉类食品,发酵变质的牛奶及奶制品等。其致病菌多为沙门氏菌属,由于微生物对肠黏膜的侵袭和刺激使胃肠道的分泌、消化、吸收和运动等功能发生障碍。此外,化学品和药物中毒、食物过敏也可致病。

中医分型

中医将急性肠炎大致分为寒湿型、湿热型、伤食型三个证型。

慢性肠炎基本知识小课堂

定义

慢性肠炎泛指肠道的慢性炎症性疾病，发病慢，病程长。

症状

其临床表现为长期慢性或反复发作的间断性腹部隐痛、腹胀、腹泻，尤其是在受寒、进食油腻或遇情绪波动，或劳累后症状会加重；大便次数增加，日行几次或数十余次，肛门下坠。慢性肠炎急性发作时，可见高热、腹部绞痛、恶心呕吐、大便急迫如水或黏冻血便等症，重者可有黏液便或水样便，体质虚弱者，特别是小孩及老年人，会造成直肠黏膜或肛门脱出，严重者可见失水、酸中毒或休克出血表现。此外，患者长期面色不华精神不振，少气懒言，四肢乏力，喜温怕冷。

病因

慢性肠炎多由细菌、真菌、病毒、原虫等微生物感染，也可能因为过敏、变态反应或急性肠炎延治或误治等原因所导致。

中医分型

中医将慢性肠炎大致分为脾胃气虚型、脾肾阳虚型、肝郁型、湿热型四个证型。

痢疾基本知识小课堂

定义

痢疾是指以腹部疼痛、里急后重、下赤白脓血便为主症的肠道传染性疾病。在小儿中比较常见。多发于夏秋季节，冬春两季也可见到。现代医学认为本病是由痢疾杆菌所引起的急性肠道传染病，简称菌痢。痢疾一年四季均可发生，但以夏、秋

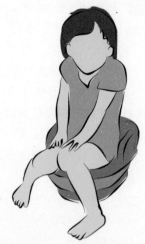

肛门坠胀多数出现在女性身上，主要表现为总感到有便意，但实际上却无便可排。季发病率最为高。

症状

痢疾的临床表现根据类型、致病菌源的不同也各有不同。一般情况下，痢疾患者会表现为腹痛、腹泻、里急后重、排脓血便，伴高热、神昏、口干口渴等全身中毒症状。婴儿对感染反应不强，起病较缓，大便最初多呈消化不良样稀便，病程易迁延不愈。3岁以上的患儿起病急剧，以发热、腹泻、腹痛为主要症状，可发生惊厥、呕吐。

病因

痢疾是一种传染性较强的疾病，流行范围广，传播快，发病率高。主要通过病人或带菌者的携带病菌的粪便、污染的水源、食物和手传播，苍蝇是粪便、被污染的饮食之间重要的传播媒介。被粪便污染的天然水、井水、自来水未经消毒饮用，被病菌污染的瓜果等食物经触碰过带菌物品的手送入口中，均可感染此病。特别是营养不良、患有肠道寄生虫症的身体虚弱者，容易得本病。

分类

依病程长短的不同而分为急性菌痢、

迁延性菌痢、慢性菌痢三种。

急性菌痢：按临床表现分为 4 型，即普通型、轻型、重型和中毒型。

（1）普通型：急性起病，体温达 39 ~ 40℃，伴有恶心、呕吐、腹痛、腹泻症状。每日大便 10 ~ 20 次，初为稀便或呈水泻，继呈脓血便，左下腹压痛伴肠鸣音亢进，里急后重明显。如能及时治疗，可于数日内痊愈。

（2）轻型：较普通型全身毒血症状和肠道症状表现轻，里急后重等症状不显，易误诊为肠炎或结肠炎。

（3）重型：高热、呕吐、腹痛、里急后重明显，排脓血便，每日达数十次，严重者出现脱水和酸中毒症状。

（4）中毒型：此型多见于 3 ~ 7 岁儿童。起病急剧，体温迅速升至 40℃，伴有头痛、畏寒、惊厥或循环障碍等症状。可导致休克、呼吸衰竭，非常凶险。

迁延性菌痢：其病程在 2 周 ~ 2 个月之间，患者常无高热、腹痛或中毒症状，只表现为腹部不适、食欲不佳、大便次数多，有时脓血便和黏液便交替出现。

慢性菌痢：其病程在 2 个月以上。常因急性期治疗不及时，或因患者体质弱、营养不良或患有佝偻病、寄生虫、贫血等并发症所致，也可因耐药菌株引起。除腹泻外，其他症状不典型。患者可出现消瘦、乏力、轻度贫血等现象。

中医分型

中医将痢疾大致分为湿热型、寒湿型、疫毒型、阴虚型、反复发作型五个证型。

脱肛基本知识小课堂

定义

脱肛又称直肠脱垂，是指直肠黏膜、全部直肠及部分乙状结肠、肛管向下移位而脱出肛门之外的疾病。

症状

其主要症状为有肿物自肛门脱出。初发时肿物较小，排便时脱出，便后可自行复位；随着病情发展，肿物脱出渐渐频繁且体积增大，便后需用手托回肛门内，还伴有排便不尽和下坠感；最后发展到在咳嗽、举重物甚至站立时亦可脱出。未能及时复位者，可发生水肿、嵌顿，疼痛剧烈，脱出的黏膜可出现溃疡出血。直肠反复脱出可致肛门括约肌松弛，常有分泌物流出污染内裤，肛周皮肤出现潮湿、瘙痒、皮肤增厚。因直肠排空困难，常出现便秘，大便次数增多，呈羊粪样。

病因

现代医学认为，直肠脱垂与解剖缺陷有关，如骶骨前面弧度较平，直肠失去骶骨支持作用，肠管方向较垂直，肠管容易向会阴部下移和套入，肛提肌和盆底筋膜薄弱无力等因素，多见先天发育不良的幼儿、年老久病者、营养不良者、神经麻痹者等。此外，也可由习惯性便秘、长期腹泻、前列腺肥大、多次分娩、排尿困难、久咳、体力劳动强度过大，致使腹压增高，引起直肠脱出。中医认为，脱肛多因患者体质虚弱，中气下陷，无力升托内脏所致。

分类

脱肛根据直肠脱出的程度可分为三度：

I 度脱垂：为直肠黏膜脱出，是不完全脱垂，脱出物呈淡红色，长 3 ~ 5 厘米，触之柔软，无弹性，不易出血，便后可自行回纳。

II 度脱垂：为直肠全层脱出，是完全性直肠脱垂，脱出物长 5 ~ 10 厘米，呈圆锥状，淡红色，表面为环形而有层次的黏膜皱襞，触之较厚，有弹性，肛门松弛，便后需用手托回复位。

Ⅲ度脱垂：在完全性直肠脱垂的基础上并有肛管及乙状结肠脱出，长达10厘米以上，呈圆柱形，触之很厚。不仅在排便时直肠脱出，而且在咳嗽、打喷嚏、排气、行走、久站、久坐时直肠都脱出肛门外。

中医分型

中医将脱肛大致分为气虚下陷、脾肾阳虚、湿热下注三种证型。

肛周脓肿基本知识小课堂

定义

肛周脓肿全称为肛门直肠周围脓肿，是常见的肛管直肠疾病，是指肛门直肠周围软组织内或其周围间隙内发生的急性或慢性化脓性感染而形成的脓肿。

症状

其主要症状为患者先感到肛门周围出现一个小肿块或小硬结，继而疼痛加剧、猩红肿胀、坠胀不适、坐卧不宁甚至夜不能眠，并伴有便秘、排尿不畅等症状，还可出现不同程度的全身不适，如发热、疲惫乏力、倦怠、体温升高、食欲减退、寒战高热等全身中毒症状。一般在1周左右可形成脓肿，此时在肛门周围成直肠内指诊可摸到柔软、压痛、有波动的肿物，脓肿自行破溃或切开引流后，疼痛缓解或消失，体温下降，全身情况好转。

病因

感染是引发肛周脓肿的根本原因，如直肠内异物损伤后感染、放线菌病、直肠憩室炎感染、肛管直肠癌破溃或波及深部的感染、尿道术后感染、会阴部术后感染、产后会阴破裂缝合后感染、尾骶骨骨髓炎术后感染及患者身体虚弱，抵抗力低下，或患有慢性消耗性疾病都可导致此病。

分类

按感染病菌分类，可将其分为非特异性肛周脓肿和特异性感染两种类型，前者是由大肠埃希杆菌、厌氧菌等混合感染引起；后者临床较为少见，以结核性脓肿为主。

按脓肿部位分类，可将其分为低位脓肿和高位脓肿两种类型，前者包括肛周皮下脓肿、坐骨直肠间隙脓肿、低位马蹄形脓肿等；后者包括骨盆直肠间隙脓肿、直肠后间隙脓肿和高位马蹄形脓肿等。

按是否导致瘘管分类，可将其分为瘘管性脓肿及非瘘管性脓肿两种类型，前者经肛窦、肛腺感染而致，会形成肛瘘；后者与肛窦、肛腺无关，不会形成肛瘘。

中医分型

中医将肛周脓肿大致分为火毒炽盛、热毒蕴结、阴液亏虚三个证型。

肛瘘基本知识小课堂

定义

肛瘘全称为肛门直肠瘘，是指肛门直肠周围软组织感染化脓后向外溃破或被人为切开后形成的管道。这种管道随着病情的发展可从一个上升到多个。肛瘘的由外口、内口、瘘管组成，外口在肛门周围，距肛门远近不定，内口在肛管内，瘘管是连接内口与外口的管道，可有一个也可有多个分支。如果肛周脓肿是肛管、直肠炎症病理过程的急性期，那么肛瘘就是慢性期。

症状

其主要症状为肛周疼痛，反复自外口流出少量脓液，污染内裤；有时脓液刺激肛周皮肤，有瘙痒感。若外口暂时封闭，脓液积存，局部呈红肿，则有胀痛，封闭的外口可再穿破，或在附近穿破形成另一新外口，如此反复发作，可形成多个外口，相互连通。如瘘管引流通畅，则局部无疼痛，仅有轻微发胀不适。

病因

除肛周脓肿溃破后脓液不能流出，或流脓的伤口不易愈合，反复流脓，经久不愈就会形成瘘管导致肛瘘这一最主要的原因外，还有许多原因可致此病，如肛门括约肌经常处于痉挛状态；肠腔中的粪便、肠液和气体继续进入瘘管，刺激管壁，使管壁结缔组织增生变厚，管腔难以闭合；脓腔引流不畅，或外口缩小，时闭时溃，脓液蓄积腔内，导致脓肿再发并穿破而形成新的支管或瘘管；管道多在不同高度穿过肛门括约肌，括约肌收缩阻碍脓液排出，以致引流不畅；此外，如结核克隆重氏病、溃疡性结肠炎等疾病也能导致肛瘘。

分类

按肛管与括约肌的关系可将其分为四种类型。

括约肌间肛瘘：多为低位肛瘘，瘘管只穿过内括约肌，外口常只有一个，距肛缘较近，3～5厘米，最为常见。

经括约肌肛瘘：可以为低位或高位肛瘘，瘘管穿过内括约肌、外括约肌浅部和深部之间，外口常有数个，并有支管互相沟通。外口距肛缘较近，约5厘米，少数瘘管向上穿过肛提肌到直肠旁结缔组织内，形成骨盆直肠瘘。

括约肌上肛瘘：为高位肛瘘，瘘管向上穿过肛提肌，然后向下至坐骨直肠窝穿透皮肤，较少见。

括约肌外肛瘘：瘘管穿过肛提肌直接与直肠相通。这种肛瘘常由于克罗恩病、肠癌或外伤所致，非常罕见。

中医分型

中医将肛瘘大致分为湿热蕴结、阴虚热蒸、气滞血瘀三个证型。

结肠癌基本知识小课堂

定义

结肠癌是指发生于结肠部位的消化道恶性肿瘤，以40～50岁年龄组发病率最高。

症状

早期结肠癌多表现为大便习惯改变，排便次数增加或减少，腹泻与便秘交替出现，排便前可有腹部绞痛，便后缓解。粪便常不成形，混有黏液、脓血，有时含血量较大常被误诊为痢疾、肠炎、痔出血等。腹部有肿块，肿块一般形状不规则，多固定不动，边缘不清楚，压痛明显。多数患者有不同程度的腹痛及腹部不适，如腹部隐痛、右侧腹饱胀、恶心、呕吐及食欲缺乏等。进食后症状常加重，易与右下腹常见的慢性阑尾炎、回盲部结核、回盲部节段性肠炎或淋巴肿瘤相混淆。晚期可出现黄疸、腹腔积液、水肿等肝转移征象，直肠前凹包块，锁骨上淋巴结肿大等肿瘤远处扩散转移的表现。

病因

其病因尚未十分明确，但有结肠息肉者，结肠癌发病率是无结肠息肉者的数倍，特别是家族性多发性肠息肉瘤，癌变的发

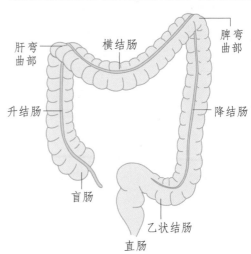

大肠的结构

生率更高。结肠腺瘤、溃疡性结肠炎以及结肠血吸虫病肉芽肿等疾病也与结肠癌的发生有较密切的关系。

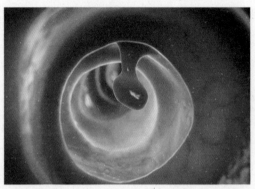

大肠息肉3D示意图。大肠息肉是常见多发疾病，可能发展为大肠癌，应引起重视。

分类

可将人体的整个结肠以横结肠中部为界，分为右半结肠癌和左半结肠癌两种类型，结肠癌部位不同，临床表现也有所不同。

右半结肠癌：癌变发生在盲肠、阑尾、升结肠、结肠肝曲以及横结肠右半部分。症状表现为右半结肠腔大，粪便为液状，癌肿多为溃疡型或菜花状癌，很少形成环状狭窄，不常发生梗阻。若癌肿溃破出血，继发感染，伴有毒素吸收，可有腹痛、大便改变、腹块、贫血、消瘦或恶病质表现。

左半结肠癌：癌变发生在横结肠左半部分、结肠脾曲、降结肠以及乙状结肠。症状表现为左半结肠肠腔细，粪便干硬。左半结肠癌常为浸润型，易引起环状狭窄，主要表现为急、慢性肠梗阻。患者大多有顽固性便秘，腹胀、腹痛、肠鸣及肠型明显。

中医分型

中医将结肠癌大致分为湿热下注、肝肾阴虚、脾肾阳虚、气血两虚、瘀毒内阻五个证型。

直肠癌基本知识小课堂

定义

直肠癌是指从齿线至直肠乙状结肠交界处之间的癌，是消化道最常见的恶性肿瘤之一。

症状

直肠癌首先表现的是直肠的刺激症状，如便血、大便次数增多、大便形状改变、排便费力等。中、晚期直肠癌患者除一般常见的食欲缺乏、体重减轻、贫血等全身症状外，尚有排便次数增多，排便不尽、便意频繁、里急后重等癌肿局部刺激症状。癌肿增大可致肠腔狭窄，出现肠梗阻症状。癌肿侵犯周围组织器官，可致排尿困难、尿频、尿痛等症状；侵及骶前神经丛，出现骶尾和腰部疼痛；转移至肝脏时，引起肝大、腹水、黄疸，甚至恶病质等表现。

病因

其病因尚未十分明确，但其发病与社会环境、饮食习惯、遗传因素等有关。目前基本公认的是动物脂肪和蛋白质摄入过高、食物纤维摄入不足以及直肠息肉是直肠癌发生的高危因素。

分类

根据形状和位置划分，直肠癌可分为

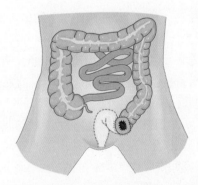

直肠是容易出现息肉的部位，并常与结肠息肉一起出现，虚线部位为直肠息肉出现部位。

肿块型、溃疡型、浸润型三种。

肿块型：亦称髓样癌、菜花型癌。向腔内生长，向周围浸润少，预后较好。

溃疡型：向肠壁深层生长并向周围浸润，早期可有溃疡，易出血，此型分化程度较低，转移较早。

浸润型：亦称硬癌或狭窄型癌，沿肠壁浸润，使肠腔狭窄，分化程度低，转移早而预后差。

中医分型

中医将直肠癌大致分为湿热下注、肝肾阴虚、脾肾阳虚、气血两虚、瘀毒内阻五个证型。

小心，肠胃病就在你身边

在现在节奏快速紧张的现代社会，肠胃病已经属于常见病。不管是老年人还是白领都是肠胃病的易患人群。但肠胃病常常被人视为"小病"，日常工作中，人们出现胃痛、胃胀、便秘等不适情况时，常常忍一忍或吃些药就不予理会了。殊不知，小病也会成大患。当肠胃病发展时，就会严重影响人们的生活、工作和学习。因此，人们要重视肠胃病，要学会分辨和判断肠胃病的征兆和特征，及时防治。

多种胃病元凶——幽门螺杆菌

当你拿到体检报告，在幽门螺杆菌这一栏看到"阳性"的字眼时，你就该引起重视了。因为幽门螺杆菌感染是慢性活动性胃炎、消化性溃疡、胃黏膜相关淋巴组织（MALT）淋巴瘤和胃癌的主要致病因素。1994年，世界卫生组织／国际癌症研究机构（WHO／IARC）将幽门螺杆菌定为 I 类致癌原。

正常情况下，我们的胃壁会有一系列完善的自我保护机制，如胃酸、蛋白酶的

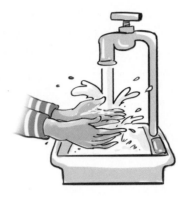

一定把手洗干净。

分泌功能，不溶性与可溶性黏液层的保护作用等，从而抵御经口而入的千百种微生物的侵袭。可是，在胃黏膜上皮细胞表面上的幽门螺杆菌几乎是能够突破胃黏膜这一天然屏障的唯一元凶。当幽门螺杆菌进入胃后，借助菌体一侧的鞭毛提供动力穿过黏液层。幽门螺杆菌在黏稠的环境下具有极强的运动能力，强动力性是幽门螺杆菌致病的重要因素。

流行病学研究表明，幽门螺杆菌感染了世界范围内一半以上的人口。目前已知发病率的高低与社会经济水平，人口密集程度，公共卫生条件以及水源供应有较密切的关系。此外，还与人群中幽门螺杆菌的早发感染有关；人类一旦感染幽门螺杆菌后，若不进行治疗，几乎终身处于持续感染中，因此总的来讲感染率是随着年龄增长而增长的。

积极预防幽门螺杆菌

幽门螺杆菌感染是一种消化道传染病，幽门螺杆菌广泛地存在于唾液、牙菌斑中，可通过手、不洁食物、不洁餐具、亲吻，接触病人的唾液、粪便等途径传染。因此，我们远离幽门螺杆菌、预防感染的关键在于不要让病从口入。

这需要我们在饭前便后及时用洗手液洗手，饮食上要首先注意卫生，特别是生冷食品要洗净或做熟了再吃；集体用餐时采取分餐制是明智选择，如果家中有幽门螺杆菌感染患者，应该暂时采取分餐，使用公筷和公勺，洗漱用品也要隔离放置，从而切断传播途径。

此外，日常饮食要养成良好的卫生习惯，预防感染。注意饮食定时定量，营养丰富，食物软烂易消化，少量多餐，细嚼慢咽；忌过饱、忌生冷酸辣、油炸刺激的食物，忌烟熏、腌制食物。含亚硝胺的腌制食品等也具有致癌作用，加上幽门螺杆菌阳性的作用，就会增加癌变的概率。

酒后呕吐当心胃病缠上身

现代社会，许多人不得不在酒桌上应酬，秉着多喝酒就是有诚意、交情好的传统观念，常在谈笑间一杯一杯往胃里头灌，并且因为饮酒过多感到胃部不适，特别是短时间内大量饮酒后会产生明显恶心呕吐。对此，大多数人不以为意，认为吐一吐还能缓解不适，解酒醒脑，其实这是非常危险的。

实际上，之所以酒后产生明显或强烈

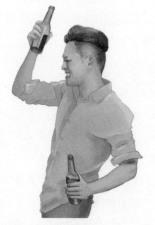

以酒为浆。

的恶心、呕吐，正是由于酒精主要在胃内被迅速吸收，造成了胃黏膜的损伤。摄入酒精也就是乙醇后，一方面，乙醇可造成胃黏膜损伤，组织学证据表明乙醇可使胃黏膜上皮层发生改变、破坏上皮顶端胞浆膜，导致细胞脱落及胃多发糜烂、溃疡，如累及血管则可引起出血；另一方面，胃可能参与乙醇的代谢，与乙醇的"首过清除"有关。饮酒后常常感到恶心、呕吐、心窝部痛、呕血、便血等，酒精可造成急性胃黏膜损害。

由于酒精导致的胃黏膜损伤是多方面的、多阶段的，所以酒精导致的胃黏膜损伤包括急性及慢性损伤两方面，前者主要表现为黏膜炎症，后者表现为黏膜糜烂伴上皮代偿性增生，并可能引起恶变。急性酗酒所致的急性糜烂性胃炎是临床上常见的上消化道出血原因之一；若长期饮酒即使量不大也可致慢性胃炎发生。

所以，一旦酒后出现恶心、呕吐，以及伴随上腹部不适和隐痛症状，不可掉以轻心；特别是上述症状外还伴有呕血及黑便现象就更加危险，很有可能是胃黏膜损伤严重，有急性上消化道大出血的可能，要及时服药就医。凡有酒后呕吐史的患者更应当积极戒酒，适量服用硫糖铝等止吐及胃黏膜保护剂。

慢性胃炎的七大病因

第一大病因：长期食用刺激性食物和服用药物

如果人体长期服用对胃黏膜有强烈刺激的饮食及药物，如生冷、辛辣食物或水杨酸盐类药物；或过度吸烟饮酒；或者进食时不充分咀嚼，囫囵吞下；或长期食用不易消化的食物等。这些因素都会反复作用于胃黏膜并使其充血水肿，出现损伤。

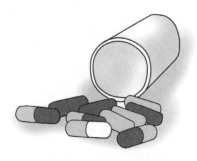

长期服药有可能导致肠胃炎。

第二大病因：急性胃炎治疗不当

急性胃炎如治疗不当，使胃黏膜病变持久不愈或反复发作，就极有可能可转变为慢性胃炎。

第三大病因：免疫功能的异常

免疫功能的改变在慢性胃炎的发病上已普遍受到重视，萎缩性胃炎，特别是胃体胃炎患者的血液、胃液或在萎缩黏膜内可找到壁细胞抗体；胃萎缩伴恶性贫血患者血液中发现有内因子抗体，说明自身免疫反应可能是某些慢性胃炎的有关病因。此外，营养缺乏，内分泌功能障碍、也可引起慢性胃炎。

第四大病因：精神不佳压力过大

过度的精神刺激、忧郁，这些精神因素反复作用于大脑皮质，造成大脑皮质功能失调，导致胃壁血管的痉挛性收缩，胃黏膜发生炎症或溃疡。而从中医理论上讲，人如果常常情绪忧郁，精神紧张，就会导致肝郁气滞，横逆犯胃，或因脾气虚弱，中气不运，致中虚气滞，患上此症。

第五大病因：十二指肠液的反流

研究发现慢性胃炎患者因幽门括约肌功能失调，常引起胆汁反流，这可能是一个重要的致病因素。胰液中的磷脂与胆汁和胰消化酶一起，能溶解黏液，并破坏胃黏膜屏障，促使 H^+ 及胃蛋白酶反弥散入黏膜，进一步引起损伤。由此引起的慢性胃炎主要在胃窦部。

第六大病因：细菌及其毒素的感染

由于鼻、口腔、咽喉等部位感染病灶的细菌或毒素不断地被吞入胃内；或者胃内胃酸缺乏，给细菌一个有力的胃内繁殖环境，长期作用也会引起慢性胃炎。另有研究发现，慢性胃炎患者在胃窦黏液层接近上皮细胞表面有大量幽门螺杆菌（Hp）存在，其阳性率高达 50%～80%，此菌并不见于正常胃黏膜。凡该菌定居之处均见胃黏膜炎细胞浸润，且炎症程度与细菌数量有关。

第七大病因：胃黏膜长期瘀血缺氧

如充血性心力衰竭或门静脉高压症的病人，胃黏膜长期处于瘀血、缺氧，引起营养障碍导致胃炎。

小心胃及十二指肠溃疡引发急性穿孔

如果你患了胃及十二指肠溃疡一定要及时治疗，痊愈后也要注重日常对肠胃的保健，否则，一旦胃及十二指肠溃疡加重或复发很有可能引发急性穿孔，那样就十分危险了。

胃及十二指肠溃疡穿孔是消化性溃疡最严重的并发症，胃及十二指肠溃疡在活动期逐渐向深部侵蚀，由黏膜至肌层，终致穿破浆膜而发生穿孔。穿孔部位多数位于幽门附近的胃及十二指肠前壁。此症多发生于冬春两季，可发生于任何年龄，该病发病急，变化快，若不及时诊治，会因腹膜炎的发展而危及生命。

其症状表现有以下几点：患者突然感到上腹部刀割样疼痛，很快延伸至全腹，还多数伴有恶心、呕吐；全腹压痛反跳痛，以右上腹明显；腹式呼吸消失腹肌紧张如"板状"强直；而且，大多数患者有溃疡病史，近期内溃疡症状加重。通过专业诊断，

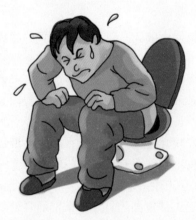

腹部疼痛。

肝浊音界缩小或消失，肠鸣音减弱或消失；X线片及腹部透视见膈下游离气体；腹穿抽得黄色混浊液体；随病情发展可出现腹胀甚至中毒性休克。有时空腹穿孔或穿孔小者，流入腹腔的胃肠内容物较少，可沿升结肠旁沟流至右下腹，引起右下腹疼痛和压痛，因酷似急性阑尾炎时的转移性右下腹痛而致误诊。

一旦发生急性穿孔，患者应立即停止进食，并采取半坐卧位，特别是左侧卧位。因为胃及十二指肠的急性穿孔发生在十二指肠前壁和胃后壁，如果十二指肠前壁穿孔胃内容物易流入腹腔扩散到全腹，引起全腹性腹膜炎。而采取左侧卧位，胃内容物流向胃底和胃体部，减轻十二指肠的压力，减少胃内容物的流出，从而减轻炎症。此外，要及时送医治疗，进行输液以维持水、电解质平衡并使用抗生素。如果是饱食后穿孔者、顽固性溃疡穿孔者、伴有幽门梗阻或出血者、年老，全身情况差或疑有癌变者或经非手术治疗 6 ~ 8 小时后症状反而加重者，要立即进行手术治疗。

哪些人群易患胃下垂

你是每天一动不动坐在电脑前工作吗？你正在节食甚至绝食减肥吗？你一直被身边的人说太瘦了看起来没有精神吗……如果你回答"是"，也许你就是胃下垂的青睐对象。

正常人在站立时，胃的正常位置在腹腔内，而一旦患了胃下垂，患者站立时胃的下缘垂达盆腔，胃小弯弧线最低点会降至髂嵴连线以下，影响胃的正常蠕动功能。而胃壁张力减低，膈肌悬吊力不足，胃膈韧带、胃肝韧带、胃脾韧带功能减退而松弛，腹内压力下降、腹壁脂肪缺乏、腹肌收缩力减弱等因素都能引发胃下垂。知道了胃下垂的病因，我们可以把胃下垂可分为先天性和后天性两种。

瘦长无力体型者：先天性胃下垂比较青睐的人群是这样的体质：患者的体形常常比较瘦弱，胸廓狭长，骨骼细弱，皮肤苍白，皮下脂肪缺乏，肌肉发育不良，往往有移动性的第十肋骨。这种人悬吊、固定脏器的组织韧带全部为低张力，往往不仅有胃下垂，其他内脏如肝、肾等也会下垂，所以叫"全内脏下垂"，这其中以女性为多见，患者还多数伴有神经衰弱的症状。

后天性的胃下垂，多数由后天腹壁的紧张度降低所致。这其中包括以下几种人：

做过手术者：如多次做过腹部手术的人、多次腹部手术有切口疝的人、初次或多次生育后腹壁松弛的女性等。

过度减肥者：本来很胖或本来身材匀称过度追求苗条体型的人通过不科学的减肥方法使体重骤减，其间饮食不规律，暴饮暴食、节食甚至绝食，从而造成胃张力减低，引发胃炎及胃肠动力障碍。

久坐不动者：如在办公桌电脑前的白领、每天在车上很少下车的的士司机等，这些人工作压力较大，饮食也常常不规律，使胃部既不能得到锻炼，也无法得到正常

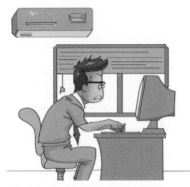

长时间坐在电脑前工作的人。

的作息。

久病体弱者：长期卧床少动的人或患有消耗性疾病突然消瘦下来，或者经常穿很紧的衣服，束很紧的腰带，从而压迫胸部和上腹部的人也易患胃下垂。

胃癌来袭，三大信号发出警报

在我国，胃癌的发病率居各类肿瘤的首位，是生活中最常见也是最恶性的肿瘤之一。由于胃癌初期的症状并不明显，一般很容易被人们所忽略，而当临床症状明显时，病变已属晚期。因此，面对胃癌侵袭，应做到及早排查早治疗。生活中的我们要随时关注身体的微小却异常的症状，一旦发现身体发出危险信号，拉响以下"警报"，就应及时就诊。

身体警报一：明显的消瘦

胃癌早期患者出现消瘦的原因主要是由于食欲缺乏和肿瘤细胞增殖消耗大量能量有关。患者一般会有明显的厌食感，比如以前很喜欢吃肉类，但患病早期却会对肉类产生厌恶，由于厌食，患者很快就会变瘦并感到乏力疲累。据统计约50%的老年胃癌患者有明显食欲减退、日益消瘦、乏力，并因消瘦而就医。由此可见，消瘦往往提示恶性肿瘤的出现，尤其是有慢性胃病的人群，此种症状是比较危险的信号。

身体警报二：上腹部不适

上腹部不适是胃癌最常见的症状。这表现在多方面，患者会感到上腹部疼痛，开始只是间歇性的隐隐作痛，常常诊断为胃炎或溃疡病等；或者感到上腹部有饱胀感或烧灼感，这种不适可以暂时缓解，但却反复出现。如果患者吃少量食物就会感觉饱胀，甚至还有恶心的症状，或者伴有上腹部疼痛，并且排除了肝炎的可能性，就更要提高警惕。

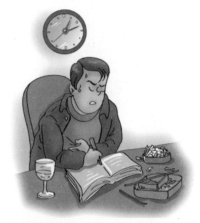

上腹部疼。

身体警报三：消化道出血

消化道出血可表现为呕血、黑便、大便潜血阳性等。早期胃癌即可出现出血，常表现为柏油样大便。如果在没有进食血豆腐，吃铋剂等药物的情况下出现了大便发黑，就应尽早来医院检查。晚期胃癌出血量大，若合并有幽门梗阻时，常在呕吐物中混杂咖啡色或黯红色的血液。这些症状不要被误认为是慢性胃炎而忽视，要及时做胃镜检查，以免耽误治疗。

特别身体警报：顽固性呃逆

呃逆俗称打嗝，健康人在饮食过快、过饱，精神刺激，大笑、咳嗽、体位改变时，肋间肌或膈肌所承受的压力突然改变都会引起打嗝。但如果持续48小时以上，就称顽固性呃逆。引起顽固性呃逆的原因很多，如脑肿瘤、脑炎、脑膜炎，代谢性病变如尿毒症、酒精中毒，而胃癌也是一个重要的原因。有患者就是以顽固性呃逆为首发症状去医院就诊并经过检查被确诊为胃癌的。在日常生活中，打嗝会经常发生，但如果连续打嗝超过48小时就应当引起警惕，并及时就诊。

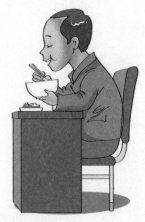

健康人也不可饮食过快。

宝宝为何易被肛瘘找上门

肛瘘日常生活中比较常见的疾病，宝宝也很容易患得此病。婴儿肛瘘对宝宝的健康有很大影响，但许多父母对婴儿肛瘘并不了解。下面，我们就来认识一下宝宝容易患肛瘘的病因有哪些。

（1）新出生的宝宝的生理性免疫机能还不健全，如近年来，有人认为新生儿生理性缺乏免疫球蛋白G、免疫球蛋白A等，易发生肛门感染，形成肛瘘。

（2）宝宝的骶骨曲尚未形成，两侧坐骨结节距离较近，加之肛门内括约肌紧张度较弱，因此粪便容易直接压迫肛管处齿线，导致肛窦黏膜擦破、细菌入侵从而致病，而这个细菌进入以后，因为宝宝肛门处的环境比较潮湿，易促使细菌不断繁殖，

时间长了就形成了肛瘘。

（3）小儿常因尿布皮炎，刺激肛门周围皮肤，致使毛囊、汗腺、皮脂腺感染，形成肛门周围皮下脓肿与肛窦相通，而成肛瘘。这种情况也很常见，有些家长比较粗心，给宝宝换尿布清理时也没有发觉宝宝肛门已经发炎了，时间一久就引起了炎症。

（4）新生宝宝，尤其是男孩，受母体激素失调的影响，使皮脂腺分泌亢进，引起肛门皮脂炎。感染形成肛周皮下脓肿与肛窦相通，而致肛瘘。

（5）从中医角度来看，婴儿胎热瘀血

小 提 示

细心父母让宝宝远离肛瘘困扰

一旦患了肛瘘，患处出现流脓、排便不畅等症状。患病宝宝会感觉患处潮湿、搔痒、疼痛，并因为疾病所扰而哭闹不止，这让爸爸妈妈看在眼里，难受在心里。所以，为了预防小儿肛瘘，各位父母要做到以下几点：

（1）宝宝的日常饮食要洁净、卫生。不洁饮食可导致腹泻，极易造成肛门腺感染，引起肛瘘。

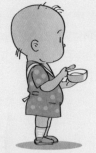

（2）要帮助宝宝定时排便，培养宝宝定时排便的好习惯，从而防止大便干结，损伤肛管皮肤，造成感染。

（3）要保持宝宝肛门清洁，养成宝宝便后为其洗净局部或每日早晚清洗肛门的习惯。

（4）检查宝宝的肛门时手要干净、轻柔，切忌暴力，以免损伤宝宝的肛门。同时，如果宝宝的大便干结需灌肠时，也应注意不要造成肛门损伤。

滞结或胎前孕母积热致胞热，生后受风邪缠绵于大肠或肛门湿寒气凝，气结聚于下而成痈肿，破溃成瘘。

过分依赖泻药会加重便秘

因饮食不规律、工作压力过大等因素，现代人常常被便秘困扰。许多人对便秘的有一个很大的认识误区，认为便秘就是"不通"，于是当"不通"时就用一些清肠茶甚至泻药，以为这样就轻而易举地解决了便秘问题，甚至有些人依赖泻药帮助排便。可殊不知，滥用泻药长期服用不仅不能缓解症状，反而会加重便秘。

事实上，滥用药物治疗便秘，对肠道的健康有很大的危害。泻药之所以通便，是因为肠道在泻药的强烈刺激下加快了蠕动，而导致了排便。而在药物的长期刺激下，肠道的交感神经系统的敏感性就会减弱，从而导致便秘更加严重，而且长期使用泻药会患上功能性便秘，更加损害肝肾功能，严重的甚至还会导致肝肾衰竭。比如果导片，含大黄、芦荟等成分的接触性泻药，反复使用会扰乱支配肠蠕动的神经，令肠道蠕动的速度减缓，反而可能加重便秘。这类导泻药大多含有蒽菎成分，如果长期服用会沉积在肠黏膜，导致黏膜变黑，称为"黑变病"，一些专家认为黑变病与结肠息肉和肿瘤有关。再如开塞露、液状石蜡等润滑性导泻药物具有湿润、软化大便的功效，能帮助便秘者轻松排便，但这类药会影响脂溶性维生素及钙、磷的吸收，并不宜长期使用。直肠被开塞露频繁刺激，敏感性会降低，导致排便更困难，可能加重便秘。此外，长期使用泻药还会导致身体对药物产生耐药性，滥用的话效果会越来越差。

总之，长期使用泻药犹如抱薪救火。

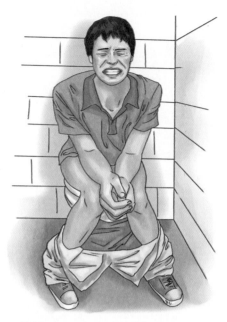

便秘。

便秘会经过一个由轻到重逐步发展的过程，可能初始的轻度便秘只是饮食或者生活的改变造成暂时性的排便不畅，耐心调理很容易恢复正常，如果不问病因，长期依赖泻药一泻了之，伤到肠道，可就为这一时的畅快得不偿失了。

大便出血就是得了痔疮吗

有些人如厕时发现自己的大便出血就认为一定是得了痔疮，这实际上是一个错误概念。大便出血是肛肠疾病中的常见症状之一，可引起便血的疾病远非痔疮一种，许多疾病均可出现便血，这包括肛裂、直肠炎、肛窦炎、直肠或结肠息肉、溃疡性结肠炎、肠肿瘤、菌痢或阿米巴痢疾、直肠癌或结肠癌、结直肠血管瘤等。

便血，意味着消化道出血，而消化道出血又分为高位出血和低位出血两种。消化道高位出血，例如食管下端静脉曲张破裂引起的出血，消化性溃疡出血等，由于血液离开血管后存留在肠腔的时间较长，

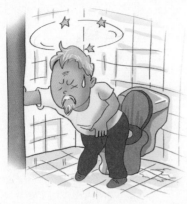

常见的异常表现。

排出体外时粪便呈柏油状，色黑，或咖啡色，呈糊糊状，大便潜血阳性。消化道低位出血，尤其是结肠、直肠下端出血，血色鲜红且与排便关系密切。其中，痔疮出血的原因为排便时粪便擦破隆起的曲张痔静脉和排便时用力，使血管内压力增高、痔静脉破裂而引起。其出血的特点为间歇性、无痛性、周期性。出血的性质为鲜红血液，出血的方式为手纸带血、粪便带血或少量滴血不

止、严重者喷射状出血。其中内痔出血在大便干燥秘结或进食辣椒等刺激性食物时最易发生和加重。一般来说，痔疮除便血外，还会出现便后有物脱出于肛门外、肛门周围瘙痒、流黏液、肛旁肿痛等症状。

因此，大便出血并非痔疮所特有。对大便出血不能简单地认为就是痔疮出血而不加以重视，应及时到医院进行诊治，以防忽略或延误了对其他疾病的诊治。

性事过频会引发痔疮吗?

俗语说"十男九痔"，男性是痔疮的高发人群。导致男性患此病的原因很多，其中，过度频繁的性生活以及不良的性生活习惯就与痔疮高发有一些关系。

这是因为在性生活时，人的全身肌肉处于高度紧张状态，特别是盆腔和会阴部肌肉持续收缩。此外，生殖道神经感受器高度持久兴奋，局部血液循环也会发生紊乱。这就会增加肛门周围血液循环的阻力，

从血便认疾病

不同病因导致的大便出血，在出血的形式、颜色以及出血量的多少等方面都有不同，患者可以利用这些不同的特点来初步判断是何种疾病引起的便血，并及时就医。

肛裂：便血量较少且伴有肛门剧烈的疼痛及典型的便后周期性疼痛。

直肠疾病：直肠息肉出血多见于儿童排便时血液污染肛门周围。若为成年人，粪便中带血并混有黏液和脓性分泌物，气味奇臭，且便条变细，应高度注意直肠和下段结肠有无癌瘤存在。

结肠疾病：常见于左半结肠癌，患者多有顽固性便秘，也可偶尔见大便次数增多，癌肿破溃时，可使粪块外面染有鲜血或黏液，甚至排出脓液。

痢疾：表现是腹痛、腹泻、里急后重、脓血便，还可伴有发热等全身感染症状，治疗后症状迅速消失。可有反复发作的腹泻、黏液便、脓血便。其中阿米巴痢疾以便血为主要症状，其大便呈酱红色，黏液多，且有恶臭味。

使血液循环发生障碍，并一直持续到性生活结束。而痔疮，则是肛门周围的静脉丛突出于黏膜外（内痔）或肛门外（外痔）。如果性生活过于频繁，会使肛门静脉丛常常发生血液循环障碍、静脉曲张瘀血，突出于黏膜或肛门外，以致不可逆转，这就形成了痔疮。

此外，在性生活中，忍精不泄也会引发痔疮。因为男性在性生活时如果忍住精液不射出，肛门周围的臀部肌肉就会呈痉挛收缩，此时肛门周围血循环所受的压力几倍于正常的性交，致使肛门及直肠组织黏膜肿胀，因此也就容易引发痔疮。

因此，为了自身健康，不论是有"痔"之士还是无"痔"之士，都应该做到"性"福有度，有所节制，及时调整性生活的频度以及改掉忍精不射的不良习惯。

小心！慢性肠炎的并发症

慢性肠炎是泛指肠道慢性炎症性疾病，患者长期出现反复发作的腹痛、消化不良、慢性腹泻、免疫功能失调等症，患者常感倦怠、精神紧张。如果不及时治疗，还有可能引发一系列的并发症，进一步危害患者的身心健康。

小肠吸收不良综合征

症状：多有腹泻，并多伴有腹胀、腹痛，粪便稀薄而量多，呈油脂状或泡沫状，常浮于水面多有恶臭味；还会出现体重下降、体型消瘦，腹部轻压痛，四肢末梢感觉异常，水肿等营养不良表现。

检查：X 线钡餐检查。

肠结核

症状：起病缓慢，腹痛，多位于右下腹部有隐痛和绞痛，伴有腹胀、肠鸣音增强，常有大便习惯改变，腹泻与便秘交替。轻者仅有稀便，重者为黏液脓血便。可有恶心、盗汗、呕吐、腹胀，食欲减退。体检仅有右下腹压痛。

检查：粪便检查、腹腔镜检查、乙状结肠镜和纤维肠镜检查。

克罗恩病

症状：起病缓慢，病程常在数月至数年以上。有恶心、呕吐、食欲缺乏、乏力等表现。腹痛位于脐周或右下腹；腹泻初为间歇性，以后渐为持续性；可能有少量便血，软便或半液状；右下腹压痛，可触及包块；常间歇出现低热；晚期呈现消瘦、贫血、肠吸收不良及电解质紊乱等表现。

检查：血液检查、粪便检查、结肠镜检查、X 线小肠造影。

特发性溃疡性结肠炎

症状：粪便内有脓、血或黏液。可表现腹泻与便秘交替，一般每天腹泻 2 ~ 4 次，为混有血和黏液的糊状软便，严重者为血水样便。腹部可出现阵发性结肠痉挛性绞痛，多局限于左下腹或下腹部，疼痛后即有便意，排便后疼痛可暂时缓解。还可有上腹部不适、恶心、呕吐、腹胀和下背部疼痛。腹部除压痛外，还可伴有腹肌紧张。

检查：直肠指检、乙状结肠镜和活组织检查。

胃肠神经官能症

症状：起病较慢，常有阵发性肠绞痛，主要位于左下腹，腹痛的发作和持续时间虽不很规则，但多数在早餐后发作，熟睡时极少见。腹痛常因进食或冷饮而加重，在排便、排气、灌肠后减轻。还可能出现神经性嗳气、厌食、呕吐、精神性腹泻等症状。

检查：胃肠道 X 线检查、胃液分析与粪便化验检查等。

痢疾的传播途径

痢疾是可通过多种途径传播的痢疾杆菌经口感染的急性肠道传染病。痢疾杆菌的传播方式主要是粪口传播，也就是痢疾杆菌随患者或带菌者的粪便排出，通过污染手、食物或水源以及日常生活接触等方式，经口传染给易感者。痢疾患者和带菌者是传染源，传染源的危害性取决于其每次大便中含菌的数量、排菌持续时间和在人群中散布的机会。一般来说，急性菌痢病人的排菌量大，但持续时间短；慢性菌痢病人持续时间长，但排菌量少，其中，轻型、慢性痢疾和健康带菌者很容易被忽视，照常活动在人群间，在一定程度上是比痢疾患者更为重要的传染源。痢疾的传播途径具体可分为以下几个方面。

生活接触：是指易感者接触痢疾患者或带菌者的日常生活用具而感染，特别是幼儿。幼儿常常乱抓乱摸东西，如果其碰到被污染的东西又有吸吮手指的习惯，就会把细菌送入口中而致病。据相关数据显示，人手被污染的带菌率可高达15%，因此脏手起着重要的传播作用。如痢疾患者或带菌者碰过的门把手、被单、床铺、碗筷、水杯、桌椅等，这些物品都有一定的痢疾

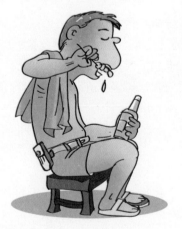

病从口入。

菌检出率。

食物传播：是指易感者食用了携带痢疾杆菌的食品而感染。痢疾杆菌可以在蔬菜、瓜果、腌菜中生存1～2周，还可以在葡萄、黄瓜、凉粉、西红柿、布丁等食品上繁殖，所以食用生冷食物以及不洁瓜果很有可能引起细菌性痢疾的发生。因此，如果痢疾患者或带菌者从事的是食品行业，如厨师、面点师等，很容易污染食物，而易感人群食用后极易引起痢疾的暴发流行，对人群威胁较大。此外，苍蝇也是痢疾杆菌传播的媒介，苍蝇有粪、食兼食的习性，如果苍蝇先接触了带有痢疾杆菌的粪便，又接触没有被密封保存的食物就极易造成食物污染，不少地区观察到痢疾的流行与苍蝇消长期一致。

水型传播：是指被痢疾杆菌污染的水源被人使用或饮用后导致感染的情况。如果痢疾患者与带菌者的粪便处理不当，随意乱倒污染了水源，被粪便污染的天然水、井水、自来水又未经消毒饮用，就会成为引起菌痢暴发的根源。

不腹泻的痢疾最要命

痢疾在医学上的全称为细菌性痢疾，简称菌痢，是一种由各种痢疾杆菌引起的肠道传染病，一年四季都可发病，但以夏秋季为多。其中，中毒型菌痢是菌痢中最为凶险的一种。为什么这么说呢？在人们的固有观念中，痢疾一定是伴随腹泻症状的，没有腹泻就很少会怀疑自己得了痢疾。而中毒型菌痢的凶险之处恰恰在于它并不是以腹泻为首发症状的。另外，中毒型菌痢潜伏期多为1～2天，短者数小时；常见于2～7岁的幼儿；其起病急骤、发展迅猛，变化快，死亡率高，往往在发病24～48小时内迅速恶化，如果不及时抢救，

患者的死亡率会大大增加。那么，该如何识别中毒性菌痢的早期症状，从而及早送医救治呢？

一般情况下，中毒型菌痢的早期主要表现有如下几点：患者突然起病，高热在39℃以上，烦躁不安，谵语，惊厥，精神萎靡或嗜睡，肠道症状多不明显甚至无腹痛与腹泻，严重者有可能迅速发生呼吸衰竭、休克或昏迷。根据其主要表现又可分为以下四种类型。

休克型：主要表现为感染性休克，患者精神萎靡，面色灰白、四肢厥冷，脉搏细弱、呼吸急促，血压正常或偏低，脉压小，后期微循环瘀血、缺氧、口唇及指甲发绀、另可伴心、肺、血液、肾脏等多系统功能障碍。

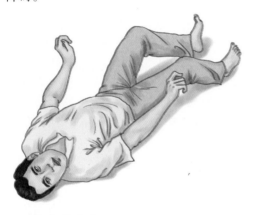

休克型痢疾。

脑型：因脑缺氧、水肿而发生反复惊厥、昏迷和呼吸衰竭。早期表现为嗜睡、呕吐、头痛、血压偏高，心率相对缓慢。随病情进展可呈现呼吸节律不齐，暂停、叹息样呼吸，下颌呼吸等。瞳孔忽大忽小，或两侧不等大，对光反应迟钝或消失。意识由烦躁、谵妄而进入昏迷。此型较为严重，病死率高。

肺型：也呼吸窘迫综合征，以肺微循环障碍为主，常在中毒性痢疾脑型或休克型基础上发展而来，病情危重、病死率高。

混合型：上述两型或三型同时或先后出现，是最为凶险的一型，病死率很高。

所以，一旦患者出现上面的几种症状，一定要及时送医救治，以免病情恶化，危及生命。

腹泻来袭，症状不同病不同

腹泻俗称"拉肚子"，当排便次数明显超过平日习惯的频率，且粪质稀薄，水分增加时，我们常会意识到"拉肚子了"。腹泻是一种常见病症，但同样是腹泻，其发病原因、症状也各有不同，所以说，认清腹泻的不同特征，才有利于对症治疗，避免腹泻严重，交叉感染。

痢疾

关键词：大便脓血相间、频繁如厕。

痢疾杆菌有侵入结肠黏膜上皮细胞的能力，能破坏细胞的屏障，吸引白细胞向炎症部位聚集、渗出，继而使更多的痢疾杆菌在黏膜上皮细胞内定居，引起肠黏膜更严重病变，使结肠黏膜发生溃疡、脱落、出血。这些脱落的脓血与肠道内的粪便一起排出，形成典型的黏液脓血相间的痢疾样大便。因为，人的直肠壁内有胀满感觉

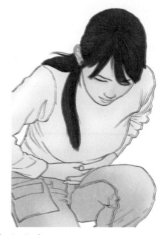

痧症腹痛。

感受器，该部位的炎症病变可对该感受器产生刺激，使人总有便意，短时间内频繁如厕，但每次排出的大便量并不多。另外，痢疾患者还伴有明显的腹痛，有发热表现。但由于痢疾的肠道病变部位较低，所以，痢疾患者的呕吐症状较轻。

食物中毒

关键词：水样便、上吐下泻、腹部绞痛。

食物中毒是指患者所进食物被细菌或细菌毒素污染，或食物含有毒素而引起的急性中毒性疾病。引起食物中毒的病原菌可产生肠毒素，这类毒素可刺激肠黏膜上皮细胞膜上的酶系统，引起一系列酶反应，不但可抑制肠黏膜细胞对肠腔内水和钠的吸收，还能促进肠液与氯离子的分泌，导致大量水分从肠道内排出，从而导致水样便腹泻。此外，无论是痢疾、食物中毒，还是霍乱都有呕吐症状出现，但呕吐出现的时间和程度并不完全一样。食物中毒的呕吐比较明显，多在腹泻之前先有恶心、呕吐，继而出现腹部绞痛和腹泻，吐泻过后可有症状好转的感觉。

霍乱

关键词：洗米水状大便、先泻后吐、无恶心和腹痛。

霍乱常由食用不洁的海鲜食品引起，病发高峰期在夏季，起病急骤，能在数小时内造成腹泻脱水甚至死亡。霍乱是由霍乱弧菌所引起的，霍乱弧菌能产生霍乱毒素，造成分泌性腹泻，即使不再进食也会不断腹泻，但由于霍乱弧菌并不引起肠道病变，所以很少有腹痛的感，无里急后重感。黄色的大便变成清水样或淘米水样的大便是霍乱的特征。腹泻后多出现喷射样呕吐，初为胃内容物，继而水样，米泔样。呕吐多不伴有恶心，另外，由于严重泻吐引起体液与电解质的大量丢失，会出现循环衰

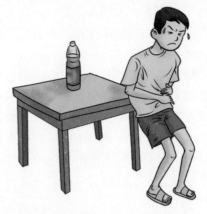

喝凉水肚子疼。

竭，表现为血压下降，脉搏微弱，尿量减少甚至无尿。

总之，多种原因均可导致腹泻。一旦发生腹泻，可以回忆一下自己腹泻前吃了哪些食物，特别是在夏天，由于天热食物容易发生变质，人如果吃了变质、不洁食物会出现细菌性腹泻，如果腹泻情况不严重，可以到正规药店购买一些止泻药物。但如果患者回忆之前吃的食物没有发现问题，而且腹泻严重、次数明显增多并伴有脓血便、腹痛、发热等症状时，绝对不能掉以轻心，这很可能是病毒性的腹泻，不要随意服药，应立马就医。

肛周脓肿与肛瘘的联系和区别

肛周脓肿与肛瘘均为肛肠科常见病症，会给患者的工作和生活带来极大的不便。二者虽有差别，但在病因与发病机理上有共同点，它们是肛管直肠周围化脓性疾病的两个不同阶段。肛周脓肿是肛瘘的早期阶段，是急性发作期；肛瘘是肛周脓肿的续发症，是慢性化过程。肛周脓肿自行溃破或切开排脓后，有的经久不愈，自然形成瘘管，即肛瘘，有的暂时愈合，若干时间以后再次化脓，破溃成瘘。

虽然，肛周脓肿与肛瘘的症状有些相

二者区别	肛周脓肿	肛瘘
症状	肛周脓肿的主要症状是持续性的肛门疼痛，且与大便无关，比瘘的疼痛明显，疼痛剧烈时坐卧不安；得了本病多有不同程度发热、白细胞增高，发热和白细胞增高的程度标志脓肿的深浅和范围的大小。同时，还会伴有食欲减退、精神疲乏、寒战高热等急性全身中毒症状	肛瘘都伴有程度不同的肛旁肿痛溃破流脓，形成肛瘘后，这种肛旁肿痛流脓会不定期反复发作，脓液若流出不畅，局部和全身会表现出急性化脓性感染的症状，如肛门局部红肿热痛，全身体温升高等，但随着脓液的再次溃破流出，这些症状会逐步减轻。而且较大的高位肛瘘，因瘘管位于括约肌外，不受括约肌控制，常有粪便及气体排出。若长期不愈，还会引起排便困难、贫血、身体消瘦、精神萎靡、神经衰弱等
诊断	·视诊：臀部两侧失去对称，肛门形态失常。正常肛门紧闭时，男性为椭圆形纵裂状，女性为星云状纵裂状。 ·触诊：肛门周围皮肤红肿处可摸到硬结，有触痛或搏动感。 ·指检：食指在肛管内可摸到柔软包块，有触痛或波动，有时可触摸小突起或凹陷。当脓肿向肛管内穿破时，指套上可见脓血。若双指诊即食指在肛管内，拇指在肛周皮肤上，二指联合触按，可发觉脓肿波动最明显的皮肤区	·视诊：肛瘘患者的肛门周围皮肤上或臀部，常常形成一个突起或凹陷。周围皮肤会有脱皮、发红的表现，如果是红紫色，多为结核性瘘管。 ·触诊：若患者是低位肛瘘，在瘘管皮下可以摸到绳状硬条，从外口一直到肛门。用指按压后，会有脓液流出。 ·指检：在内口外有轻度压痛，常在肛管后侧、齿线附近可摸到中心凹陷的小硬结，少数可摸到硬结

似，但其实二者在诊断方法及治疗原则上都有较大的区别。虽然肛瘘是肛周脓肿的后期感染所引起的，但是肛瘘要比肛周脓肿重的多，所以加以区分是很重要的，那么应该怎样才能辨别肛周脓肿与肛瘘呢？上表能帮你解答关于二者间的疑惑，让你清晰辨别肛周脓肿与肛瘘之间的区别。

三招教你区分肠癌和痔疮

大肠癌包括结肠癌和直肠癌，是常见的消化道恶性肿瘤之一。随着人们生活水平的提高和饮食结构的改变，大肠癌的发病率逐渐提高。和肠癌早期一样，痔疮发病时也有大便带血，也和直肠癌的发病部

位相似，二者临床诊断常相混，医生有可能把肛门直肠症状的疾患错误诊断为痔，很多大肠癌患者也误以为自己是痔疮而掉以轻心，延误了直肠癌的治疗。

那么，该如何区分肠癌和痔疮呢？以下三招可以帮助你解开肠癌的"伪装"。

第一招：从年龄上区分

痔疮可能发生在任何年龄的人身上，而肠癌的患者多为中老年人，尤其是年龄在40～60岁的人群，如果发现大便带血，要及时检查，排除大肠癌。不过20岁以上的年轻人群也不能掉以轻心，虽然一般来说，大肠癌的发病率随年龄增长而上升。但近年来，我国大肠癌的发病年龄趋向年

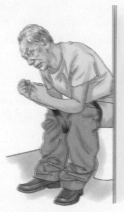

排便缺乏"动力"。

轻化并且病情的恶性程度高，许多年轻患者一旦确诊，病情几乎全部是中晚期。而导致这一现象的原因是青年大肠癌的误诊率较高导致了病情的延误。

第二招：从大便上区分

大便次数：大肠癌患者的大便次数增加或不规律，且伴有里急后重的感觉，在肠癌晚期，还会出现排便习惯的改变，比如原来是一天一次大便，现在几天一次或一天十几次；而痔疮患者一般不会增加大便次数。

出血量和出血状况：大肠癌患者的大便血色较暗，出血较多，且血多混在大便里，还常混有黏液和脓液；而痔疮患者的大便出血一般在大便前或大便后，多数是随着大便排出后滴下来，出血量少，因此与粪便不相混合，更没有黏液存在。

是否腹痛：大肠癌发展到一定程度一般会感到强烈腹痛，而痔疮不会腹痛。人的大肠一般有 1.5 米长，其病灶部位不同，症状也会不同，但当病程发展到中晚期后一般都会有腹痛。直肠癌则会有明显的肛门下坠感。

第三招：肛门指检

大部分的痔疮和肠癌都是发生在手指可以触及的部位，因此肛门指检是一种有效的方法。如果手指触到的是一些凸起的

小粒则为痔疮，如果触到肠内有菜花状的硬块，或边缘隆起中央凹陷的溃疡，就要高度怀疑是肠癌了。检查后，指套上沾有血液、黏液和脓液的，则极可能患上了直肠癌。当然，肛门指检最好请经验丰富的肛肠科专科医生来做。

高度警惕大肠息肉癌变

肠癌是常见的恶性胃肠道肿瘤，一旦罹患很难治愈，而且在治疗过程中患者会承受很多病痛。可事实上大部分肠癌在形成初期都起源于良性息肉，如果患者早日发现并治疗并不会发展成肠癌，那么，大肠息肉究竟是什么疾病呢？它与肠癌的关系又如何呢？

大肠息肉是指所有向肠腔突出的赘生物，其中非肿瘤性赘生物属于良性，占大多数，与癌发生关系较少；但被称之为"腺瘤型息肉"的肿瘤性赘生物则与肠癌发生关系密切，是癌前期病变，如不及早切除，久而久之很可能恶变成肠癌。这两种息肉在临床上并不容易区分，常以息肉作为初步诊断，待病理学确诊后再进一步分类。

大肠息肉临床症状常不明显，即使出现某些消化道症状，如腹胀、腹泻、便秘等，也因较轻微和不典型而被人忽视。患者一般多以便血、大便中出现隐血、黏液血便来就诊，常误诊为痔疮等肛门疾患或"痢疾"而延误其必要的检查。此外，从大肠腺瘤型息肉演变为肠癌通常是一个缓慢演变的过程，一般需要数年甚至数十年的时间。但这更需要引起患者的重视，因为一旦恶性肿瘤形成，就可能迅速侵入结肠或直肠的肠壁内，随后蔓延到邻近的组织器官或淋巴结，进而可能随血液扩散到身体的其他部位，如肝、肺等。当肠癌发展到这一阶段时，其治疗效果较差。

·肠胃病的饮食调养·

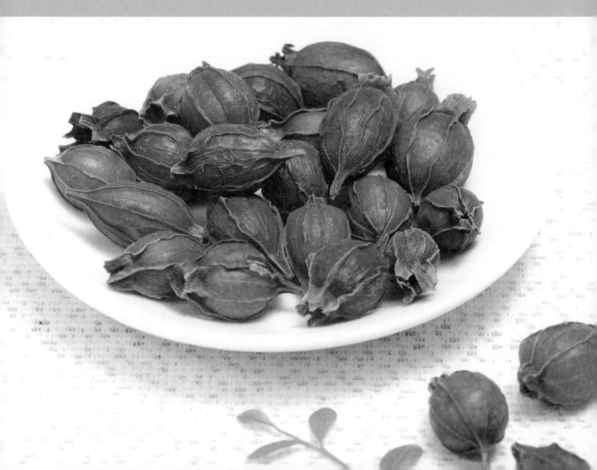

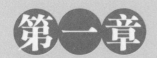

第一章
急性胃炎吃什么？禁什么？

🌸 中医分型

① 寒邪客胃型

·症状剖析· 感受寒邪或进食生冷的食物所致。胃脘部突然疼痛，恶寒喜暖，用热水袋热敷，疼痛可减轻；遇寒则疼痛加重，还伴有恶心呕吐、嗳气反酸、食欲低下、口淡不渴、舌苔薄白等。

·治疗原则· 温胃散寒、缓急止痛。

·饮食禁忌· 忌食寒凉生冷食物。

🍃对症药材	对症食材🍐
*吴茱萸 *生姜 *丁香	*羊肉 *荔枝 *刀豆 *洋葱

② 饮食停滞型

·症状剖析· 暴饮暴食或饮食不规律所致。发病急骤，胃脘部突然胀满疼痛，恶心呕吐，吐后上腹胀痛减轻，嗳气反酸，不欲饮食，大便稀溏，舌苔厚腻等。

·治疗原则· 消食导滞、除胀止痛。

·饮食禁忌· 忌暴饮暴食，忌食易产气腹胀的食物。

🍃对症药材	对症食材🍐
*山楂 *神曲 *炒麦芽	*猪肚 *扁豆 *金针菇 *青鱼

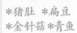

③ 肝气犯胃型

·症状剖析· 因情绪失常、动怒所致，精神、神经功能失调，各种急重症的应激状态以及机体的变态反应，均可引起胃黏膜的急性炎症。胃脘部胀闷隐痛，并伴两胁肋疼痛、嗳气频繁，或因心情不畅而突然发作，舌苔薄白。

·治疗原则· 疏肝理气、和胃止痛。

·饮食禁忌· 忌酸辣及生冷不易消化的食物。

🍃对症药材	对症食材🍐
*木香 *川楝子 *陈皮	*小米 *猪肚 *鸽肉 *荞麦 *大麦

④ 湿热中阻型

·**症状剖析** 多由饮食不洁，食入热性、刺激性食物所致。胃脘突然疼痛，病势急迫，口苦口干、口渴却不思饮水，小便色黄，大便不畅，里急后重感，或便后肛门灼痛，舌色红，苔黄腻。

对症药材 *砂仁 *茯苓

对症食材 *薏米 *红豆 *兔肉 *石斑鱼 *白扁豆

·**治疗原则** 清热解毒、利湿止痛。

·**饮食禁忌** 忌食热性食物，如羊肉、狗肉、辣椒等；忌食海鲜等过敏性食物。

饮食宜忌

宜

√ 平时饮食要清淡、营养要均衡。

√ 停止一切对胃有刺激的饮食和药物，短期禁食1~2餐，然后给予易消化、清淡、少渣的流质食物，这样有利于胃的休息和胃黏膜损伤的修复。

√ 由于呕吐腹泻失水过多，病人要尽量多饮水，以补充丢失的水分。饮用水以糖盐水为佳，但不要喝含糖多的饮料，以免胃酸分泌过多加重腹痛。

忌

× 节制饮酒，勿暴饮暴食，慎用或不用易损伤胃黏膜的药物。

× 勿进食病死牲畜的肉和内脏，肉类、禽类、蛋类等要煮熟后方可食用。

民间秘方

❶ 将鲜马鞭草100克与鲜鱼腥草50克洗干净，捣烂备用，加入适量冷开水搅匀，取药汁服用，每日1次，能起到清热、消炎的作用。

❷ 将木香10克与丁香5克洗净后放入瓷杯内，加入料酒，上笼蒸10分钟即成。每日1次，热饮，具有暖胃、行气、止痛的功效。但阴虚内热者忌服。

生活保健

◎ 注意厨房卫生以及食品制作时的卫生，防止食品被污染。

◎ 做好水源保护、饮水管理和消毒。

◎ 食品加工企业应加强食品卫生管理，变质及被沙门氏菌污染的食品不允许出售。

◎ 急性单纯性胃炎要及时治疗，愈后要防止复发，以免转为慢性胃炎，久治不愈。

◎ 急性胃炎患者发病后要多饮淡盐水，以补充吐泻所损失的水分和盐。

◎ 加强锻炼，增强体质，使脾胃不易受伤。

⊗ 忌饮食不洁、暴饮暴食，忌食用生冷食物、烈酒及其他辛辣刺激性食物，尤其是胃肠敏感的患者更应注意。

◎ 急性胃炎患者宜吃的食物及其简易食疗方

　　本书根据急性胃炎的4种中医分型，贴心地为每一种不同证型的患者挑选了宜吃的食物，分析每一种食物的性味归经及其对不同证型的食疗功效，并推荐了合适的调养食疗方，详解其材料、做法以及功效。食疗方的材料均简单易得，做法清晰明了，患者可根据自身症状判断自己属于哪一类证型，然后根据证型来选择适合自己的食疗方法及菜例，于日常饮食中轻松达到调理的目的。

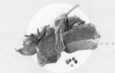

【羊肉】

【洋葱】

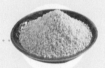

【小米】

小米【谷物粮豆类】

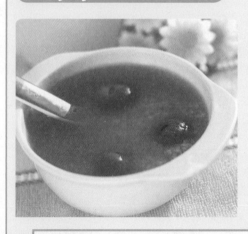

🥄 桂圆小米粥

◎ **材料**　桂圆肉30克，红糖20克，小米100克。

◎ **制作**　①将桂圆去壳取肉，与淘洗干净的小米一起入锅。②加水800毫升，用旺火烧开后转用小火。③熬煮成粥，调入红糖即成。

◎ **功效**　本品具有疏肝理气的功效，适合肝气犯胃型的急性胃炎患者。

性味归经　性凉，味甘、咸。陈小米性寒，味苦。归脾、肾经。

食疗功效　小米能健脾和胃、疏肝解郁，对体虚、脾胃虚弱、反胃呕吐、食欲不振等症有很好的食疗效果。此外，还能缓解精神压力和紧张情绪，有较好的安眠作用。小米中还富含人体必需的氨基酸，是体弱多病者的滋补保健佳品。

荞麦【谷物粮豆类】

牛奶煮荞麦

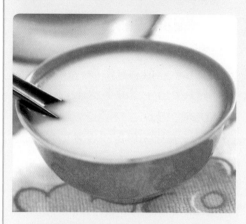

◎ **材料** 鸡蛋2个，荞麦200克，牛奶、白糖适量。

◎ **制作** ①将荞麦洗净后放入锅中炒香后盛出，再放入搅拌机中打成碎末。②将鸡蛋打入杯中，冲入开水。③将冲好的鸡蛋倒入牛奶中，倒入荞麦粉、白糖煮至入味即可。

◎ **功效** 本品具有消食导滞的功效，适合肝气犯胃型的急性胃炎患者。

性味归经 性寒，味甘。入脾、胃、大肠经。

食疗功效 荞麦有健脾益气、开胃消食的作用，能有效改善急性胃炎患者胃痛腹胀、饮食积滞、腹泻脱水等症状，缓解患者病后食欲不振、消化不良现象。同时荞麦是防治糖尿病的天然食品，还可预防高血压引起的脑溢血。此外，荞麦所含的纤维素可使大便恢复正常，并能预防各种癌症。

薏米【谷物粮豆类】

绿豆薏米汤

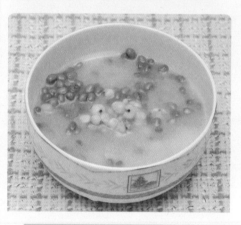

◎ **材料** 绿豆、薏米各10克，低脂奶粉25克。

◎ **制作** ①先将绿豆与薏米洗净、泡水，大约两小时即可泡发。②砂锅洗净，将绿豆与薏米加入水中煮，水煮开后转小火，将绿豆煮至熟透，汤汁呈黏稠状。③滤出绿豆、薏米中的汤汁，加入低脂奶粉搅拌均匀后，再倒入汤汁。

◎ **功效** 本品具有健脾益胃、清热解毒的功效，适合湿热中阻型的急性胃炎患者。

性味归经 性凉，味甘、淡。归脾、胃、肺经。

食疗功效 薏米健脾益胃、清热渗湿、排脓止泻，对湿热中阻型的急性胃炎有很好的食疗作用。此外，薏米还有祛风湿、镇静镇痛、增强人体免疫功能、抗菌抗癌的作用。薏米可入药，常用来治疗脾虚泄泻、水肿、脚气，也可用于肺痈、肠痈等病的治疗。

扁豆 【谷物粮豆类】

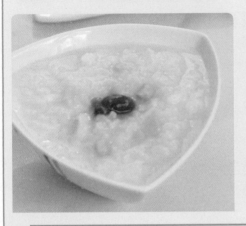

扁豆玉米红枣粥

◎ **材料** 大米110克，玉米、白扁豆、红枣各15克，白糖6克。

◎ **制作** ①玉米、白扁豆洗净；红枣去核洗净；大米泡发洗净。②锅置火上，注入清水后，放入大米、玉米、白扁豆、红枣，用大火煮至米粒绽开。③再用小火煮至粥成，调入白糖入味即可。

◎ **功效** 本品具有清热、利湿的功效，适合湿热中阻型的急性胃炎患者。

性味归经 性平，味甘。归脾、胃经。

食疗功效 扁豆是甘淡温和的健脾化湿药，能健脾和胃、消暑化湿、解毒消肿、除湿止泻，适用于脾胃虚弱、便溏腹泻、体倦乏力、水肿、白带异常以及夏季暑湿引起的呕吐、腹泻、胸闷等病症，适合湿热中阻型的急性胃炎患者食用。扁豆还能保护心脑血管，调节血压。

红豆 【谷物粮豆类】

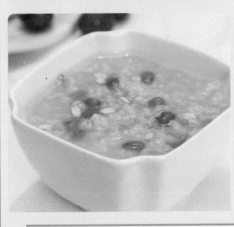

红豆麦片粥

◎ **材料** 红豆30克，燕麦片20克，大米70克，白糖4克。

◎ **制作** ①大米、红豆均泡发洗净；燕麦片洗净。②锅置火上，倒入清水，放入大米、红豆煮开。③加入燕麦片同煮至浓稠状，调入白糖拌匀即可。

◎ **功效** 本品具有健脾养胃、利湿解毒的功效，适合湿热中阻型的急性胃炎患者。

性味归经 性平，味甘、酸。归心、小肠经。

食疗功效 红豆具有利水除湿、活血排脓、消肿解毒、滋补强壮、健脾养胃等功效，可用来治疗湿热中阻型急性胃肠炎以及水肿、黄疸、泻痢、便血、痈肿等病症。红豆还能增进食欲，促进胃肠消化吸收。

刀豆 【蔬菜菌菇类】

🥣 清炒刀豆

◎ **材料** 刀豆、山药、藕、南瓜各100克，马蹄4个，小西红柿3个，葱丝、姜丝、盐、味精各适量。

◎ **制作** ①刀豆除去两头及老筋，洗净；山药、藕、马蹄、南瓜去皮洗净，切片；将小西红柿洗净。②油锅上火加热，爆香葱丝和姜丝，放入所有原材料，用旺火炒熟，调入盐和味精即成。

◎ **功效** 本品具有温胃散寒的功效，适合寒邪客胃型的急性胃炎患者。

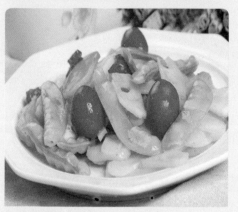

性味归经 性温，味甘，无毒。归胃、肾经。

食疗功效 刀豆具有温中下气、利肠胃、止呕吐、益肾、补元气等功效，对寒邪客胃的急性胃炎患者有一定的食疗作用。刀豆含有皂苷、尿毒酶和刀豆氨酸等独特成分，能提高人体自身的免疫能力，增强抗病能力，对肿瘤细胞有抑制作用。

腐竹 【蔬菜菌菇类】

🥣 韭黄腐竹

◎ **材料** 腐竹、韭黄各200克，鸡精3克，蚝油8克，胡椒粉、盐、蒜片各5克。

◎ **制作** ①腐竹、韭黄分别洗净，切段。②水煮沸后下入腐竹煮沸，捞起沥干水分。③锅中油烧热后，爆香蒜片，下入韭黄炒熟，加入腐竹，调入调味料炒匀即可。

◎ **功效** 本品具有抗菌消炎、温胃散寒的功效，适合寒邪客胃型的急性胃炎患者。

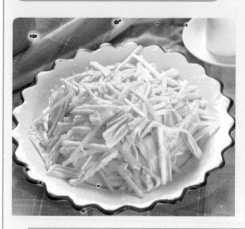

性味归经 性平，味甘。入肺、胃经。

食疗功效 腐竹富含大豆皂苷，有抗炎、抗溃疡等作用，对急、慢性胃炎，消化性溃疡等有一定的食疗作用。腐竹还具有良好的健脑作用，能预防阿尔茨海默病的发生，还能降低血液中胆固醇的含量，防止高脂血症、动脉硬化。

豆浆 【其他类】

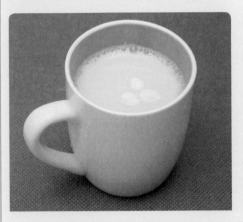

🥣 杏仁豆奶饮

◎ **材料** 胡萝卜100克，南杏仁粉25克，北杏仁粉10克，热豆浆200毫升，蜂蜜1勺。

◎ **制作** ①北杏仁粉用棉布袋包起，胡萝卜洗净切圆片，备用。②加水800毫升，将杏仁粉与胡萝卜一起煮，直至胡萝卜熟软，滤去残渣，取汁250毫升备用。③将汤汁与南杏仁粉、豆浆、蜂蜜一起拌匀，趁热饮用即可。

◎ **功效** 本品具有健脾和胃、消食除胀的功效，适合饮食停滞型的急性胃炎患者。

性味归经 性平，味甘。归心、脾、肾经。

食疗功效 豆浆具有健脾和胃、润肠通便、化痰补虚、防病抗癌、增强免疫力的功效，是急性胃炎缓解期的食疗佳品。豆浆易消化又能增强体质，对病后脾胃虚弱的患者有很好的改善作用。常饮鲜豆浆还对高血压、糖尿病、冠心病、便秘等患者大有益处。

羊肉 【肉禽水产类】

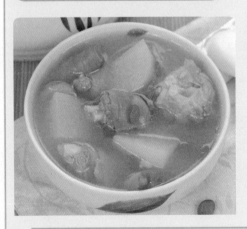

🥣 白萝卜煲羊肉

◎ **材料** 羊肉350克，白萝卜100克，生姜、枸杞子各10克，盐、鸡精各5克。

◎ **制作** ①羊肉洗净，切块，氽水；白萝卜洗净，去皮，切块；生姜洗净，切片；枸杞子洗净，浸泡。②炖锅中注水，烧沸后放入羊肉、白萝卜、生姜、枸杞子以小火炖。③2小时后，转大火，调入盐、鸡精，稍炖出锅即可。

◎ **功效** 本品具有温胃散寒、补虚益气的功效，适合寒邪客胃型的急性胃炎患者。

性味归经 性热，味甘。归脾、胃、肾、心经。

食疗功效 羊肉可温胃散寒、益气补虚，适合寒邪客胃型的急性胃炎患者食用。羊肉还可增加消化酶，保护胃壁，帮助消化。脾胃虚寒的人寒冬可常吃羊肉，能促进血液循环，使皮肤红润，增强御寒能力。中医认为，羊肉还有补肾壮阳的作用。

兔肉 【肉禽水产类】

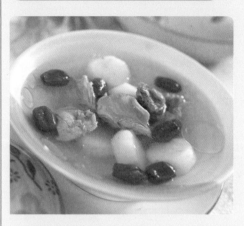

🥢 红枣炖兔肉

◎ 材料　兔肉500克，红枣25克，马蹄50克，生姜1片，盐8克。

◎ 制作　①兔肉洗净，切块；红枣、马蹄、生姜洗净。②把以上全部用料放入炖盅内，加滚水适量，盖好。③隔滚水炖1~2小时，加盐调味供用。

◎ 功效　本品具有清热凉血、养血益气的功效，适合湿热中阻型的急性胃炎患者。

性味归经　性凉，味甘。归肝、脾、大肠经。

食疗功效　兔肉可清热凉血、益气润肤、解毒消痈，对湿热中阻型的急性胃炎患者有很好的食疗作用。兔肉还含有丰富的卵磷脂，能抑制血小板凝聚和防止血栓形成，保护血管壁，防止动脉硬化，还能提高记忆力，防止脑功能衰退。

猪肚 【肉禽水产类】

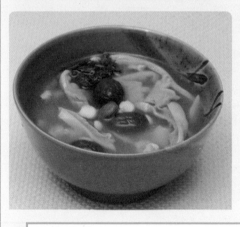

🥢 车前草猪肚汤

◎ 材料　红豆30克，猪肚2个，猪肉250克，蜜枣3颗，鲜车前草150克，薏米30克，南北杏仁10克，盐5克，花生油、淀粉各适量。

◎ 制作　①猪肚用花生油、淀粉反复搓擦，以去除黏液和异味，洗净，飞水后，去除切块。②鲜车前草、薏米、红豆、南北杏仁等分别洗净。③将1600毫升清水放入瓦煲内，煮沸后加入所有原材料，大火煲滚后改用小火煲2小时，加盐调味即可。

◎ 功效　本品具有健脾开胃、补虚利湿的功效，适合饮食停滞型以及湿热中阻型的急性胃炎患者。

性味归经　味甘，性微温。归脾、胃经。

食疗功效　猪肚有补虚损、健脾胃的功效，对脾胃虚弱，经常因饮食不规律造成急性胃炎的患者有很好的食疗作用，可改善脾胃功能。此外，猪肚对脾虚腹泻、虚劳瘦弱、营养不良等症状均有较好的疗效。

鸽子肉 【肉禽水产类】

🍲 四宝炖乳鸽

◎ **材料** 乳鸽1只，山药、银杏各130克，香菇40克，枸杞子13克，清汤700毫升，葱段、姜片、料酒各适量，盐5克，味精3克。

◎ **制作** ①将乳鸽去毛杂、脚、翼尖，剁成小块。②山药切成小滚刀块与乳鸽块一起飞水；香菇泡开洗净；银杏、枸杞子洗净。③取清汤700毫升，置锅中，放入银杏、山药、香菇、枸杞子、乳鸽及葱段、姜片、料酒、盐、味精等调料，煮约2小时，去葱、姜即成。

◎ **功效** 本品具有疏肝理气、益精补虚的功效，适合肝气犯胃型急性胃炎患者。

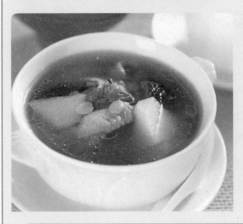

性味归经 性平，味咸。归肝、肾经。

食疗功效 鸽肉具有疏肝理气、补肾壮阳、益气养血之功效，对肝气犯胃的急性胃炎患者有较好的食疗作用。女性常食乳鸽肉，可调补气血、提高性欲。此外，乳鸽肉含有丰富的软骨素，经常食用，可使皮肤变得白嫩、细腻。

青鱼 【肉禽水产类】

🍲 大芥菜青鱼汤

◎ **材料** 青鱼1条，芥菜200克，姜10克，葱、盐各3克，鸡精2克，香油5毫升，胡椒粒5克。

◎ **制作** ①鱼去鳞、内脏，洗净，切块；姜去皮，切片；大芥菜洗净，切片；葱去根，洗净，切花。②锅上火，放油烧热，爆香姜片，放入生鱼块，煎至两面呈金黄色。③锅中加入清水、胡椒粒，待汤煮沸，放入芥菜和鱼一起熬煮，至芥菜熟烂，调入盐、鸡精，撒上葱花，淋入少许香油即可。

◎ **功效** 本品具有健脾、利湿、补虚的功效，适合饮食停滞型以及湿热中阻型的急性胃炎患者。

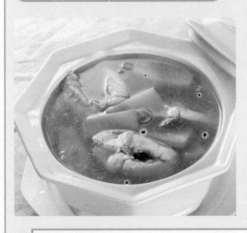

性味归经 性平，味甘。归脾、胃经。

食疗功效 青鱼具有补气、健脾、养胃、化湿、祛风、利水等功效，对急性胃炎、胃痛等患者有很好的食疗作用，还能辅助治疗疟疾、血淋等症。由于青鱼富含丰富的硒、碘等微量元素，故有抗衰老、防癌作用。

石斑鱼【肉禽水产类】

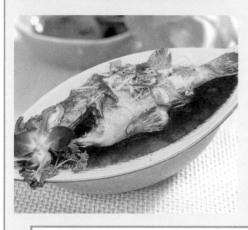

🥄 清蒸石斑鱼

◎ **材料**　石斑鱼350克，盐、辣椒面各3克，料酒、酱油各10克，红椒、葱丝、姜丝、香菜段各适量。

◎ **制作**　①石斑鱼收拾干净，加盐、料酒腌渍。②将石斑鱼放入盘内，放上红椒、葱丝、姜丝，入蒸笼蒸熟后取出。③油锅烧热，调入酱油，加清汤烧沸，浇在鱼上，撒上香菜即可。

◎ **功效**　本品具有消食除胀的功效，适合饮食停滞型的急性胃炎患者。

性味归经　性平，味甘。归脾、胃、大肠经。

食疗功效　石斑鱼具有健脾益气、消食除胀、活血通络、解毒杀虫的作用。主治消化不良、痢疾、痞积、脱肛、小肠痈，对饮食停滞型急性胃炎有较好的食疗作用。另外，石斑鱼还有延缓器官和衰老的作用，达到美容护肤的效果。

洋葱【蔬菜菌菇类】

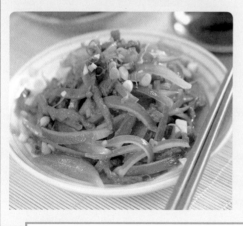

🥄 洋葱牛肉丝

◎ **材料**　洋葱、牛肉各150克，姜丝3克，蒜片5克，料酒8克，盐、味精各适量。

◎ **制作**　①牛肉洗净去筋切丝，洋葱洗净切丝。②将牛肉丝用料酒、盐腌渍。③锅上火，加油烧热，放入牛肉丝快火煸炒，再放入蒜片、姜丝，待牛肉炒出香味后加入剩余调料，放入洋葱丝略炒即可。

◎ **功效**　本品具有温胃散寒的功效，适合寒邪客胃型的急性胃炎患者。

性味归经　性温，味甘、微辛。归肝、脾、胃经。

食疗功效　洋葱具有散寒健胃、杀菌消炎的功效，对寒邪客胃型急性胃炎的患者有较好的食疗作用。洋葱还有发汗、祛痰、降血脂、降血压、降血糖、抗癌之功效。常食可稳定血压、降低血糖、保护动脉血管，还能防治流行性感冒。

金针菇【蔬菜菌菇类】

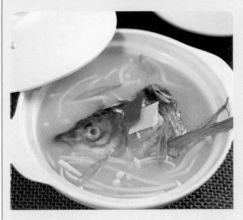

🥄 金针鱼头汤

◎**材料** 鱼头1个，金针菇150克，姜、葱、味精、盐各5克，高汤1000毫升，鸡精2克。

◎**制作** ①鱼头洗净去鳃，对切；金针菇洗净，切去根部；葱洗净切成葱花；姜洗净切片。②鱼头、姜片入锅，用高油温煎黄。③另锅下入高汤，加入鱼头、金针菇，煮至汤汁变成奶白色时，加入盐、味精、鸡精稍煮即可。

◎**功效** 本品具有补肝益气、补益肠胃的功效，适合急性胃炎患者。

性味归经 性凉，味甘滑。归脾、大肠经。

食疗功效 金针菇具有补肝、益肠胃、抗癌的功效，对肝病、胃肠炎、溃疡病、肿瘤等病症有食疗作用。此外，金针菇含锌较高，对预防男性前列腺疾病有益。

马齿苋【蔬菜菌菇类】

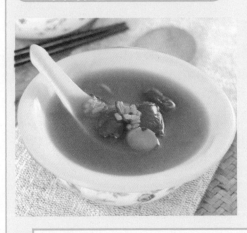

🥄 五味粥

◎**材料** 马齿苋30克，赤芍、延胡索、红枣、山楂各10克，大米60克，冰糖10克。

◎**制作** ①马齿苋、赤芍、延胡索洗净，加水1000毫升。②用大火烧开后小火煮30分钟，去渣留汁。③以药汁煮洗净的大米、红枣至粥熟，加山楂、冰糖调匀。

◎**功效** 本品能清热除湿、化瘀止痛，适用于湿热中阻所致的胃痛、胃烧灼感、腹胀、嗳腐反酸等症。

性味归经 性寒，味甘酸。归心、肝、脾、大肠经。

食疗功效 马齿苋具有清热解毒、消肿止痛、消炎杀菌、止泻止痢的功效，对湿热型急性胃炎、肠炎、痢疾等有独特的食疗作用。马齿苋还有消除尘毒，防止吞噬细胞变形和坏死，防硅肺病的功效。

荔枝 【水果干果类】

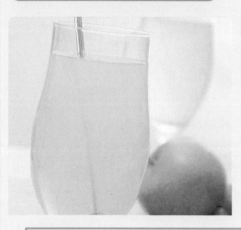

荔枝桂圆汁

◎ **材料**　新鲜荔枝200克，干桂圆肉50克，鲜奶200毫升。

◎ **制作**　①将荔枝去壳、去核备用。②将干桂圆肉洗净，用少量开水泡10分钟。③将荔枝肉、泡好的桂圆肉、鲜奶一起放入榨汁机中，搅打均匀即可。

◎ **功效**　本品具有温胃散寒、健脾益气的功效，适合寒邪客胃型的急性胃炎患者。

性味归经　性热，味甘。归心、脾经。

食疗功效　鲜荔枝能生津止渴、和胃平逆；干桂圆有补肝肾、健脾胃、益气血的功效，适合寒邪客胃的急性胃炎患者食用，还可治疗脾胃虚寒型胃痛、呕吐等症。荔枝富含铁元素及维生素C，能使人面色红润，而维生素C还能使皮肤细腻富有弹性。

山楂 【中药类】

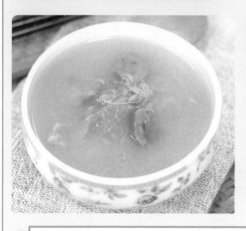

山楂麦芽猪腱汤

◎ **材料**　猪腱、山楂、麦芽各适量，盐2克，鸡精3克。

◎ **制作**　①山楂洗净，切开去核；麦芽洗净；猪腱洗净，斩块。②锅上水烧开，将猪腱汆去血水，取出洗净。③砂锅内注水用大火烧开，下入猪腱、麦芽、山楂，改小火煲2.5小时，加盐、鸡精调味即可。

◎ **功效**　本品具有消食导滞、疏肝理气的功效，适合饮食停滞型、肝气犯胃型的急性胃炎患者。

性味归经　性微温，酸、甘。归肝、胃、大肠经。

食疗功效　山楂具有消食化积、理气散瘀、收敛止泻、杀菌等功效；山楂所含的大量维生素C和酸类物质，可促进胃液分泌，增加胃消化酶类，从而帮助食物消化吸收。山楂还有活血化瘀的功效，有助于消除局部瘀血，对跌打损伤也有辅助作用。

川楝子【中药类】

🥄 川楝木香糖浆

◎ **材料** 郁金、广木香各15克，川楝子9克，冰糖适量。

◎ **制作** ①将郁金、广木香、川楝子洗净，入砂锅中加清水煎，去渣取汁。②把滤好的药汁放入锅中再煎煮30分钟。③加冰糖拌匀即可。

◎ **功效** 本品有疏肝和胃、行气止痛的作用，可用于肝气犯胃型的急性胃炎患者。

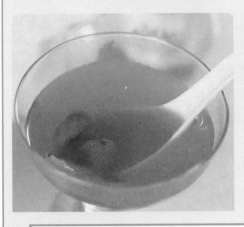

> **性味归经** 性寒，味苦。归肝、小肠、膀胱经。

> **食疗功效** 川楝子具有行气止痛、除湿热、清肝火、杀虫等功效，可辅助治疗肝气犯胃引起的急性胃炎、胃痉挛等。还可治厥心痛、胁痛、疝痛、虫积腹痛、肝经湿热等症。

木香【中药类】

🥄 木香陈皮炒肉片

◎ **材料** 木香、陈皮各3克，猪瘦肉200克，盐3克。

◎ **制作** ①先将木香、陈皮洗净，陈皮切丝备用。②在锅内放少许食油，烧热后放入猪肉片炒片刻。③加适量清水，待熟时放陈皮、木香及盐翻炒几下即可。

◎ **功效** 本品具有疏肝理气、和胃止痛的功效，适合肝气犯胃型急性胃炎患者。

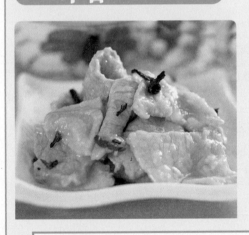

> **性味归经** 性温，味辛、苦。归脾、胃、肝、大肠经。

> **食疗功效** 木香具有行气止痛、健脾消食的功效，常用于胃脘胀痛、泻痢里急后重、食积不化、不思饮食等症，为治疗胃痛、腹痛、泻痢的常用药。木香适合饮食停滞以及肝气犯胃的急性胃炎患者食用。

茯苓【中药类】

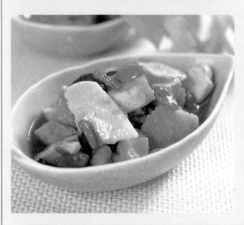

茯苓豆腐

◎**材料** 豆腐500克，茯苓30克，清汤、香菇、淀粉、枸杞子、盐、料酒各适量。

◎**制作** ①豆腐洗净，切成小方块，撒上盐；香菇洗净后切成片；茯苓洗净备用。②然后将豆腐块下入高温油中炸至金黄色。③清汤、盐、料酒倒入锅内烧开，加淀粉勾成白汁芡，下入炸好的豆腐、茯苓、香菇片、洗净的枸杞子炒匀即成。

◎**功效** 本品有健脾化湿、清热利水的作用，可用于湿热中阻型胃炎、肥胖症、高血压等。

性味归经 性平，味甘、淡。归心、肺、脾、肾经。

食疗功效 茯苓具有益脾和胃、渗湿利水、宁心安神等功效，适合湿热中阻型急性胃炎患者食用。茯苓还常用来治疗小便不利、水肿胀满、痰饮咳逆、呕吐、泄泻、遗精、小便混浊、心悸、健忘等症。

神曲【中药类】

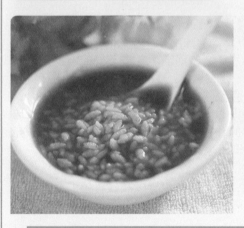

神曲粥

◎**材料** 神曲、炒谷芽各15克，粳米100克，姜片、盐各适量。

◎**制作** ①将神曲、谷芽加水煎煮半小时，去渣取汁。②放入洗净的粳米和姜片，煮成粥样，再加入盐调味即可。③一日服两次。

◎**功效** 本品具有消积除胀的功效，可用于饮食停滞型胃炎，饮食过量所致的胃痛、呕吐或腹胀者。

性味归经 性温，味甘、辛。归脾、胃经。

食疗功效 神曲具有健脾和胃、消食调中的作用。对暴饮暴食、饮食停滞引起的急性胃炎患者有较好的疗效，用于防治饮食停滞、胸痞腹胀、呕吐泻痢、产后瘀血腹痛、小儿腹大、食积腹胀等症。

吴茱萸【中药类】

🥄 三味药茶

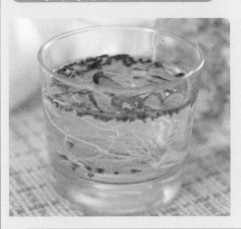

◎材料 吴茱萸15克，桂枝10克，葱白（连须）14个。

◎制作 ①将吴茱萸、桂枝、葱白分别用清水洗净，备用。②将葱白、吴茱萸、桂枝一起放入杯中，冲入适量沸水，泡约15分钟，去渣即可饮用。

◎功效 本品具有温胃散寒的功效，适合寒邪客胃型急性胃炎患者。

性味归经 性温，味辛、苦。归肝、脾、胃、肾经。

食疗功效 吴茱萸具有温中散寒、和胃止痛、理气燥湿的功效，对寒邪客胃的急性胃炎患者有较好的治疗作用。临床上常用来治疗呕逆反酸、厥阴头痛、脏寒吐泻、脘腹胀痛、经行腹痛、五更泄泻、高血压、疝气、口腔溃疡、牙痛、湿疹、黄水疮等。

陈皮【中药类】

🥄 陈皮冰糖汁

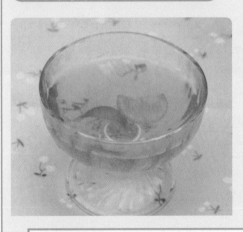

◎材料 新鲜陈皮适量，清水、冰糖各适量。

◎制作 ①将陈皮洗净、刮掉内面白瓤，切小片。②砂锅洗净，将备好的陈皮盛入砂锅中，加2碗水，以大火煮开，转小火5分钟，直至陈皮熬出香味。③待汤汁飘香时，加冰糖，事先可以将冰糖拍碎，能起到迅速溶解的作用，续煮3分钟，直到汤汁变稠亮时，即可熄火出锅。

◎功效 本品具有疏肝理气、健脾消食的功效，适合肝气犯胃以及饮食停滞型急性胃炎患者。

性味归经 性温，味苦、辛。归脾、胃、肺经。

食疗功效 陈皮具有疏肝理气、健脾调中、燥湿化痰的功效，适合肝气犯胃以及饮食停滞的急性胃炎患者食用。主要用于治疗脾胃气滞之脘腹胀满或疼痛、消化不良，湿浊阻中之胸闷腹胀、纳呆便溏，痰湿壅肺之咳嗽气喘等病症。

紫苏叶【中药类】

🥣 紫苏鱼片汤

◎ **材料** 香菜50克，鳙鱼100克，紫苏叶10克，生姜5片，盐、酱油、味精各适量。

◎ **制作** ①将香菜洗净，切碎；紫苏叶洗净，切细丝；生姜去皮，洗净切细丝。②鱼肉洗净，切薄片；用适量盐、生油、姜丝、紫苏叶丝、酱油拌匀，腌渍约10分钟。③锅内放适量清水煮沸，放入腌渍过的鱼片，小火煮至刚熟，加入香菜及适量盐、味精即可。

◎ **功效** 本品具有暖胃和中、行气止呕的功效，适合寒邪客胃型急性胃炎患者。

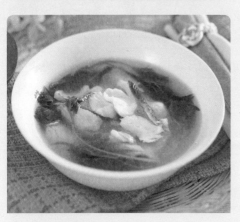

性味归经 性温，味辛。归肺、胃二经。

食疗功效 紫苏叶可发汗解表、温中散寒、理气和营，适合寒邪客胃型的急性胃炎患者食用，可缓解虚寒性胃痛、呕吐等症。紫苏叶常用来治疗感冒风寒、恶寒发热、咳嗽、气喘、胸腹胀满、胎漏不安，并能解鱼蟹毒，内服能促进胃液分泌，增强胃肠蠕动。

丁香【中药类】

🥣 丁香多味鸡腿

◎ **材料** 鸡腿2只，姜3片，丁香、陈皮各10克，党参、白术各15克。

◎ **制作** ①将药材、鸡腿分别洗净，将陈皮泡发，鸡腿氽烫去血丝，备用。②把药材放于锅底，再将鸡腿放在药材上，水淹过药材和肉，下入姜片，大火煮沸转小火鸡肉熟烂即可。

◎ **功效** 本品具有温胃散寒的功效，适合寒邪客胃型急性胃炎患者。

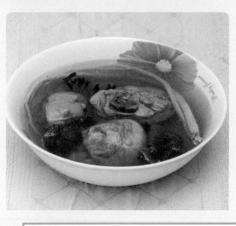

性味归经 性温，味辛。归胃、肾经。

食疗功效 丁香具有温胃散寒、降逆止呕的功效，适合寒邪客胃引起的急性胃炎患者食用。常用来治疗胃寒呃逆、呕吐、反酸、泻痢、心腹冷痛、疝气、癣疾等症，为治疗胃寒呃逆的重要药物。并可配伍治疗消化不良、急性胃肠炎而有腹痛、冷厥、反胃、吐泻等症。

◎急性胃炎患者忌吃食物及忌吃原因

急性胃炎患者必须谨记饮食禁忌，切记忌饮酒，勿暴饮暴食，勿进食病死牲畜的肉和内脏，肉类、禽类、蛋类要煮熟后方可食用。以下所列禁吃食物均为急性胃炎患者绝对禁忌的，患者应自觉遵守。

煎 饼

忌吃煎饼的原因

❶急性胃炎患者不适宜使用过硬的食品，否则会使胃黏膜受到摩擦而造成损伤，加重黏膜的炎性病变，而煎饼由粗粮烙制而成，其韧性和硬度较其他面食都要高，急性胃炎患者不宜食用。

❷煎饼的主要原料一般为面粉、玉米粉、高粱粉等，这些都是粗纤维食物，每百克中的粗纤维均在2克以上，粗纤维很难被消化吸收，这些食物在胃中滞留时间过久，还有可能因为产气过多而引起腹胀，所以急性胃炎患者不宜食用煎饼。

⊗忌吃关键词

过硬、粗纤维

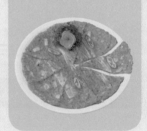

韭 菜

忌吃韭菜的原因

❶韭菜味辛，它含有挥发性的硫化丙烯，食用后能够促进胃液的分泌，对于一般人来说可以增进食欲，但是，对于有胃黏膜炎症的急性胃炎患者来说并不适宜，甚至可加重病情。

❷韭菜性温，湿热中阻型的急性胃炎患者尤其不适合食用。

❸每100克韭菜中含有1.40克纤维素，粗纤维难以被消化，急性胃炎等患有胃病的患者应慎食。

❹很多人喜欢生吃韭菜，但是由于韭菜常常有微生物、寄生虫附着，而且韭菜的分株较多，不易清洗干净，急性胃炎患者生食易感染疾病，加重病情。

⊗忌吃关键词

味辛、粗纤维、寄生虫附着

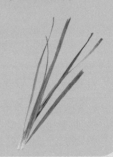

芹菜

ⅲ 忌吃芹菜的原因

❶ 芹菜性凉，也有曰其偏微寒，不适于肠胃功能较弱的急性胃炎患者食用。尤其是寒邪客胃型急性胃炎患者，本身为寒邪入侵或过食生冷食物而致，再食用芹菜会加重疼痛、恶心呕吐、嗳气反酸、口淡不渴等症状。

❷ 芹菜属于高纤维食物，每100克中含有膳食纤维2.6克，食用后会加重急性胃炎患者胃的消化负担，对病情不利。

✖ 忌吃关键词

性凉、膳食纤维

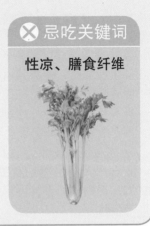

炸薯条

ⅲ 忌吃炸薯条的原因

❶ 由于其制作过程的特殊性，炸薯条是富含油脂和脂肪的食物，它们不容易被消化，急性胃炎患者食用后，会加重胃的消化负担，不利于病情。

❷ 炸薯条的原料主要为土豆。2002年，瑞典科学家证实了一个事实，土豆等含淀粉的食物在高温烹炸下会产生过量的丙烯酰胺，在炸薯条中检出的丙烯酰胺含量足足是饮水中允许的最大限量的500多倍，丙烯酰胺是一种致癌物质，对于急性胃炎患者的病情不利。

✖ 忌吃关键词

油脂、脂肪、丙烯酰胺

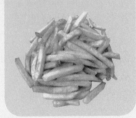

可可

ⅲ 忌食可可的原因

❶ 急性胃炎患者胃肠功能较弱，过多的油脂摄入可能导致腹痛、腹泻，加重急性胃炎的病情，而可可的脂肪含量极高，每100克中含有脂肪超过50克，故急性胃炎患者应尽量不吃或少吃可可。

❷ 可可中含有可可碱和咖啡因，这两种神经中枢兴奋物质可刺激胃酸的分泌，使胃液中胃酸的含量增加，还可使心肌兴奋，胃黏膜充血，从而加重胃的炎症，所以急性胃炎患者应忌吃可可。

✖ 忌食关键词

脂肪、可可碱、咖啡因

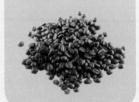

冰激凌

忌吃冰激凌的原因

❶ 一般人进食冰激凌若过多过快，会刺激内脏血管，使局部出现贫血，使胃肠道的消化能力和杀菌能力减弱，从而使胃肠道容易受感染而发生炎症，诱发急性胃炎、急性肠炎等疾病，而冷冻的刺激还会使胃肠道蠕动加快，引起腹泻，故急性胃炎患者食用冰激凌，会使病情加重。

❷ 冰激凌属于生冷食物，中医认为，肠胃较弱的人不适宜食用太多生冷的食物，尤其是寒邪客胃型急性胃炎患者，否则可加重其疼痛、恶心呕吐、嗳气反酸、口淡不渴等症状。

忌吃关键词

生冷食物

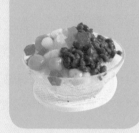

浓 茶

忌喝浓茶的原因

❶ 饮用浓茶会稀释胃液，降低胃液的浓度，使胃的消化功能减弱，不能正常地消化食物，食物的滞留和消化不完全就可导致消化不良、腹痛、腹胀等症状，对于急性胃炎患者来说，无疑是加剧了症状，使病情加重。

❷ 浓茶又可以刺激胃的腺体，使胃酸分泌增多，浓茶中的茶碱还会损伤胃黏膜屏障，使之出现炎症甚至发生溃疡，从而加重了病情。

❸ 红茶、绿茶性凉，寒邪客胃型的急性胃炎患者要慎用。

忌喝关键词

稀释胃液、茶碱、性凉

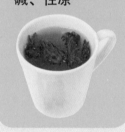

咖 啡

忌喝咖啡的原因

❶ 咖啡中含有咖啡因，咖啡因是一种黄嘌呤生物碱化合物，是一种中枢神经兴奋剂，也是一个新陈代谢的刺激剂。饮用咖啡有提神和恢复体力的作用，也正因为如此，很多人长期靠喝咖啡提神，因咖啡因长期刺激胃黏膜，从而引发了急性胃炎、胃溃疡等疾病。

❷ 咖啡中的咖啡因会刺激胃的腺体，使胃酸和胃蛋白酶等消化液分泌增加，可直接加重急性胃炎的病情，降低疗效，不利于急性胃炎病情的恢复。

忌喝关键词

咖啡因

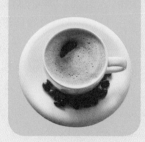

辣椒

忌吃辣椒的原因

❶辣椒中含有特有的辣椒素等，对哺乳动物包括人类都有刺激性，并且可在口腔中产生灼热感，人食用辣椒后，辣椒素会剧烈刺激胃黏膜，使胃黏膜高度充血，蠕动加快，引起胃疼、腹痛、腹泻等症状，大大地加重了急性胃炎的病情。

❷中医认为，湿热中阻型的急性胃炎多由食入热性、刺激性食物所致，而辣椒性热，且具有刺激性，急性胃炎患者不宜食用，否则可加重胃脘疼痛、口干等症状。

❌ 忌吃关键词

辣椒素、刺激性、性热

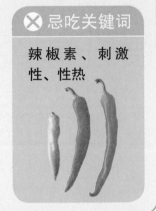

芥 末

忌吃芥末的原因

❶芥末是日本料理中常用的重要的调味料之一，由于其有很强的解毒功能，能解鱼蟹之毒，所以常用于搭配鱼生食用，而吃过的人都知道，芥末最大的特点是它那催泪性的强烈刺激性辣味，这种辣味来源于它含有的芥子油，这种强烈刺激性辣味对于急性胃炎患者也是很不利的，它可刺激胃黏膜，使胃黏膜充血，加重炎症。

❷芥末性热，急性胃炎患者要慎食，特别是湿热中阻型的急性胃炎患者，食用后可加重其胃脘疼痛、口苦口干、大便不畅、里急后重等症状。

❌ 忌吃关键词

芥子油、刺激性、性热

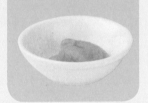

胡 椒

忌吃胡椒的原因

❶胡椒和辣椒一样，具有强烈的刺激性，可刺激胃黏膜，使胃黏膜高度充血，从而加重急性胃炎的症状，对患者的病情不利。

❷胡椒性热，《本草纲目》中提到："热病人食之，动火伤气，阴受其害。"《本草经疏》也告诫说："性虽无毒，然辛温太甚，过服未免有害，气味俱厚，阳中之阳也。"由此可见，一般人都不适宜食用过多，而对于湿热中阻型的急性胃炎患者，更是要忌吃，以免加重病情。

❌ 忌吃关键词

刺激性、性热

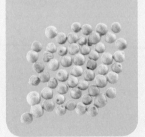

第二章
慢性胃炎吃什么？禁什么？

中医分型

① 脾胃气虚型

- **症状剖析** 胃隐隐作痛，时轻时重，食欲差、神疲乏力、少气懒言、大便溏稀，伴有腹胀、恶心、呕吐，舌质淡，苔薄白。
- **治疗原则** 益气健脾、补虚养胃。
- **饮食禁忌** 忌食寒凉生冷食物，忌食滑肠食物。

对症药材	对症食材
*党参 *黄芪 *白术 *茯苓 *山药	*粳米 *小米 *猪肚 *牛肚 *红枣 *银耳

② 肝胃不和型

- **症状剖析** 症见胃脘部闷痛伴胸胁疼痛、时轻时重，长期心烦易怒，腹胀、嗳气反酸、食欲不振、大便不畅、舌苔薄白。
- **治疗原则** 疏肝解郁、理气宽中。
- **饮食禁忌** 忌食易产气、易腹胀的食物。

对症药材	对症食材
*佛手 *枳实 *陈皮	*甲鱼 *小米 *黑米 *金针菇 *香菇 *鸽子肉

③ 胃阴亏虚型

- **症状剖析** 主要症状为胃隐隐作痛，偶有胃烧灼感，有饥饿感但不思饮食、口干咽燥、饮水多，大便干结，舌质红、苔少或无苔。
- **治疗原则** 滋阴润燥、养胃生津。
- **饮食禁忌** 忌食燥热伤阴食物以及辛辣刺激性食物。

对症药材	对症食材
*葛根 *麦冬	*牛奶 *冬瓜 *甲鱼 *银耳 *杨梅 *米醋

④ 脾胃虚寒型

- **症状剖析** 主要症状有胃隐隐作痛，喜温喜按，空腹时疼痛加重，饮食后疼痛减轻，泛吐清水，神疲乏力，食欲不振，手足冰凉、怕冷。
- **治疗原则** 温胃散寒、理气止痛。
- **饮食禁忌** 忌食寒凉生冷食物，忌冷饮。

对症药材	对症食材
*肉桂 *附子 *干姜	*羊肉 *狗肉 *胡椒 *荔枝 *板栗

❺ 肝胃郁热型

- **症状剖析** 胃痛，偶有胃灼热感，伴有胸胁疼痛，烦躁易怒，有反酸、口苦咽干症状，口渴喜冷饮，大便干燥，舌红苔薄黄。
- **治疗原则** 清热泻火、调和肝胃。
- **饮食禁忌** 忌食燥热性以及辛辣刺激性食物。

*菊花 *栀子　*兔肉 *鸭肉
*冬瓜 *阳桃
*西瓜 *南瓜

民间秘方

❶ 将干姜10克洗净，羊肉400克洗净，切成薄片；葱15克切段，一同放入锅中，加入料酒，加水适量，烧沸后用小火炖30分钟，加入盐、味精即成。每日2次，佐餐食用。可补虚、散寒，适合脾胃虚寒型慢性胃炎食用，但胃热者忌食。

❷ 将山楂15克、白术6克、陈皮3克洗净，放入锅中，加水600毫升，煮沸即可关火。饭后当茶饮。可行气消食、宽中健脾，适合经常食后腹胀疼痛的胃炎患者食用。

❌ 饮食宜忌

生活保健

宜

√ 饮食时要细嚼慢咽，使食物充分与唾液混合，有利于消化和减少胃部的刺激。

√ 饮食宜按时定量、营养丰富，多食维生素含量丰富的食物。

√ 饮食宜清淡，少吃刺激性食物，晚餐不宜过饱，待食物消化后再睡觉。

忌

× 忌服浓茶、浓咖啡等有刺激性的饮料。

× 戒烟忌酒，烟草中的有害成分能促使胃酸分泌增加，对胃黏膜产生有害的刺激作用。过量饮酒或长期饮用烈性酒会使胃黏膜充血、水肿甚至糜烂，导致慢性胃炎发生率明显增高。

⊘ 患者要保持精神愉快，因为精神抑郁或过度紧张和疲劳，容易造成幽门括约肌功能紊乱，胆汁反流而发生慢性胃炎。

⊘ 加强体育锻炼，增强体质，加强肠胃功能。

⊘ 积极治疗口腔、鼻腔、咽部慢性感染灶，以防局部感染灶的细菌或毒素被长期吞食，造成胃黏膜炎症。

⊗ 忌用或少用对胃黏膜有损害的药物，如阿司匹林、保泰松、吲哚美辛（消炎痛）、利舍平、甲苯磺丁脲、糖皮质激素类等，如果必须应用这些药物，一定要饭后服用，或者同时服用抗酸药及胃黏膜保护药，以防止它们对胃黏膜的损害。

⊗ 慢性浅表性胃炎患者禁服的药物有：①水杨酸类：阿司匹林、水杨酸钠。②苯胺类：对乙酰氨基酚（扑热息痛）、非那西丁。③比唑酮类：保泰松、氨基比林。④其他抗炎有机酸：吲哚美辛、布洛芬。⑤抗生素类：四环素。⑥糖皮质激素：醋酸泼尼松、地塞米松、可的松。

◎慢性胃炎患者宜吃的食物及其简易食疗方

　　本书编者根据慢性胃炎的五种中医分型，贴心地为每一种不同证型的患者挑选了宜吃的食物，分析每一种食物的性味归经及其对每种证型的食疗功效，并推荐了合适的调养食疗方，详解其材料、做法以及功效。食疗方的材料均简单易得，做法清晰明了，患者可根据自身症状判断自己属于哪一证型，然后根据证型选择适合自己的食疗方法及菜例，于日常饮食中轻松达到调理的目的。

【狗肉】

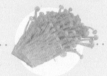
【金针菇】

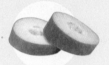
【冬瓜】

小米 【谷物粮豆类】

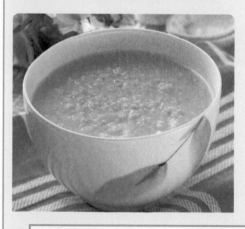

🥣 小米粥

◎ **材料**　小米1/2杯，干玉米碎粒1/4杯，糯米1/4杯，砂糖少许。

◎ **制作**　①将小米、干玉米碎、糯米分别用清水洗净，备用。②洗后的原材料放入电饭煲内，加清水后开始煲粥，煲至粥黏稠时倒出盛入碗内。

◎ **功效**　本品具有疏肝解郁、理气宽中的功效，适合肝胃不和型的慢性胃炎患者。

性味归经　性凉，味甘、咸，陈者性寒，味苦。归脾、肾经。

食疗功效　小米能健脾和胃、疏肝解郁，适合脾胃虚弱以及肝胃不和的慢性胃炎患者食用，对体虚、脾胃虚弱、反胃呕吐、食欲不振、肝气郁结等症有很好的食疗效果。小米还能缓解精神压力和紧张情绪，有较好的安眠作用。

黑米 【谷物粮豆类】

🥣 黑米红豆茉莉粥

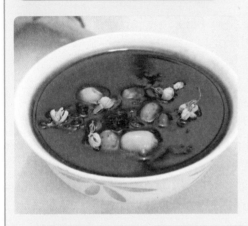

◎**材料** 黑米50克，红豆30克，茉莉花适量，莲子、花生仁各20克，白糖5克。

◎**制作** ①黑米、红豆均泡发洗净；莲子、花生仁、茉莉花均洗净。②锅置火上，倒入清水，放入黑米、红豆、莲子、花生仁煮开。③加入茉莉花同煮至浓稠状，调入白糖拌匀即可。

◎**功效** 本品具有益气健脾、疏肝理气、养胃生津的功效，适合脾胃气虚、肝胃不和、胃阴亏虚的慢性胃炎患者。

性味归经 性平，味甘。归脾、胃经。

食疗功效 黑米具有健脾开胃、补肝明目、滋阴补肾、益气强身、养精固精的功效，适合脾胃气虚、肝胃不和以及胃阴亏虚型的慢性胃炎患者食用，同时，黑米含B族维生素、蛋白质等，对于脱发、白发、贫血、流感、咳嗽、气管炎、肝病、肾病患者都有食疗保健作用。

猪肚 【肉禽水产类】

🥣 四神沙参猪肚汤

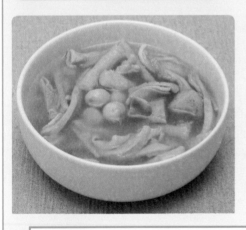

◎**材料** 猪肚半个，芡实、茯苓、薏米各100克，盐少许，沙参25克，莲子、新鲜山药各200克。

◎**制作** ①猪肚洗净余烫，切成大块；芡实、薏米淘洗干净，用清水浸泡1小时，沥干；山药削皮、洗净、切块；莲子、沙参冲净。②将除了莲子和山药以外的药材和猪肚放入锅中，煮沸后，再转小火炖30分钟，加入莲子和山药，再续炖30分钟，煮熟烂后，加盐调味即可。

◎**功效** 本品具有益气健脾、补虚养胃的功效，适合脾胃气虚型的慢性胃炎患者。

性味归经 味甘，性微温。归脾、胃经。

食疗功效 猪肚有补虚损、健脾胃的功效，对脾胃气虚型胃炎、胃痛、消化性溃疡以及内脏下垂、脾虚腹泻、虚劳瘦弱、消渴、小儿疳积、尿频或遗尿都有很好的食疗作用。

羊肚 【肉禽水产类】

🥣 山药白术羊肚汤

◎**材料** 羊肚250克，红枣、枸杞子各15克，山药、白术各10克，盐、鸡精各5克。

◎**制作** ①羊肚洗净，切块，氽水；山药洗净，去皮，切块；白术洗净，切段；红枣、枸杞子洗净，浸泡。②锅中烧水，放入羊肚、山药、白术、红枣、枸杞子，加盖。③炖2小时后调入盐和鸡精即可。

◎**功效** 本品具有益气健脾、补虚养胃、温胃散寒的功效，适合脾胃气虚以及脾胃虚寒型的慢性胃炎患者。

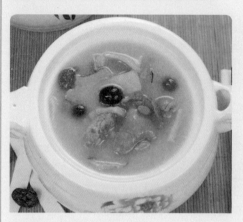

性味归经 性温，味甘。入脾、胃经。

食疗功效 羊肚有健脾补虚、益气健胃、固表止汗之功效，适合脾胃气虚以及脾胃虚寒型慢性胃炎患者食用。此外，羊肚对虚劳羸瘦、食欲不振、神疲乏力、消渴、自汗、盗汗、尿频、脾虚腹泻等症也有一定的食疗效果。

羊肉 【肉禽水产类】

🥣 当归生姜羊肉汤

◎**材料** 当归10克，生姜20克，羊肉100克，盐适量。

◎**制作** ①将羊肉洗净后切成方块；当归、生姜洗净备用。②羊肉入锅，加适量水、当归、生姜同炖至羊肉熟透。③加入盐调味即可。

◎**功效** 本品具有温胃散寒、益气补虚的功效，适合脾胃虚寒以及脾胃气虚型慢性胃炎患者。

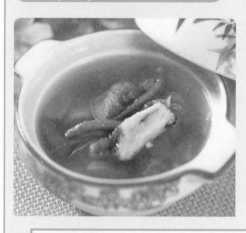

性味归经 性热，味甘。归脾、胃、肾、心经。

食疗功效 羊肉可温胃散寒、益气补虚，还可增加消化酶，保护胃壁，帮助消化，适合脾胃虚寒型慢性胃炎患者食用。寒冬常吃羊肉，能促进血液循环，使皮肤红润，增强御寒能力。中医认为，羊肉还有补肾壮阳的作用。

狗肉 【肉禽水产类】

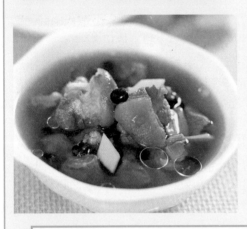

🍲 狗肉黑豆汤

◎ **材料** 狗肉300克，黑豆100克，姜3克，葱、盐各5克。

◎ **制作** ①将狗肉洗净，切成小块；黑豆洗净泡发；姜洗净切片；葱洗净切葱花。②再将切好的狗肉下入沸水中焯去血水。③加适量水，放入狗肉、黑豆，再加入姜片、盐炖至狗肉熟烂，加盐调味，撒上葱花即可。

◎ **功效** 本品具有轻微散寒的功效，适合脾胃虚寒型慢性胃炎患者。

性味归经 性温，味咸、酸。归胃、肾经。

食疗功效 狗肉有温胃散寒、补肾益精等功效，适合脾胃虚寒型慢性胃炎患者食用。狗肉还可用于老年人的虚弱症，如尿溺不尽、四肢厥冷、精神不振等。现代医学研究证明，狗肉中含有少量稀有微量元素，对治疗心脑血管疾病，调节高血压有一定益处。

鸽子肉 【肉禽水产类】

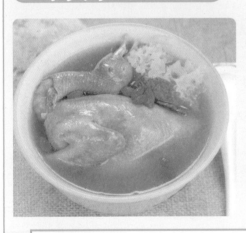

🍲 银耳炖乳鸽

◎ **材料** 乳鸽1只，银耳15克，枸杞子、陈皮各适量，盐3克。

◎ **制作** ①乳鸽收拾干净；银耳、枸杞子、陈皮均洗净泡发。②净锅上水烧沸，下入乳鸽煲尽血水，捞起。③将乳鸽、枸杞子、陈皮放入瓦煲，注入适量水，大火烧开，放入银耳，改用小火煲炖2小时，加盐调味即可。

◎ **功效** 本品具有疏肝理气、益气健脾的功效，适合肝胃不和、脾胃气虚型慢性胃炎患者。

性味归经 性平，味咸。归肝、肾经。

食疗功效 鸽肉具有疏肝理气、补肾壮阳、益气养血之功效，对肝胃不和以及脾胃气虚型的慢性胃炎患者有较好的食疗作用。女性常食鸽肉，可调补气血、提高性欲。此外，乳鸽肉含有丰富的软骨素，经常食用，可使皮肤变得白嫩、细腻。

鸭肉【肉禽水产类】

🥄 大白菜老鸭汤

◎ **材料** 老鸭肉350克，大白菜150克，生姜、枸杞子各15克，盐、鸡精各5克。

◎ **制作** ①老鸭收拾干净，切件，余水；大白菜洗净，切段；生姜洗净，切片；枸杞子洗净，浸泡。②锅中注水，烧沸后放入老鸭肉、生姜、枸杞子以小火炖1.5小时。③放入大白菜，大火炖30分钟后调入盐、鸡精即可食用。

◎ **功效** 本品具有益气健脾、清热泻火、养阴生津的功效，适合脾胃气虚、肝胃郁热以及胃阴亏虚型的慢性胃炎患者。

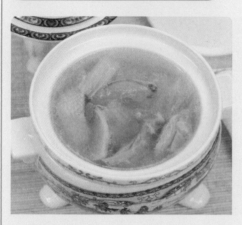

性味归经 性寒，味甘、咸。归脾、胃、肺、肾经。

食疗功效 鸭肉具有养胃滋阴、清肺解热、大补虚劳、利水消肿之功效，适合脾胃气虚、肝胃郁热以及胃阴亏虚型慢性胃炎患者食用，鸭肉还可用于治疗咳嗽痰少、咽喉干燥、阴虚阳亢之头晕头痛、水肿、小便不利。

兔肉【肉禽水产类】

🥄 北沙参玉竹兔肉汤

◎ **材料** 北沙参、玉竹、百合各30克，马蹄100克，兔肉600克，盐5克。

◎ **制作** ①北沙参、玉竹、百合洗净，浸泡1小时。②马蹄去皮洗净，兔肉斩件，洗净，入沸水锅中余去血水。③将2000毫升清水放入瓦煲内，煮沸后加入北沙参、玉竹、百合、马蹄和兔肉，大火煲开后，改用小火煮3小时，加盐调味即可。

◎ **功效** 本品具有滋阴润燥、养胃生津的功效，适合肝胃郁热型以及胃阴亏虚型胃炎患者。

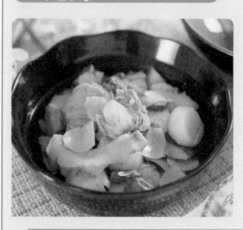

性味归经 性凉，味甘。归肝、脾、大肠经。

食疗功效 兔肉可清热凉血、滋阴益气、解毒消痈，对肝胃不和、胃阴亏虚、肝胃郁热以及脾胃气虚型慢性胃炎患者均有一定的食疗作用。兔肉还含有丰富的卵磷脂，能抑制血小板凝聚和防止血栓形成，保护血管壁，防止动脉硬化，还能提高记忆力，防止脑功能衰退。

甲鱼 【肉禽水产类】

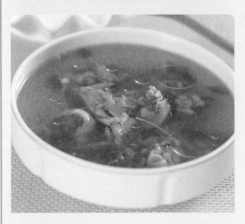

金针菇甲鱼汤

◎ **材料** 甲鱼1只，金针菇150克，枸杞子少许，盐6克，味精3克。

◎ **制作** ①甲鱼宰杀洗净，切成小块；金针菇、枸杞子洗净备用。②锅中加水烧沸，下入甲鱼块焯去血水后，捞出。③再将甲鱼块、金针菇、枸杞子加适量清水煮40分钟后，调入盐、味精即可。

◎ **功效** 本品具有益气补虚、理气宽中、滋阴养胃、理气解痛、调和肝胃的功效，适合各个证型的慢性胃炎患者。

性味归经 性平，味甘。归肝经。

食疗功效 甲鱼具有益气补虚、滋阴壮阳、益肾健体、净血散结等功效，适合各个证型的慢性胃炎患者食用。甲鱼对预防和抑制胃癌、肝癌、急性淋巴性白血病和防治因放疗、化疗引起的贫血、虚弱、白细胞减少等功效显著，还能降低血胆固醇，预防高血压、冠心病等。

香菇 【蔬菜菌菇类】

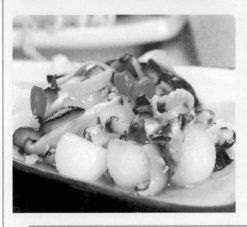

香菇冬瓜

◎ **材料** 干香菇10朵，冬瓜500克，海米、姜丝、盐、味精、水淀粉、香油各适量。

◎ **制作** ①香菇泡发，洗净切丝；冬瓜去皮、子，洗净挖成球状。②锅中油烧热，爆香姜丝后放入香菇丝，倒入清水，放入洗净的海米煮开。③放入冬瓜球煮熟，加盐、味精调味，勾芡，淋上香油即可。

◎ **功效** 本品具有疏肝理气的功效，适合肝胃不和的慢性胃炎患者。

性味归经 性平，味甘。归脾、胃经。

食疗功效 香菇具有疏肝理气、益胃和中、化痰抗癌、透疹解毒之功效，适合肝胃不和型慢性胃炎患者食用，对食欲不振、身体虚弱、肝气郁结、小便失禁、大便秘结、肥胖等有食疗功效。

金针菇【蔬菜菌菇类】

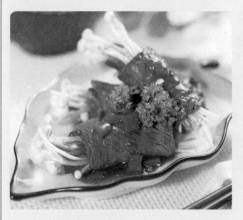

金针菇牛肉卷

◎ **材料** 金针菇250克，牛肉100克，油50克，日本烧烤汁30克。

◎ **制作** ①牛肉洗净，切成长薄片；金针菇洗净备用。②将金针菇卷入牛肉片。③锅中注油烧热，放入牛肉卷煎熟，淋上日本烧烤汁即可。

◎ **功效** 本品有健脾益胃、理气宽中、养胃生津的功效，适合肝胃不和、肝胃郁热以及胃阴亏虚型慢性胃炎患者。

性味归经 性凉，味甘滑。归脾、大肠经。

食疗功效 金针菇具有补肝、益肠胃、抗癌之功效，对肝胃不和、肝胃郁热以及胃阴亏虚型慢性胃炎患者皆有很好的食疗作用，对肝病、胃肠道炎症、溃疡、肿瘤等病症也有较好的疗效。此外，金针菇含锌较高，对预防男性前列腺疾病较有助益。

冬瓜【蔬菜菌菇类】

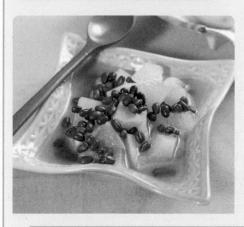

冬瓜红豆汤

◎ **材料** 冬瓜200克，红豆100克，盐3克，鸡精2克。

◎ **制作** ①冬瓜去皮洗净，切块；红豆泡发洗净备用。②锅入水烧开，放入红豆汆至八成熟，捞出沥干水分备用。③锅下油烧热，放入冬瓜略炒，加入清水，放入红豆，加盐、鸡精调味，煮熟装盘即可。

◎ **功效** 本品具有清热泻火、养胃生津的功效，适合肝胃郁热以及胃阴亏虚型慢性胃炎患者。

性味归经 性凉，味甘。归肺、大肠、小肠、膀胱经。

食疗功效 冬瓜具有清热解毒、益胃生津、利水消肿、减肥美容的功效，对胃阴亏虚、肝胃郁热型慢性胃炎患者有较好的食疗作用。冬瓜还能美容减肥，对慢性支气管炎、肠炎、肺炎等感染性疾病有一定的治疗作用。

南瓜【蔬菜菌菇类】

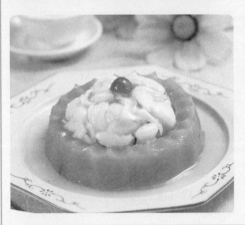

🥢 南瓜百合

◎ **材料** 南瓜250克，百合200克，白糖20克，蜜汁5克。

◎ **制作** ①南瓜洗净，表面切锯齿花刀。②百合洗净，用白糖拌匀，放入南瓜中，上火蒸8分钟。③取出，淋上蜜汁即可。

◎ **功效** 本品具有益气健脾、滋阴养胃、消炎止痛的功效，适合肝胃郁热型以及胃阴亏虚型慢性胃炎患者。

性味归经 性温，味甘。归脾、胃经。

食疗功效 南瓜具有消炎止痛、润肺益气、止喘化痰、降低血糖等功效，对胃阴亏虚型以及脾胃气虚型慢性胃炎有很好的食疗作用。南瓜还可减少粪便中毒素对人体的危害，防止结肠癌的发生，对高血压及肝脏的一些病变也有预防和治疗作用。另外，南瓜中胡萝卜素含量较高，可保护眼睛。

板栗【水果干果类】

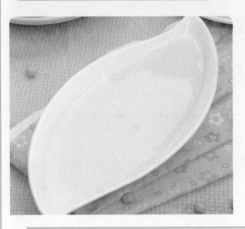

🥢 板栗小米豆浆

◎ **材料** 黄豆、板栗肉各40克，小米20克。

◎ **制作** ①黄豆用清水泡软，捞出洗净；板栗肉洗净；小米淘洗干净。②将上述材料放入豆浆机中，加适量水搅打成豆浆，烧沸后滤出即可。

◎ **功效** 本品具有温胃散寒、益气健脾的功效，适合脾胃虚寒、脾胃气虚型慢性胃炎患者。

性味归经 性温，味甘、平。归脾、胃、肾经。

食疗功效 板栗具有养胃健脾、补肾强腰之功效，适合脾胃虚寒型慢性胃炎患者食用。常食板栗还可防治高血压病、冠心病、动脉硬化、骨质疏松等疾病。板栗是抗衰老、延年益寿的滋补佳品，还能有效治疗日久难愈的小儿口舌生疮和成人口腔溃疡。

红枣【水果干果类】

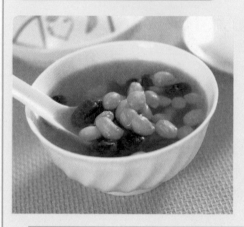

🥣 糖饯红枣花生

◎材料 干红枣、红砂糖各50克，花生米100克。

◎制作 ①花生米略煮一下放冷，去皮，与泡发的红枣一同放入煮花生米的水中。②再加适量冷水，用小火煮半小时左右。③加入红糖，待糖溶化后即可。

◎功效 本品具有益气健脾、补虚养胃的功效，适合脾胃气虚型慢性胃炎患者。

性味归经 性温，味甘。归心、脾、肝经。

食疗功效 红枣具有益气补血、健脾和胃之功效，适合脾胃气虚型慢性胃炎患者食用。红枣对于过敏性紫癜、贫血、高血压和肝硬化以及预防输血反应等有辅助治疗作用。红枣中的黄酮类化合物，还有镇静降血压作用。

荔枝【水果干果类】

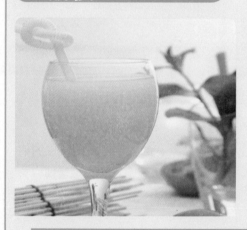

🥣 荔枝柠檬汁

◎材料 荔枝400克，柠檬1/4个，冷开水适量。

◎制作 ①将荔枝去皮及核，用清水洗净，备用；柠檬同样用清水洗净，备用。②将准备好的荔枝、柠檬一起放入榨汁机中，再放入冷开水，榨成汁即可。

◎功效 本品具有益气健脾、温胃散寒的功效，适合脾胃气虚、脾胃虚寒型的慢性胃炎患者。

性味归经 性热，味甘。归心、脾经。

食疗功效 鲜荔枝能生津止渴、和胃平逆；干荔枝有补肝肾、健脾胃、益气血的功效，适合脾胃虚寒、脾胃气虚型慢性胃炎患者食用，还可缓解虚寒性胃痛、呕吐等症。荔枝富含铁元素及维生素C，能使人面色红润，皮肤细腻富有弹性。

杨梅【水果干果类】

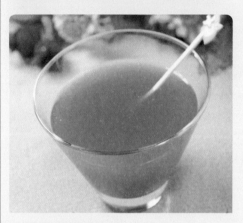

桑葚杨梅汁

◎材料　桑葚80克，杨梅40克，阳桃5克，凉开水、冰块各适量。

◎制作　①将桑葚洗净；杨梅洗净，去皮。②阳桃洗净后切块。③将桑葚、杨梅、阳桃、凉开水放入果汁机中搅打成汁，加入冰块即可。

◎功效　本品具有滋阴润燥、养胃生津的功效，适合胃阴亏虚型慢性胃炎患者。

性味归经　性温，味甘、酸。归肝、胃经。

食疗功效　杨梅具有生津止渴、和胃消食的功效，适合胃阴亏虚型慢性胃炎患者食用。杨梅中还含有一定的抗癌物质，对肿瘤细胞的生长有抑制作用；杨梅含大量的维生素C，能增强毛细血管的通透性，还有降血脂、阻止致癌物质在体内合成的功效。

西瓜【水果干果类】

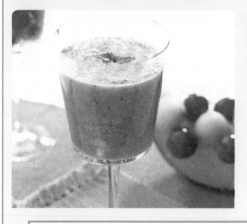

西瓜木瓜汁

◎材料　西瓜100克，木瓜1/4个，生姜1克，柠檬1/8个，冰水200毫升，低聚糖1小勺。

◎制作　①将木瓜与西瓜去皮去籽，生姜、柠檬洗净后去皮，将这几种原料均以适当大小切块。②将所有材料放入榨汁机一起搅打成汁，滤出果肉即可。

◎功效　本品具有清热泻火、养胃生津的功效，适合肝胃郁热、胃阴亏虚型慢性胃炎患者。

性味归经　性寒，味甘。归心、胃、膀胱经。

食疗功效　西瓜具有清热止渴、解暑除烦、降压美容、利水消肿等功效，适合肝胃郁热以及胃阴亏虚型的慢性胃炎患者食用。西瓜富含多种维生素，具有平衡血压、调节心脏功能、软化及扩张血管、预防癌症的作用，还可以促进新陈代谢。

阳桃 【水果干果类】

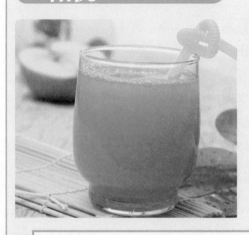

🥣 阳桃橙汁

◎ **材料** 阳桃2个，橙子1个，柠檬汁、蜂蜜各少许

◎ **制作** ①将阳桃洗净，切块，放入半锅水中，煮开后转小火熬煮4分钟，放凉；橙子洗净，切块，备用。②将阳桃倒入杯中，加入橙子和辅料一起调匀即可。

◎ **功效** 本品具有清热泻火、养胃生津的功效，适合肝胃郁热、胃阴亏虚型慢性胃炎患者。

性味归经 性寒，味甘、酸。归肺、胃、膀胱经。

食疗功效 阳桃具有清热、生津、止咳、利水、解酒等功效，可提高胃液的酸度，促进食物的消化，对胃酸分泌过少引起的慢性胃炎有较好的食疗作用。阳桃又能保护肝脏，降低血糖、血脂、胆固醇，还能消除咽喉炎症、口腔溃疡，防治风火牙痛，还能使体内的热毒随小便排出体外。

胡椒 【其他类】

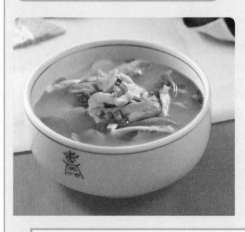

🥣 胡椒煲猪肚

◎ **材料** 猪肚300克，胡椒20克，盐、味精、料酒、姜、葱各适量。

◎ **制作** ①猪肚洗净切片；葱择洗净切段；姜洗净去皮切片。②锅中注水烧开，放入猪肚片煮至八成熟，捞出沥水。③煲中注入适量水，放入猪肚、胡椒、姜片煲至猪肚熟烂，加入盐、味精、料酒，撒上葱段即可。

◎ **功效** 本品具有温胃散寒、理气止痛的功效，适合脾胃虚寒型慢性胃炎患者。

性味归经 性热，味辛。归胃、大肠经。

食疗功效 胡椒有温中、下气、消痰、解毒的功效，对脘腹冷痛、反胃、呕吐清水、泄泻、冷痢等有食疗作用，适合脾胃虚寒型胃炎患者食用。

牛奶 【其他类】

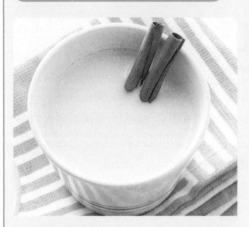

🥣 肉桂奶茶

◎材料 鲜奶300克，肉桂棒2根，红糖适量。

◎制作 ①将鲜奶倒入杯中，放入微波炉加热后取出。②以肉桂棒搅拌10分钟，致肉桂香渗入奶中。③加入红糖搅拌至溶化即成。

◎功效 本品具有益气健脾、散寒止痛的功效，适合胃阴亏虚、脾胃气虚、脾胃虚寒型慢性胃炎患者。

性味归经 性平，味甘。归心、肺、肾、胃经。

食疗功效 牛奶具有补肺养胃、生津润肠的功效，适合脾胃虚寒以及胃阴亏虚型慢性胃炎患者食用。睡前喝牛奶能促进睡眠安稳，牛奶中含有碘、镁、锌和卵磷脂，能大大提高大脑的工作效率，还能促进心脏和中枢神经系统的耐疲劳性，常喝牛奶还能润泽美白肌肤。

米醋 【其他类】

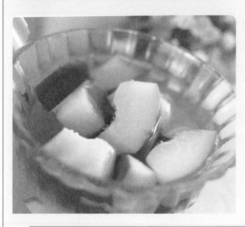

🥣 生姜米醋炖冬瓜

◎材料 生姜5克，冬瓜100克，米醋少许。

◎制作 ①冬瓜洗净，切块；生姜洗净，切片。②冬瓜、姜片一同放入砂锅。③加米醋和水，用小火炖至冬瓜熟即可。

◎功效 本品具有疏肝解郁、温胃散寒的功效，适合胃阴亏虚、肝胃不和、脾胃虚寒型慢性胃炎患者。

性味归经 性温，微酸、苦。归肝、胃经。

食疗功效 醋具有活血散瘀、消食化积、解毒的功效，适合胃酸缺乏引起的慢性胃炎患者食用。适当饮醋既可杀菌，又可促进胃肠消化功能，还可降低血压，防治动脉硬化。此外，食醋能滋润皮肤、改善皮肤的供血、对抗衰老。用醋熏空气可以预防流感、上呼吸道感染。

白术【中药类】

🥣 猪肚白术粥

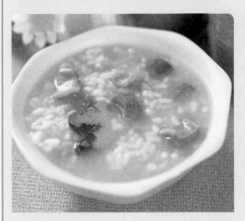

◎**材料**　猪肚500克，白术30克，黄芪15克，粳米150克，生姜片6克，盐适量。

◎**制作**　①将猪肚翻洗干净，煮熟后切成小块；生姜洗净切片。②白术、黄芪洗净，一并放入锅中加清水适量，用大火烧沸后再改用小火煎煮。③约煮1小时后加入洗净的粳米、姜片、猪肚煮粥，至粥熟后调入盐即可。

◎**功效**　本品具有健脾益气的功效，适合脾胃气虚型慢性胃炎患者。

性味归经　性温，味苦、甘。归脾、胃经。

食疗功效　白术有健脾益气、燥湿利水、止汗、安胎的功效，适合脾胃气虚型慢性胃炎患者食用。常用于脾胃虚弱引起的倦怠少气、食少腹胀、虚胀腹泻、水肿、黄疸、小便不利、气虚自汗、胎气不安等辅助治疗。

佛手【中药类】

🥣 佛手元胡猪肝汤

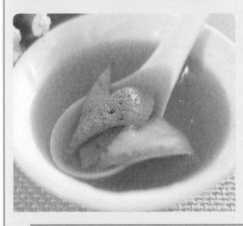

◎**材料**　佛手、延胡索各9克，制香附6克，猪肝100克，盐、姜丝、葱各适量。

◎**制作**　①猪肝洗净，切片备用。②将佛手、延胡索、制香附洗净，放入锅中，加适量水煮沸，再用小火煮15分钟左右。③加入猪肝片，放适量盐、姜丝、葱调味，熟后即可食用。

◎**功效**　本品具有疏肝解郁、行气止痛的功效，适合肝胃不和型慢性胃炎患者。

性味归经　性温，味辛。归肝、脾、胃经。

食疗功效　佛手芳香行散，具有疏肝理气、和中止痛、化痰止咳的功效，适合肝胃不和型慢性胃炎患者食用。主要用于治疗肝郁气滞、胸闷胁痛、肝胃不和、脘痛胀痛、嗳气呕吐、泻痢后重、咳嗽痰多等病症。

党参 【中药类】

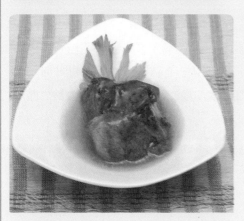

🥄 党参黄芪猪蹄

◎ **材料** 猪蹄100克，葱5克，豆腐乳、姜片、党参、黄芪各3克，八角2克。

◎ **制作** ①猪蹄处理干净，腌制后入油锅略炸。②党参、黄芪、八角入锅，加1碗水以小火煎煮20分钟，加豆腐乳、姜片大火煮沸，取药汁备用。③在蒸锅加入药汁，放入猪蹄，入蒸笼蒸1小时取出即可。

◎ **功效** 本品具有益气补虚的功效，适合脾胃气虚型慢性胃炎患者。

性味归经 性平，味甘。归脾、肺经。

食疗功效 党参具有补中益气、和胃益肺的功效，适合脾胃气虚型慢性胃炎患者食用。党参还可用于治疗气血不足、脾肺虚弱、老倦乏力、气短心悸、食少便溏、虚喘咳嗽、内热消渴、血虚萎黄、便血、崩漏等常见病症。

黄芪 【中药类】

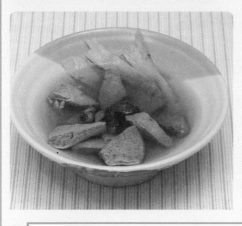

🥄 黄芪猪肝汤

◎ **材料** 猪肝200克，当归1片，黄芪15克，丹参、生地黄各8克，姜5片，米酒半碗，麻油1汤匙。

◎ **制作** ①将当归、黄芪、丹参、生地黄洗净，加3碗水，熬取药汁备用。②麻油加姜爆香后，入猪肝炒半熟，盛起备用。③将米酒、药汁入锅煮开，入猪肝煮开，适度调味即可。

◎ **功效** 本品具有益气健脾的功效，适合脾胃气虚型慢性胃炎患者。

性味归经 性温、味甘。归肺、脾、肝、肾经。

食疗功效 黄芪具有补气健脾、利尿消肿、托毒排脓、固表止汗、敛疮生肌的功效，适合脾胃气虚型慢性胃炎患者食用。临床上常用于治疗中气下陷所致的胃下垂、脱肛、子宫脱垂、崩漏带下等病症，还可用于表虚自汗及消渴（糖尿病）的治疗。

栀子【中药类】

🥣 栀子菊花茶

◎材料 栀子、枸杞子、白菊花各适量。

◎制作 ①先将枸杞子、栀子、白菊花洗净备用。②将枸杞子、栀子与菊花同时加入杯中，加沸水冲泡，盖上盖。③待10分钟后即可饮用。

◎功效 本品具有清热泻火、调和肝胃的功效，适合肝胃郁热型慢性胃炎患者。

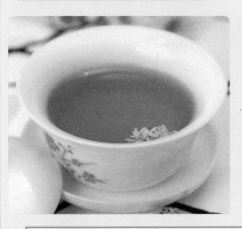

性味归经 性寒、味苦。归心、肝、肺、胃、三焦经。

食疗功效 栀子具有泻火除烦、清热利湿、凉血解毒等功效，适合肝胃郁热型慢性胃炎患者食用。常用于治疗热病虚烦不眠、胃热呕吐、黄疸、淋病、消渴、目赤、咽痛、吐血、鼻出血、血痢、尿血、热毒疮疡、扭伤肿痛等病症。

葛根【中药类】

🥣 葛根红枣猪骨汤

◎材料 猪骨200克，葛根、红枣各适量，盐3克，姜片少许。

◎制作 ①葛根洗净，切成块；红枣洗净，泡发；猪骨洗净，斩块。②净锅上水烧开，下猪骨煮尽血水，捞出洗净。③将葛根、红枣、猪骨、姜片放入炖盅，注入清水，大火烧沸后改小火炖煮2.5小时，加盐调味即可。

◎功效 本品具有清热泻火、养阴生津的功效，适合肝胃郁热、胃阴亏虚型慢性胃炎患者。

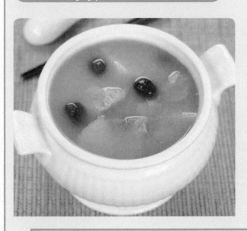

性味归经 性凉，味甘、辛。归脾、胃经。

食疗功效 葛根具有清热泻火、除烦止渴、升阳解肌、透疹止泻等功效，适合肝胃郁热以及胃阴亏虚型急性胃炎患者食用。临床还常用于治疗伤寒、发热头痛、项强、烦热消渴、泄泻、痢疾、麻疹不透、高血压、心绞痛等病症。

枳实 【中药类】

🥣 枳实金针菇河粉

◎**材料** 厚朴、枳实各10克，金针菇45克，黄豆芽5克，胡萝卜15克，河粉90克，清水或高汤400毫升，盐1小匙，白胡椒粉小半匙，素肉臊1大匙。

◎**制作** ①全部药材洗净置于锅中，加水以小火加热至沸，约1分钟后关火，滤取药汁备用。②胡萝卜洗净，切丝；黄豆芽洗净，去除根须；河粉放入开水中煮熟，捞出。③河粉、药汁入锅煮沸，加入黄豆芽、胡萝卜、金针菇煮熟，放入调味料拌匀即可食用。

◎**功效** 本品具有理气宽中、疏肝解郁的功效，适合肝胃不和型慢性胃炎患者。

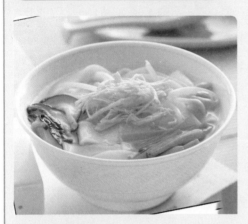

性味归经 性寒，味苦。归脾、胃、肝、心经。

食疗功效 枳实具有行气消胀、理气止痛、化痰止咳的功效，适合肝胃不和型慢性胃炎患者食用。枳实还常用于治疗胃肠食积、胸腹胀满、胸部满痛、咳嗽痰多、水肿、便秘、胃下垂、子宫下垂、脱肛等病症。

肉桂 【中药类】

🥣 生姜肉桂炖猪肚

◎**材料** 猪肚150克，猪瘦肉50克，生姜、薏米、肉桂各5克，盐6克。

◎**制作** ①猪肚里外洗净，汆烫后切成长条；猪瘦肉洗净后切成中块。②生姜、薏米洗净，用刀将姜拍烂；肉桂浸透洗净，刮去粗皮。③将以上备好的材料放入炖盅，加适量清水，隔水炖2小时，调入盐调味即可。

◎**功效** 本品具有温胃散寒、健脾益气的功效，适合脾胃虚寒、脾胃气虚型慢性胃炎患者。

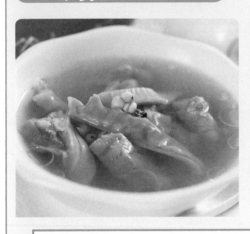

性味归经 性热，味辛、甘。归肾、脾、心、肝经。

食疗功效 肉桂具有补元阳、暖脾胃、除积冷、通血脉的功效，适合脾胃虚寒型慢性胃炎、胃痛的患者食用。肉桂还可用来治命门火衰、肢冷脉微、亡阳虚脱、腹痛泄泻、寒疝奔豚、腰膝冷痛、经闭癥瘕、阴疽流注及虚阳浮越、上热下寒等病症。

◎ 慢性胃炎患者忌吃食物及忌吃原因

慢性胃炎的患者应忌服浓茶、浓咖啡等有刺激性的饮料，戒烟忌酒。以下所列食物均为慢性胃炎患者禁吃的食物，患者应自觉遵守。

烈 酒

忌喝烈酒的原因

❶ 烈酒能够直接破坏胃黏液屏障，从而导致胃黏膜发生充血、水肿，甚至可导致胃黏膜糜烂，加重慢性胃炎的病情。

❷ 胃黏膜会合成一种叫作前列腺素E的物质，这种物质可以抑制胃酸分泌，保护胃黏膜，反之，如果前列腺素E的分泌缺乏，就可引起胃黏膜的损害。而现代研究证明，饮用一定量的啤酒，特别是饮用烈酒，可以抑制或减少胃黏膜合成前列腺素E，损害胃黏膜，使慢性胃炎的病情加重。

❌ 忌喝关键词

胃黏液屏障、前列腺素E

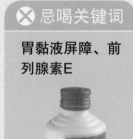

洋 葱

忌吃洋葱的原因

❶ 洋葱的鳞茎和叶子中含有一种称为硫化丙烯的油脂性挥发物，具有辛辣味和一定的刺激性，可刺激胃的腺体，使胃酸分泌增多，加重慢性胃炎的病情。

❷ 洋葱在体内的消化吸收过程中，容易产生过量的气体，导致腹胀，不利于慢性胃炎患者的病情。

❸ 洋葱性温，多食可积温成热，肝胃郁热型的慢性胃炎患者食用后可加重其本身的胸胁疼痛、烦躁易怒、胃灼热、反酸、口苦咽干、大便干燥等症状。

❌ 忌吃关键词

刺激性、产气、性温味辛

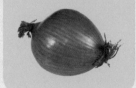

芸 豆

忌吃芸豆的原因

产气、毒蛋白

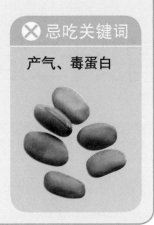

❶ 芸豆营养丰富，蛋白质、钙、铁、B族维生素的含量都很高，但是芸豆在消化吸收的过程中会产生过多的气体，产生腹胀，不利于慢性胃炎患者的病情。

❷ 芸豆的籽粒中含有一种毒蛋白，生吃或夹生吃都会导致腹泻、呕吐等现象，加重急性胃炎的病情。在高温的作用下可把毒素完全破坏掉，所以在烹煮芸豆时，最好在100℃的温度下，焖炒30分钟以上。

浓 茶

忌喝浓茶的原因

忌喝关键词
刺激性、鞣酸、茶碱

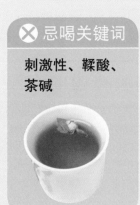

❶ 浓茶会稀释胃液，降低胃液的浓度，影响胃的正常消化功能，从而引起消化不良、腹痛、腹胀等症状，加重慢性胃炎的病情。

❷ 浓茶会刺激胃的腺体分泌胃酸，使胃酸浓度增加，会破坏胃黏膜屏障，加重溃疡的病情，这对于慢性胃炎十分不利。

❸ 慢性胃炎患者由于病程长，病情反复，往往伴随精神状态的不佳，而浓茶中含有兴奋神经的茶碱，会影响患者的睡眠质量，久之还可引起神经衰弱。

浓咖啡

忌喝浓咖啡的原因

忌喝关键词
咖啡因

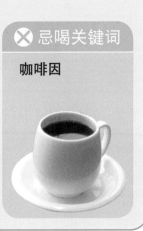

❶ 咖啡中含有一种黄嘌呤生物碱化合物——咖啡因，咖啡因是一种中枢神经兴奋剂，可兴奋人的中枢神经，兴奋心肌，人们常把它作为提神醒脑之品。但是，慢性胃炎患者多伴有精神状况不佳，多饮咖啡会影响睡眠质量，久之还可引起神经衰弱加重病情。

❷ 咖啡中的咖啡因成分可刺激胃的腺体分泌胃酸，使胃酸浓度增加，破坏胃黏膜屏障，直接加重胃黏膜的损害。

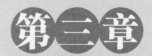

第三章
胃及十二指肠溃疡吃什么？禁什么？

🏵 中医分型

① 肝郁气滞型

- **症状剖析** 胃脘灼热疼痛，伴胁肋满闷隐痛，口干口苦，心烦易怒，嗳气频繁，受情绪刺激时疼痛发作或加重，舌苔薄白。
- **治疗原则** 疏肝解郁、理气止痛。
- **饮食禁忌** 忌食辛辣刺激食物、酸性食物。

对症药材	对症食材
*白芍 *香附 *延胡索	*茼蒿 *猕猴桃 *佛手瓜

② 脾胃虚寒型

- **症状剖析** 胃脘部隐隐作痛，喜温喜按，空腹时疼痛加重，进食后会缓解，泛吐清水，神疲乏力，不思饮食，摄食量少，手脚冰凉，大便溏泄，舌淡苔白。
- **治疗原则** 温胃散寒、健脾止痛。
- **饮食禁忌** 忌食寒凉生冷食物、冷饮以及酸性食物等。

对症药材	对症食材
*桂枝 *吴茱萸	*羊肉 *狗肉 *茼蒿 *荔枝

③ 阴虚胃热型

- **症状剖析** 胃脘部隐隐作痛，有饥饿感但不欲饮食，恶心反胃、咽干口燥，小便黄、大便干结，舌色红、苔黄。
- **治疗原则** 清热泻火、滋阴益胃。
- **饮食禁忌** 忌食燥热性食物，忌烈酒等。

对症药材	对症食材
*沙参 *麦冬 *百合	*田螺 *干贝 *鸭肉 *兔肉 *海带

④ 瘀血阻滞型

- **症状剖析** 胃脘部疼痛有针刺感，且疼痛固定拒按，进食后疼痛加重，夜间较明显。或伴有呕血、黑便，舌质暗或有瘀斑。
- **治疗原则** 活血化瘀、止血止痛。
- **饮食禁忌** 忌食辛辣刺激性食物，忌烟酒。

对症药材	对症食材
*田七 *白及	*茄子 *油菜 *鳕鱼 *黑木耳

饮食宜忌

 宜

√ 消化性溃疡患者应选择吃些不会促进胃酸分泌或者能中和胃酸且热量较多的食物，主食宜吃软米饭、燕麦粥、面条以及含碱的面包或馒头。

√ 饮食宜清淡，少吃刺激性食物，晚餐不宜过饱，待食物消化后再睡觉。

忌

× 忌食浓茶、浓咖啡以及辛辣、油腻等有刺激性的食物。

× 忌食过硬、粗糙的食物，因为此类食物易反复摩擦胃黏膜，加重溃疡面的损伤，而且不利于消化。

× 戒烟忌酒，烟草中的有害成分不仅能促使胃酸分泌增加，刺激胃黏膜，还易使溃疡面癌变。长期饮酒会使胃黏膜反复充血、糜烂，加重溃疡面出血，导致病情恶化。

 民间秘方

❶ 将田七10克、核桃仁15克一起研成粉末，放入杯中，加入白开水250毫升，加盖闷5分钟，再加入适量蜂蜜搅拌均匀即可饮用。可当茶饮用。可健脾润肠、止血化瘀，适合消化性溃疡出血者食用。

❷ 将高良姜15克打成细粉备用，再将粳米100克淘洗干净，放入锅中，加水适量，煮至粥成后，加入高良姜粉，再煮3分钟即可。当正餐食用，每日一次。可暖脾胃、止疼痛，适合脾胃虚寒的溃疡患者食用。

生活保健

◎ 由于精神因素也是引起溃疡病的一个重要原因，所以溃疡病患者要保持良好的心态和心情，避免受情绪刺激，切忌长期抑郁或烦躁。

◎ 饮食上要注意细嚼慢咽，避免急食，咀嚼可增加唾液分泌，后者能稀释和中和胃酸，并具有提高黏膜屏障作用。

◎ 急性溃疡活动期以少吃多餐为宜，每天进食4~5次即可，一旦症状得到控制，应较快恢复到平时的一日三餐。

◎ 经常食后腹胀的患者，饭后可平躺休息，双手按顺时针方向轻揉腹部，可加速胃肠蠕动，缓解腹胀。

◎ 有胃癌家族遗传史的消化道溃疡患者，要定期去医院检查，必要时做胃镜检查，并坚持服药，遇有症状加重、消瘦、厌食、黑便等情况时，应及时到医院做进一步检查。

⊗ 由于消化性溃疡的形成与胃液中的胃酸和胃蛋白酶的消化作用有关，故切忌空腹上班和空腹就寝。

◎胃及十二指肠溃疡患者宜吃的食物及其简易食疗方

　　本书根据胃及十二指肠溃疡的四种中医分型，贴心地为每一种不同证型的患者挑选了宜吃的食物，分析每一种食物的性味归经及其对每种证型的食疗功效，并推荐了合适的调养食疗方，详解其材料、做法以及功效。食疗方的材料均简单易得，做法清晰明了，患者可根据自身症状判断自己属于哪一证型，然后根据证型选择适合自己的食疗方法及菜例，在日常饮食中轻松达到调理的目的。

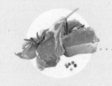
【羊肉】

【茼蒿】

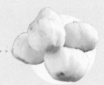
【百合】

小米 【谷物粮豆类】

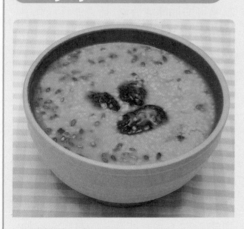

🥣 红枣柏子小米粥

◎**材料**　红枣10颗，小米100克，柏子仁15克，白糖少许。

◎**制作**　①将红枣、柏子仁洗净，另将小米洗净。②将洗净的红枣、柏子仁分别放进碗内，泡发待用。③砂锅洗净，置于火上，将红枣、柏子仁放入砂锅内，加清水煮熟后转入小火。④再加入小米共煮成粥，至黏稠时，加入白糖，搅拌均匀即可。

◎**功效**　本品具有疏肝解郁、健脾和胃的功效，适合肝郁气滞型的胃及十二指肠溃疡患者。

性味归经　性凉，味甘、咸。陈者性寒，味苦。归脾、肾经。

食疗功效　小米能健脾和胃，疏肝解郁，适合肝郁气滞型消化性溃疡患者食用，对体虚、脾胃虚弱、反胃呕吐、食欲不振、肝气郁结等症有很好的食疗效果。小米还能缓解精神压力和紧张情绪，有较好的安眠作用。

高粱 【谷物粮豆类】

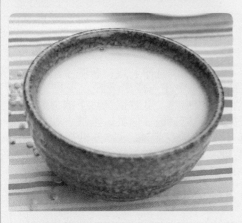

🥣 高粱小米豆浆

◎ **材料** 黄豆50克，高粱、小米各25克。

◎ **制作** ①黄豆用清水浸泡至发软，捞出洗净；高粱、小米淘洗干净。②将上述材料放入豆浆机中，加水至上下水位线之间。③搅打成豆浆，烧沸后滤出即可。

◎ **功效** 本品具有温胃散寒、健脾和胃的功效，适合脾胃虚寒型的胃及十二指肠溃疡患者。

性味归经 性温，味甘、涩。归脾、胃经。

食疗功效 高粱具有温中健脾、涩肠胃、止腹泻、利小便、止喘等功效，对脾胃虚寒型消化性溃疡有很好的食疗作用。可用来防治消化不良、积食、腹泻下痢和小便不利等多种疾病。尤其适宜加葱、羊肉汤等煮粥食用，对于虚寒性体质的患者有很好的食疗效果。

豆浆 【其他类】

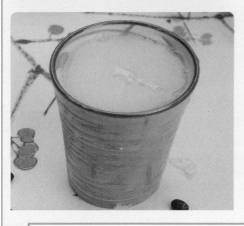

🥣 百合银耳黑豆浆

◎ **材料** 黑豆50克，百合、水发银耳各20克。

◎ **制作** ①黑豆加水泡软，洗净；百合洗净分成小块；银耳泡发，去杂质，洗净撕成小朵。②将上述材料倒入豆浆机中，加水搅打成浆，煮沸后滤出豆浆即可。

◎ **功效** 本品具有滋阴益胃、增强免疫力的功效，适合病后虚弱的胃及十二指肠溃疡患者。

性味归经 性平、味甘。归心、脾、肾经。

食疗功效 豆浆具有健脾和胃、润肠通便、化痰补虚、防病抗癌、增强免疫力的功效，是胃及十二指肠溃疡患者的食疗佳品，豆浆易消化又能增强体质，对病后脾胃虚弱的患者有很好的改善作用。常饮鲜豆浆还对高血压、糖尿病、冠心病、慢性支气管炎、便秘等患者大有益处。

狗肉 【肉禽水产类】

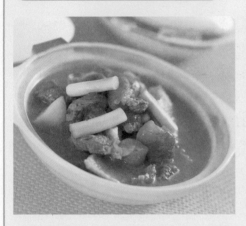

🥣 开煲狗肉

◎ **材料** 狗肉550克，蒜25克，葱15克，腐乳12克，蒜苗段20克，花生油、姜、料酒、高汤、黄糖、豆瓣酱、芝麻酱、盐、酱油、陈皮各适量。

◎ **制作** ①狗肉洗净剁块；葱洗净切段；姜块洗净。②锅中注入清水烧沸，下狗肉入沸水中余水，去血水。③炒锅烧热下油，放入蒜泥、豆瓣酱、芝麻酱、腐乳、姜块、蒜苗段和狗肉，边炒边放花生油，炒5分钟后加料酒、盐、黄糖、酱油、陈皮、高汤烧沸，转倒入砂锅焖90分钟至软烂，出锅时加入葱段即可。

◎ **功效** 本品具有温胃散寒的功效，适合脾胃虚寒型胃及十二指肠溃疡患者。

性味归经 性温，味咸、酸。归胃、肾经。

食疗功效 狗肉有温胃散寒、补肾益精等功效，适合脾胃虚寒型消化性溃疡患者食用。狗肉还可用于老年人的虚弱症，如尿溺不尽、四肢厥冷、精神不振等。现代医学研究证明，狗肉中含有少量稀有元素，对治疗心脑缺血性疾病，调整高血压有一定益处。

羊肉 【肉禽水产类】

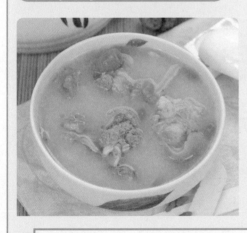

🥣 山药核桃羊肉汤

◎ **材料** 羊肉300克，山药、核桃各适量，枸杞子10克，盐5克，鸡精3克。

◎ **制作** ①羊肉洗净、切件，余水；山药洗净，去皮切块；核桃取仁洗净；枸杞子洗净。②锅中放入羊肉、山药、核桃、枸杞子，加入清水，小火慢炖至核桃变得酥软之后，关火，加入盐和鸡精调味即可。

◎ **功效** 本品具有温胃散寒、益气健脾的功效，适合脾胃虚寒型胃及十二指肠溃疡患者。

性味归经 性热，味甘。归脾、胃、肾、心经。

食疗功效 羊肉可温胃散寒、益气补虚，适合脾胃虚寒型胃及十二指肠溃疡患者食用。羊肉还可增加消化酶，保护胃壁，帮助消化。脾胃虚寒的人寒冬可常吃羊肉，能促进血液循环，使皮肤红润，增强御寒能力。中医认为，羊肉还有补肾壮阳的作用。

猪肚 【肉禽水产类】

🥣 香菇煲猪肚汤

◎ **材料** 猪肚180克，香菇30克，红枣8颗，枸杞子、姜各适量，盐2克。

◎ **制作** ①猪肚洗净，翻转去脏杂，以生粉反复搓擦后用清水冲净；香菇泡发洗净；红枣、枸杞子洗净，略泡。②煲内注清水烧沸，加入所有食材，大火煮沸后改小火煲2.5小时。③加盐调味即可。

◎ **功效** 本品具有健脾和胃、补益虚损的功效，适合脾胃虚寒型胃及十二指肠溃疡患者。

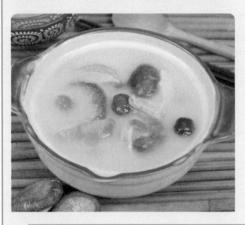

性味归经 味甘，性微温。归脾、胃经。

食疗功效 猪肚有补虚损、健脾胃的功效，对胃炎、胃痛、消化性溃疡以及内脏下垂、脾虚腹泻、虚劳瘦弱、消渴、小儿疳积、尿频或遗尿都有很好的食疗作用。

兔肉 【肉禽水产类】

🥣 青皮炒兔肉

◎ **材料** 兔肉150克，青皮12克，生姜末9克，料酒、食盐、葱段、大蒜、酱油、味精等各适量。

◎ **制作** ①青皮用温水泡过后切小块；将兔肉洗净，切成丁，用食盐、生姜末、葱段、料酒、酱油等稍腌渍。②锅中放油，将兔肉翻炒至肉色发白，然后放入青皮、花椒、生姜、葱段等继续翻炒，待兔肉丁熟时，加糖、酱油、醋和味精等，炒至收干水分，淋上麻油即成。

◎ **功效** 本品具有清热凉血、滋阴益胃的功效，适合阴虚胃热型胃及十二指肠溃疡患者。

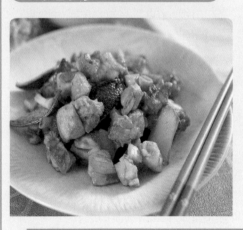

性味归经 性凉，味甘。归肝、脾、大肠经。

食疗功效 兔肉可清热凉血、滋阴益气、解毒消痈，对肝郁气滞以及阴虚胃热型消化性溃疡患者均有一定的食疗作用。兔肉还含有丰富的卵磷脂，能抑制血小板凝聚和防止血栓形成，保护血管壁，防止动脉硬化，还能提高记忆力，防止大脑功能衰退。

甲鱼 【肉禽水产类】

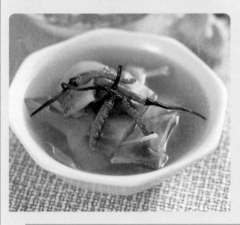

🥄 虫草炖甲鱼

◎ **材料** 甲鱼1只，冬虫夏草10枚，料酒、盐、味精、葱段、姜片、蒜瓣、鸡汤各适量。

◎ **制作** ①甲鱼收拾干净，切成4块；冬虫夏草洗净。②将块状的甲鱼放入锅内煮沸，捞出，割开四肢，剥去腿油，洗净。③甲鱼放入砂锅中，放入虫草，加料酒、盐、味精、葱、姜、蒜、鸡汤炖2小时，拣去葱、姜即成。

◎ **功效** 本品具有益气补虚、疏肝解郁、养肝滋阴的功效，适合肝郁气滞、阴虚胃热型胃及十二指肠溃疡患者。

性味归经 性平、味甘。归肝经。

食疗功效 甲鱼具有益气补虚、滋阴益胃、益肾养肝、净血散结等功效，适合阴虚胃热以及肝郁气滞型消化性溃疡患者食用。甲鱼对预防和抑制胃癌、肝癌、急性淋巴性白血病等功效显著，还能降低血胆固醇，预防高血压、冠心病等。

田螺 【肉禽水产类】

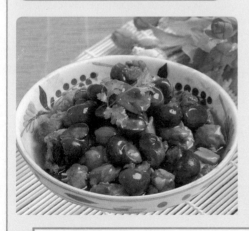

🥄 仔鸡田螺

◎ **材料** 田螺200克，仔鸡150克，盐3克，味精1克，醋8克，酱油15克，料酒适量，香菜少许。

◎ **制作** ①田螺洗净，钳去尾部，再洗净泥沙；仔鸡洗净，剁成小块；香菜洗净。②锅内注油烧热，将鸡肉翻炒至变色后，加入田螺一起炒匀。③炒至熟后，加入盐、醋、酱油、料酒炒匀入味，味精调味，起锅装碗，撒上香菜即可。

◎ **功效** 本品具有清热泻火的功效，适合阴虚胃热型胃及十二指肠溃疡患者。

性味归经 性寒、味甘。归脾、胃、肝、大肠经。

食疗功效 田螺肉具有清热、明目、解暑、止渴、醒酒、利尿、通淋等功效，适合阴虚胃热型消化性溃疡患者食用，主治胃痛、胃酸、细菌性痢疾、风湿性关节炎、肾炎水肿、疔疮肿痛、尿赤热痛、尿闭、痔疮、佝偻病、脱肛、小儿湿疹、妊娠水肿、妇女子宫下垂等疾病。

猪血 【肉禽水产类】

🍚 西洋参猪血煲

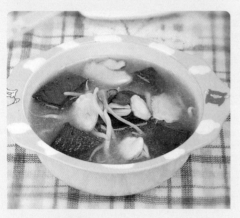

◎ **材料** 猪血200克，黄豆芽100克，西洋参8克，高汤适量，盐6克。

◎ **制作** ①将猪血洗净，切块；黄豆芽洗净。②西洋参洗净浸泡备用。③净锅上火倒入高汤，调入盐，下入猪血、黄豆芽、西洋参煲至熟即可。

◎ **功效** 本品具有补血活血的功效，适合瘀血阻滞型的胃及十二指肠溃疡患者。

性味归经 性平，味咸。无毒。归肝、脾经。

食疗功效 猪血既补血又止血，还能防癌抗癌。猪血含有维生素K，能促使血液凝固，有止血作用，对消化道溃疡出血有较好的食疗作用；猪血中含有的钴是防止人体内恶性肿瘤生长的重要微量元素，常食对预防消化性溃疡癌变有一定的作用。

鲍鱼 【肉禽水产类】

🍚 小鲍鱼参杞汤

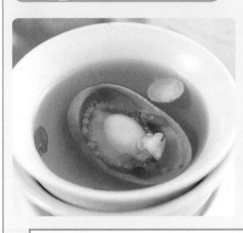

◎ **材料** 小鲍鱼2个，瘦肉150克，参片12片，枸杞子30克，味精、鸡精、盐各适量。

◎ **制作** ①将鲍鱼杀好，洗净；瘦肉洗净，切块；参片、枸杞子均洗净。②将以上材料放入炖盅内，加适量开水，盖上盅盖，隔水用中火蒸1小时。③熟后，调入盐、味精、鸡精即可。

◎ **功效** 本品具有疏肝理气、清热润燥的功效，适合肝郁气滞、阴虚胃热型胃及十二指肠溃疡患者。

性味归经 性温，味甘、咸。入肝经。

食疗功效 鲍鱼具有清热润燥、清肝凉血、利肠通便等功效，适合肝郁气滞以及阴虚胃热的患者食用。此外，鲍鱼的贝壳也是一味中药，叫石决明，具有清肝、明目等功效，对高血压和目赤肿痛等有食疗作用。

墨鱼【肉禽水产类】

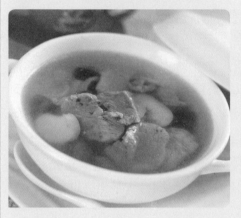

🥣 田螺墨鱼骨汤

◎ **材料** 大田螺200克，猪肉片100克，墨鱼骨20克，浙贝母10克，蜂蜜适量。

◎ **制作** ①墨鱼骨、浙贝母用清水洗净备用。②大田螺取肉洗净，猪肉洗净切片，同放于砂锅中，注入清水500毫升，煮成浓汁。③然后将墨鱼骨和浙贝母加入浓汁中，再用小火煮至肉质烂成羹，调入蜂蜜即可。

◎ **功效** 本品具有养血滋阴、健脾利水、温胃散寒、疏肝理气、收敛止血的功效，适合各个证型胃及十二指肠溃疡患者。

性味归经 性温，味微咸。入肝、肾经。

食疗功效 墨鱼具有抑制胃酸分泌、收敛止血的功效，对消化性溃疡出血有很好的食疗效果。此外，墨鱼还有补益精气、健脾利水、养血滋阴、温经通络、美肤乌发的功效，还可防止动脉硬化，提高免疫力，防止骨质疏松。

油菜【蔬菜菌菇类】

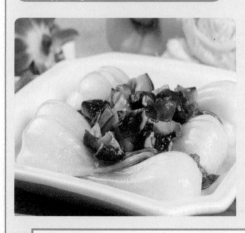

🥣 油菜香菇

◎ **材料** 油菜500克，香菇10朵，高汤半碗，水淀粉、盐、白糖、味精各适量。

◎ **制作** ①油菜洗净，对切成两半；香菇泡发洗净，去蒂，一切为二。②炒锅入油烧热，先放入香菇炒香，再放入油菜、盐、白糖、味精，加入高汤，加盖焖约2分钟，以水淀粉勾一层薄芡即可出锅装盘。

◎ **功效** 本品具有活血化瘀的功效，适合瘀血阻滞型的胃及十二指肠溃疡患者。

性味归经 性温，味辛。归肝、肺、脾经。

食疗功效 油菜具有活血化瘀、消肿解毒、促进血液循环、润肠通便、美容养颜、强身健体的功效，对瘀血阻滞型消化性溃疡患者有较好的食疗作用。此外，油菜对丹毒、疖肿、乳痈、习惯性便秘、老年人缺钙等病症也有明显的食疗作用。

茼蒿 【蔬菜菌菇类】

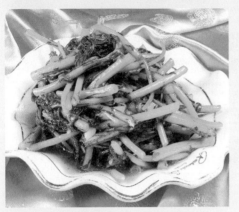

🥄 素炒茼蒿

◎ **材料**　茼蒿500克，蒜蓉10克，盐3克，鸡精1克。

◎ **制作**　①将茼蒿洗净，切段。②油锅烧热，放入蒜蓉爆香，倒入茼蒿快速翻炒至熟。③最后调入盐和鸡精调味，出锅装盘即可。

◎ **功效**　本品具有温胃散寒、疏肝理气的功效，适合脾胃虚寒、肝郁气滞型胃及十二指肠溃疡患者。

性味归经　性温，味甘、涩。归肝、肾经。

食疗功效　茼蒿具有平补肝肾、缩小便、宽中理气、散寒的作用，适合肝郁气滞以及脾胃虚寒型消化性溃疡患者食用。茼蒿对胃脘胀痛、夜尿频多、腹痛寒疝、心悸、怔忡、失眠多梦、心烦不安、痰多咳嗽等症有一定的食疗作用。

茄子 【蔬菜菌菇类】

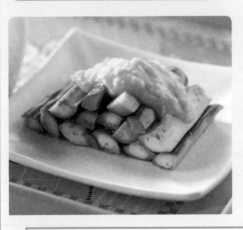

🥄 麻酱茄子

◎ **材料**　茄子2根，大蒜头2瓣，芝麻酱50克，盐3克，味精2克，香油少许。

◎ **制作**　①蒜头拍碎，切成末。②将芝麻酱、盐、味精、香油、蒜末拌匀。③茄子洗净，切条状，装入盘中，淋上拌匀的调料，入锅蒸8分钟即可。

◎ **功效**　本品具有活血化瘀、止血凉血、清热泻火的功效，适合瘀血阻滞、阴虚胃热型胃及十二指肠溃疡患者。

性味归经　味甘、性凉。归脾、胃、大肠经。

食疗功效　茄子具有凉血止血、活血化瘀、清热消肿之效，适合瘀血阻滞以及阴虚胃热型消化性溃疡患者食用，可改善溃疡出血情况。茄子还对肠风下血、热毒疮痈、皮肤溃疡等症有较好的食疗作用，还可防止细胞癌变、预防动脉硬化、调节血压、保护心脏。

猕猴桃 【水果干果类】

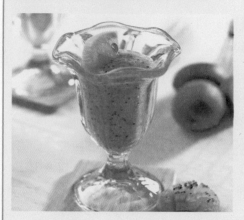

🥣 猕猴桃汁

◎**材料** 猕猴桃3个，冰块1/3杯。

◎**制作** ①猕猴桃用水洗净，每个切成4块。②在果汁机中放入猕猴桃和冰块，搅打均匀。③把猕猴桃汁倒入杯中即可。

◎**功效** 本品具有疏肝理气、清热生津的功效，适合肝郁气滞、阴虚胃热型胃及十二指肠溃疡患者。

性味归经 性寒，味甘、酸。归胃、膀胱经。

食疗功效 猕猴桃有生津解热、调中下气、疏肝解郁、止渴利尿等功效，适合肝郁气滞以及阴虚胃热型消化性溃疡患者食用。此外，猕猴桃还具有养颜、提高免疫力、抗癌、抗衰老、抗炎的功效。猕猴桃含有的血清促进素具有稳定情绪的作用。

哈密瓜 【水果干果类】

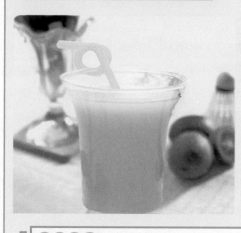

🥣 哈密瓜椰奶

◎**材料** 哈密瓜200克，椰奶40毫升，鲜奶200毫升。

◎**制作** ①将哈密瓜削皮去子，切丁。②将所有材料放入榨汁机内，搅打2分钟即可。

◎**功效** 本品具有清热泻火、滋阴生津的功效，适合阴虚胃热型胃及十二指肠溃疡患者。

性味归经 味甘、性寒。归肺、胃、膀胱经。

食疗功效 哈密瓜具有清热除烦、生津止渴、疗饥、利便、益气、清肺热止咳的功效，适合阴虚胃热型消化性溃疡患者食用。哈密瓜还可以用来作为贫血的食疗之品。

田七 【中药类】

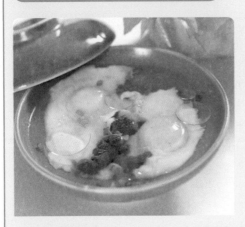

田七煮鸡蛋

◎ **材料** 田七10克，鸡蛋2个，盐少许。

◎ **制作** ①将田七用清水洗净，备用。②锅洗净，置于火上，将田七放入锅中，加入适量清水，煮片刻。③最后打入鸡蛋，煮至熟，再调入盐即可。

◎ **功效** 本品具有止血、散瘀的功效，适合瘀血阻滞型胃及十二指肠溃疡患者。

性味归经 性温，味甘、微苦。归肝、胃经。

食疗功效 田七具有止血、散瘀、消肿、止痛的功效，对瘀血阻滞型消化性溃疡患者有很好的疗效，可加速溃疡面愈合，减少出血。田七还可治疗吐血、咯血、便血、血痢、崩漏、癥肿、产后恶露不尽、跌扑瘀血、外伤出血、痈肿疼痛等病症。

白芍 【中药类】

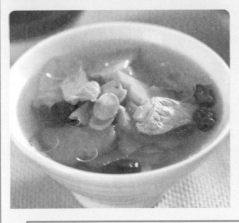

佛手瓜白芍瘦肉汤

◎ **材料** 鲜佛手瓜200克，白芍20克，猪瘦肉400克，红枣5颗，盐3克。

◎ **制作** ①佛手瓜洗净，切片，飞水。②白芍、红枣洗净；瘦猪肉洗净，切片，飞水。③将清水800毫升放入瓦煲中，煮沸后加入以上用料，大火开滚后，改用小火煲2小时，加盐调味。

◎ **功效** 本品疏肝和胃、行气解郁，适合肝郁气滞型胃及十二指肠溃疡患者。

性味归经 性凉，味苦、酸。归肝、脾经。

食疗功效 白芍是常见的柔肝止痛良药，具有养血柔肝、缓中止痛、敛阴收汗的功效，适合肝郁气滞型消化性溃疡患者服用，白芍多用于治疗胃痛、胸腹胁肋疼痛、泻痢腹痛、自汗盗汗、阴虚发热、月经不调、崩漏、带下等常见病症。

艾叶【中药类】

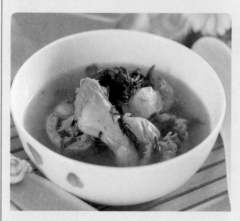

🥄 艾叶煮鹌鹑

◎**材料** 鹌鹑2只，艾叶30克，菟丝子15克，川芎10克，黄酒、盐、味精、麻油各适量。

◎**制作** ①将鹌鹑肉洗净，艾叶、菟丝子、川芎分别洗净。②砂锅中注入清水200毫升，放入艾叶、菟丝子、川芎和鹌鹑，烧开后，捞去浮沫，加入黄酒和盐，小火炖至熟烂，下味精，淋麻油即可。

◎**功效** 本品具有温胃散寒、理气止血的功效，适合脾胃虚寒、肝郁气滞、瘀血阻滞型胃及十二指肠溃疡患者。

性味归经 性温，味苦、辛。归肝、脾、肾经。

食疗功效 艾叶具有理气血、温胃散寒、温经、止血、安胎的作用，适合脾胃虚寒型消化性溃疡患者食用，还常用来治疗心腹冷痛、泄泻转筋、久痢、吐衄、下血、月经不调、崩漏、带下、胎动不安、痈疡、疥癣等症。

百合【中药类】

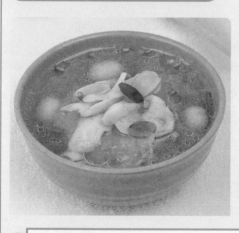

🥄 百合参汤

◎**材料** 水发百合30克，水发莲子50克，沙参10克，冰糖适量。

◎**制作** ①将水发百合、水发莲子均洗净；沙参用温水清洗备用。②净锅上火，倒入矿泉水，调入冰糖。③下入沙参、水发莲子、水发百合煲至熟即可。

◎**功效** 本品具有益胃生津、滋阴润燥的功效，适合阴虚胃热型胃及十二指肠溃疡患者。

性味归经 性平，味甘、微苦。入肺、脾、心三经。

食疗功效 百合药食两用，入药以野生白花百合为佳，食用以家种者为好。具有益胃生津、润肺止咳、清心安神的功效，适合阴虚胃热型消化性溃疡患者服用。百合还常用来治肺热久嗽、咳嗽痰血、热病后余热未清、虚烦惊悸、神志恍惚等症。

生地 【中药类】

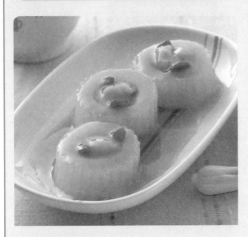

干贝黄瓜盅

◎材料　黄瓜150克，新鲜干贝100克，生地、芦根、枸杞子各10克，盐、太白粉各适量。

◎制作　①生地和芦根洗净后，加水煎汁留用；黄瓜洗净去皮切段，以汤匙挖除每个黄瓜中心的籽，并塞入1个干贝，排列在盘中。②洗净的枸杞子撒在黄瓜上面，放入锅内蒸熟，或是放置在蒸笼上以大火蒸10分钟也可。③药汁倒入锅内加热，沸腾时水调淀粉、盐勾芡，趁热均匀淋在蒸好的黄瓜干贝盅上面即可食用。

◎功效　本品具有清热泻火、养阴生津的功效，适合阴虚胃热型胃及十二指肠溃疡患者。

性味归经　性微寒，味甘、苦。归心、肝、肾经。

食疗功效　生地清热凉血、养阴生津，适合阴虚胃热型消化性溃疡患者服用，可改善溃疡面出血症状，加速溃疡面愈合，有效缓解胃痛。生地黄还可用于热风伤阴、舌绛烦渴、呕血、鼻出血、便血、咽喉肿痛等症的治疗。

乌药 【中药类】

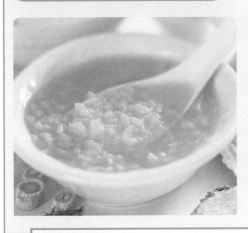

乌药活血粥

◎材料　乌药、当归、北沙参各10克，白芍、生地各8克，川芎6克，红花5克，粳米100克。

◎制作　①将药材洗净，放入布袋内，先武火煮开，再用小火煎取药汁。②再取药渣煎一次，合两次药汁为一。③加入洗净的粳米，煮成粥即可。

◎功效　本品具有疏肝理气、行气活血、化瘀止痛的功效，适合肝郁气滞、瘀血阻滞型的胃及十二指肠溃疡患者。

性味归经　性温，味辛。归肺、脾、肾、膀胱经。

食疗功效　乌药具有顺气、开郁、散寒、止痛的功效，适合肝郁气滞以及脾胃虚寒型消化性溃疡患者服用。乌药还可用来治疗胸腹胀痛、宿食不消、反胃吐食、寒疝、脚气、小便频数等症。现代广泛用于由气滞、气逆引起的腹部痛证。

◎胃及十二指肠溃疡患者忌吃食物及忌吃原因

胃及十二指肠溃疡患者应禁吃浓茶、浓咖啡以及辛辣、油腻等有刺激性的食物，忌食过硬、粗糙的食物，戒烟忌酒，以下一些食物也应禁吃。

糯米

忌吃糯米的原因

❶《本草纲目》中有记载："糯米黏滞难化，小儿、病人最宜忌之。"现代研究发现，糯米的主要成分淀粉中葡萄糖分子缩合时的连接方式与其他粮食的有所不同，其属于支链淀粉，人食用后很难消化，胃及十二指肠溃疡患者食用后会增加胃的消化负担，加重消化不良症状。

❷糯米难以被消化，食后会滞留在胃内，时间长了便会刺激胃壁细胞及胃幽门部的细胞，促使胃酸分泌增加，胃及十二指肠溃疡病人食后可使疼痛加剧，甚至诱发胃穿孔、出血等。

❌ 忌吃关键词

黏滞、难消化

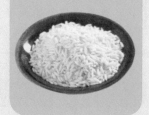

红薯

忌吃红薯的原因

❶《本草纲目拾遗》中指出："中满不宜多食，能壅气。"现代研究证明，红薯中含有一种氧化酶，这种酶容易在人的胃肠道产生大量的二氧化碳气体，使人出现腹胀、呃逆、放屁等症状，对胃及十二指肠溃疡患者病情不利。

❷红薯含有大量的不被消化的膳食纤维，在胃中滞留可刺激胃酸的分泌，而同时红薯的含糖量较高，也会刺激胃酸分泌，胃酸分泌过多会刺激溃疡面，使胃及十二指肠溃疡患者出现胃痛加剧，甚至诱发胃穿孔、出血等。

❸中医认为，湿阻脾胃、气滞食积者应慎食红薯，故肝郁气滞型胃及十二指肠溃疡患者要慎食。

❌ 忌吃关键词

氧化酶、膳食纤维

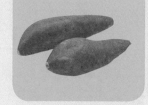

芹菜

忌吃芹菜的原因

❶ 胃及十二指肠溃疡患者的主要症状为腹部疼痛或消化不良，而芹菜是高纤维食物，含有大量的粗纤维，这些粗纤维不能被消化，无疑加重了患者胃的消化负担，而且粗纤维在胃中的滞留，可刺激胃酸分泌增加，使溃疡病情加重。

❷ 芹菜性凉，偏微寒，脾胃虚弱者食用后容易引起腹痛、腹泻等症，脾胃虚寒型的胃及十二指肠溃疡患者进食更会加重胃痛、乏力、食欲不振、大便溏泄等症状。

✖ 忌吃关键词

粗纤维、性凉

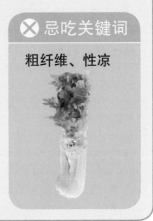

韭菜

忌吃韭菜的原因

❶ 韭菜中含有的硫化物——硫化丙烯具有较强的刺激性，食用后可刺激胃腺体分泌胃液，使胃酸增加，从而影响溃疡面的愈合，甚至导致溃疡加重。

❷ 韭菜含有大量的膳食纤维，这些膳食纤维不能被消化，一来增加了胃的消化负担，二来膳食纤维在胃中滞留时间过久可刺激胃酸的分泌，使胃酸增多。

❸ 关于韭菜的食用禁忌，在《本经逢原》有记载曰："若胃虚而噎，勿用，恐致呕吐也。"

✖ 忌吃关键词

硫化丙烯、膳食纤维

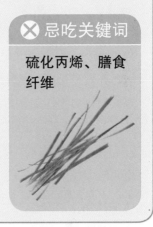

柠檬

忌吃柠檬的原因

❶ 柠檬含有丰富的烟酸和有机酸，其味极酸，过酸的食物摄入可以在胃中产生刺激，使胃酸的分泌增加，过多的胃酸会侵袭胃黏膜，引起胃溃疡、胃炎，故胃及十二指肠溃疡患者和胃炎患者均不宜食用柠檬。

❷ 柠檬本身的酸度也极强，其pH值低至2.5，胃及十二指肠溃疡患者食用后也会对其原有的溃疡面造成一定的刺激，使病情加重。

✖ 忌吃关键词

烟酸、有机酸、酸度强

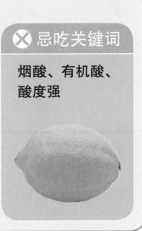

山楂

❡ 忌吃山楂的原因

① 山楂含有大量的有机酸、果酸、山楂酸、柠檬酸等，食用后可刺激胃酸的分泌，使胃酸增加，从而刺激胃黏膜，影响溃疡的愈合，甚至使溃疡程度加重。若空腹食用，更会令胃酸猛增，使胃胀满、反酸，加重胃及十二指肠溃疡患者胃痛的症状。

② 生山楂中含有鞣酸，这种鞣酸可与胃酸结合形成胃石，胃石很难消化，其在胃中滞留时间过久，就会引起胃溃疡、胃出血甚至胃穿孔。

③ 关于山楂的食用禁忌，《随息居饮食谱》就有记载："多食耗气，损齿，易饥，空腹及羸弱人或虚病后忌之。"

❌ **忌吃关键词**

有机酸、鞣酸

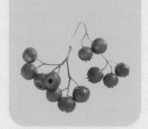

苹果

❡ 忌吃苹果的原因

① 苹果中含有大量的粗纤维，粗纤维属于不溶性的膳食纤维，在胃中不能被消化，其在胃中的滞留，一方面增加了胃的消化负担，另一方面也可刺激胃酸的分泌，使胃酸增多，不利于溃疡面的愈合。

② 苹果中含有鞣酸，鞣酸是肠道收敛剂，可以减少肠道分泌而使大便内水分减少，对于阴虚胃热型的胃及十二指肠溃疡患者来说，无疑是加重了其大便干结的症状。

❌ **忌吃关键词**

粗纤维、鞣酸

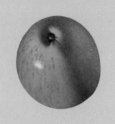

橘子

❡ 忌吃橘子的原因

① 橘子中含有丰富的烟酸、苹果酸、柠檬酸，这些有机酸进入胃中，可刺激胃酸分泌，使胃液中的胃酸浓度增加，胃酸的增加可加重对溃疡面的刺激，加剧胃及十二指肠溃疡的病情。

② 橘子中含有大量的糖分，如摄入过多，多余的糖分会在胃内发酵，刺激胃酸的增加。

③ 橘子性热，阴虚胃热型的胃及十二指肠溃疡患者食用后可加剧其胃痛、恶心、呕吐、便秘等症状。

❌ **忌吃关键词**

有机酸、糖分、性热

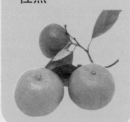

李 子

忌吃李子的原因

❶ 李子中含有大量的果酸，胃及十二指肠溃疡患者食用后，果酸可刺激胃腺体分泌胃酸，使胃酸增加，从而影响溃疡面的修复，甚至可加剧溃疡的病变。

❷ 李子性凉，脾胃虚寒型的胃及十二指肠溃疡患者不宜过食，否则可损伤脾胃，加重其腹痛、乏力、手脚冰凉等症状。

❸ 关于李子的食用禁忌，在《滇南本草》就有记载——"不可多食，损伤脾胃"，而在《随息居饮食谱》也有曰："多食生痰，助湿发疟疾，脾虚者尤忌之。"

忌吃关键词

果酸、性凉

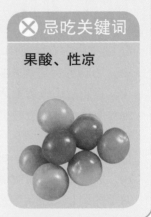

巧克力

忌吃巧克力的原因

❶ 巧克力的脂肪含量很高，一般的巧克力每100克中含脂肪40.1克，过多的脂肪摄入可延迟胃排空，使胃的消化负担加重，这对于伴有消化不良症状的胃及十二指肠溃疡患者是十分不利的。

❷ 巧克力的含糖量也极高，一般的巧克力每100克中含糖53.4克，过甜的食物会刺激胃酸的分泌，使胃酸增加，从而影响溃疡面的恢复，加重胃及十二指肠溃疡的病情。

忌吃关键词

脂肪、糖

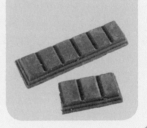

冰激凌

忌吃冰激凌的原因

❶ 冰激凌的温度很低，甚至接近0℃，而人体的正常体温为37℃，如此悬殊的温差可对人体的胃肠道形成较大的刺激，导致胃肠道血管收缩，还会削弱胃黏膜保护屏障，引起肠道功能紊乱，引起急性胃炎，甚至发展为溃疡。

❷ 冰激凌的含糖量较高，一般的冰激凌每100克中含糖17.3克，过多的甜食进入胃中，可刺激胃腺体分泌胃酸，使胃酸增加，胃酸可侵袭胃黏膜，从而加重溃疡的病情。

忌吃关键词

温度低、糖

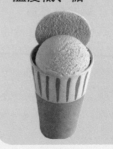

咖啡

忌喝咖啡的原因

❶咖啡中含有咖啡因，咖啡因是一种黄嘌呤生物碱化合物，它能够促进胃酸的分泌，提高胃酸的浓度，故胃及十二指肠溃疡患者不适合饮用咖啡，否则增多的胃酸会增强对溃疡面的刺激，引起胃部疼痛，溃疡面出血，使病情加重。

❷咖啡因同时也是一种中枢神经兴奋剂，有提神醒脑之功用，但是如果长期饮用或饮用过多，可影响睡眠的质量，对于胃及十二指肠溃疡患者的病情恢复不利。

❌忌喝关键词

咖啡因、中枢神经兴奋剂

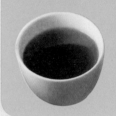

浓茶

忌喝浓茶的原因

❶浓茶中含有茶碱，可刺激胃的腺体分泌胃酸，损害胃黏膜屏障，使胃黏膜出现炎性改变或溃疡性病变，加重胃及十二指肠溃疡的病情。

❷胃及十二指肠溃疡患者饮用浓茶后，会稀释胃液，降低胃液的浓度，使胃的消化功能不能正常运作，加重了其消化不良症状。

❸浓茶中含有的茶碱还有兴奋中枢神经的作用，多饮会影响睡眠，长此以往还会导致神经衰弱，对于胃及十二指肠溃疡的病情恢复不利。

❌忌喝关键词

茶碱、刺激胃黏膜

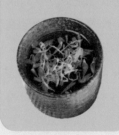

烈酒

忌喝烈酒的原因

❶烈酒的刺激性很强，它能够直接破坏胃黏液屏障，使胃黏膜发生充血、水肿，甚至发生糜烂，严重影响胃及十二指肠溃疡患者的病情。

❷烈酒还可以抑制或减少胃黏膜合成前列腺素E，前列腺素E是一种可以抑制胃酸分泌，保护胃黏膜的物质，它由胃黏膜合成，前列腺E的分泌被减少或抑制了，胃酸就会分泌过多，从而损伤胃黏膜，加重溃疡损害。

❌忌喝关键词

刺激性、前列腺E

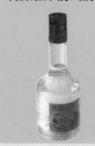

大蒜

忌吃大蒜的原因

大蒜精油、性温

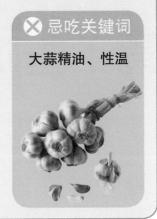

❶ 大蒜中含有很多的硫化合物，这些硫化合物又统称为大蒜精油。大蒜精油也是构成大蒜独有辛辣气味的主要物质，这种辛辣的刺激可促使胃酸分泌增加，使胃酸浓度增大，从而影响溃疡面的恢复，故胃及十二指肠溃疡患者不宜食用大蒜。

❷ 大蒜性温，关于大蒜的食用禁忌，《本草经疏》中早有记载："凡肺胃有热，肝肾有火，气虚血弱之人，切勿沾唇。"由此可见，阴虚胃热型的胃及十二指肠溃疡患者尤其不宜食用大蒜。

辣椒

忌吃辣椒的原因

忌吃关键词

性热、味辛、强刺激性

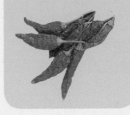

❶ 辣椒是属于大热大辛的食物，其具有非常强烈的刺激性，胃及十二指肠溃疡患者食用后会由于胃酸的分泌增加，刺激溃疡面，使溃疡的程度加重，不利于患者的病情，严重者还有可能引起胃出血、胃穿孔等。

❷ 中医认为，辣椒性热，阴虚胃热型胃及十二指肠溃疡患者尤其不宜食用辣椒，否则会加重患者胃痛、恶心呕吐、咽干舌燥、大便干结等症状。

醋

忌吃醋的原因

忌吃关键词

有机酸、刺激胃酸分泌

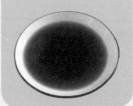

❶ 胃及十二指肠溃疡患者食用醋后，一方面醋可直接腐蚀胃肠黏膜而加重溃疡病，另一方面，它又含有大量的有机酸，可促使胃的腺体分泌大量的胃酸，使胃酸增多，从而刺激溃疡面，加重病情。

❷ 醋酸能够改变人体局部环境的酸碱度，从而使某些药物不能发挥作用或者使药物的作用减弱。胃及十二指肠溃疡患者常常使用抗酸剂，如碳酸氢钠、氧化镁、氢氧化铝、碳酸钙等，而醋可中和这些碱性药，从而使其失效。

第四章

胃下垂吃什么？禁什么？

中医分型

① 中气下陷型

·症状剖析 胃脘隐痛胀满伴下沉感，不思饮食，食入难消化、神疲乏力、倦怠懒言、恶心呕吐、大便质稀却排出不畅，舌色淡、苔白滑。

·治疗原则 补气健脾、升阳举陷。

·饮食禁忌 忌食寒凉生冷食物，忌食难消化食物。

对症药材
*人参 *党参
*白术 *黄芪
*升麻

对症食材
*粳米 *小米
*荞麦 *猪肚
*牛肚 *土鸡
*乌鸡

② 肝胃不和型

·症状剖析 胃脘胀满有下坠感，伴胁肋胀痛，嗳气频作，放气后疼痛稍减，恶心干呕，口苦反酸。

·治疗原则 疏肝理气、和胃消食。

·饮食禁忌 忌食易产气、易造成腹胀的食物。

对症药材
*陈皮 *香附
*枳实 *麦芽

对症食材
*小米 *甲鱼
*韭菜 *鳙鱼
*山楂

③ 痰湿中阻型

·症状剖析 脘腹痞满不舒，胸胁满闷，头晕目眩，全身沉重困倦，嗳气厌食，呕吐多为清水痰涎，口淡不渴，大便溏泄，舌苔白、厚腻。

·治疗原则 祛痰化湿、健胃补虚。

·饮食禁忌 忌食油腻食物，忌肥肉以及少食甜食。

对症药材
*茯苓 *半夏
*白术 *厚朴

对症食材
*薏米 *扁豆
*木瓜 *香菇
*金针菇

④ 胃阴亏虚型

·症状剖析 胃脘痞闷坠胀不适，食后加重，经常胃脘部有灼热感，饥饿但不欲饮食，时作干呕，口干咽燥，大便干燥，舌干色红少苔。

·治疗原则 滋阴益胃、补虚生津。

·饮食禁忌 忌食燥热性食物、辛辣刺激性食物。

对症药材
*沙参 *玉竹
*莲子

对症食材
*兔肉 *粳米
*甲鱼 *银耳
*桑葚

⑤ 脾胃阳虚型

对症药材 | **对症食材**

- **症状剖析** 胃脘冷痛满闷，得温则减，饮食稍多则想吐，时作时止，倦怠乏力，畏寒肢冷，口干不欲饮水，大便稀溏，舌色淡白。

*肉桂 *菟丝子
*干姜 *补骨脂

*羊肉 *韭菜
*榴梿 *桂圆肉
*樱桃 *鸽子肉

- **治疗原则** 温胃散寒、升阳举陷。

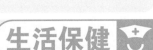

- **饮食禁忌** 忌寒凉生冷、干硬难消化的食物。

---

❶ 常用来治疗胃下垂的中成药有：补中益气丸，每次9克，每日3次。十全大补膏，每次1汤匙，每日3次，开水冲服。以上两味中成药适合脾胃气虚、体质虚弱的胃下垂患者食用。

民间秘方

❷ 肉桂10克，五倍子20克，炒何首乌30克，一起研粉，每次6克，每日1~2次，温水吞服。适合脾肾阳虚型的胃下垂患者食用。

饮食宜忌

生活保健

 宜

√ 饮食宜清淡，营养要均衡，尽量少食用刺激性食物。

√ 要养成良好的饮食习惯，饮食定时定量，体瘦者应增加营养。

√ 饮食宜少吃多餐，以减轻胃的负担，吃饭时要细嚼慢咽，避免狼吞虎咽，多选择细软易消化食物。

√ 患者要注意在少量多餐的基础上力求使膳食营养均衡，糖、脂肪、蛋白质三大营养物质比例适宜。

忌

× 忌食干硬、粗糙、不易消化的食物，以免加重腹胀。

× 不要暴饮暴食。食用的食品应富有营养，容易消化，但体积要小，高能量、高蛋白、高脂肪食品适当多于蔬菜水果，以增加腹部脂肪从而托起胃体。

◎ 胃下垂患者多数体质虚弱，故自疗时就要"治本"，从改善体质着手，例如，平时要积极参加体育锻炼，运动量可由小到大。

◎ 性生活对体质衰弱者是较大负担，应尽量减少房事次数。

◎ 平时要加强身体锻炼，如散步、打太极拳等，增强体力和胃壁张力。

◎ 保持乐观情绪，勿暴怒，勿郁闷。

◎ 卧床宜头低脚高，可以在床脚下垫两块砖头。

◎ 取百会、足三里穴，用指端及指甲按掐，各3~5分钟，每日多次。（百会穴：两耳尖连线在头顶上的中点处。足三里穴：在双腿外膝眼下四横指、胫骨外侧一横指处。）

⊗ 不要参加重体力劳动和剧烈活动，特别是在进食后。饭后散步有助本病的康复。

⊗ 不宜久站和剧烈跳动。胃下垂较严重者，建议饭后平卧半小时，不要立即活动。

◎胃下垂患者宜吃的食物及其简易食疗方

　　编者根据胃下垂的五种中医分型，贴心地为每一种不同证型的患者挑选了宜吃的食物，分析每一种食物的性味归经及其对每种证型的食疗功效，并推荐了合适的调养食疗方，详解其材料、做法以及功效。食疗方的材料均简单易得，做法清晰明了，患者可根据自身症状判断自己属于哪一证型，然后根据证型选择适合自己的食疗方法及菜例，于日常饮食中轻松达到调理的目的。

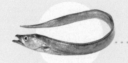
【带鱼】

【香菇】

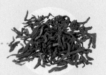
【陈皮】

小麦 【谷物粮豆类】

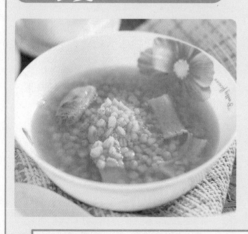

🥣 黄芪小麦粥

◎**材料** 小麦50克，黄芪20克，冰糖适量。

◎**制作** ①黄芪用清水洗净，然后将黄芪切成小段，备用；小麦洗净备用。②锅洗净，置于火上，将黄芪与小麦一起放入锅中，加入适量清水煮成粥。③加冰糖，拌匀后早晚服食。

◎**功效** 本品具有益气健脾、养阴生津的功效，适合中气下陷、胃阴亏虚型胃下垂患者。

性味归经 性凉，味甘。归心、脾经。

食疗功效 小麦具有健脾厚肠、益气补阴的功效，对脾气虚弱引起的胃下垂有很好的食疗功效，此外，对于体虚多汗、心烦失眠等症也有较好的疗效。

薏米 【谷物粮豆类】

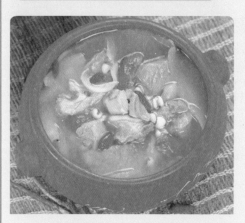

清补煲瘦肉

◎ **材料** 瘦肉400克，薏米、山药各适量，枸杞子、红枣各20克，盐6克。

◎ **制作** ①瘦肉洗净，切件，氽水；薏米、枸杞子洗净，浸泡；山药洗净，去皮，切薄片；红枣洗净去核。②瘦肉氽去血水，捞出洗净。③将瘦肉、薏米、红枣放入锅中，加入清水，大火烧沸后以小火炖2小时，放入山药、枸杞子稍炖，加入盐调味即可。

◎ **功效** 本品具有祛痰化湿、健脾益胃的功效，适合痰湿中阻型胃下垂患者。

性味归经 性凉，味甘、淡。归脾、胃、肺经。

食疗功效 薏米健脾益胃、清热渗湿、排脓止泻，对痰湿中阻型的胃下垂患者有很好的食疗作用。此外，薏米还有祛风湿、镇静镇痛、抑制骨骼肌收缩、增强人体免疫功能、抗菌抗癌的作用。薏米可入药，常用来治疗脾虚泄泻、水肿、脚气，也可用于肺痈、肠痈等病的治疗。

荞麦 【谷物粮豆类】

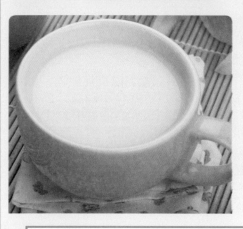

荞麦薏米豆浆

◎ **材料** 黄豆60克，薏米25克，荞麦15克。

◎ **制作** ①黄豆泡软，洗净；薏米、荞麦淘洗干净，各浸泡2个小时。②将黄豆、薏米、荞麦放入豆浆机中，添水搅打成豆浆，烧沸后滤出豆浆即可。

◎ **功效** 本品具有健脾利湿的功效，适合痰湿中阻型胃下垂患者。

性味归经 性寒、味甘。入脾、胃、大肠经。

食疗功效 荞麦健胃、消积、止汗，能有效辅助治疗胃痛胃胀、胃下垂、消化不良、食欲不振、肠胃积滞、慢性泄泻等病症。同时荞麦能帮助人体代谢葡萄糖，是防治糖尿病的天然食品；还可预防高血压引起的脑溢血。此外，荞麦所含的纤维素可使人大便恢复正常，并预防各种癌症。

扁豆【谷物粮豆类】

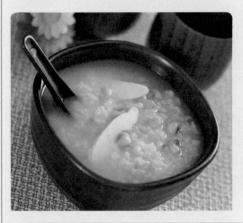

🥄 白扁豆粥

◎ **材料** 白扁豆30克，米200克，山药10克，葱、盐各5克。

◎ **制作** ①将白扁豆、山药洗净，加水先煲30分钟。②再加入洗净的米和适量水煲至成粥。③调入盐，煲至入味，撒上葱花即可。

◎ **功效** 本品具有健胃补虚、健脾化湿的功效，适合痰湿中阻型胃下垂患者。

性味归经 性平，味甘。归脾、胃经。

食疗功效 扁豆是甘淡温和的健脾化湿药，能健脾和胃、解毒消肿、除湿止泻，适合痰湿中阻型胃下垂患者食用，扁豆还常用于脾胃虚弱、便溏腹泻、体倦乏力、水肿、白带异常以及夏季暑湿引起的呕吐、腹泻、胸闷等病症。此外，扁豆还能保护心脑血管，调节血压。

牛肚【肉禽水产类】

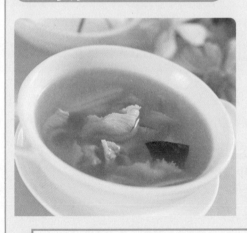

🥄 补胃牛肚汤

◎ **材料** 牛肚1000克，茴香10克，干姜8克，桂皮3片，鲜荷叶一张，胡椒粉、黄酒、盐、醋各适量。

◎ **制作** ①牛肚用盐、醋反复搓洗，用冷水反复洗净，将鲜荷叶垫于锅底，放入牛肚。②加水浸没，旺火烧沸后中火炖30分钟，取出切小块后复入砂锅，加黄酒3匙，茴香和桂皮少许，小火煨2小时。③加盐、姜、胡椒粉少许，继续煨2~3小时，直至牛肚烂。

◎ **功效** 本品温胃散寒、补气健脾，适合脾胃阳虚、中气下陷型胃下垂患者。

性味归经 性平、味甘。归脾、胃经。

食疗功效 牛肚具有补益脾胃、补气养血、补虚益精之功效，对脾胃虚弱中气下陷的患者有较好的食疗作用，牛肚还对病后虚羸、气血不足、营养不良、脾胃薄弱、消渴病、头晕目眩等症有很好的疗效。

羊肉 【肉禽水产类】

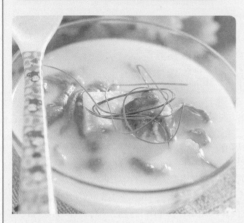

🥣 豆浆炖羊肉

◎ **材料** 羊肉片500克，生山药200克，豆浆500毫升，油、盐、姜各少许。

◎ **制作** ①将山药去皮洗净切片，羊肉洗净切成片。②将山药、羊肉和豆浆一起倒入锅中，加清水适量，再加入油、姜，上火炖2小时。③再调入盐即可。

◎ **功效** 本品具有温胃散寒的功效，适合脾胃阳虚的胃下垂患者。

性味归经 性热，味甘。归脾、胃、肾、心经。

食疗功效 羊肉可温胃散寒、益气补虚，适合脾胃阳虚的胃下垂患者食用。羊肉还可增加消化酶，保护胃壁，帮助消化。脾胃虚寒的人寒冬可常吃羊肉，能促进血液循环，使皮肤红润，增强御寒能力。中医认为，羊肉还有补肾壮阳的作用。

牛肉 【肉禽水产类】

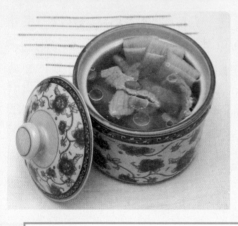

🥣 枸杞牛肉汤

◎ **材料** 新鲜山药600克，牛肉500克，枸杞子10克，盐6克。

◎ **制作** ①牛肉洗净，汆水后捞起，再冲洗1次，待凉后切成薄片备用。②山药削皮，洗净切块。③将牛肉放入炖锅中，加适量水，以大火煮沸后转小火慢炖1小时。④加入山药、洗净的枸杞子，续煮10分钟，加盐调味即可。

◎ **功效** 本品具有补气健脾的功效，适合中气下陷型胃下垂患者。

性味归经 性平，味甘。归脾、胃经。

食疗功效 牛肉补脾胃、益气血、强筋骨，对脾胃虚弱、中气下陷型胃下垂患者有较好的食疗作用。牛肉对虚损羸瘦、消渴、脾弱不运、水肿、腰膝酸软、久病体虚、面色萎黄、头晕目眩等病症有很好的食疗效果。多吃牛肉，还有助于肌肉生长。

乌鸡 【肉禽水产类】

🥄 药材炖乌鸡汤

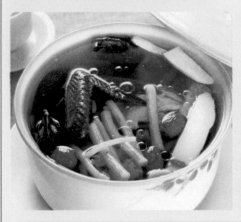

◎ **材料**　乌鸡1只，红枣、枸杞子各5克，当归片6克，姜、山药、党参各10克，盐3克，鸡精、胡椒粉各2克。

◎ **制作**　①乌鸡净毛去内脏洗净；党参洗净切段；当归片、红枣、山药、枸杞子洗净，姜洗净去皮切片。②锅上火，爆香姜片，注入适量清水，水沸后下乌鸡焯一下后捞出，滤除血水。③锅上火，倒入清汤，放进焯好的乌鸡及洗净的党参、枸杞子、山药、当归、红枣等药材，大火炖约2小时，调入鸡精、盐、胡椒粉，拌匀即可食用。

◎ **功效**　本品具有补气健脾、滋阴生津的功效，适合中气下陷、胃阴亏虚型的胃下垂患者。

性味归经　性平，味甘。归肝、肾经。

食疗功效　乌鸡具有滋阴、补肾、养血、添精、益肝、退热、补虚作用，适合中气下陷以及胃阴亏虚型胃下垂患者食用，常食乌鸡还能调节人体免疫功能，抗衰老。乌鸡体内的黑色物质含铁、铜元素较高，对于病后、产后贫血者具有补血、促进康复的食疗作用。

土鸡 【肉禽水产类】

🥄 党参茯苓土鸡汤

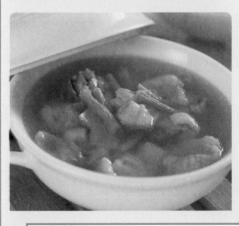

◎ **材料**　党参、茯苓各15克，炒白术、炙甘草各5克，土鸡鸡腿2个，姜1大块，盐5克。

◎ **制作**　①将鸡腿洗净，剁成小块。②鸡块加洗净的药材放入盐腌渍15分钟。③锅中加入500毫升水煮开，放入鸡腿及药材，转小火煮至熟即可。

◎ **功效**　本品具有益气健脾、温胃升阳的功效，适合中气下陷、脾胃阳虚型的胃下垂患者。

性味归经　性温，味甘。归脾、胃经。

食疗功效　鸡肉具有温中益气、补精添髓、益五脏、补虚损、健脾胃、强筋骨的功效，对气虚下陷以及脾胃阳虚型胃下垂患者有很好的食疗效果。冬季多喝些鸡汤可提高自身免疫力。鸡皮中含有大量胶原蛋白，能补充人体所缺少的水分和弹性，延缓皮肤衰老。

鸽肉【肉禽水产类】

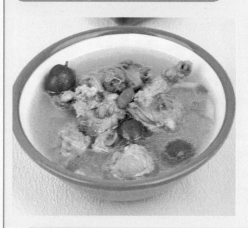

🥄 人参红枣鸽子汤

◎ **材料**　鸽子1个，红枣8颗，人参1支，盐适量。

◎ **制作**　①将鸽子收拾干净，剁成块；红枣、人参均洗净备用。②净锅上火，倒入水，入鸽子烧开，打去浮沫，放入人参、红枣，小火煲至熟，加盐调味即可。

◎ **功效**　本品具有疏肝理气的功效，适合肝胃不和型的胃下垂患者。

性味归经　性平，味咸。归肝、肾经。

食疗功效　鸽肉具有疏肝理气、补肾壮阳、益气养血之功效，对肝胃不和的胃下垂患者有很好的食疗作用。女性常食鸽肉，可调补气血、提高性欲。此外，乳鸽肉含有丰富的软骨素，经常食用，可使皮肤变得白嫩、细腻。

鸭肉【肉禽水产类】

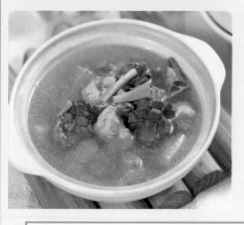

🥄 清炖鸭汤

◎ **材料**　净鸭肉250克，鸭肾1个，葱5克，生姜、油、味精、黄酒、盐各适量。

◎ **制作**　①将鸭肉洗净切块；鸭肾剖开，去黄皮和杂物，洗净切成4块；生姜洗净拍松；葱洗净切段。②汤锅置旺火上，下油烧热，放入鸭块、鸭肾、葱、黄酒、生姜，爆炒10分钟，起锅盛入砂锅内。③在砂锅内加入清水750毫升，置小火上清炖3个小时，然后放入盐、味精调味即可。

◎ **功效**　本品养阴生津、补气健脾，适合胃阴亏虚、中气下陷型的胃下垂患者。

性味归经　性寒，味甘、咸。归脾、胃、肺、肾经。

食疗功效　鸭肉具有养胃滋阴、大补虚劳、清肺解热、利水消肿之功效，适合中气下陷、胃阴亏虚型的胃下垂患者食用，鸭肉还可用于治疗咳嗽痰少、咽喉干燥、阴虚阳亢之头晕头痛、水肿、小便不利等症。

带鱼 【肉禽水产类】

🍲 带鱼黄芪汤

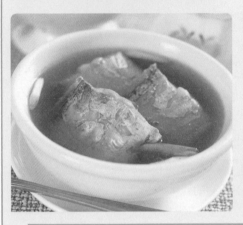

◎ **材料** 带鱼500克，黄芪30克，炒枳壳10克，料酒、盐、葱、姜各适量。

◎ **制作** ①将黄芪、枳壳洗净，装入纱布袋中，扎紧口，成药包；葱洗净切段；姜洗净切片。②将带鱼去头，斩成段，洗净。③锅上火放入花生油，将鱼段下入锅内稍煎，再放入清水适量，放入药包、料酒、盐、葱段、姜片，煮至鱼肉熟，拣去药包、葱、姜即成。

◎ **功效** 本品具有补气健脾、升阳举陷的功效，适合中气下陷型胃下垂患者。

性味归经 性温，味甘。归肝、脾经。

食疗功效 带鱼具有暖胃、泽肤、补气、养血、舒筋活血、消炎化痰、消除疲劳之功效，对中气下陷型胃下垂者有很好的食疗作用。带鱼全身的鳞和银白色油脂层中还含有一种抗癌成分6—硫代鸟嘌呤，对辅助治疗白血病、胃癌、淋巴肿瘤等有益。

鳜鱼 【肉禽水产类】

🍲 孔雀鳜鱼

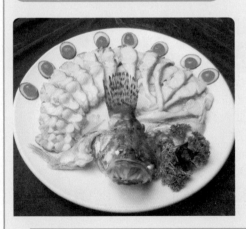

◎ **材料** 鳜鱼1条，盐、料酒、蒸鱼豉油、植物油各适量。

◎ **制作** ①将鳜鱼收拾干净，去头尾后切块，用盐和料酒腌渍10分钟。②将鱼头、鱼尾放在盘子的一侧，鱼块围着鱼头，摆成孔雀开屏状。开水上锅大火蒸10分钟后取出，浇上蒸鱼豉油。将少许油倒入锅中烧热，淋在鱼上即成。

◎ **功效** 本品具有补气健脾的功效，适合中气下陷型的胃下垂患者。

性味归经 性平，味甘。归脾、胃经。

食疗功效 鳜鱼具有补气血、健脾胃之功效，适合中气下陷型的胃下垂患者食用，可强身健体。鳜鱼的肉和胆等还具有一定的药用价值，可以补充气血、益脾健胃等。无病者常食鳜鱼，可起到补五脏、益精血、健体的作用，为补益强壮的保健佳品。

猪肚 【肉禽水产类】

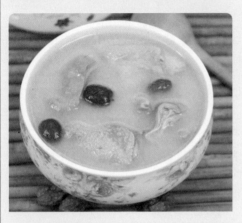

🥄 胡椒老鸡猪肚汤

◎ **材料** 胡椒20克，老鸡100克，猪肚130克，盐6克、红枣3颗。

◎ **制作** ①胡椒洗净，晾干后研碎；老鸡收拾干净，切块；猪肚洗净。②锅中注水烧开，分别放入鸡块、猪肚余水，捞出洗净，将胡椒碎放入猪肚内。③将所有材料放入砂煲内，加清水淹过食材，大火煲沸后改小火煲2.5小时，调入适量盐即可。

◎ **功效** 本品具有补虚损、温胃散寒、升阳举陷的功效，适合脾胃阳虚、中气下陷型的胃下垂患者。

性味归经 味甘，性微温。归脾、胃经。

食疗功效 猪肚有补虚损、健脾胃、升阳举陷的功效，对气虚胃下垂、子宫脱垂、脱肛、胃炎、胃痛、消化性溃疡以及脾虚腹泻、虚劳瘦弱、消渴、小儿疳积、尿频或遗尿等症都有很好的食疗作用。

番茄 【蔬菜菌菇类】

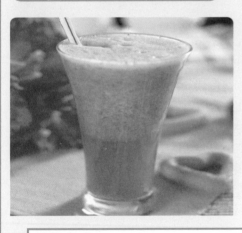

🥄 番茄汁

◎ **材料** 番茄2个。

◎ **制作** ①取番茄去蒂，用清水洗净，切成几大块，备用。②将切好的番茄放入榨汁机中榨成汁即可。

◎ **功效** 本品具有益胃生津的功效，适合胃阴亏虚型的胃下垂患者。

性味归经 性凉，味甘、酸。归肺、肝、胃经。

食疗功效 番茄具有健胃消食、生津止渴、清热解毒、凉血平肝的功效，适合胃阴亏虚的胃下垂患者食用。常食还可防治宫颈癌、膀胱癌、胰腺癌等，还能美容和治愈口疮。

韭菜 【蔬菜菌菇类】

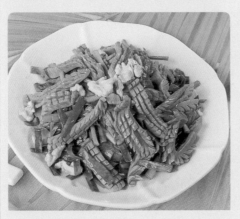

🥄 韭菜腰花

◎**材料** 韭菜、猪腰各150克，核桃仁20克，红椒30克，盐、味精各3克，鲜汤、水淀粉各适量。

◎**制作** ①韭菜洗净切段；猪腰收拾干净，切花刀，再横切成条，入沸水中余烫去血水，捞出控干；红椒洗净，切丝。②盐、味精、水淀粉和鲜汤搅成芡汁，备用。③油锅烧热，加入红椒爆香，再依次加入腰花、韭菜、洗净的核桃仁翻炒，快出锅时调入芡汁炒匀即可。

◎**功效** 本品具有温胃散寒、升阳举陷的功效，适合脾胃阳虚型的胃下垂患者。

性味归经 性温，味甘、辛。归肝、肾经。

食疗功效 韭菜能益脾健胃、行气理血、温肾助阳，多吃韭菜，可养肝，增强脾胃之气，适合脾胃阳虚型的胃下垂患者食用。韭菜中的含硫化合物具有降血脂及扩张血脉的作用，适用于治疗心脑血管疾病和高血压。

香菇 【蔬菜菌菇类】

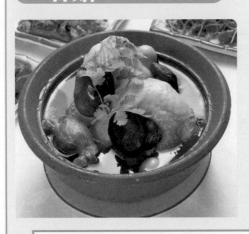

🥄 香菇土鸡汤

◎**材料** 土鸡1只，鸡蛋黄4个，香菇4朵，姜1块，葱1根，盐2克，油5毫升，香油1毫升。

◎**制作** ①先将鸡洗净取内脏，留下鸡肝、鸡肾；姜洗净切片；葱洗净切葱花；香菇洗净。②锅内烧水，调入少许油烧热，放入一整只鸡和鸡肝、鸡肾、香菇、姜片一起炖1个小时。③锅中调入少许盐，放入蛋黄，淋入少许香油，撒上葱花即可。

◎**功效** 本品疏肝健胃、化痰祛湿，适合肝胃不和、痰湿中阻型的胃下垂患者。

性味归经 性平，味甘。归脾、胃经。

食疗功效 香菇具有益胃和中、疏肝理气、化痰抗癌、透疹解毒之功效，适合肝胃不和以及痰湿中阻的胃下垂患者食用，对食欲不振、身体虚弱、肝气郁结、小便失禁、大便秘结、肥胖等也有一定的食疗功效。

金针菇 【蔬菜菌菇类】

🥄 白菜金针菇

◎ **材料** 白菜350克，金针菇100克，水发香菇20克，红辣椒10克，盐3克，鸡精2克。

◎ **制作** ①白菜洗净，撕大片；香菇洗净切块；金针菇去尾，洗净；红辣椒洗净，切丝备用。②锅中倒油加热，先后下香菇、金针菇、白菜翻炒。③最后加入盐和鸡精，炒匀装盘，撒上红辣椒丝即可。

◎ **功效** 本品具有和胃消食、滋阴生津的功效，适合痰湿中阻、肝胃不和、胃阴亏虚型的胃下垂患者。

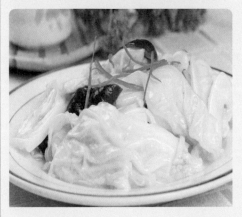

🔲 **性味归经** 性凉，味甘滑。归脾、大肠经。

🔲 **食疗功效** 金针菇具有补肝、益肠胃、抗癌之功效，对肝胃不和以及胃阴亏虚型的胃下垂患者有很好的食疗作用，对肝病、胃肠炎、溃疡、肿瘤等病症也有较好的疗效。此外，金针菇含锌较高，对预防男性前列腺疾病较有助益。

银耳 【蔬菜菌菇类】

🥄 银耳海鲜汤

◎ **材料** 鲑鱼（即三文鱼）200克，虾仁10只，蚌肉、银鱼各100克，银耳15克，葱20克，盐、生粉各5克。

◎ **制作** ①银耳冲净，浸入清水中泡发后，捞起去蒂，撕小朵。②鲑鱼洗净切丁；虾仁挑去泥肠洗净；葱洗净，切末。③锅中加水，先下入银耳，煮沸后再加入鲑鱼、洗净的蚌肉、虾仁、银鱼，煮熟后加盐调味，再加入以水拌匀的生粉和匀，撒上葱花即可。

◎ **功效** 本品具有益气健脾、滋阴生津的功效，适合中气下陷、胃阴亏虚型的胃下垂患者。

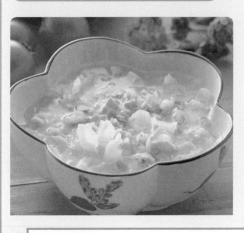

🔲 **性味归经** 性平，味甘。归肺、胃、肾经。

🔲 **食疗功效** 银耳是一味滋补良药，特点是滋润而不腻滞，具有滋补生津、润肺养胃的功效，主要用于治疗虚劳、咳嗽、痰中带血、津少口渴、病后体虚、气短乏力等病症，对中气下陷以及胃阴亏虚的胃下垂患者皆有很好的食疗功效。

黑木耳 【蔬菜菌菇类】

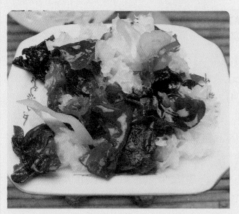

🥣 拌双耳

◎ **材料**　黑木耳、银耳各100克，盐3克，味精1克，醋8克。

◎ **制作**　①黑木耳、银耳洗净，泡发。②锅内注水烧沸，放入泡发的黑木耳、银耳焯熟后，捞起晾干并装入盘中。③加入盐、味精、醋拌匀即可。

◎ **功效**　本品具有补气健脾、滋阴生津的功效，适合中气下陷、胃阴亏虚型的胃下垂患者。

性味归经　性平，味甘。归肺、胃、肝经。

食疗功效　黑木耳具有补气血、滋阴、补肾、活血、通便等功效，适合中气下陷以及胃阴亏虚的胃下垂患者食用。此外，木耳对痔疮、胆结石、肾结石、膀胱结石等病症也有食疗作用。其还可防止血液凝固，有助于减少动脉硬化、冠心病等疾病的发生。

桂圆 【水果干果类】

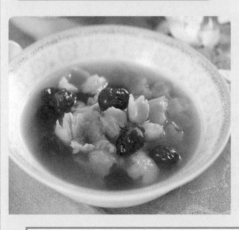

🥣 麦枣桂圆汤

◎ **材料**　小麦25克，红枣5枚，桂圆肉10克。

◎ **制作**　①将红枣用温水稍浸泡；小麦洗净。②小麦、红枣、桂圆肉同入锅中，加水煮汤即可。

◎ **功效**　本品具有补气健脾、升阳举陷的功效，适合中气下陷、脾胃阳虚型的胃下垂患者。

性味归经　性温、味甘。归心、脾经。

食疗功效　桂圆肉是传统的补血补气药，具有补益心脾、养血宁神、健脾止泻、利尿消肿等功效，适合中气下陷以及脾胃阳虚型的胃下垂患者食用，是病后体虚、血虚萎黄、气血不足、神经衰弱、心悸怔忡、健忘失眠等病症的调养佳品。

葡萄 【水果干果类】

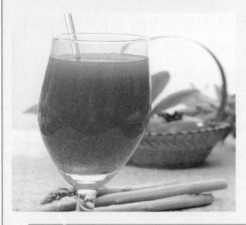

🥄 葡萄鲜奶蜜汁

◎ **材料**　葡萄150克，鲜奶15克，蜂蜜5克。

◎ **制作**　①葡萄洗净，去皮与子。将鲜奶倒入碗中，搅打至起泡。②将葡萄、鲜奶一起榨汁，加入蜂蜜即可。

◎ **功效**　本品具有益气养血、补虚生津的功效，适合中气下陷、胃阴亏虚型的胃下垂患者。

性味归经　性平，味甘、酸。归肺、脾、肾经。

食疗功效　葡萄具有滋补肝肾、养血益气、强壮筋骨、生津除烦、健脑养神的功效，适合中气下陷型及胃阴亏虚型的胃下垂患者食用。葡萄中含有较多酒石酸，有助消化，可减轻胃肠负担。葡萄中所含白藜芦醇可保护心血管系统。

桑葚 【水果干果类】

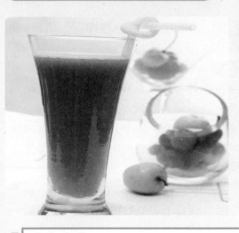

🥄 桑葚猕猴桃奶

◎ **材料**　桑葚80克，猕猴桃1个，牛奶150毫升。

◎ **制作**　①将桑葚洗干净；猕猴桃洗干净去掉外皮，切成大小适合的块。②将桑葚、猕猴桃放入榨汁机内，加入牛奶、搅拌均匀即可。

◎ **功效**　本品具有滋阴益胃、补虚生津的功效，适合胃阴亏虚型的胃下垂患者。

性味归经　性寒，味甘。归心、肝、肾经。

食疗功效　桑葚具有补肝益肾、生津润肠、明目乌发等功效，适合胃阴亏虚型胃下垂患者食用。常食桑葚可以明目，缓解眼睛疲劳干涩的症状。桑葚有改善皮肤血液供应、营养肌肤、使皮肤白嫩等作用，并能延缓衰老。

榴梿 【水果干果类】

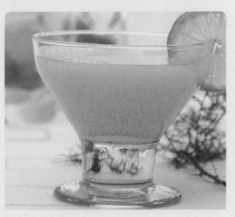

🥣 榴梿牛奶果汁

◎ **材料** 榴梿肉100克，水蜜桃50克，蜂蜜少许，鲜牛奶200毫升，冷开水200毫升。

◎ **制作** ①将水蜜桃洗净。将榴梿肉、水蜜桃、蜂蜜倒入榨汁机。②将冷开水倒入，盖上杯盖，充分搅拌成果泥状，加入牛奶，调成果汁即可。

◎ **功效** 本品具有健脾补气、补肾壮阳的功效，适合中气下陷、脾胃阳虚型的胃下垂患者。

性味归经 性热，味辛、甘。归肝、肾、肺经。

食疗功效 榴梿营养价值极高，经常食用可以强身健体，健脾补气，补肾壮阳，温暖身体，属滋补有益的水果，适合脾胃阳虚型的胃下垂患者食用；榴梿性热，可以活血散寒，缓解经痛，特别适合受痛经困扰的女性食用，是寒性体质者的理想补品。

木瓜 【水果干果类】

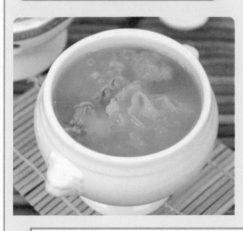

🥣 木瓜银耳猪骨汤

◎ **材料** 木瓜100克，银耳10克，猪骨150克，盐3克，生油4克。

◎ **制作** ①木瓜去皮，洗净切块；银耳洗净，泡发撕片；猪骨洗净，斩块。②热锅入水烧开，下入猪骨，煲尽血水，捞出洗净。③将猪骨、木瓜放入瓦煲，注入水，大火烧开后下入银耳，改用小火炖煮2小时，加盐、生油调味即可。

◎ **功效** 本品具有理气消食的功效，适合痰湿中阻、肝胃不和型的胃下垂患者。

性味归经 性平、微寒，味甘。归肝、脾经。

食疗功效 木瓜特有的木瓜酵素可以帮助消化、治胃病，可减轻胃下垂患者的肠胃负担，它独有的木瓜碱具有抗肿瘤功效。木瓜在助消化之余还能消暑解渴、润肺止咳。

樱桃 【水果干果类】

🥣 樱桃牛奶

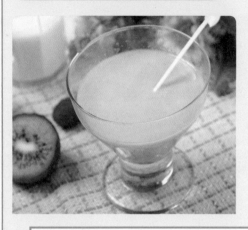

◎ **材料** 樱桃10颗，低脂牛奶200毫升，蜂蜜少许。

◎ **制作** ①将樱桃洗净、去核，放入榨汁机中，倒入牛奶与蜂蜜。②搅匀后即可饮用。

◎ **功效** 本品具有温胃散寒、升阳举陷、益气健脾的功效，适合脾胃阳虚、中气下陷型的胃下垂患者。

性味归经 性热，味甘。归脾、胃经。

食疗功效 樱桃具有益气、健脾、和胃、祛风湿的功效，对脾胃阳虚以及中气下陷的胃下垂患者大有益处。常食樱桃可防治缺铁性贫血，又可增强体质、健脑益智，还能养颜驻容，适合消化不良、饮食不香、体质虚弱、面色无华、软弱无力、痛风、风湿骨病的患者食用。

鸡蛋 【其他类】

🥣 川贝蒸鸡蛋

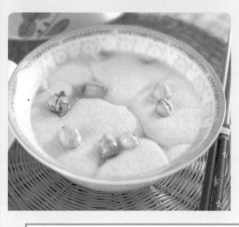

◎ **材料** 川贝母6克，鸡蛋2枚，盐少许。

◎ **制作** ①川贝母洗净；鸡蛋打入碗中，加水适量，再加入少许盐，搅拌均匀。②将川贝母放入鸡蛋中，入蒸锅蒸6分钟即可。

◎ **功效** 本品具有补气健脾的功效，适合中气下陷型的胃下垂患者。

性味归经 性平，味甘。归心、肺、脾经。

食疗功效 鸡蛋清性微寒而气清，能益精补气、润肺利咽、清热解毒，还具有护肤美肤的作用，有助于延缓衰老；蛋黄性温而气浑，能滋阴润燥、养血熄风，适合中气下陷型的胃下垂患者食用。

牛奶 【其他类】

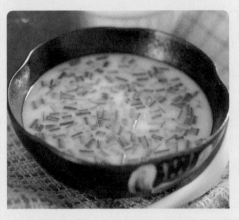

姜韭牛奶

◎材料　韭菜、牛奶各250克，白术15克，黄芪10克，鲜姜少量。

◎制作　①将姜、韭菜洗净，切碎；白芍、黄芪洗净，煎汁，去渣。②将姜、韭菜与牛奶同放锅中，倒入药汁煮沸即可。③每日1剂。

◎功效　本品具有温胃止痛、补虚生津的功效，适合肝胃不和、胃阴亏虚型的胃下垂患者。

性味归经　性平，味甘。归心、肺、肾、胃经。

食疗功效　牛奶具有补肺养胃、生津润肠之功效，适合胃阴亏虚型胃下垂患者食用。睡前喝牛奶能促进睡眠安稳，牛奶中含有碘、镁、锌和卵磷脂，能大大提高大脑的工作效率，还能促进心脏和中枢神经系统的耐疲劳性，常喝牛奶还能润泽美白肌肤。

莲子 【中药类】

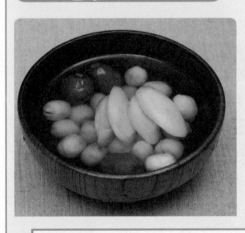

参片莲子汤

◎材料　莲子40克，人参片、红枣、冰糖各10克。

◎制作　①红枣洗净、去籽，再用水泡发30分钟；莲子洗净，泡发备用。②莲子、红枣、人参片放入炖盅，加水至盖满材料（约10分钟），移入蒸笼内，转中火蒸煮1小时。③随后加入冰糖续蒸20分钟，取出即可食用。

◎功效　本品具有健脾和胃的功效，适合中气下陷的胃下垂患者。

性味归经　鲜品性平，味甘、涩；干品性温，味甘、涩。归心、脾、肾经。

食疗功效　莲子具有健脾补胃、涩肠止泻、安神明目、固精止遗的作用，适合中气下陷的胃下垂患者食用。莲子还常用来治疗心烦失眠、脾虚久泻、久痢、腰痛、男子遗精、妇人赤白带下，还可预防早产、流产、孕妇腰酸等症。

人参【中药类】

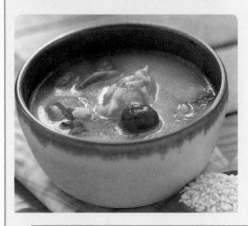

🥣 人参糯米鸡汤

◎ **材料** 人参片15克，长糯米100克，鸡腿1只，红枣6枚，盐2小匙。

◎ **制作** ①糯米淘净，以清水浸泡1小时沥干。②鸡腿剁块、洗净，余烫后捞起，再冲净1次。③再将糯米、鸡腿及参片、枣盛入炖锅，加水后以大火煮开，再转小火炖至肉熟米烂，加盐调味即可。

◎ **功效** 本品具有大补元气、补虚生津的功效，适合中气下陷、胃阴亏虚的胃下垂患者。

性味归经 性平，味甘、微苦。归脾、肺经。

食疗功效 人参大补元气、复脉固脱、补脾益肺、生津安神，对体质虚弱，无力升举内脏造成胃下垂的患者很有疗效。此外，临床上常用来治疗体虚欲脱、肢冷脉微、脾虚食少、肺虚喘咳、津伤口渴、内热消渴、惊悸失眠、阳痿宫冷、心力衰竭、心源性休克等病。

白术【中药类】

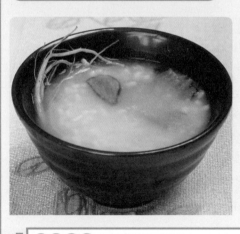

🥣 白术党参茯苓粥

◎ **材料** 红枣3颗，薏米适量，白术、党参、茯苓、甘草15克。

◎ **制作** ①将红枣、薏米洗净，红枣去核，备用。②将白术、党参、茯苓、甘草洗净，加入4碗水煮沸后，以慢火煎成2碗，滤取出药汁，在煮好的药汁中加入薏米、红枣，以武火煮开，再转入文火熬煮成粥，加入适当的调味料即可。

◎ **功效** 本品健脾益气、燥湿利水，适合中气下陷、痰湿中阻的胃下垂患者。

性味归经 性温，味苦、甘。归脾、胃经。

食疗功效 白术有健脾益气、燥湿利水、止汗、安胎的功效，对中气下陷以及痰湿中阻的胃下垂患者有较好的食疗作用。白术还常用于脾胃气弱、倦怠少气、虚胀腹泻、水肿、黄疸、小便不利、自汗、胎气不安等病症的治疗。

茯苓【中药类】

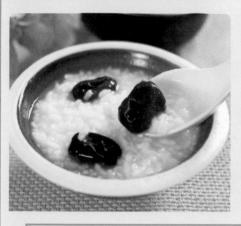

🥣 茯苓粥

◎**材料** 大米70克，薏米20克，白茯苓10克，白糖3克，红枣适量。

◎**制作** ①大米、薏米均泡发洗净；白茯苓洗净。②锅置火上，倒入清水，放入大米、薏米、红枣、白茯苓，以大火煮开。③待煮至浓稠状时，调入白糖拌匀即可。

◎**功效** 本品具有渗湿利水、健脾和胃的功效，适合痰湿中阻型的胃下垂患者。

性味归经 性平，味甘、淡。归心、肺、脾、肾经。

食疗功效 茯苓具有益脾和胃、渗湿利水、宁心安神等功效，适合痰湿中阻型的胃下垂患者食用。茯苓还常用来治疗小便不利、水肿胀满、痰饮咳逆、呕吐、泄泻、遗精、小便混浊、心悸、健忘等症。

玉竹【中药类】

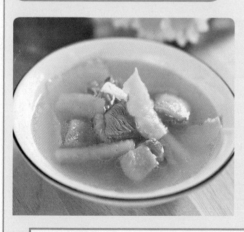

🥣 玉参焖鸭

◎**材料** 玉竹、沙参各50克，老鸭1只，葱、生姜、味精、精盐各适量。

◎**制作** ①将老鸭洗净，斩件，放入锅内；生姜洗净去皮切片；葱洗净切成葱花。②锅内加入沙参、玉竹、生姜，加水适量，先用武火烧沸。③转用文火焖煮1小时后加入调味料，撒上葱花即可。

◎**功效** 本品清热润胃、滋阴生津，适用于胃阴亏虚所致的胃下垂患者。

性味归经 性平，味甘。归肺、胃经。

食疗功效 玉竹是可比拟人参的补阴圣品，具有养阴润燥、除烦止渴的功效，对胃阴亏虚型胃下垂疗效较好。玉竹还常用于治疗燥咳劳嗽、热病阴液耗伤之咽干口渴、内热消渴、阴虚外感、头昏眩晕、筋脉挛痛等病症。

肉桂【中药类】

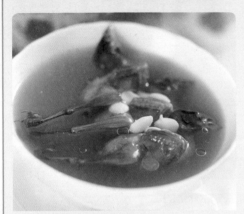

🥣 肉桂茴香煲鹌鹑

◎ 材料 仔鹌鹑3只,小茴香、胡椒各20克,杏仁15克,盐3克,肉桂适量。

◎ 制作 ①鹌鹑处理干净,入沸水汆烫一下,捞出。②将小茴香、胡椒、杏仁洗净包入纱布中。③鹌鹑、纱包共放入煲中,加开水适量,文火炖2小时,加盐调味即可。

◎ 功效 本品具有温胃散寒、补元阳的功效,适合脾胃阳虚型的胃下垂患者。

性味归经 性热,味辛、甘。归肾、脾、心、肝经。

食疗功效 肉桂具有补元阳、暖脾胃、除积冷、通血脉的功效,适合脾胃阳虚的胃下垂患者食用。肉桂还可用来治疗命门火衰、肢冷脉微、亡阳虚脱、腹痛泄泻、腰膝冷痛、经闭症瘕、阴疽流注及虚阳浮越、上热下寒等病症。

菟丝子【中药类】

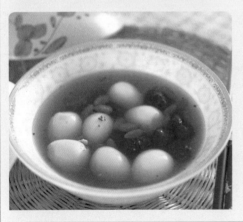

🥣 菟丝子煲鹌鹑蛋

◎ 材料 菟丝子、红枣、枸杞子各12克,熟鹌鹑蛋200克,黄酒1杯,盐适量。

◎ 制作 ①菟丝子洗净,装入小布袋中,绑紧口;红枣及枸杞子均洗净。②将红枣、枸杞子及菟丝子放入锅内,加入适量水,再加入鹌鹑蛋、黄酒煮开。③改小火继续煮约30分钟,加入盐调味即可。

◎ 功效 本品具有温肾散寒、温胃和中的功效,适合脾胃阳虚型胃下垂患者。

性味归经 性平,味辛、甘。归肾、肝、脾经。

食疗功效 菟丝子具有滋补肝肾、健脾止泻、固精缩尿、安胎、明目的功效,适合脾胃阳虚型的胃下垂患者食用,菟丝子还可用于腰膝酸软、目昏耳鸣、肾虚胎漏、胎动不安、脾肾虚泻、遗精、消渴、尿有余沥、目暗等症的治疗。

◎ 胃下垂患者忌吃食物及忌吃原因

胃下垂患者忌食干硬粗糙的食物，忌暴饮暴食，以下所列食物应禁吃。

腊鱼

◀ 忌吃腊鱼的原因

❶ 胃下垂患者在饮食生活中应选择细软、清淡、易消化的食物，而腊鱼在熏制过程中加入了大量的盐，也加入了辣椒等刺激性很强的调料，盐和这些调料可损害胃黏膜，促使胃炎的发生，加重了胃下垂的病情，而鱼经过熏制后，原本细嫩的鱼肉变硬了，也不容易消化。

❷ 腊鱼在熏制过程中，可产生大量的多环芳香烃，多环芳香烃是一种强力致癌剂，胃下垂患者的脾胃较虚弱，抗病能力较低，食用腊鱼无疑是增加癌症的患病率。

✖ 忌吃关键词

刺激性、多环芳香烃

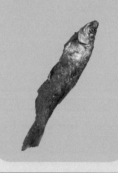

烤肉

◀ 忌吃烤肉的原因

❶ 经过烤制后的动物肉不容易被消化，加重了胃下垂患者的胃的负担，也加重了胃下垂的病情，而且肉在烤制的过程中还加入了孜然、胡椒、辣椒等刺激性的调味料，可刺激胃腺体分泌胃酸，过多的胃酸会损伤胃黏膜，引发胃炎等。

❷ 肉类食物在烤制的高温中会分解产生基因突变物质，这些基因突变物质有可能会导致癌症的发生，不利于胃下垂患者的病情。

✖ 忌吃关键词

难消化、刺激性、基因突变物质

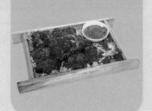

炸丸子

忌吃炸丸子的原因

❶ 炸丸子经油炸制而成，含有大量的油脂，胃下垂患者食用后，会使原本就排空不畅的胃承受的消化压力增大，从而加重食物的潴留，使胃下垂的程度增加。

❷ 炸丸子的质地偏硬，进入胃内不容易消化，还有可能损伤胃黏膜，引发胃炎，加重胃下垂的病情。

❸ 炸丸子在油炸过程中，会产生大量的丙烯酰胺，丙烯酰胺是一种强致癌物，胃下垂患者食用后会增加其患胃癌的风险。

✖ 忌吃关键词

油脂、质地偏硬、丙烯酰胺

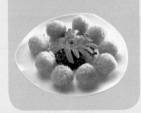

花 生

忌吃花生的原因

❶ 中度胃下垂患者多出现胃肠动力差、消化不良等症状，而据测定，花生果内脂肪含量极为丰富，达到44%~45%，脂肪不容易被消化，从而加重了胃下垂患者胃的消化负担，延迟胃排空的时间，使胃下垂的程度增加。

❷ 花生质地较硬，不容易被胃液消化，同时还有可能损伤胃黏膜，引发胃炎，食物的堆积也会使胃下垂的程度加重。

✖ 忌吃关键词

脂肪、质地硬

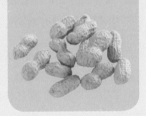

蚕 豆

忌吃蚕豆的原因

❶ 蚕豆质地较硬，不容易消化，对于伴随有消化不良、胃肠动力差等症状的中度胃下垂患者来说，无疑是加重了胃的消化负担，影响胃下垂的病情，同时还有可能损伤胃黏膜，引发胃炎。

❷ 关于蚕豆的食用禁忌，中医认为，中焦虚寒者不宜食用，故脾胃阳虚型的胃下垂患者应忌吃蚕豆。

✖ 忌吃关键词

质地硬、难消化

第五章

胃癌吃什么？禁什么？

中医分型

① 气血两虚型

- **症状剖析** 胃隐隐作痛，食欲减退，恶心、呕吐，面色苍白无华，神疲乏力，少气懒言，口唇色淡，大便质软但排出不畅，舌淡苔白。
- **治疗原则** 补气养血、强身抗癌。
- **饮食禁忌** 忌食寒凉生冷食物，忌食腊肉、油条等易致癌食物，忌辛辣刺激性食物。

对症药材	对症食材
*山药 *白芍 *党参 *无花果	*黑米 *鲍鱼 *猪肚 *荔枝 *桂圆肉

② 胃热伤阴型

- **症状剖析** 胃脘疼痛，反胃呕吐频繁，多吐酸水、苦水，胃内嘈杂，口干喜冷饮，小便短赤，大便燥结，舌质红，少苔或无苔。
- **治疗原则** 滋阴润燥、益胃抗癌。
- **饮食禁忌** 忌食燥热伤阴食物，忌辛辣刺激性食物。

对症药材	对症食材
*芦根 *石斛 *生地 *玉竹	*蜂蜜 *酸奶 *西瓜 *莴笋 *干贝 *鸭肉

③ 瘀血内结型

- **症状剖析** 胃脘疼痛如针刺，且痛处固定不移，食入即吐，大便坚硬如羊屎，或为黑便，或呕吐物为红豆汁，面色晦暗，肌肤枯燥，形体消瘦，舌质紫暗。
- **治疗原则** 活血化瘀、理气止痛。
- **饮食禁忌** 忌食寒凉生冷食物，忌食干硬、难消化食物。

对症药材	对症食材
*姜黄 *桃仁 *延胡索	*猪血 *鲍鱼 *葡萄 *黑木耳

④ 脾胃虚寒型

- **症状剖析** 胃脘冷痛，喜温喜按，食欲低下，朝食暮吐，四肢发凉，喜热饮，小便清长，舌淡苔白。
- **治疗原则** 温胃散寒、抗癌止痛。
- **饮食禁忌** 忌食寒凉生冷食物，忌食干硬、难消化食物。

对症药材	对症食材
*附子 *炮姜 *艾叶	*荔枝 *杏仁 *土鸡 *鲍鱼 *牛奶 *桂圆肉

❺ 气滞痰结型

 对症药材 对症食材

- **症状剖析** 胃脘满闷、胀痛不舒，有些患者可摸到胃部有肿块，饮食减少，食后腹胀疼痛更甚，常伴胸胁满闷或胁肋胀痛，口淡不渴，舌色淡。
- **治疗原则** 行气化痰、软坚散结。
- **饮食禁忌** 忌易胀气、难消化的食物。

对症药材：
*香附 *莪术
*木香 *荔枝核
*无花果

对症食材：
*黑米 *荔枝
*榛子 *海带
*甲鱼 *甘蔗

❻ 痰湿凝滞型

 对症药材 对症食材

- **症状剖析** 胃脘疼痛满闷，摄食减少或食入即吐，呕吐物多为痰涎，头晕目眩，身重困倦，口淡不渴，舌苔白厚腻。
- **治疗原则** 行气和中、燥湿化痰。
- **饮食禁忌** 忌食肥腻食物，如肥肉，忌食滋腻的补药。

对症药材：
*厚朴 *苏子
*半夏

对症食材：
*薏米 *海带
*鲫鱼 *萝卜
*香菇 *榛子

民间秘方

❶ 将100克粳米淘洗干净，姜20克切片，再将1米甘蔗去皮切碎，榨压，去渣取汁与粳米、姜片一起放入锅内，加入适量清水，先用大火烧沸，再转文火炖煮30分即成，每次取100克粥当正餐食用，每日1次，可养胃、生津、止呕，胃癌患者可常食用。

❷ 取半夏25克、地榆15克，分别洗净后一起放入铝锅内，加入适量清水，先用大火煮沸，再转文火煮25分钟，滤渣取汁，加入20克白糖搅匀即成，每次取150毫升饮，一日3次，可止呕吐、消癌肿，适合胃癌患者食用。

饮食宜忌

 宜

✓ 胃大部切除的病人宜少食多餐，每天进餐6~7次，少食多餐应是胃切除后病人的重要饮食原则。

✓ 患者要食用含维生素较多的绿色蔬菜及含蛋白质高的食物。

 忌

✗ 忌暴饮暴食。忌熏制及腌制食品，忌过烫、过硬、煎炸等食物。忌烟酒。

生活保健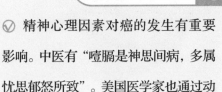

◎ 精神心理因素对癌的发生有重要影响。中医有"噎膈是神思间病，多属忧思郁怒所致"。美国医学家也通过动物实验证明，精神刺激对癌的发生有促进作用，所以保持精神愉快、心情舒畅、少发怒等，是防癌的重要原则。

⊗ 不可过度劳累。

◎胃癌患者宜吃的食物及其简易食疗方

　　本书根据胃癌的六种中医分型，贴心地为每一种不同证型的患者挑选了宜吃的食物，分析每一种食物的性味归经及其对每种证型的食疗功效，并推荐了合适的调养食疗方，详解其材料、做法以及功效。食疗方的材料均简单易得，做法清晰明了，患者可根据自身症状判断自己属于哪一证型，然后根据证型选择适合自己的食疗方法及菜例，于日常饮食中轻松达到调理的目的。

【豆腐】

【猪血】

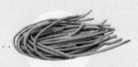
【豆角】

薏米 【谷物粮豆类】

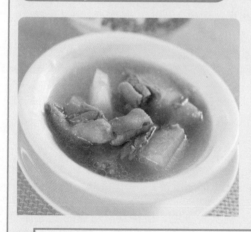

🥣 薏米冬瓜老鸭汤

◎材料　冬瓜200克，薏米、红豆各30克，老鸭750克，姜2片，盐5克。

◎制作　①冬瓜洗净，切成大块状；薏米、红豆洗净，浸泡1小时。②老鸭去毛，洗净，斩件，飞水，烧锅中下入姜片，将老鸭爆炒5分钟。③将2500毫升清水放入瓦煲内，煮沸后加入以上用料，武火煲开后，改用文火煲3小时，加盐调味即可。

◎功效　本品清热利湿，能增强人体免疫力，适合痰湿凝滞型等证型的胃癌患者。

性味归经　性凉，味甘、淡。归脾、胃、肺经。

食疗功效　薏米具有健脾益胃、清热渗湿、排脓止泻、抗菌抗癌、增强人体免疫功能的功效，非常适合胃癌患者食用。此外，薏米还有祛风湿、镇静镇痛、抑制骨骼肌收缩的作用。可入药，常用来治疗脾虚泄泻、水肿、脚气，也可用于肺痈、肠痈等病的治疗。

玉米 【谷物粮豆类】

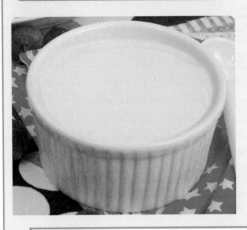

🥣 玉米小米豆浆

◎ **材料** 黄豆50克，嫩玉米粒、小米各25克。

◎ **制作** ①黄豆泡软，洗净；嫩玉米粒、小米分别洗净，小米用水浸泡2小时。②将上述材料放入豆浆机中，添水搅打成豆浆，烧沸后滤出豆浆即可。③可依据个人口味适量加入白糖。

◎ **功效** 本品具有活血理气的功效，适合瘀血内结型的胃癌患者。

性味归经 性平，味甘。归脾、肺经。

食疗功效 玉米中含硒和镁，有防癌抗癌作用。硒能加速体内过氧化物的分解，使恶性肿瘤得不到分子氧的供应而受到抑制；镁一方面也能抑制癌细胞的发展，另一方面能促使体内废物排出体外，这对防癌也有重要意义。玉米还有开胃益智、宁心活血、调理中气等功效。

豆腐 【谷物粮豆类】

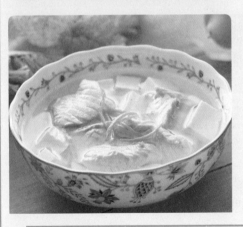

🥣 橘皮鱼片豆腐汤

◎ **材料** 鲑鱼300克，橘皮半个，盒装豆腐1/3块，盐5克。

◎ **制作** ①橘皮刮去部分内面白瓤（不全部刮净），洗净切细丝。②鲑鱼洗净，去皮，切片；豆腐洗净切小块。③锅中加水1000毫升煮开，下豆腐、鱼片，转小火煮约2分钟，待鱼肉熟透，加盐调味，撒上橘皮丝即可。

◎ **功效** 本品具有益气宽中、生津润燥的功效，适合气血两虚、胃热伤阴型胃癌患者。

性味归经 性凉，味甘。归脾、胃、大肠经。

食疗功效 豆腐能益气宽中、生津润燥、清热解毒、和脾胃、抗癌，尤其适合胃热伤阴的胃癌患者食用，豆腐还可以降低血铅浓度、保护肝脏、促进机体代谢。此外，豆腐中丰富的大豆卵磷脂有益于神经、血管、大脑的发育生长。

鸡肉 【肉禽水产类】

🥄 玉米煲土鸡

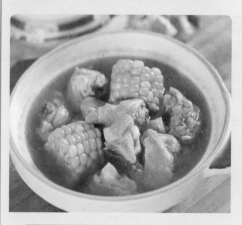

◎ **材料** 玉米1根，土鸡1只，姜20克，盐、味精、胡椒粉、料酒、鸡精各适量。

◎ **制作** ①鸡洗净斩件，玉米洗净切段，姜洗净切片。②锅中注水烧开，放入土鸡件焯烫，捞出沥干。③煲中注水，放入土鸡、玉米、姜片、料酒，大火煲开，转用文火煲1小时，调入盐、味精、鸡精、胡椒粉煲至入味即可。

◎ **功效** 本品具有温中益气、健脾和胃、补益五脏、补虚损等功效，适合体质虚弱的胃癌患者。

性味归经 性温，味甘。归脾、胃经。

食疗功效 鸡肉具有温中益气、补精添髓、益五脏、补虚损、健脾胃、强筋骨的功效，对体质虚弱、身体消瘦的癌症患者有很好的补益效果。冬季多喝些鸡汤可提高自身免疫力。鸡皮中含有大量胶原蛋白，能补充人体所缺少的水分和弹性，可延缓皮肤衰老。

鹌鹑 【肉禽水产类】

🥄 薏米芡实炖鹌鹑

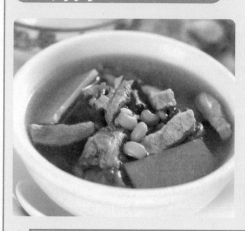

◎ **材料** 鹌鹑2只，猪肉100克，薏米、芡实各25克，黄豆15克，生姜3片，盐5克，味精适量。

◎ **制作** ①鹌鹑洗净斩块；猪肉洗净切条。②薏米、芡实、黄豆淘洗干净。③将以上所有用料放进炖盅，加沸水1000毫升，把炖盅盖上，用大火隔水炖1小时，趁热加入适量油、盐、味精调味后便可服用。

◎ **功效** 本品具有补气养血的功效，适合气血两虚型的胃癌患者。

性味归经 性平，味甘。归大肠、脾、肺、肾经。

食疗功效 鹌鹑肉具有补虚损、益气血的作用，对胃癌患病已久、身体虚弱的患者有一定的改善作用。常食鹌鹑肉有防治高血压、动脉硬化之功效。

猪肚 【肉禽水产类】

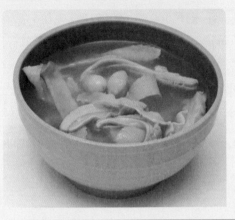

🥣 白果玉竹猪肚煲

◎**材料**　猪肚1个，白果50克，玉竹10克，胡椒粒、葱各5克，姜片10克，盐、鸡精各适量。

◎**制作**　①锅上火，注入清水适量，放入姜片煮沸，下猪肚约10分钟，捞出洗净晾干；将猪肚切成片，白果及玉竹洗净，葱洗净切段，备用。②倒入适量清水，放入姜片、葱段，待水沸，放入猪肚、玉竹、白果等，武火炖开转文火煲约2小时，调入盐、鸡精即可。

◎**功效**　本品具有补虚益气、健脾和胃的功效，适合气血两虚型的胃癌患者。

性味归经　性微温，味甘。归脾、胃经。

食疗功效　猪肚有补虚损、益气力、健脾胃的功效，对胃炎、胃痛、消化性溃疡、内脏下垂、胃癌、脾虚腹泻、虚劳瘦弱、消渴、小儿疳积、尿频或遗尿等都有很好的食疗作用。猪肚尤其适合气血两虚以及脾胃虚寒型的胃癌患者食用，可补充体质，增强抵抗力。

猪血 【肉禽水产类】

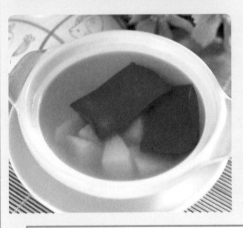

🥣 山药炖猪血

◎**材料**　猪血100克，鲜山药、盐、味精各适量。

◎**制作**　①鲜山药洗净，去皮，切片。②猪血洗净切片，放开水锅中焯一下捞出。③猪血与山药片同放另一锅内，加入油和适量水烧开，改用小火炖15~30分钟，加入盐、味精即可。

◎**功效**　本品具有活血化瘀、止血、利大肠的功效，适合瘀血内结型的胃癌患者。

性味归经　性平，味咸。无毒。归肝、脾经。

食疗功效　猪血中含有钴，能防止人体内恶性肿瘤生长，对胃癌患者大有益处。猪血有理血祛瘀、止血、利大肠之功效。猪血还能为人体提供多种微量元素，对营养不良、肾脏疾患、心血管疾病的调养都有益处。

鸭肉【肉禽水产类】

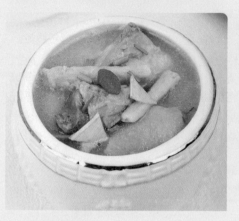

🥣 沙参老鸭煲

◎ **材料** 老鸭500克，沙参10克，盐6克，姜片5克。

◎ **制作** ①老鸭洗净，斩块，氽水；沙参洗净备用。②净锅上火，倒入适量清水，下入老鸭、沙参、姜片煲至成熟，加盐调味即可。

◎ **功效** 本品具有养胃生津、补气养血的功效，适合胃热伤阴、气血两虚型的胃癌患者。

性味归经 性寒，味甘、咸。归脾、胃、肺、肾经。

食疗功效 鸭肉具有养胃滋阴、清肺解热、大补虚劳、利水消肿之功效，适合气血两虚以及胃热伤阴型的胃癌患者食用。鸭肉还可用于治疗咳嗽痰少、咽喉干燥、阴虚阳亢之头晕头痛、水肿、小便不利。

鲍鱼【肉禽水产类】

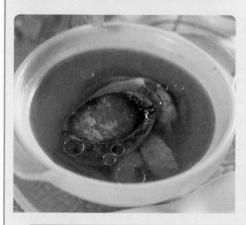

🥣 天门冬桂圆参鲍汤

◎ **材料** 鲍鱼100克，猪瘦肉250克，天门冬、太子参各50克，桂圆肉25克，盐8克，味精适量。

◎ **制作** ①鲍鱼用开水烫4分钟，洗净；猪瘦肉洗净，切块。②天门冬、太子参、桂圆肉洗净。③将以上全部材料装入炖盅内，加开水适量，盖上盅盖，隔水小火炖3小时，再调入盐、味精即可。

◎ **功效** 本品具有清热润燥的功效，适合瘀血内结、合胃热伤阴型的胃癌患者。

性味归经 性温，味甘、咸。入肝经。

食疗功效 鲍鱼具有调经止痛、清热润燥、利肠通便等功效。鲍鱼还是抗癌佳品。

鲫鱼 【肉禽水产类】

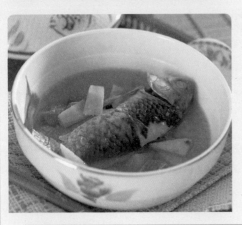

🥄 粉葛鲫鱼汤

◎ **材料** 粉葛600克,红枣5颗,花生油10毫升,鲫鱼1条,盐5克。

◎ **制作** ①红枣洗净;粉葛去皮洗净,切块;起油锅,将粉葛干爆5分钟。②鲫鱼去鳞、鳃及内脏,洗净;烧锅下花生油,将鲫鱼两面煎至金黄色。③瓦煲入清水2升煮沸,放入以上材料,用文火煲3小时,加盐调味即可。

◎ **功效** 本品具有补气养血、益气健脾、和中祛湿的功效,适合气血两虚、痰湿凝滞型的胃癌患者。

性味归经 性平,味甘。归脾、胃、大肠经。

食疗功效 鲫鱼可补阴血、通血脉、补体虚,还有益气健脾、利水消肿、清热解毒、通络下乳、祛风湿之功效,适合气血两虚以及痰湿凝滞的胃癌患者食用。鲫鱼肉中富含蛋白质,所以对促进智力发育、降低胆固醇和血液黏稠度、预防心脑血管疾病有明显作用。

甲鱼 【肉禽水产类】

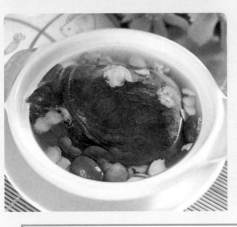

🥄 西洋参无花果甲鱼汤

◎ **材料** 西洋参10克,无花果20克,甲鱼500克,红枣3颗,生姜、盐各5克。

◎ **制作** ①将甲鱼的血放净并与适量清水一同放入锅内,煮沸;西洋参、无花果、红枣均洗净。②将甲鱼捞出褪去表皮,去内脏,洗净,斩件,飞水。③将2000毫升清水放入瓦煲内,煮沸后加入所有材料,大火煲滚后,改用文火煲3小时,加盐调味即可。

◎ **功效** 本品滋阴补虚、益气健脾,适合气滞瘀结、胃热伤阴、气血两虚型的胃癌患者。

性味归经 性平,味甘。归肝经。

食疗功效 甲鱼具有益气补虚、滋阴壮阳、益肾健体等功效,对预防和抑制胃癌、肝癌、急性淋巴性白血病和防治因放疗、化疗引起的贫血、虚弱、白细胞减少等功效显著,还能降低血胆固醇,预防高血压、冠心病等。

海带 【肉禽水产类】

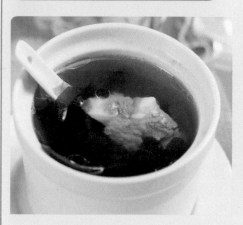

🥣 海带排骨汤

◎ **材料** 排骨180克，海带4条，味精0.5克，鸡精0.5克，盐1克。

◎ **制作** ①将排骨洗净斩成小块，海带泡发后打结。②将排骨、海带放入盅内，煮2个小时。③最后放入盐、鸡精、味精调味即可。

◎ **功效** 海带具有清热、燥湿、化痰的功效，适合痰湿凝滞型的胃癌患者。

性味归经 性寒，味咸。归肝、胃、肾三经。

食疗功效 海带具有软坚散结、防癌抗癌、清热化痰的作用，适合痰湿凝滞的胃癌患者食用。海带还具有降血压、防治夜盲症、维持甲状腺正常功能的功效。常食海带还能抑制乳腺癌的发生。另外，海带没有热量，可作为减肥食品。

干贝 【肉禽水产类】

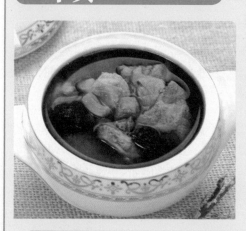

🥣 干贝黄精生熟地炖瘦肉

◎ **材料** 瘦肉350克，干贝、黄精、生地、熟地各10克，盐6克，鸡精4克。

◎ **制作** ①瘦肉洗净，切块，氽水；干贝、黄精、生地、熟地分别洗净，切片。②锅中注水，烧沸，放入瘦肉炖1小时。③再放入干贝、黄精、生地、熟地慢炖1小时，加入盐和鸡精调味即可。

◎ **功效** 本品具有滋阴、补虚、利五脏的功效，适合胃热伤阴型的胃癌患者。

性味归经 性平，味甘、咸。归脾经。

食疗功效 干贝具有滋阴、补肾、调中、下气、利五脏之功效，对胃阴亏虚、脾胃虚弱的胃癌患者有很好的滋补作用。此外，还可治疗头晕目眩、咽干口渴、虚痨咯血等症，常食有助于降血压、降胆固醇，补益健身。

花菜 【蔬菜菌菇类】

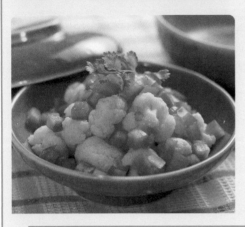

🥢 花菜炒西红柿

◎ **材料**　花菜250克，西红柿200克，香菜10克，盐、鸡精各适量。

◎ **制作**　①花菜去除根部，切成小朵，用清水洗净，焯水，捞出沥干水待用；香菜洗净切小段。②西红柿洗净，切小丁。锅中加油烧至六成热。③将花菜和西红柿丁放入锅中，再调入盐、鸡精翻炒均匀，盛盘，撒上香菜段即可。

◎ **功效**　本品具有健脾开胃、防癌抗癌的功效，适合胃癌等各种癌症患者食用。

性味归经　性凉，味甘。归肝、肺经。

食疗功效　花菜具有润肺止咳、健脾开胃、防癌抗癌、润肠等功效，适合各种癌症患者食用。常吃花菜还可以增强肝脏的解毒能力。花菜是含有类黄酮较多的食物之一，可以防止感染，防止血小板凝集，从而减少心脏病和脑卒中的危险。

白萝卜 【蔬菜菌菇类】

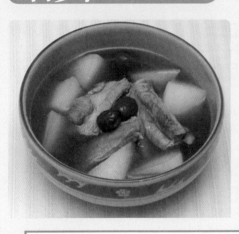

🥢 麦枣甘草萝卜汤

◎ **材料**　排骨250克，小麦100克，萝卜15克，甘草15克，红枣10颗，盐少许。

◎ **制作**　①小麦淘净，以清水浸泡1小时，沥干；排骨汆烫，捞起，冲净。②萝卜削皮，洗净、切块；红枣、甘草洗净。③将所有材料放入炖锅，加8碗水煮沸，转文火炖约40分钟，加盐调味即成。

◎ **功效**　本品具有化痰清热、防癌抗癌的功效，适合痰湿凝滞型的胃癌患者。

性味归经　性凉，味辛、甘。归肺、胃经。

食疗功效　白萝卜能增强食欲、化痰清热、助消化、化积滞、防癌抗癌，对食积腹胀的胃癌患者大有益处。白萝卜还对咳痰失声、吐血、消渴、痢疾、头痛、排尿不利等症有食疗作用。常吃白萝卜可降低血脂，稳定血压，预防冠心病、动脉硬化等疾病。

豆角 【蔬菜菌菇类】

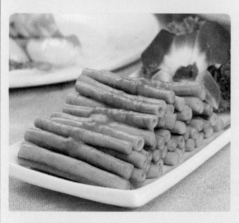

芝麻酱拌豆角

◎**材料** 豆角500克，芝麻酱100克，香油、盐各10克，大蒜末20克。

◎**制作** ①将豆角择洗干净，放入沸水中焯熟，捞出沥干水分，切成长段，放入盆内。②将芝麻酱用凉开水化开，加入盐、香油、大蒜末，调成味汁。③将味汁淋在豆角上即可。

◎**功效** 本品具有健脾养胃、理中益气、防癌抗癌、增强免疫力的功效，适合各种胃癌患者。

性味归经 性平，味甘。归脾、胃经。

食疗功效 豆角具有健脾养胃、理中益气、促消化、增食欲、降血糖、防癌抗癌、提高免疫力等功效，对胃癌患者大有益处。豆角所含B族维生素能使机体保持正常的消化腺分泌和胃肠道蠕动的功能，平衡胆碱酯酶活性，有帮助消化、增进食欲的功效。

胡萝卜 【蔬菜菌菇类】

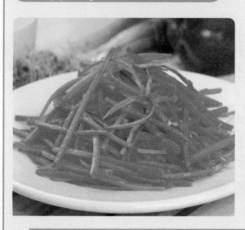

葱香胡萝卜丝

◎**材料** 胡萝卜500克，葱丝、姜丝、料酒、盐、味精各适量。

◎**制作** ①将胡萝卜洗净，去根，切细条状。②锅置火上，下油，用中火烧至五六成热时放入葱丝、姜丝炝锅，烹入料酒，倒入胡萝卜丝煸炒一会儿，加入盐，添少许清水稍焖一会儿，待胡萝卜丝熟后再用味精调味，翻炒均匀，盛入盘中即成。

◎**功效** 本品具有健脾和胃、增强免疫力的作用，适合胃癌等各种癌症患者。

性味归经 性平，味甘、涩。归心、肺、脾、胃经。

食疗功效 胡萝卜中的胡萝卜素转变成维生素A，有助于增强机体的免疫力，对预防上皮细胞癌变有一定的作用。胡萝卜中的木质素也能提高机体免疫功能；此外，胡萝卜还有健脾和胃、补肝明目、清热解毒、壮阳补肾、透疹、降气止咳等功效。

西蓝花 【蔬菜菌菇类】

西蓝花双菇

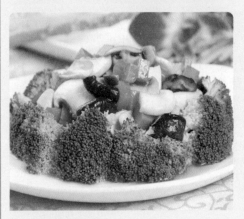

◎ **材料** 草菇100克，水发香菇10朵，西蓝花1棵，胡萝卜1根，盐、鸡精各3克，蚝油、白糖、水淀粉各10克。

◎ **制作** ①所有原材料收拾干净。②锅加适量水烧开，将胡萝卜、草菇、西蓝花分别放入余水。③锅烧热，放入蚝油，放香菇、胡萝卜片、草菇、西蓝花炒匀，加少许清水，加盖焖煮至所有材料熟，加盐、鸡精、白糖调味，以水淀粉勾薄芡，炒匀即可。

◎ **功效** 本品具有防癌抗癌的功效，尤其适合胃癌、乳腺癌患者食用。

性味归经 性凉，味甘。归肺、胃经。

食疗功效 西蓝花最显著的作用就是具有防癌抗癌的功效，尤其是在防治胃癌、乳腺癌方面效果尤佳。研究表明，患胃癌时人体血清硒的水平明显下降，菜花能给人补充一定量的硒和维生素C，可阻止癌前病变细胞形成，抑制癌肿生长。

莴笋 【蔬菜菌菇类】

大刀笋片

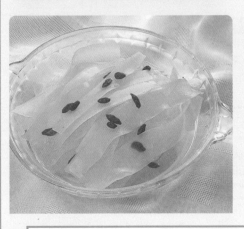

◎ **材料** 莴笋400克，枸杞子30克，精盐、味精、白糖各5克，香油15克。

◎ **制作** ①将莴笋去皮洗净后用刀切成大刀片，放开水中焯至断生，捞起沥干水，装盘。②枸杞子洗净，放开水中烫熟，洒在莴笋片上。③把调味料一起放碗中拌匀，淋在笋片上即可。

◎ **功效** 本品具有增进食欲、防癌抗癌的作用，适合胃癌等消化道肿瘤患者食用。

性味归经 性凉，味甘、苦。归胃、膀胱经。

食疗功效 莴笋有增进食欲、刺激消化液分泌、促进胃肠蠕动、防癌抗癌等功能，对胃癌患者大有益处。其次，莴笋有利尿、降血压、预防心律失常的作用。此外，莴笋还能改善消化系统和肝脏功能。

猴头菇 【蔬菜菌菇类】

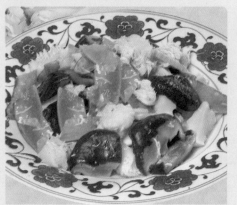

🍜 三鲜猴头菇

◎**材料** 猴头菇150克，香菇100克，荷兰豆50克，盐1克，鸡精3克，生抽6克。

◎**制作** ①猴头菇、香菇分别洗净，切块；荷兰豆去老筋洗净，切段。②油锅烧热，放入猴头菇、香菇、荷兰豆炒至熟。③加入盐、鸡精、生抽调味，起锅盛盘即可。

◎**功效** 本品具有健胃补虚、防癌抗癌的功效，适合胃癌、食管癌患者。

性味归经 性平，味甘。归脾、胃、肺经。

食疗功效 猴头菇具有健胃、补虚、抗癌之功效，对胃癌、食管癌，以及胃溃疡、胃窦炎、消化不良、胃痛腹胀、神经衰弱等病症有一定的食疗作用。

蘑菇 【蔬菜菌菇类】

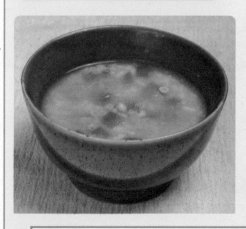

🍜 蘑菇海鲜汤

◎**材料** 虾仁35克，鲜干贝2粒，蘑菇35克，洋葱20克，胡萝卜75克，豌豆仁10克，鲜奶50毫升，奶油15克，盐少许，黑胡椒粉少许，防风、甘草各5克，白术10克，红枣3颗。

◎**制作** ①将药材洗净，打包煮沸，滤取药汁备用，虾仁洗净切小丁，其他材料均洗净切丁。②锅烧热，放入奶油，爆香洋葱丁，再倒入做法①中的汤汁，胡萝卜丁等其他材料，煮滚后即可盛盘，再撒上少许胡椒粉即可。

◎**功效** 本品具有防癌抗癌、增强免疫力的功效，适合胃癌患者。

性味归经 性平，味甘。归肝、胃经。

食疗功效 蘑菇中含有一种毒蛋白，能有效地阻止癌细胞的蛋白合成。蘑菇非常适合胃癌患者食用，常食还能增强癌症患者的免疫力。

香菇 【蔬菜菌菇类】

🥣 香菇烧花菜

◎ **材料** 香菇50克，花菜100克，鸡汤200克，盐、味精、姜、葱、淀粉、鸡油各适量。

◎ **制作** ①将花菜洗净，掰成小块；香菇洗净切成丝。②锅中加水烧开后下入花菜焯至熟透后捞出。③将油烧热后放入葱、姜煸出香味，放入盐、味精、鸡汤，烧开后将香菇、花菜分别倒入锅内，用微火烧至入味后，以淀粉勾芡，淋鸡油，翻匀即可。

◎ **功效** 本品具有化痰祛湿、行气和中的功效，适合痰湿凝滞型的胃癌患者。

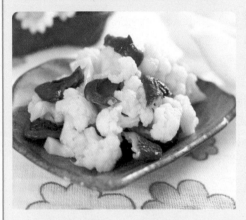

性味归经 性平，味甘。归脾、胃经。

食疗功效 香菇具有疏肝理气、益胃和中、化痰抗癌、透疹解毒之功效，对胃癌患者大有益处，香菇还对食欲不振、身体虚弱、肝气郁结、小便失禁、大便秘结、肥胖等有食疗功效。

黑木耳 【蔬菜菌菇类】

🥣 木耳小菜

◎ **材料** 黑木耳100克，油菜200克，盐3克，味精1克，醋6克，生抽10克，香油12克。

◎ **制作** ①黑木耳洗净泡发；油菜洗净。②锅内注水烧沸，放入黑木耳、油菜焯熟后，捞起沥干并装入盘中。③用盐、味精、醋、生抽、香油一起混合调成汤汁，浇在上面即可。

◎ **功效** 本品具有补气养血、活血、滋阴的功效，适合气血两虚、瘀血内结、胃热伤阴型等证型的胃癌患者。

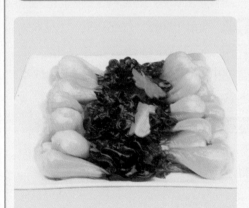

性味归经 性平，味甘。归肺、胃、肝经。

食疗功效 木耳含有抗肿瘤活性物质，能增强机体免疫力，经常食用可防癌抗癌。黑木耳具有补气血、滋阴、补肾、活血、通便等功效，非常适合胃癌患者食用。此外，木耳还可防止血液凝固，有助于减少动脉硬化、冠心病等疾病的发生。

南瓜 【蔬菜菌菇类】

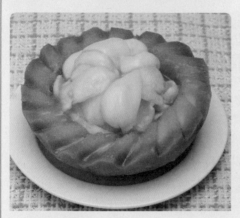

🥣 南瓜百合甜点

◎ **材料**　南瓜、百合各250克，白糖10克，蜂蜜15克。

◎ **制作**　①南瓜洗净，先切成两半，然后用刀在表面切锯齿形状的刀纹。②百合洗净，逐片削去黄尖，用白糖拌匀，放入勺状的南瓜中，盛盘；煮开后武火转入文火，约蒸8分钟左右即可。③煮熟后取出，淋上备好的蜜汁即可。

◎ **功效**　本品具有祛痰化湿、防癌抗癌的功效，适合痰湿凝滞型的胃癌患者。

性味归经　性温，味甘。归脾、胃经。

食疗功效　南瓜具有消炎止痛、润肺益气、止喘化痰、防癌抗癌等功效，对胃癌、肠癌等癌症患者有很好的食疗作用。南瓜还对高血压及肝脏的一些病变也有预防和治疗作用。另外，南瓜中胡萝卜素含量较高，可保护眼睛。

葡萄 【水果干果类】

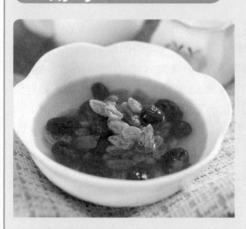

🥣 葡萄红枣汤

◎ **材料**　葡萄干30克，红枣15克。

◎ **制作**　①葡萄干洗净；红枣去核，洗净。②锅中加适量的水，放入葡萄干和红枣煮至枣熟软即可。

◎ **功效**　本品具有补血养气、滋阴生津、防癌抗癌的功效，适合气血两虚、胃热伤阴型的胃癌患者。

性味归经　性平，味甘、酸。归肺、脾、肾经。

食疗功效　葡萄具有滋补肝肾、养血益气、强壮筋骨、生津除烦、防癌抗癌的功效，适合气血两虚以及胃热伤阴型的胃癌患者食用。葡萄中含有较多酒石酸，有助消化，可减轻胃肠负担。此外，葡萄中所含花青素白藜芦醇可保护心血管系统。

榛子 【水果干果类】

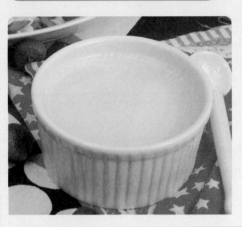

榛子豆浆

◎ **材料** 黄豆、榛子各50克。

◎ **制作** ①黄豆用清水泡至发软，捞出洗净；榛子去壳洗净。②将上述材料放入豆浆机中，加水至上下水位线之间。③搅打成豆浆，烧沸后滤出即可。

◎ **功效** 本品具有补脾益气的功效，适合气滞瘀结、气血两虚型的胃癌患者。

性味归经 性平，味甘。归脾、胃、肾经。

食疗功效 榛子里包含着抗癌化学成分紫杉酚，对胃癌、卵巢癌、乳腺癌、宫颈癌以及其他一些癌症有一定疗效。榛子有补脾胃、益气、明目的功效，有益于体弱、病后虚弱、易饥饿者的补养，还能有效地延缓衰老、防治血管硬化、润泽肌肤。

桂圆肉 【水果干果类】

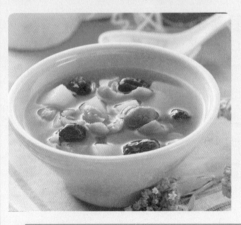

桂圆山药红枣汤

◎ **材料** 桂圆肉100克，新鲜山药150克，红枣6枚，冰糖适量。

◎ **制作** ①山药削皮洗净，切小块；红枣洗净。②锅中加3碗水煮开，加入山药煮沸，再下红枣；待山药熟透、红枣松软，将洗净的桂圆肉剥散加入。③待桂圆之香甜味渗入汤中即可熄火，可酌加冰糖提味。

◎ **功效** 本品可补气养血、补益脾胃，适合气血两虚型胃癌患者。

性味归经 性温，味甘。归心、脾经。

食疗功效 桂圆肉是传统的补血补气药，具有补益心脾、养血宁神、健脾止泻、利尿消肿等功效，适合气血两虚的胃癌患者食用，是病后体虚、血虚萎黄、气血不足、神经衰弱、心悸怔忡、健忘失眠等病症的调养佳品。

荔枝 【水果干果类】

🥄 荔枝百合炖鹌鹑

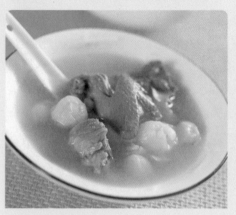

◎ **材料** 荔枝肉15克，百合30克，鹌鹑2只。

◎ **制作** ①将鹌鹑宰杀后去毛和内脏，洗净。②鹌鹑与洗净的荔枝、百合同放碗内，加适量沸水，再上笼隔水炖熟，调味后饮汤食肉。

◎ **功效** 本品具有温胃散寒的功效，适合脾胃虚寒型的胃癌患者。

性味归经 性热，味甘。归心、脾经。

食疗功效 鲜荔枝能生津止渴、和胃平逆；干荔枝有补肝肾、健脾胃、益气血的功效，适合脾胃虚寒、体质虚弱的胃癌患者食用，还可治疗脾胃虚寒型胃痛、呕吐等症。荔枝富含铁元素及维生素C，能使人面色红润，且维生素C能使皮肤细腻富有弹性。

杏仁 【水果干果类】

🥄 杏仁核桃牛奶饮

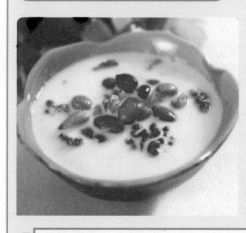

◎ **材料** 杏仁35克，核桃仁30克，牛奶250克，白糖10克。

◎ **制作** ①杏仁、核桃仁放入清水中洗净。②所有材料放入炖锅内，加清水后将炖锅置火上烧沸。③再用文火煎煮25分钟，加入白糖即成。

◎ **功效** 本品具有抗癌止痛的作用，适合胃癌、肝癌等癌症患者。

性味归经 性温，味苦。归肺、脾、大肠经。

食疗功效 杏仁能使体内白细胞更易接近癌细胞，并吞噬癌细胞。杏仁还有强有力的镇痛作用，可减轻癌症患者的疼痛，对肝癌、胃癌等患者有益处。

西瓜【水果干果类】

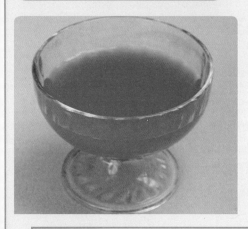

板蓝根西瓜汁

◎**材料** 西瓜300克，板蓝根、山豆根各8克，甘草5克，果糖适量。

◎**制作** ①将板蓝根、山豆根、甘草分别洗净，沥水备用。②全部药材与清水150毫升置入锅中，以文火加热至沸腾，约1分钟后关火，滤取药汁降温备用。③西瓜去皮，切小块，放入果汁机内，加入晾凉的药汁和果糖，搅拌均匀，倒入杯中即可饮用。

◎**功效** 本品具有清热生津、防癌抗癌的功效，适合胃热伤阴型的胃癌患者。

性味归经 性寒，味甘。归心、胃、膀胱经。

食疗功效 西瓜具有清热止渴、解暑除烦、降压美容、利水消肿、预防癌症等功效，适合胃热伤阴型胃癌患者食用。西瓜富含多种维生素，具有平衡血压、调节心脏功能、软化及扩张血管的作用，还可以促进新陈代谢。

甘蔗【水果干果类】

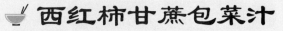

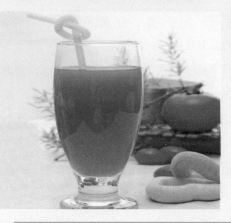

西红柿甘蔗包菜汁

◎**材料** 西红柿、包菜各100克，甘蔗汁1杯，冰块少许。

◎**制作** ①将西红柿洗净，切块。②包菜洗净，撕成片。③将准备好的材料倒入榨汁机内，搅打2分钟即可。

◎**功效** 本品有清热生津、调中下气的功效，适合气滞瘀结、胃热伤阴型的胃癌患者。

性味归经 性凉，味甘。入肺、脾、胃经。

食疗功效 甘蔗具有清热润燥、益胃生津、下气及解酒等功效，适合气滞痰结型胃癌患者食用，可减轻胃灼热疼痛、反胃呕吐、口干口渴等症状。此外，甘蔗还常用来治疗热病伤津、心烦口渴、肺燥咳嗽、大便燥结、小便短赤涩痛、醉酒等病症。

牛奶 【其他类】

🥣 五香鲜奶茶

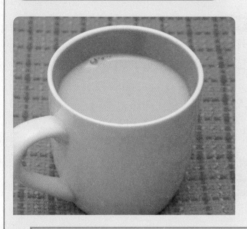

◎ **材料** 红茶包1袋，鲜牛奶150毫升，杏仁粉15克，芝麻粉15克，蜂蜜适量。

◎ **制作** ①瓷杯先以热水烫过，放入茶袋，加200毫升热水冲泡2分钟，将茶袋取出。②加入杏仁粉、芝麻粉拌匀。③鲜奶在微波炉加热40秒，取出与做法②中的材料混合，加蜂蜜拌匀。

◎ **功效** 本品具有养胃生津的功效，适合脾胃虚寒、胃热伤阴型的胃癌患者。

性味归经 性平，味甘。归心、肺、肾、胃经。

食疗功效 牛奶具有补肺养胃、生津润肠之功效，适合胃热伤阴型的胃癌患者食用。睡前喝牛奶能促进睡眠，牛奶中含有碘、镁、锌和卵磷脂，能大大提高大脑的工作效率，还能促进心脏和中枢神经系统的耐疲劳性，常喝牛奶还能润泽美白肌肤。

蜂蜜 【其他类】

🥣 人参蜂蜜粥

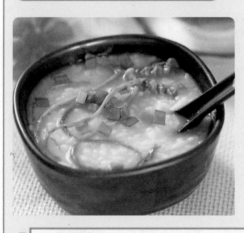

◎ **材料** 人参3克，蜂蜜50克，韭菜末5克，粳米100克，生姜2片。

◎ **制作** ①将人参置清水中浸泡1夜。②将泡好的人参连同泡参的水与洗净的粳米一起放入砂锅中，文火煨粥。③待粥将熟时放入蜂蜜、生姜片、韭菜末调匀，再煮片刻即成。

◎ **功效** 本品具有补气健脾、通便润肠的功效，适合胃热伤阴、气血两虚型胃癌患者。

性味归经 性平，味甘。归脾、胃、肺、大肠经。

食疗功效 蜂蜜中含有抗氧化剂，能清除体内的垃圾——氧自由基，达到抗癌的作用。蜂蜜有调补脾胃、缓急止痛、润肺止咳、润肠通便、润肤生肌、解毒的功效，对脘腹虚痛、肺燥咳嗽、肠燥便秘、口疮、溃疡不敛、水火烫伤、手足皲裂都有很好的疗效。

酸奶 【其他类】

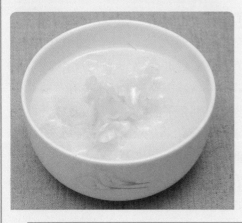

🥣 银耳酸奶羹

◎ **材料** 原味酸奶120克，清水600毫升，蜂蜜20克，银耳10克。

◎ **制作** ①银耳泡至水中发胀软化，剪去硬根部，叶片的部分剥成小片状。②锅内加水、银耳以文火煮沸，约两分钟，加入蜂蜜搅拌融化。③将银耳汁倒出后，加入酸奶搅拌均匀即可。

◎ **功效** 本品具有滋阴生津、益胃抗癌的功效，适合胃热伤阴型的胃癌患者。

性味归经 性平，味甘、酸。归胃、大肠经。

食疗功效 酸奶具有生津止渴、补虚开胃、润肠通便、防癌抗癌的功效。经常喝酸奶可以防治癌症和贫血，对体质虚弱、气血亏虚的癌症患者大有益处。老人和小孩每天喝杯酸奶可以矫正由于偏食引起的营养缺乏。

无花果 【中药类】

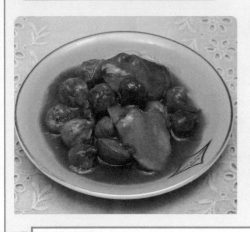

🥣 无花果煎鸡肝

◎ **材料** 鸡肝3对，无花果、砂糖各少许。

◎ **制作** ①鸡肝洗净，入沸水中汆烫，捞起沥干。②将无花果洗净。③平底锅加热，入油，待热时加入鸡肝、无花果一同爆炒，直到鸡肝熟透，无花果飘香。④砂糖加适量水煮至溶化，待鸡肝煎熟时盛起，淋上糖液调味。

◎ **功效** 本品具有滋阴健胃的功效，尤其适合气滞瘀结、胃热伤阴型的胃癌患者。

性味归经 性平，味甘。归胃、大肠经。

食疗功效 无花果有健胃、润肠、利咽、防癌、滋阴、催乳的功效。口服无花果液，能提高细胞的活力，提高人体免疫功能，具有抗衰防老、减轻肿瘤患者化疗不良反应的功效，可以杀死癌细胞，预防多种癌症的发生。

山药 【中药类】

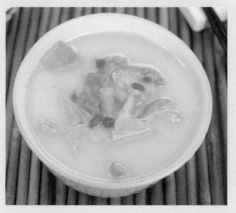

🥄 党参山药猪肚汤

◎**材料** 猪肚150克，党参、山药各20克，黄芪5克，枸杞子适量，盐6克，姜片10克。

◎**制作** ①猪肚洗净；党参、山药、黄芪、枸杞子洗净。②锅中注水烧开，放入猪肚汆透。③将所有材料和姜片放入砂煲内，加清水淹过食材，大火煲沸后改小火煲2.5小时，调入盐即可。

◎**功效** 本品具有健脾益气、益肾养精的功效，适合气血两虚型的胃癌患者。

> **性味归经** 性平，味甘。归肺、脾、肾经。
>
> **食疗功效** 山药具有健脾益胃、养肺气、益肾精、聪耳明目、长志安神、延年益寿的功效，对体质虚弱、气血两亏型的胃癌患者大有好处。山药还对倦怠无力、食欲不振、久泻久痢、肺气虚燥、痰喘咳嗽、下肢痿弱、消渴尿频、遗精早泄、皮肤红肿、肥胖等病症有食疗作用。

白芍 【中药类】

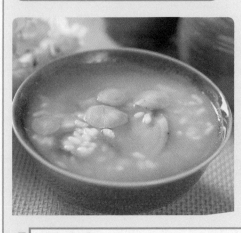

🥄 养血止痛粥

◎**材料** 当归20克，黄芪、白芍各10克，红糖、粳米各适量。

◎**制作** ①将黄芪、当归、白芍煎煮15分钟。②再放入粳米煮粥。③快熟烂时加入适量红糖继续煮熟即可。

◎**功效** 本品具有补气血、健脾胃、止疼痛的功效。主治晚期胃癌患者气血亏虚、疼痛难耐等症。

> **性味归经** 性凉，味苦、酸。归肝、脾经。
>
> **食疗功效** 白芍是常见的止痛良药，具有养血柔肝、和胃止痛、敛阴收汗的功效，适合胃癌症见胃痛、胸腹胁肋疼痛、自汗盗汗、阴虚发热者。

附子 【中药类】

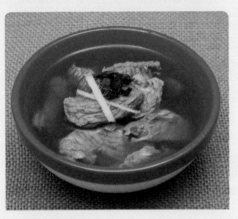

🥣 附子蒸羊肉

◎ **材料** 鲜羊肉500克，附子20克，葱、姜片、料酒、肉清汤、食盐、熟猪油、味精、胡椒粉各适量。

◎ **制作** ①将羊肉洗净随冷水下锅煮熟。②取大碗1个，放入羊肉、附子、料酒、熟猪油、葱节、姜片、肉清汤、食盐。③隔水蒸3小时，加胡椒粉、味精调味即可。

◎ **功效** 本品温胃散寒、补阳止痛，适用于脾虚寒所致的如胃痛喜温喜按、胃寒怕冷、手脚冰凉等。

性味归经 性热，味辛、甘。归心、肾、脾经。

食疗功效 附子具有散寒除湿、补火助阳、回阳救逆的功效，适合脾胃虚寒型的胃癌患者服用。附子还常用来治心腹冷痛、脾泄冷痢、大汗亡阳、吐痢厥逆、脚气水肿、小儿慢惊、风寒湿痹、拘挛、阳痿、宫冷、阴疽疮疡及一切沉寒痼冷之疾。

炮姜 【中药类】

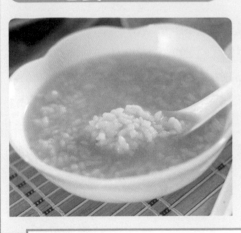

🥣 炮姜薏米粥

◎ **材料** 炮姜6克，艾叶10克，薏米30克，大米50克，红糖少许。

◎ **制作** ①将艾叶洗净，与炮姜水煎取汁，薏米、大米洗净备用。②将薏米、大米煮粥至八成熟，入药汁同煮至熟。③加入红糖调匀即可。

◎ **功效** 本品具有散寒除湿、温经化瘀的功效，适合脾胃虚寒、瘀血内结型的胃癌患者。

性味归经 性热，味辛。归脾、胃、肾经。

食疗功效 炮姜具有温中散寒、温经止血等功效，适合脾胃虚寒型的胃癌患者食用，常用于治疗脾胃虚寒、腹痛吐泻、吐衄崩漏、阳虚失血等病症的治疗。

苏子【中药类】

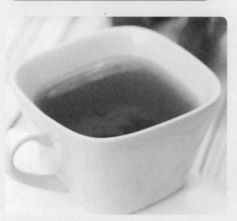

🥄 苏子牛蒡茶

◎**材料** 苏子、牛蒡子各10克，枸杞子5克，绿茶20毫升，冰糖适量。

◎**制作** ①枸杞子与苏子、牛蒡子洗净后一起放入锅中，加500毫升水用小火煮至沸腾。②倒入杯中后，再加入冰糖、绿茶汁搅匀即可饮用。

◎**功效** 本品具有消痰润肠的功效，适合痰湿凝滞型胃癌患者。

性味归经 性温，味辛。归肺、脾经。

食疗功效 苏子具有降气消痰、平喘、润肠的功效，适合痰湿凝滞型胃癌患者服用，常用于治疗痰壅气逆、咳嗽气喘、肠燥便秘等症。苏子解表散寒，行气和胃，用于风寒感冒，咳嗽气喘，妊娠呕吐，胎动不安。

厚朴【中药类】

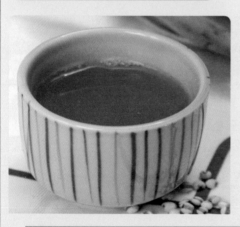

🥄 半夏厚朴茶

◎**材料** 半夏5克，厚朴4克。

◎**制作** ①将半夏和厚朴分别洗净。②砂锅内加水适量，下入半夏和厚朴熬煮成药汁即可饮用。③可根据个人口味适当添加冰糖调味。

◎**功效** 本品具有温中下气、燥湿消痰的功效，适合痰湿凝滞型胃癌患者。

性味归经 性温，味辛、苦。归脾、胃、大肠经。

食疗功效 厚朴具有温中下气、燥湿、消痰的功效，主治胸腹痞满、胀痛、反胃、呕吐、宿食不消、痰饮喘咳、寒湿泻痢，对痰湿凝滞型的胃癌患者大有益处，其常与苍术、陈皮等配合用于湿困脾胃、脘腹胀满等症。

延胡索 【中药类】

🥄 五胡鸭

◎ **材料** 五灵脂10克，延胡索9克，鸭肉500克，食醋适量。

◎ **制作** ①将鸭肉洗净，用少许盐抹一遍，让咸味入内。②五灵脂、延胡索洗净，放入碗内，加适量水，隔水蒸30分钟左右，去渣存汁。③将鸭肉放入大盆内，倒上药汁，隔水蒸至鸭熟软，食前滴少许醋调味即可。

◎ **功效** 本品具有活血散瘀、理气止痛的功效。用于瘀血内结型胃癌、胃脘刺痛伴舌质紫暗等症。

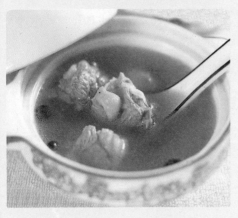

性味归经 性温，味辛、苦。归肝、心、胃经。

食疗功效 延胡索具有活血散瘀、行气止痛的功效，适合瘀血内结的胃癌患者服用，可减轻胃癌疼痛的症状。延胡索还常用于治疗胸痹心痛，胁肋、脘腹诸痛，头痛，腰痛，疝气痛，筋骨痛，痛经，经闭，产后瘀腹痛，跌打损伤等病症。

姜黄 【中药类】

🥄 姜黄糯米粥

◎ **材料** 黄芪、当归各15克，泽兰10克，姜黄10克，粳米100克，红糖少许。

◎ **制作** ①将黄芪、当归、泽兰煎15分钟，去渣取汁。②放入洗净的粳米煮粥，煮熟后加入姜黄，继续煮至熟烂时加入适量红糖即可。

◎ **功效** 本品具有活血化瘀、理气通经的功效，适合瘀血内结型的胃癌患者。

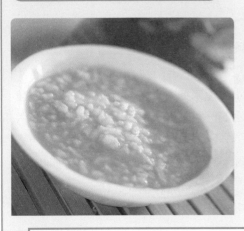

性味归经 性温，味辛、苦。归脾、肝经。

食疗功效 姜黄具有破血、行气、通经、止痛的功效，对瘀血内结的胃癌患者有较好的疗效。常用来治疗心腹痞满胀痛、痹痛、癌肿、妇女血瘀经闭、产后瘀血腹痛、跌扑损伤、痈肿。用于气滞血瘀的胸腹痛、痛经及肢体疼痛，常配延胡索、香附。

荔枝核【中药类】

🥣 荔枝核粥

◎材料 荔枝核15克，莪术10克，粳米100克，盐适量。

◎制作 ①将荔枝核、莪术捣碎洗净，置锅中，加清水100毫升，武火煮开10分钟，滤渣取汁。②将粳米洗净，和药汁共入锅中，加清水500毫升，武火煮开5分钟。③改文火煮30分钟，成粥，加盐调味，趁热服用。

◎功效 本品具有行气止痛，散结破气的功效，适合气滞痰结型的胃癌患者。

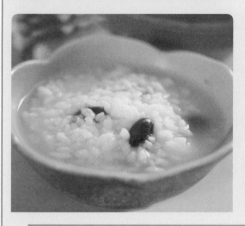

性味归经 性温，味辛、微苦。归肝、胃经。

食疗功效 荔枝核具有理气止痛、祛寒散滞的功效，对气滞痰结型的胃癌患者有很好的效果。常用于治疗胃脘痛、疝气痛、睾丸肿痛、痛经及产后腹痛等病症。现代科学证明，荔枝核水提取物对乙型肝炎病毒表面抗原有抑制作用。

香附【中药类】

🥣 香附豆腐汤

◎材料 香附20克，豆腐200克，姜、葱、盐各适量。

◎制作 ①把香附洗净，去杂质；豆腐洗净，切成5厘米见方的块；姜洗净切片；葱洗净切段。②把炒锅置武火上烧热，加入油烧至六成熟。③下入葱、姜爆香，注入清水600毫升，加香附，烧沸，下入豆腐、盐，煮5分钟即成。

◎功效 本品疏肝理气、活血化瘀，适合气滞痰结、瘀血内结型的胃癌患者。

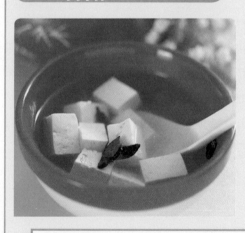

性味归经 性平，味辛、甘，微苦。归肝、三焦经。

食疗功效 香附具有疏肝解郁、行气化瘀、调经止痛的功效，适合气滞痰结以及瘀血内结型的胃癌患者食用。香附还常用来治疗肝胃不和、气郁不舒、胸腹胁肋胀痛、痰饮痞满、月经不调、崩漏带下等症。

芦根【中药类】

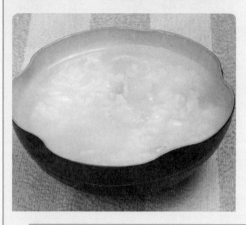

🍚 芦根百合粳米粥

◎**材料** 粳米、鲜百合各50克，芦根10克，冰糖适量。

◎**制作** ①先将粳米洗净、泡发，备用。②将泡发的粳米、芦根倒入砂锅内，加水适量，用武火烧沸后，改文火煮40分钟。③至煮稠时，加入百合，稍煮片刻，在起锅前，加入冰糖即可。

◎**功效** 本品滋阴益胃、清热生津，适合胃热伤阴型的胃癌患者。

性味归经 性寒，味甘。归肺、胃经。

食疗功效 芦根具有清热生津、除烦、止呕等功效，常用于治疗热病烦渴、胃热呕吐、食道癌、胃癌、肺痿、肺痈等病症，对胃热伤阴型胃癌患者有较好的食疗作用。此外，芦根可解河豚毒，还有抗菌、溶解胆结石的作用。

石斛【中药类】

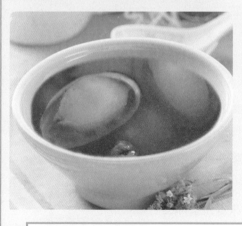

🍚 石斛炖鲜鲍

◎**材料** 龙骨40克，鲜鲍鱼3只，石斛10克，盐5克，味精3克，生姜2片，高汤200毫升。

◎**制作** ①鲍鱼去内脏，洗净；龙骨与鲍鱼入沸水中余烫，捞出洗净，放入炖盅内。②炖盅内注入200毫升高汤，放入石斛、生姜片，炖3小时。③用勺将汤表面的油渍捞出，加入盐、味精调味即可。

◎**功效** 本品具有清热、滋阴、生津、益胃的功效，适合胃热伤阴型的胃癌患者。

性味归经 性微寒，味甘。归胃、肾经。

食疗功效 石斛具有生津益胃、清热养阴的功效，对胃热伤阴的胃癌患者大有益处。石斛常用于治疗热伤津液，低热烦渴，舌红少苔；胃阴不足，口渴咽干，呕逆少食，胃脘隐痛，舌光少苔；肾阴不足，视物昏花等病症。

◎ 胃癌患者忌吃食物及忌吃原因

胃癌患者忌暴饮暴食、偏食，进食过烫、过硬、煎炸过焦以及熏制食品，戒烟戒酒。除此之外，以下所列食物也应禁吃。

油条　　Ⅱ 忌吃油条的原因

❶ 油条经190℃的高温油炸制而成，原材料和油脂中的营养物质基本上被氧化破坏掉了。胃癌患者需要摄入足够的营养素，所以多食油条无益。

❷ 油脂中的不饱和脂肪在高温作用下发生聚合，形成不容易被消化的二聚体、多聚体等大分子化合物，胃癌患者食用后无疑是增加了胃的消化负担。

❸ 油条经高温油炸可产生大量的致癌物质，胃癌患者不宜食用，同时油条还含有人体非必需的微量元素铝，可抑制脑内酶的活性，影响患者的精神状态，长期食用可导致阿尔茨海默病。

✖ 忌吃关键词

营养破坏、大分子化合物、致癌物质、铝

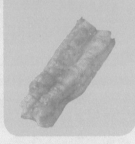

腊肉　　Ⅱ 忌吃腊肉的原因

❶ 研究发现，每天食用火腿腊肉类食物的数量超过30克，发生胃癌的风险就高出15%~38%，罹患胃癌风险的增加与这些食品中添加的硝酸盐有关，或者与肉在熏制过程中产生的有毒物质有关。

❷ 腊肉在制作过程中，肉中的很多维生素和微量元素都已丧失，如维生素B₁、维生素B₂、烟酸、维生素C等。这种营养失衡的食物对于需要营养支持的胃癌患者来说并不适宜，而且腊肉的脂肪含量、胆固醇含量、盐含量都极高，对身体不利。

✖ 忌吃关键词

硝酸盐、营养失衡

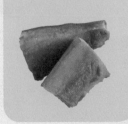

酸菜

❌ 忌吃关键词

亚硝胺、乳酸

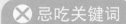

❶ 传统的腌渍酸菜，是在大缸等开放容器中，靠附着在容器和菜叶上的少量乳酸菌自然发酵而制成。在乳酸菌繁殖的同时，其他杂菌也在生长，在这些生长的杂菌中，有部分能够产生亚硝酸，部分能合成胺，二者结合生成致癌物亚硝胺。

❷ 在酸菜的腌渍过程中，蔬菜的乳糖成分被乳酸杆菌分解，转化为乳酸，乳酸使蔬菜具有酸味，食用后，酸味可对胃形成刺激，损害胃黏膜，所以胃癌患者应慎食酸菜。

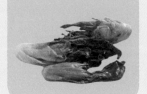

浓茶

忌喝浓茶的原因

❌ 忌喝关键词

鞣酸、茶碱

❶ 浓茶是指使用过多茶叶泡出来的茶，淡茶有益于健康，而浓茶对健康不利。浓茶稀释胃液，使胃液的浓度降低，从而影响胃的消化能力，对于原本就胃功能欠佳的胃癌患者来说是不适宜的。

❷ 浓茶中的鞣酸可与食物中的蛋白质结合生成不易消化吸收的鞣酸蛋白，导致便秘，增加人体吸收有毒物质和致癌物质的危险。

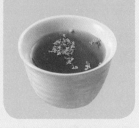

辣椒

忌吃辣椒的原因

❌ 忌吃关键词

刺激性、性热

❶ 辣椒中特有的辣椒素等具有强烈的刺激性，人食用后，辣椒素会对胃腺体产生刺激，使其产生过多的胃酸，进而刺激胃黏膜，损伤胃黏膜屏障，尤其对于有胃部溃疡病变者，会引起炎症，加重疼痛、反酸等症状。

❷ 中医认为，辣椒性大热，胃热伤阴型的胃癌患者食用后可加重其胃脘疼痛，反胃呕吐，反酸，小便短赤，大便燥结等症状。

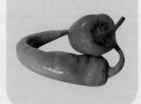

第六章
便秘吃什么？禁什么？

⚙ 便秘中医分型

① 肠胃积热型

- **症状剖析** 大便干结，排出困难，腹胀腹痛，小便短赤，烦躁不安，面红身热，口干口臭，舌色红，苔黄燥。
- **治疗原则** 清热泻火、泻下通便。
- **饮食禁忌** 忌食燥热性食物，忌辛辣刺激性食物。

🍃 对症药材
*大黄 *决明子 *火麻仁

🍐 对症食材
*香蕉 *山竹 *苦瓜 *黄瓜 *大白菜

② 气机郁滞型

- **症状剖析** 大便秘结，或便不干燥但排出不畅，腹中胀痛伴胸胁满闷，嗳气，食欲低下，舌苔薄腻。
- **治疗原则** 行气消积、泻下通便。
- **饮食禁忌** 忌食易产气，造成腹胀的食物。

🍃 对症药材
*厚朴 *陈皮

🍐 对症食材
*萝卜 *苹果 *猪肠 *燕麦 *酸奶

③ 气虚型

- **症状剖析** 患者有便意，但排便时感觉乏力，难以排出，大便并不干结，伴有汗出气短，便后乏力，平日神疲倦怠、少气懒言，舌淡嫩，苔薄白，多见于老年人及旧病体虚者。
- **治疗原则** 益气通便。
- **饮食禁忌** 忌食寒凉性食物，忌食耗气伤气食物。

🍃 对症药材
*益智仁 *党参

🍐 对症食材
*牛奶 *甲鱼 *小米 *糙米 *粳米 *木耳 *杏仁 *甘蔗

④ 血虚型

- **症状剖析** 大便干结，面色苍白无华，口唇、指甲色淡，头晕目眩，心悸，舌质淡，多见于产后妇女以及出血过多导致血虚的患者。
- **治疗原则** 养血润肠。
- **饮食禁忌** 忌食燥热伤阴血食物，忌生冷食物。

🍃 对症药材
*当归 *熟地 *火麻仁

🍐 对症食材
*桑葚 *菠菜 *猪血 *黑米 *猪蹄 *豆浆

⑤ 阴虚型

 对症药材　 对症食材

- **症状剖析** 大便干结，如羊粪般成颗粒状，口渴喜饮，伴有潮热盗汗、两颧潮红、舌红少苔等症状，多见于体型消瘦之人。
- **治疗原则** 滋阴润肠。
- **饮食禁忌** 忌食燥热伤阴食物。

对症药材：＊麦冬　＊生地　＊百合

对症食材：＊甘蔗　＊银耳　＊油菜　＊猪蹄　＊甲鱼　＊金针菇　＊蜂蜜　＊猕猴桃

⑥ 阳虚型

 对症药材　 对症食材

- **症状剖析** 大便艰涩，排出困难，面色青白，四肢不温，喜热怕冷，腹中冷痛，小便清长，舌淡苔白。
- **治疗原则** 温阳通便。
- **饮食禁忌** 忌食寒凉生冷食物，忌食难消化食物。

对症药材：＊肉苁蓉　＊补骨脂

对症食材：＊韭菜　＊蒜薹　＊核桃　＊松子仁　＊洋葱　＊葵花子

民间秘方

❶ 取番泻叶3克用开水浸泡，加少许冰糖搅匀，一次性喝完，可泻下通便，缓解便秘症状，适用于便秘患者。

❷ 取土豆适量捣烂取汁服用，每天早晨和午饭前分别喝半杯，有润肠通便、预防大便干燥的作用，适用于便秘患者。

饮食宜忌

宜

✓ 便秘患者应当多吃蔬菜、水果、玉米、大豆等食物，增加膳食纤维的摄入量。

✓ 便秘患者在吃早餐前，喝点冷开水、牛奶、汽水之类，对便秘是很好的。在吃饭前，要尽可能地喝点儿汤，这是个好习惯。

忌

✗ 对于辛辣刺激性食物一定要禁止食用，禁止食用酒、浓茶、咖啡、辣椒、咖喱等刺激性食品。

生活保健

◎ 经常容易发生便秘者一定要注意把排便安排在合理时间，每到这个时间就去上厕所，养成一个良好的排便习惯。

◎ 散步、跑步、做深呼吸运动、练气功、打太极拳、转腰抬腿、参加文体活动和体力劳动等均可使胃肠活动加强、食欲增加，膈肌、腹肌、肛门肌得到锻炼，提高排便动力，预防便秘。

◎ 可做腹部顺时针按摩，每天2次，每次5~10分钟。

⊗ 便秘患者慎用泻药，泻药虽然能够暂时让人摆脱便秘的困扰，但是如果长期使用，会使肠道形成对泻药的依赖，从而使自主神经系统受到损害，使便秘加重。

◎ 便秘患者宜吃的食物及其简易食疗方

　　本书编者根据便秘的六种中医分型，贴心地为每一种不同证型的患者挑选了宜吃的食物，分析每一种食物的性味归经及其对每种证型的食疗功效，并推荐了合适的调养食疗方，详解其材料、做法以及功效。食疗方的材料均简单易得，做法清晰明了，患者可根据自身症状判断自己属于哪一证型，然后根据证型选择适合自己的食疗方法及菜例，于日常饮食中轻松达到调理的目的。

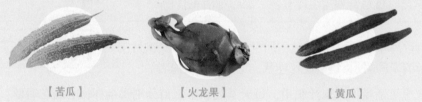

【苦瓜】　　　　　　　【火龙果】　　　　　　　【黄瓜】

糙米 【谷物粮豆类】

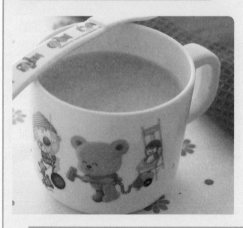

🥣 糙米米浆

◎ **材料**　糙米3大匙，去壳花生仁3大匙，水500毫升，葡萄糖浆30毫升。

◎ **制作**　①糙米洗净，泡水3小时后沥干水分；花生洗净平铺于烤盘上，放入烤箱，以130℃烤至表面呈金黄色。②将糙米、花生仁、水一起放入果汁机中，搅打至颗粒绵细。③用纱布过滤出米汁，再将米汁用大火煮开后转中小火，边煮边将浮沫捞除，煮约10分钟后熄火，再加入葡萄糖浆拌匀即可。

◎ **功效**　本品具有温阳通便的功效，适合气虚、阳虚型的便秘患者。

性味归经　性温，味甘。归脾、胃、大肠经。

食疗功效　糙米具有健脾益胃、促进肠道有益菌繁殖、加速肠道蠕动、软化粪便等功效，对预防便秘、肠癌等胃肠疾病大有益处。此外，糙米还能提高人体免疫力，加速血液循环，消除烦躁，对预防心脑血管疾病、肥胖、贫血等有益处。

粳米【谷物粮豆类】

🥣 鹌鹑蛋粳米粥

◎ **材料**　鹌鹑蛋100克，粳米50克。

◎ **制作**　①将鹌鹑蛋洗净，煮熟，去壳；粳米洗净。②将粳米煮粥，将熟时，下入鹌鹑蛋即可。

◎ **功效**　本品具有补中益气、健脾和胃、滋阴润肠的功效，适合气虚、阴虚型的便秘患者。

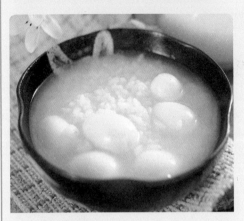

性味归经　性平，味甘。归脾、胃经。

食疗功效　粳米具有补中气、健脾胃、利肠道、养阴生津、除烦止渴的功效，适合气虚型便秘的患者食用。而且用粳米煮米粥时，浮在锅面上的浓稠液体，俗称米汤、粥油，具有补虚的功效，对于病后、产后体弱的人有良好的食疗效果。

黑米【谷物粮豆类】

🥣 黑米黑豆糙米粥

◎ **材料**　糙米40克，燕麦30克，黑米、黑豆、红豆各20克，白糖5克。

◎ **制作**　①糙米、黑米、黑豆、红豆、燕麦均洗净，泡发。②锅置火上，加入适量清水，放入糙米、黑豆、黑米、红豆、燕麦，以大火煮沸。③最后转小火煮至各材料均熟，粥呈浓稠状时，调入白糖拌匀即可。

◎ **功效**　本品具有滋阴养血、益气补肾的功效，适合血虚、阴虚、气虚型的便秘患者。

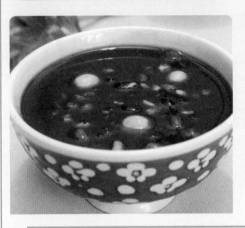

性味归经　性平，味甘。归脾、胃经。

食疗功效　黑米具有健脾开胃、滋阴养血、益气补肾、养精固精的功效，适合血虚、阴虚以及气虚的便秘患者食用。黑米含B族维生素、蛋白质等，对于脱发、白发、贫血、流感、咳嗽、气管炎、肝病、肾病患者都有食疗保健作用。

燕麦 【谷物粮豆类】

🥣 红豆燕麦粥

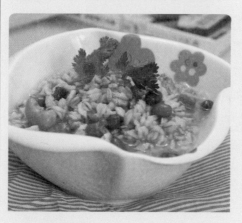

◎ **材料** 红豆、燕麦片、白糖各10克，枸杞子5克。

◎ **制作** ①燕麦片洗净，红豆洗净，泡水约4小时，直到泡胀为止；枸杞子浸泡。②将泡软的红豆、燕麦片放入锅中，加入适当的水后，用中火煮，水滚后，转文火煮至熟透。③加入泡好的枸杞子，再加入适量的白糖调味即可。

◎ **功效** 本品具有益气通便的功效，适合气虚、气机郁滞型的便秘患者。

性味归经 性温，味甘。归脾、心经。

食疗功效 燕麦具有健脾、益气、补虚、止汗、养胃、润肠的功效。燕麦富含膳食纤维，对改善便秘有一定的疗效，尤其适合气虚、阳虚型便秘患者食用。老年人常食可预防动脉硬化、脂肪肝、糖尿病、冠心病，增强体力，延年益寿。

猪血 【肉禽水产类】

🥣 韭菜烧猪血

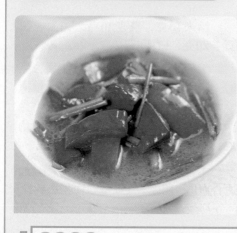

◎ **材料** 韭菜100克，猪血150克，上汤200毫升，盐5克，味精2克，红椒1个，油15毫升，豆瓣酱20克。

◎ **制作** ①猪血洗净切块，韭菜洗净切段，红椒洗净切块。②锅中水烧开，放入猪血焯烫，捞出沥水。③油烧热，爆香红椒，加入猪血、上汤及调味料煮入味，再加入韭菜煮熟即可。

◎ **功效** 本品具有温阳通便的功效，适合阳虚型便秘患者。

性味归经 性平，味咸。无毒。归肝、脾经。

食疗功效 猪血有理血祛瘀、止血、利大肠之功效，可治疗贫血、中腹胀满、肠胃嘈杂、宫颈糜烂等症。猪血中含有的钴是防止人体内恶性肿瘤生长的重要微量元素，常食对预防肠道癌症有一定的食疗作用。

猪蹄 【肉禽水产类】

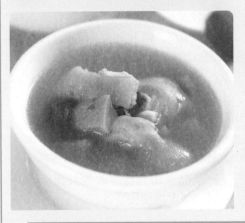

🥣 百合猪蹄汤

◎ **材料** 萝卜干30克，百合20克，猪蹄600克，红枣5颗，盐5克。

◎ **制作** ①萝卜干浸泡1小时，洗净、斩块红枣洗净；百合泡发。②猪蹄斩件，洗净、飞水，入烧锅，将猪蹄干爆5分钟。③将清水2000克放入瓦煲内，煮沸后加入以上材料，大火煲沸后，改用小火煲3小时，加盐调味即可。

◎ **功效** 本品具有补血、滋阴的功效，适合血虚、阴虚的便秘患者。

性味归经 性平，味甘、咸。归肾、胃经。

食疗功效 猪蹄具有补虚弱、填肾精、滋阴润燥等功效，适合血虚以及阴虚的便秘患者食用，常食还可改善贫血及神经衰弱等症。猪蹄对于经常性的四肢疲乏、腿部抽筋、麻木、消化道出血等病症有一定辅助疗效。

猪肠 【肉禽水产类】

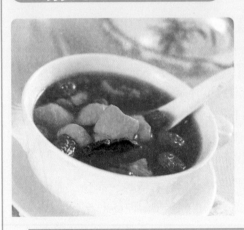

🥣 猪肠核桃汤

◎ **材料** 猪大肠200克，核桃仁60克，熟地30克，红枣10枚，姜丝、葱末、料酒各适量，盐5克。

◎ **制作** ①将猪大肠反复漂洗干净，入沸水中焯2~3分钟，捞出切块；核桃仁捣碎。②红枣洗净，备用；熟地用干净纱布包好。③锅内加水适量，放入猪大肠、核桃仁、药袋、红枣、姜丝、葱末、料酒，大火烧沸，改用小火煮40~50分钟，拣出药袋，调入盐即成。

◎ **功效** 本品具有养血润肠的功效，适合气机郁滞、血虚型便秘患者。

性味归经 性微温，味甘。入大肠经。

食疗功效 猪肠有润肠、祛风、解毒、止血、通便、止泻的功效，对肠道有双向调节作用。主治肠风便血、血痢、便秘、痔疮、脱肛等症。猪肠常用来"固大肠"，可作为治疗久泻脱肛、便血、痔疮的辅助品，用适当的药物如槐花、枳壳纳入猪肠中，扎定，煮熟食。

甲鱼【肉禽水产类】

🥣 阿胶淮杞炖甲鱼

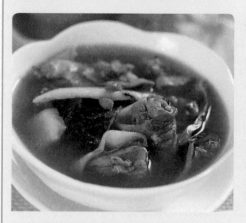

◎ **材料** 甲鱼1只，清鸡汤700毫升，山药15克，枸杞子6克，阿胶20克，生姜1片，绍酒5毫升，盐适量，味精3克。

◎ **制作** ①甲鱼宰杀洗净，切块，飞水去血污；山药、枸杞子洗净。②将甲鱼肉、清鸡汤、山药、枸杞子、生姜、绍酒置于炖盅，盖上盅盖，用中火隔水炖2小时，放入阿胶后再用小火炖30分钟，再调入盐、味精即可。

◎ **功效** 本品滋阴补血、益气补虚，适合阴虚、血虚、气虚型便秘患者。

性味归经 性平，味甘。归肝经。

食疗功效 甲鱼具有益气补虚、滋阴补血、益肾健体、净血散结等功效，对阴虚、血虚、气虚型便秘的患者均有食疗作用。甲鱼对预防和抑制胃癌、肠癌等功效显著，还能降低胆固醇，预防高血压、冠心病等症。

海带【肉禽水产类】

🥣 豆腐海带鱼尾汤

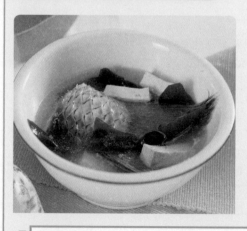

◎ **材料** 豆腐1块，海带50克，鲩鱼尾500克，姜2片，花生油10毫升，盐5克。

◎ **制作** ①豆腐放入冰箱急冻30分钟。②海带浸泡24小时，洗净。③鲩鱼尾去鳞，洗净，烧锅下花生油、姜，将鱼尾两面煎至金黄色，加入沸水1000毫升，煲20分钟后放入豆腐、海带，再煮15分钟，加盐调味即可食用。

◎ **功效** 本品具有清热、润肠、通便的功效，适合肠胃积热型的便秘患者。

性味归经 性寒，味咸。归肝、胃、肾三经。

食疗功效 海带具有润肠通便、软坚散结、防癌抗癌、清热化痰的作用，适合肠胃积热的便秘患者食用。海带还具有降血压、防治夜盲症、维持甲状腺正常功能的功效，常食海带还能抑制乳腺癌的发生。另外，海带没有热量，对于预防肥胖颇有益。

苦瓜 【蔬菜菌菇类】

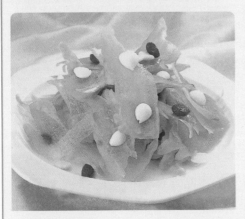

杏仁拌苦瓜

◎ **材料** 杏仁50克，苦瓜250克，枸杞子、鸡精各5克，香油10克，盐3克。

◎ **制作** ①苦瓜洗净，剖开，去掉瓜瓤，切成薄片，放入沸水中焯至断生，捞出，沥干水分，放入碗中。②杏仁用温水泡一下，撕去外皮，掰成两半，放入开水中烫熟；枸杞子洗净、泡发。③将香油、盐、鸡精与苦瓜搅拌均匀，撒上杏仁、枸杞子即可。

◎ **功效** 本品具有清热泻火、泻下通便的功效，适合肠胃积热型的便秘患者。

性味归经 性寒，味苦。归心、肝、脾、胃经。

食疗功效 苦瓜具有清热泻火、解毒通便、消暑明目、降低血糖、补肾健脾、提高机体免疫能力的功效，对肠胃积热、大便秘结的患者有很好的食疗作用。此外，苦瓜汁外涂可治疗小儿痱子。

黄瓜 【蔬菜菌菇类】

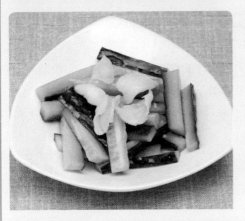

黄瓜扒百合

◎ **材料** 黄瓜300克，生百合50克，盐、鸡汤块、糖、淀粉少许。

◎ **制作** ①生百合洗净后入水余烫。②黄瓜洗净后切条，可用少量盐搅拌均匀后腌制10分钟。③将适量鸡汤块加入热水中溶解，放入百合、盐、糖等调料，最后以淀粉勾芡。④将黄瓜摆放至盘中，淋上百合勾芡酱料即可。

◎ **功效** 本品具有清热、滋阴的功效，适合肠胃积热、阴虚型的便秘患者。

性味归经 性凉，味甘。归肺、胃、大肠经。

食疗功效 黄瓜具有清热、利尿、降脂、镇痛、促消化的功效，尤其是黄瓜中所含的纤维素能促进肠内腐败食物排泄，有效预防便秘，而所含的丙醇、乙醇和丙醇二酸还能抑制糖类物质转化为脂肪，对肥胖者和高血压、高脂血症患者有利。

洋葱【蔬菜菌菇类】

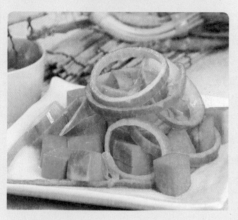

🥣 南瓜炒洋葱

◎ **材料**　洋葱、南瓜各100克，盐、醋各6克，白糖5克，姜丝、蒜末各适量，胡椒粉少许。

◎ **制作**　①南瓜去皮，洗净切块；洋葱剥去老皮，洗净切圈。②锅置火上，加油烧热，先炒香姜丝、蒜末，再放入洋葱和南瓜翻炒，放少许水焖煮一会儿。③调入盐、醋、白糖、胡椒粉，翻炒均匀即可出锅。

◎ **功效**　本品具有温阳通便、润肠抗癌的功效，适合阳虚型便秘患者。

性味归经　性温，味甘、微辛。归肝、脾、胃经。

食疗功效　洋葱具有散寒健胃、杀菌消炎、润肠抗癌的功效，对阳虚型的便秘患者有较好的食疗作用。洋葱还有发汗、祛痰、降血脂、降血压、降血糖、抗癌之功效，常食可稳定血压、降低血糖、保护人体动脉血管，还能帮助防治流行性感冒。

菠菜【蔬菜菌菇类】

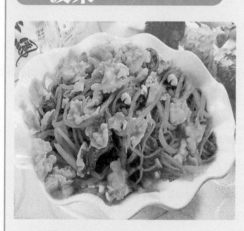

🥣 菠菜拌核桃仁

◎ **材料**　菠菜400克，核桃仁150克，香油20克，盐4克，鸡精1克，蚝油适量。

◎ **制作**　①将菠菜洗净，焯水，装盘待用；核桃仁洗净，入沸水锅中余水至熟，捞出，倒在菠菜上。②用香油、蚝油、盐和鸡精调成味汁，淋在菠菜核桃仁上，搅拌均匀即可。

◎ **功效**　菠菜具有润肠通便的作用，适合各种证型的便秘患者。

性味归经　性凉，味甘、辛。归大肠、胃经。

食疗功效　菠菜具有促进肠道蠕动的作用，利于排便，对于便秘、痔疮、慢性胰腺炎、肛裂等病症有食疗作用，能促进生长发育，增强抗病能力，促进人体新陈代谢，延缓衰老。

油菜 【蔬菜菌菇类】

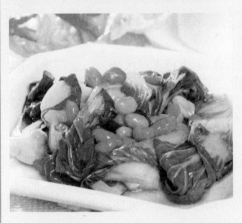

🥄 油菜拌花生仁

◎**材料** 油菜300克，花生仁100克，醋、香油各适量，盐3克，鸡精1克。

◎**制作** ①将油菜洗净，沥干，入沸水锅中焯水，沥干，装盘；花生仁洗净，入油锅中炸熟，捞出控油，装盘。②将醋、香油、盐和鸡精调成味汁，淋在油菜和花生仁上，搅拌均匀即可。

◎**功效** 本品具有活血化瘀、润肠通便的作用，适合习惯性便秘患者。

性味归经 性温，味辛。归肝、肺、脾经。

食疗功效 油菜具有润肠通便、活血化瘀、消肿解毒、促进血液循环、美容养颜、强身健体的功效，对习惯性便秘、肠癌等患者有较好的食疗作用。此外，油菜对丹毒、疖肿、乳痈、老年人缺钙等也有明显的食疗作用。

金针菇 【蔬菜菌菇类】

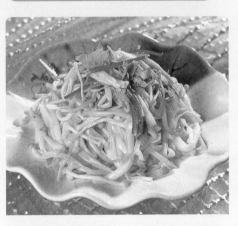

🥄 甜椒拌金针菇

◎**材料** 金针菇500克，甜椒50克，盐4克，味精2克，香菜、酱油、麻油各适量。

◎**制作** ①金针菇洗净，去须根；甜椒洗净，切丝备用。②将备好的原材料放入开水稍烫，捞出，沥干水分，放入容器中。③往容器里加盐、味精、酱油、麻油搅拌均匀，装盘，撒上香菜即可。

◎**功效** 本品具有润肠通便、益肠胃的功效，适合各种证型的便秘患者。

性味归经 性凉，味甘滑。归脾、大肠经。

食疗功效 金针菇具有补肝、益肠胃、抗癌之功效，对便秘、胃肠炎、溃疡、肿瘤、肝病等病症有食疗作用。此外，金针菇含锌较高，对预防男性前列腺疾病较有助益。

银耳 【蔬菜菌菇类】

🍲 木瓜炖银耳

◎ **材料** 木瓜1个，瘦肉、银耳、鸡爪各100克，盐3克，味精1克，白糖2克。

◎ **制作** ①先将木瓜洗净，去皮切块；银耳洗净、泡发；瘦肉洗净、切块；鸡爪洗净沥水。②炖盅中放水，将木瓜、银耳、瘦肉、鸡爪一起放入炖盅，先以武火烧沸，转入文火炖制1.5小时。③炖盅内调入盐、味精、白糖，拌匀即可。

◎ **功效** 本品具有滋阴、益气、润肠的功效，适合阴虚、气虚型的便秘患者。

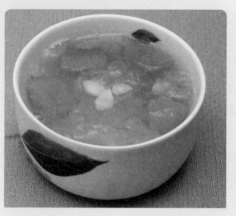

性味归经 性平，味甘。归肺、胃、肾经。

食疗功效 银耳是一味滋补良药，特点是滋润而不腻滞，具有滋补生津、润肺养胃的功效，主要用于治疗虚劳、大便秘结、咳嗽、痰中带血、津少口渴、病后体虚、气短乏力等病症，对阴虚以及气虚型的便秘患者皆有很好的食疗功效。

黑木耳 【蔬菜菌菇类】

🍲 芥蓝黑木耳

◎ **材料** 芥蓝200克，水发黑木耳80克，盐3克，味精2克，醋8克。

◎ **制作** ①芥蓝去皮，洗净，切成小片，入水中焯一下。②水发黑木耳洗净，择去蒂，晾干，撕小片，入开水中烫熟。③将芥蓝、黑木耳装盘，淋上盐、味精、醋，搅拌均匀即可。

◎ **功效** 本品具有活血益气、滋阴补血的功效，适合气虚、血虚、阴虚型的便秘患者。

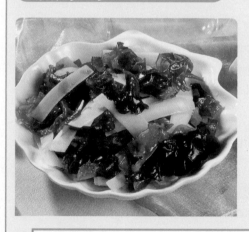

性味归经 性平，味甘。归肺、胃、肝经。

食疗功效 黑木耳具有补气血、滋阴、补肾、活血、通便等功效，适合气虚、血虚、阴虚型的便秘患者食用。此外，木耳对痔疮、胆结石、肾结石、膀胱结石等病症也有食疗作用。其还可防止血液凝固，有助于减少动脉硬化、冠心病等疾病的发生。

大白菜【蔬菜菌菇类】

枸杞大白菜

◎ **材料** 大白菜500克，枸杞子20克，盐、鸡精各3克，上汤适量，水淀粉15克。

◎ **制作** ①将大白菜洗净切片；枸杞子入清水中浸泡后洗净。②锅中倒入上汤煮开，放入大白菜煮至软，捞出放入盘中。③汤中放入枸杞子，加盐、鸡精调味，勾芡，浇淋在大白菜上即成。

◎ **功效** 本品具有清热解毒、通利肠胃的功效，适合肠胃积热型的便秘患者。

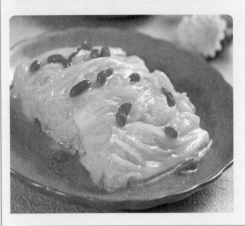

性味归经 性平，味苦、辛、甘。归肠、胃经。

食疗功效 白菜具有通利肠胃、清热解毒、止咳化痰、利尿养胃的功效，所含丰富的粗纤维能促进肠壁蠕动，稀释肠道毒素，有效预防便秘。常食可增强人体抗病能力和降低胆固醇，对伤口难愈、牙齿出血有防治作用，还有降低血压、降低胆固醇、预防心血管疾病的功效。

韭菜【蔬菜菌菇类】

核桃仁拌韭菜

◎ **材料** 核桃仁300克，韭菜150克，白糖10克，白醋3克，盐5克，香油8克。

◎ **制作** ①韭菜洗净，焯熟，切段。②锅内放入油，待油烧至五成热下入核桃仁炸成浅黄色捞出。③在另一只碗中放入韭菜、白糖、白醋、盐、香油拌匀，和核桃仁一起装盘即成。

◎ **功效** 本品具有温肾助阳、行气理血的功效，适合阳虚、气机郁滞型的便秘患者。

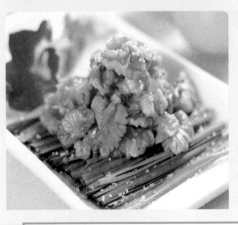

性味归经 性温，味甘、辛。归肝、肾经。

食疗功效 韭菜能温肾助阳、益脾健胃、行气理血。多吃韭菜，可养肝，增强脾胃之气。韭菜中富含膳食纤维，可促进胃肠蠕动，有效防止便秘，尤其适合阳虚型便秘患者食用。韭菜还有降血脂及扩张血管的作用，常食可预防心脑血管疾病。

白萝卜【蔬菜菌菇类】

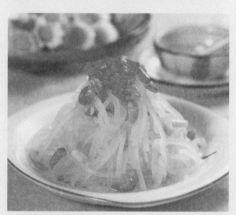

🥣 虾米白萝卜丝

◎ **材料** 虾米50克，白萝卜350克，生姜1块，料酒10克，盐5克，鸡精2克。

◎ **制作** ①将虾米泡胀，白萝卜洗净切丝，生姜洗净切丝。②炒锅置火上，加水烧开，下白萝卜丝水，倒入漏勺滤干水分。③炒锅上火加入沙拉油，下白萝卜丝、红椒片、虾米，放入调味料，炒匀出锅装盘即可。

◎ **功效** 本品具有清热、化积滞的功效，适合肠胃积热型的便秘患者。

性味归经 性平，味甘、涩。归心、肺、脾、胃经。

食疗功效 白萝卜能增强食欲、化痰清热、帮助消化、化积滞等，对食积腹胀的便秘患者大有益处，白萝卜还对咳痰失声、吐血、消渴、痢疾、头痛、排尿不利等症有食疗作用。常吃白萝卜可降低血脂、稳定血压，预防冠心病、动脉硬化等疾病。

蒜薹【蔬菜菌菇类】

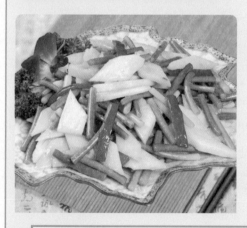

🥣 蒜薹炒山药

◎ **材料** 山药200克，蒜薹200克，盐3克，红椒适量。

◎ **制作** ①将山药去皮洗净，斜切成片；蒜薹洗净，切段；红椒洗净切丝。②热锅下油，放入蒜薹段和山药片翻炒至八成熟，加入红椒丝翻炒至熟，调入盐炒匀即可。

◎ **功效** 本品具有补脾养胃、润肠通便的作用，尤其适合各种类型的便秘患者。

性味归经 性平，味甘，无毒。归肺、脾经。

食疗功效 蒜薹外皮含有丰富的纤维素，可刺激大肠排便，调治便秘。多食用蒜薹，能预防痔疮的发生，降低痔疮的复发次数，并对轻中度痔疮有一定的治疗效果。蒜薹还有抗菌消炎、降血脂及预防冠心病和动脉硬化的作用。

香蕉 【水果干果类】

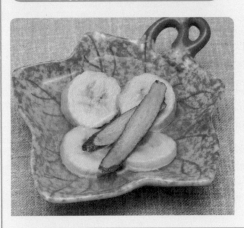

甘草冰糖炖香蕉

◎ **材料** 熟香蕉1根，冰糖、甘草各适量。

◎ **制作** ①将甘草洗净。②取香蕉1根去皮，切段，放入盘中。③加冰糖、甘草适量，隔水蒸透。

◎ **功效** 本品具有清热通便、滋阴润燥、润肠通便的功效，适合肠胃积热、阴虚型的便秘患者。

性味归经 性寒，味甘。归脾、胃、大肠经。

食疗功效 香蕉具有清热、通便、解酒、降血压、抗癌之功效，其富含纤维素，可润肠通便，对于便秘、痔疮患者大有益处。香蕉富含钾，能降低机体对钠盐的吸收，有降血压的作用。

核桃 【水果干果类】

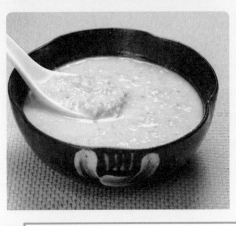

四仁鸡蛋粥

◎ **材料** 核桃仁、花生仁各40克，白果仁、甜杏仁各20克，鸡蛋2个。

◎ **制作** ①白果仁去壳、去皮；将白果仁、甜杏仁、核桃仁、花生仁洗净，共研成粉末，用干净干燥的瓶罐收藏，放于阴凉处。②每次取20克加水煮沸，冲鸡蛋，盛一小碗，搅拌均匀即可。

◎ **功效** 本品具有温肾助阳、润肠通便的功效，适合阳虚型的便秘患者。

性味归经 性温，味甘。归肺、肾经。

食疗功效 核桃具有补肾、温肺、润肠的功效，常用于腰膝酸软、阳痿遗精、虚寒喘嗽、大便秘结等症。核桃中富含油酸、亚油酸等不饱和脂肪酸，是预防动脉硬化、冠心病的佳品。核桃还能润肌肤、乌须发，并有润肺强肾、降低血脂的功效。

苹果 【水果干果类】

🥣 苹果玫瑰奶酪

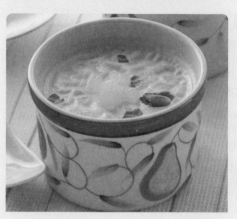

◎ **材料** 玫瑰花10克，山楂8克，苹果350克，低脂鲜奶、鲜奶油各250毫升，细糖适量。

◎ **制作** ①将玫瑰花、山楂煎取药汁一杯备用。②苹果去皮切小丁，加10克细糖，入锅用小火煮至苹果颜色变深，舀入模型杯中。③药汁、低脂鲜奶、鲜奶油和40克细糖倒入锅中，边加热边搅拌，沸腾时关火；倒入模型杯，待凉后放入冰箱冷藏至凝固即可。

◎ **功效** 本品具有行气消积、健胃生津的功效，适合气机郁滞型的便秘患者。

性味归经 性凉，味甘、微酸。归脾、肺经。

食疗功效 苹果具有润肺、健胃、生津、通便、止泻、消食、顺气、醒酒的功能，对于癌症有良好的食疗作用。此外，苹果含有大量的纤维素，常吃可以缩短排便时间，能够减少直肠癌的发生。

甘蔗 【水果干果类】

🥣 西红柿甘蔗汁

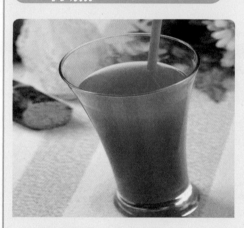

◎ **材料** 西红柿100克，甘蔗汁1杯，冰块少许。

◎ **制作** ①将西红柿洗净，切块。②将准备好的材料倒入榨汁机内，搅打2分钟即可。

◎ **功效** 本品具有清热生津的功效，适合肠胃积热型便秘患者。

性味归经 性凉，味甘。入肺、脾、胃经。

食疗功效 甘蔗具有清热、生津、下气、润燥及解酒等功效。主治热病伤津、心烦口渴、反胃呕吐、肺燥咳嗽、大便燥结、醉酒等病症，实为夏暑秋燥之良品。此外，甘蔗不但能给食物添加甜味，而且还可以提供人体所需的营养和热量。

猕猴桃 【水果干果类】

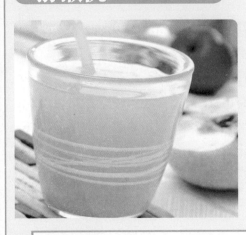

🥣 猕猴桃梨香蕉汁

◎ **材料** 猕猴桃2个，梨半个，香蕉半个，酸奶半杯，牛奶100毫升，蜂蜜1小勺。

◎ **制作** ①猕猴桃与香蕉去皮；梨洗净后去皮去核，均切块。②将所有材料放入榨汁机一起搅打成汁，滤出果肉。

◎ **功效** 本品具有清热润肠、滋阴生津的功效，适合肠胃积热、阴虚型的便秘患者。

性味归经 性寒，味甘、酸。归胃、膀胱经。

食疗功效 猕猴桃有生津解热、调中下气、通便利尿、滋补强身之功效，对肠胃积热以及阴虚型的便秘患者有很好的食疗作用。其含有的硫醇蛋白的水解酶和超氧化物歧化酶，具有养颜润肤、提高免疫力、抗癌、抗衰老、抗炎的功效。

柚子 【水果干果类】

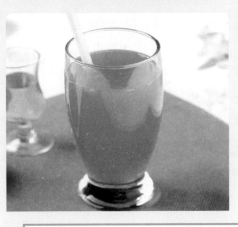

🥣 西红柿沙田柚汁

◎ **材料** 沙田柚半个，西红柿1个，凉开水200毫升，蜂蜜适量。

◎ **制作** ①将沙田柚洗净，切开，放入榨汁机中榨汁。②将西红柿洗净，切块，与沙田柚汁、凉开水放入榨汁机内榨汁。③饮前加适量蜂蜜于汁中即可。

◎ **功效** 本品具有清热通便、滋阴生津的功效，适合肠胃积热、阴虚型的便秘患者。

性味归经 性寒，味甘、酸。归肺、脾经。

食疗功效 柚子有助于下气消食、醒酒、清热化痰、健脾、生津止渴、增食欲、增强毛细血管韧性、降低血脂等，对肠胃积热以及阴虚的便秘患者有一定的食疗作用。此外，柚子有独特的降血糖功效，还可以美容。

山竹 【水果干果类】

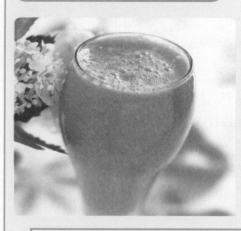

🥄 胡萝卜山竹汁

◎**材料** 胡萝卜50克，山竹2个，柠檬1个，水适量。

◎**制作** ①将胡萝卜洗净，去皮，切成薄片；将山竹洗净，去皮；柠檬洗净，切成小片。②将准备好的材料放入榨汁机，加水搅打成汁即可。

◎**功效** 本品具有清热泻火、滋阴润肠的功效，适合肠胃积热、阴虚型的便秘患者。

性味归经 性凉，味甘、微酸。归脾经。

食疗功效 山竹具有滋阴润燥、清凉解热的作用，适合胃肠积热以及阴虚型便秘的患者食用。体质偏寒者宜少吃，山竹富含蛋白质和脂肪，对于皮肤不太好、营养不良的人有很好的食疗效果。饭后食用山竹还能分解脂肪，有助于消化。

桑葚 【水果干果类】

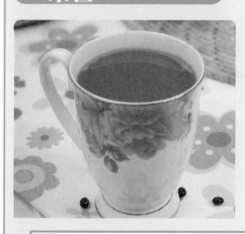

🥄 桑葚黑豆汁

◎**材料** 桑葚50克，黑豆150克。

◎**制作** ①将桑葚洗净备用，黑豆洗净用水浸泡约1小时至泡软。②将桑葚与黑豆一起放入豆浆机中，添水搅打煮沸成汁。③滤出装杯即可。

◎**功效** 本品具有滋阴生津、补肝肾的功效，适合血虚、阴虚型便秘患者。

性味归经 性寒，味甘。归心、肝、肾经。

食疗功效 桑葚具有补肝益肾、生津润肠、明目乌发等功效，适合阴虚型的便秘患者。常食桑葚可以明目，缓解眼睛疲劳干涩的症状。桑葚还有改善皮肤血液供应、营养肌肤、使皮肤白嫩等作用，并能延缓衰老。

火龙果 【水果干果类】

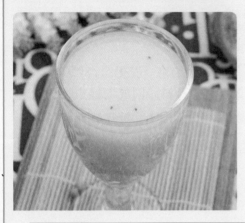

🥣 火龙果豆浆

◎ **材料** 黄豆100克，火龙果1个，白糖5克。

◎ **制作** ①黄豆加水浸泡5小时，捞出洗净；火龙果切开，挖出果肉捣碎。②将黄豆、火龙果果肉放入豆浆机中，添水搅打成火龙果豆浆，煮沸后滤出豆浆，加入白糖拌匀即可饮用。

◎ **功效** 本品具有清热泻火、泻下通便的作用，适合肠胃积热型的便秘患者。

性味归经 性凉，味甘。归胃、大肠经。

食疗功效 火龙果具有明目、降火的功效，有预防高血压，而且还有美容功效。由于火龙果含有的植物性白蛋白是具黏性和胶质性的物质，对重金属中毒有解毒的作用，所以对胃壁有保护作用。所含花青素成分较多，有抗氧化、抗自由基、抗衰老的作用，能预防脑细胞病变，抑制阿尔茨海默病发生。

黑芝麻 【水果干果类】

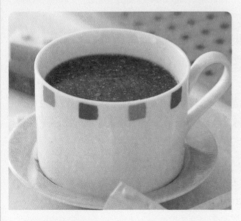

🥣 核桃黑芝麻糊

◎ **材料** 白芥子10克，核桃仁15克，黑芝麻20克，杏仁粉10克，蜂蜜少许。

◎ **制作** ①白芥子洗净用棉布袋包起，和水500毫升一起熬煮至水剩下约300毫升，取汤汁备用。②核桃仁、黑芝麻洗净，一起用小火炒香，取出待凉后，放入搅拌机中搅打成细末，放入杯中，加入杏仁粉，倒入已备好的汤汁，待冷却至65℃以下时再加入蜂蜜搅拌均匀即可。

◎ **功效** 本品具有润肠通便、补益肝肾的功效，适合习惯性便秘患者。

性味归经 性平，味甘。归肝、肾、肺、脾经。

食疗功效 芝麻具有润肠通便、补肝、益肾、养发、强身体、抗衰老等功效，对于习惯性便秘以及肝肾不足所致的视物不清、腰酸腿软、耳鸣耳聋、发枯发落、眩晕、眼花、头发早白等有食疗效果。

杏仁 【水果干果类】

🥣 芝麻花生杏仁粥

◎**材料** 芝麻、花生、杏仁、粳米、白糖各适量。

◎**制作** ①将芝麻、花生、杏仁、粳米洗净。②将上述材料一同放入锅中，加适量水。③煮成粥后，加入白糖拌匀即可。

◎**功效** 本品具有温阳通便的功效，适合气虚、阳虚型便秘患者。

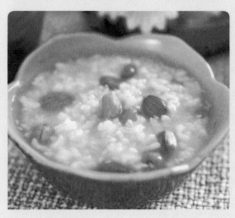

性味归经 性温，味苦。归肺、脾、大肠经。

食疗功效 杏仁下气除满、润肠通便，适用于腹胀满闷、大便燥结的患者食用。现代医学研究证明，杏仁含有丰富的脂肪油，有降低胆固醇的作用，杏仁还具有美容功效，能促进皮肤微循环，使皮肤红润光洁。

葵花子 【水果干果类】

🥣 养生葵花腰果豆浆

◎**材料** 黄豆40克，葵花子、腰果各25克，板栗、薏米、冰糖各适量。

◎**制作** ①黄豆、薏米分别浸泡至软，捞出洗净；葵花子、腰果洗净，板栗去皮洗净，均泡软洗净。②将黄豆、葵花子、腰果、板栗、薏米放入豆浆机中，添水搅打成豆浆，煮沸后加入冰糖拌匀即可。

◎**功效** 本品具有润肠道、补虚损的功效，适合气虚、血虚、阴虚、阳虚等证型的便秘患者。

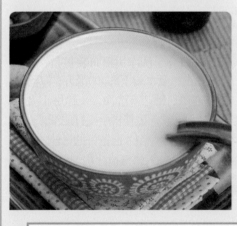

性味归经 性平，味甘。归心、大肠经。

食疗功效 葵花子补虚损、润肠道、抗癌肿，适合便秘、血痢、肠癌、肿瘤等患者食用。葵花子所含丰富的钾元素对保护心脏功能、预防高血压颇有裨益，而所含维生素E可促进血液循环，抗氧化，防衰老；所含植物固醇和磷脂能够抑制人体内胆固醇的合成，可防止动脉硬化。此外，多食葵花子可以美发。

松子仁【水果干果类】

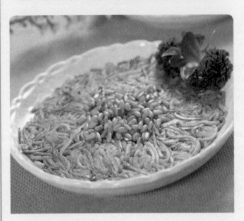

松子南瓜烙

◎ **材料** 嫩南瓜500克，松子100克，盐5克，味精2克，生粉少许，色拉油20克。

◎ **制作** ①南瓜切丝，用盐、味精腌制，挤去水，拌入生粉。②锅置火上，用油滑锅，均匀撒上南瓜丝，用小火慢慢烙成饼状。③出锅前均匀撒上松子仁即可。

◎ **功效** 本品具有温阳通便的功效，适合阳虚型的便秘患者。

性味归经 性平，味甘。归肝、肺、大肠经。

食疗功效 松子仁具有滑肠通便的功效，可用于便秘的治疗。此外，还可壮阳补骨、和血美肤、润肺止咳，可治疗风痹、头眩、燥咳、吐血等症。松子仁对大脑和神经大有补益作用，可以预防阿尔茨海默病；其含有油脂，可滋养肌肤、提高机体免疫功能、延缓衰老、消除皮肤皱纹、增强性功能等。

牛奶【其他类】

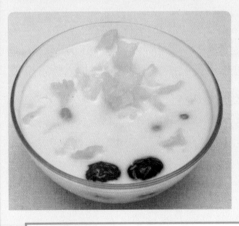

牛奶炖花生

◎ **材料** 花生100克，银耳10克，红枣2颗，牛奶1500毫升，冰糖适量，枸杞子20克。

◎ **制作** ①将银耳、枸杞子、花生、红枣洗净。②银耳切成小片，用水泡发半小时；枸杞子、红枣泡发备用。③砂锅上火，倒入牛奶，加入泡好的银耳、枸杞子、花生、红枣，加入冰糖同煮，花生煮烂时即成。

◎ **功效** 本品具有滋阴生津、润肠通便的功效，适合阴虚型的便秘患者。

性味归经 性平，味甘。归心、肺、肾、胃经。

食疗功效 牛奶具有补肺养胃、生津润肠之功效，可用于肠燥便秘的食疗。此外，喝牛奶还能促进睡眠，泡牛奶浴可以治失眠；牛奶中的碘、锌和卵磷脂能大大提高大脑的工作效率；牛奶中的镁元素会促进心脏和神经系统的耐疲劳性；牛奶能润泽肌肤，经常饮用可使皮肤白皙光滑，增加弹性。

酸奶【其他类】

🥄 双果蔬菜酸奶

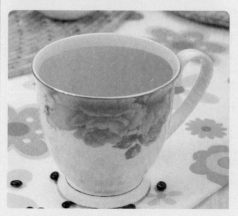

◎ **材料** 生菜、芹菜各50克，西红柿1个，苹果1个，酸奶250毫升。

◎ **制作** ①将生菜洗净，撕成块；芹菜洗净，切成段；西红柿洗净，切成块；苹果洗净，去皮、去核切成块。②将所有准备好的材料倒入搅拌机内搅打成汁即可。

◎ **功效** 本品具有补虚损、润肠通便的功效，适合气虚、阴虚、气机郁滞等证型的便秘患者。

性味归经 性平、味甘、酸。归心、胃、大肠经。

食疗功效 酸奶补虚润肠、防癌抗癌，适合体虚、肠燥便秘、消化道癌症的患者食用。经常喝酸奶可以防治癌症和贫血，并可以改善牛皮癣症状和缓解儿童营养不良；老年人喝酸奶可以矫正由于偏食引起的营养缺乏。

蜂蜜【其他类】

🥄 蜂蜜润肠清茶

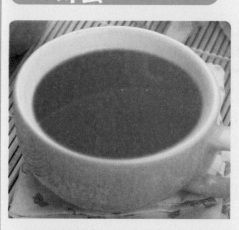

◎ **材料** 蜂蜜10克，芝麻油6克，绿茶6克。

◎ **制作** 将绿茶洗净，加芝麻油搅拌，加300毫升开水冲泡冷却片刻，在加入蜂蜜搅拌均匀即可饮用。

◎ **功效** 本品具有清热解毒、滋阴润燥的功效，适合肠胃积热、阴虚型的便秘患者。

性味归经 性平，味甘。归脾、肺、胃、大肠经。

食疗功效 蜂蜜具有补虚、润燥、解毒的功效，对于肠胃积热型便秘有很好的食疗作用。此外，它还有保护肝脏、营养心肌、降血压、防止动脉硬化等功效，对中气亏虚、肺燥咳嗽、风疹、胃痛、口疮、水火烫伤、高血压等病症有食疗作用。

豆浆【其他类】

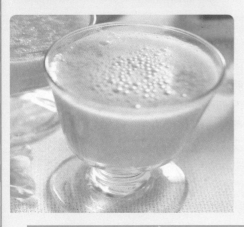

橘子蜂蜜豆浆

◎**材料** 橘子250克，蜂蜜适量，豆浆200毫升，冰块少许。

◎**制作** ①剥去橘子皮，去除囊衣、籽。②将豆浆和蜂蜜倒入搅拌机中充分搅拌，放入少许冰块继续搅拌。③放入橘子，搅拌30秒即可。

◎**功效** 本品具有清热泻火、润肠通便的功效，适合肠胃积热、血虚型的便秘患者。

性味归经 性平，味甘。归心、脾、肾经。

食疗功效 豆浆具有清火润肠的功效，适合肠胃积热等型的便秘患者。此外，豆浆还有降脂降糖、化痰补虚、防病抗癌、增强免疫力等功效。常饮鲜豆浆对高血压、糖尿病、冠心病、慢性支气管炎、便秘、动脉硬化及骨质疏松等患者大有益处。

大黄【中药类】

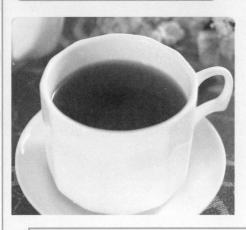

大黄通便茶

◎**材料** 大黄5克，番泻叶3克，蜂蜜20毫升。

◎**制作** ①将大黄、番泻叶洗净。②大黄用适量水煎煮15分钟。③熄火加番泻叶、蜂蜜，加盖焖10分钟，取汁即可。

◎**功效** 本品具有清热泻火、泻下通便的功效，适合肠胃积热型的便秘患者。

性味归经 性寒，味苦。归胃、大肠、肝、脾经。

食疗功效 大黄具有攻积滞、清湿热、泻火的功效，对于肠胃积热型便秘有很好的功效。此外，它还有凉血、祛瘀、解毒的功效，主治热结胸痞、湿热、泻痢、黄疸、淋病、水肿腹满、小便不利、目赤、咽喉肿痛、口舌生疮、胃热呕吐、各种血热出血症、闭经、产后瘀滞腹痛、跌打损伤、热毒痈疡等。

决明子 【中药类】

🥄 菊花决明子茶

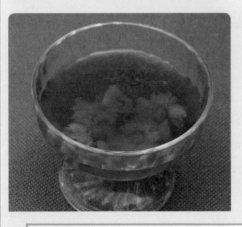

◎ **材料** 红枣15颗，红糖10克，决明子15克，菊花10克。

◎ **制作** ①红枣洗净，切开去除枣核。②决明子、菊花分别洗净、沥水，备用。③锅内加水800毫升，入决明子与菊花，以武火煮沸后转文火再煮15分钟。④待菊花泡开、决明子熬出药味后，用滤网滤净残渣后，加入适量红糖，搅拌调匀即可。

◎ **功效** 本品具有润肠通便的作用，适合各种原因所致的大便干燥引起的便秘者。

性味归经 性凉，味甘、苦。归肝、肾、大肠经。

食疗功效 决明子具有利水通便的功效，适合肠燥便秘患者食用。此外，它还有益肾清肝、明目之功效，常用于治疗白内障、青光眼、视网膜炎、视神经萎缩、眼结膜炎等疾病，还能抑制葡萄球菌生长及降压、降血脂、降胆固醇、收缩子宫等功效，对防治血管硬化与高血压也有明显的效果。

火麻仁 【中药类】

🥄 火麻仁绿茶

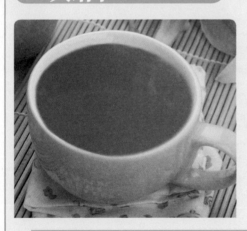

◎ **材料** 火麻仁20克，绿茶2克，蜂蜜20克。

◎ **制作** ①将火麻仁洗净备用。②锅内入火麻仁、绿茶，加适量清水熬煮。③待熬出药味后加蜂蜜调匀即可饮用。

◎ **功效** 本品具有活血润肠的功效，适合血虚型的便秘患者。

性味归经 性平，味甘。归脾、胃、大肠经。

食疗功效 现代研究证明，火麻仁属于滑润性泻药，所含的脂肪油对肠壁和大便起润滑作用，能软化大便，使之易于排出，作用缓和，无腹痛，泻后也不会引起便秘。此外，火麻仁还有通淋、活血等功效，可用于消渴、热淋、风痹、痢疾等症。

厚朴 【中药类】

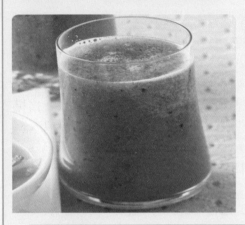

🥄 厚朴蔬果汁

◎ **材料** 厚朴15克，陈皮10克，干姜3片，西芹、菠萝、苹果各适量。

◎ **制作** ①厚朴、陈皮、干姜洗净入锅，加水适量，煎取药汁备用。②西芹、菠萝、苹果洗净切块，放入果汁机搅打成汁。③倒入杯中，加入药汁混合即可饮用。

◎ **功效** 本品具有行气解郁、温阳通便的功效，适合气机瘀滞、阳虚型的便秘患者。

性味归经 性温，味辛、苦。归脾、胃、大肠经。

食疗功效 厚朴具有温中下气、燥湿、消痰的功效，也可治胸腹痞满、胀痛、反胃、呕吐、宿食不消、痰饮喘咳、寒湿泻痢等症，现代药理学研究证明，厚朴还有健胃、治疗腹胀的作用。

陈皮 【中药类】

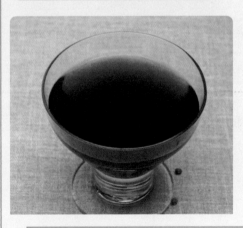

🥄 陈皮绿豆汤

◎ **材料** 绿茶包1袋，红糖10克，陈皮5克，绿豆30克。

◎ **制作** ①陈皮洗净，切成小块备用。②绿豆洗净，浸泡两小时。③砂锅洗净，将绿茶与陈皮放入，先加水800毫升，水开后文火再煮5分钟，滤渣取汤。④在汤内加入泡软的绿豆与少许红糖，续煮10分钟，滤出汤即可饮用。

◎ **功效** 本品具有健脾益气、温阳通便的功效，适合气虚、阳虚型的便秘患者。

性味归经 性温，味苦、辛。归脾、胃、肺经。

食疗功效 陈皮具有理气健脾、燥湿化痰的功效，对于阳虚便秘有一定的食疗作用，也可用于胸脘胀满、食少吐泻、咳嗽多痰等症。现代研究证明，陈皮挥发油对胃肠道有温和的刺激作用，可刺激胃肠道液体的分泌。

益智仁 【中药类】

🥣 益智仁鸡汤

◎ **材料** 党参、益智仁各10克，枸杞子、竹荪各15克，鸡翅200克，鲜香菇20克，盐1小匙。

◎ **制作** ①将所有药材分别洗净。②鸡翅洗净剁小块，汆烫；竹荪泡软，洗净后切段；香菇洗净。③将党参、益智仁、枸杞子、鸡翅、香菇和1500毫升水一起放入锅中，大火煮开后转小火，炖煮至鸡肉熟烂，放入竹荪，煮约10分钟，加盐调味即可。

◎ **功效** 本品具有补脾益气、温阳通便的功效，适合气虚型、阳虚型的便秘患者。

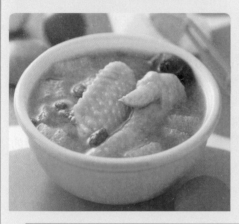

性味归经 性温，味辛。归脾、肾经。

食疗功效 益智仁有润肠通便的功效，可用于津液耗损所致的便秘。此外，益智仁还可温脾暖肾、固气涩精，治腰腹冷痛、中寒吐泻、多唾遗精、小便余沥、夜尿频等症。现代研究证明，益智仁还具有强心与抗癌的功效，并能提高机体的能量代谢和改善记忆功能。

当归 【中药类】

🥣 当归红枣牛肉汤

◎ **材料** 牛肉500克，当归50克，红枣10个，盐、味精各适量。

◎ **制作** ①牛肉洗净，切块。②当归、红枣洗净。③以上用料放入煲内，用适量水，猛火煲至滚，改用慢火煲2~3小时，调味可用。

◎ **功效** 本品具有养血润肠、温阳通便的功效，适合血虚、阳虚型的便秘患者。

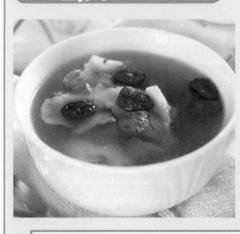

性味归经 性温，味甘、辛。归肝、心、脾经。

食疗功效 当归具有润燥滑肠的功效，对于肠燥便秘、赤痢后重有很好的疗效。此外，当归还可补血活血、调经止痛，可治月经不调、经闭腹痛、症瘕积聚、崩漏、血虚头痛、眩晕、痿痹、痈疽疮疡、跌打损伤等症。

麦冬【中药类】

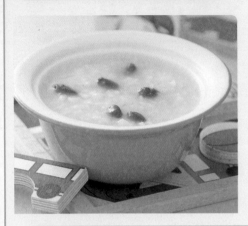

🥄 麦冬石斛粥

◎**材料** 麦门冬、石斛各10克，西洋参、枸杞子各5克，粳米70克，冰糖50克。

◎**制作** ①西洋参磨成粉末状；麦冬、石斛分别洗净，放入棉布袋中包起；枸杞子洗净后用水泡软备用。②白米洗净，和水800毫升、枸杞子、药材包一起放入锅中，熬煮成粥。③再加入西洋参粉、冰糖，煮至冰糖溶化后即可。

◎**功效** 本品具有滋阴润肠的功效，适合阴虚型的便秘患者。

性味归经 性微寒，味甘、微苦。归心、肺、胃经。

食疗功效 麦冬具有养阴生津、润肺清心的功效，可用于治疗肠燥便秘，还可用于肺燥干咳、虚痨咳嗽、津伤口渴、心烦失眠、内热消渴、咽白喉、吐血、咯血、肺痿、肺痈、消渴、热病津伤、咽干口燥等症。

肉苁蓉【中药类】

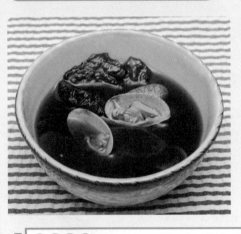

🥄 黑豆苁蓉汤

◎**材料** 黑豆250克，淡菜200克，肉苁蓉10克，生姜片少许，盐适量。

◎**制作** ①铁锅不加油，将黑豆洗净炒至裂开，用清水洗去浮渣，晾干。②用清水洗净肉苁蓉、淡菜和生姜，切片备用。③在煲锅内放入适量的清水，将姜片投入其中，开大火煮沸。④放入黑豆、肉苁蓉、淡菜，用中火煲煮3小时。起锅前，加入少许粗盐，调味即可。

◎**功效** 本品具有温阳通便的功效，适合阳虚型的便秘患者。

性味归经 性温，味甘、酸、咸。归肾、大肠经。

食疗功效 肉苁蓉具有润肠通便的功效，可用于肠燥便秘的治疗。此外，肉苁蓉可补肾阳、益精血、润肠通便，常用于治疗男子阳痿、女子不孕、带下异常、血崩、腰膝酸软、筋骨无力等病症，是滋补的佳品。

◎便秘患者忌吃食物及忌吃原因

便秘意味着体内的毒素无法排出，对人体危害极大，便秘患者应绝对遵守饮食禁忌，切勿进食辛辣刺激性食品，以下食品应禁吃。

高粱

▶ 忌吃高粱的原因

❶ 高粱中含有一种具有收敛固涩作用的物质——鞣酸，对于腹泻者有益，但是对于便秘者就相当于加重了其便秘病情，而且鞣酸能够与食物中的蛋白质结合生成一种块状的、不易消化吸收的鞣酸蛋白，也会使便秘病情加重。

❷ 高粱性温，多食可积温成热，肠胃积热型的便秘患者食用后可加重其大便干结、排出困难、腹胀腹痛、小便短赤、烦躁不安、面红身热、口干口臭等症状。

❌ 忌吃关键词

鞣酸、性温

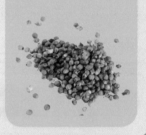

石榴

▶ 忌吃石榴的原因

❶ 石榴味酸，含有生物碱、熊果酸等，它具有明显的收敛作用，能够使肠黏膜收敛，使肠黏膜的分泌物减少。因此，它可有效地治疗腹泻，但是对于便秘者，其明显的收敛作用就会使便秘病情加重。

❷ 石榴性温，多食会积温成热。中医认为，便秘者以肠胃积热型常见，食用温热性食物可加重其大便干结、排出困难、腹胀腹痛、小便短赤、烦躁不安、面红身热、口干口臭等症状。

❌ 忌吃关键词

生物碱、熊果酸、性温

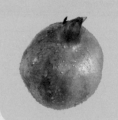

榴 梿

忌吃榴梿的原因

❶ 榴梿富含纤维素，每100克中含1.7克，这些纤维素可在肠胃中吸水膨胀，过多地摄入，则会阻塞肠道，引起便秘，便秘患者食用后会加重其便秘的病情。

❷ 榴梿性热而滞，肠胃积热型、气机郁滞型、阴虚型等各型的便秘患者均不宜食用，否则可加重其大便干结、排出不畅、腹胀疼痛、烦躁不安、面红身热等症状。

忌吃关键词

纤维素、性热而滞

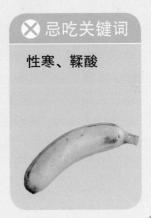

香 蕉（生）

忌吃香蕉（生）的原因

❶ 中医将便秘分为实秘和虚秘，而实秘又可分为肠胃积热、气机郁滞两个证型，肠胃积热缘于虚火上升，而气机郁滞则缘于气息不畅。香蕉性寒，对此两种证型有缓解作用。

❷ 生香蕉中含有鞣酸，鞣酸具有非常强的收敛作用，可以使大便干结坚硬，从而造成便秘或加重便秘症状。

忌吃关键词

性寒、鞣酸

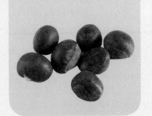

板 栗

忌吃板栗的原因

❶ 一般来说，正常成人的胃肠道会有少量的气体滞留，而过量的板栗摄入会使胃肠道内被细菌酵解产生的气体量增多。过多的气体积聚便会形成腹胀，严重者还可能导致便秘，便秘者食用板栗则会加重其腹胀、排便不畅等症状。

❷ 板栗性温，多食易积温成热，肠胃积热型的便秘患者不宜食用，否则可加重其大便干结、排出困难、腹胀腹痛、小便短赤、烦躁不安、面红身热、口干口臭等症状。

忌吃关键词

产气、性温

莲 子

忌吃莲子的原因

味涩、性收敛

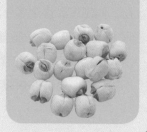

❶ 中医认为，大多数便秘患者以大便秘结之症为主，所以在治疗上应以润下通肠为原则，切忌收涩固肠。而莲子味涩，其收敛之性较强，可用于脾虚便溏、腹泻者，但是对于便秘者，食用后会加重病情。

❷ 关于莲子的食用禁忌，《本草备用》中早有提到"大便燥者勿服"。意即提醒后人，肠燥便秘的患者应忌食莲子，否则会加重便秘。

烈 酒

忌喝烈酒的原因

忌喝关键词

性温、刺激性

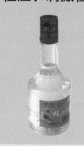

❶ 烈酒性温，过多饮用可使胃肠内积燥热，耗伤大肠津液，大便干燥而结滞，从而导致便秘，便秘患者饮用后可加重其大便秘结、排便不畅等症状。

❷ 医学上认为，便秘患者应尽量避免食用刺激性食物，如酒、浓茶、咖啡等，否则可加重便秘的病情，不利于疾病的治疗。

浓 茶

忌喝浓茶的原因

忌喝关键词

儿茶酚胺、鞣酸

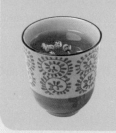

❶ 茶叶中含有儿茶多酚类物质，此类物质对胃肠黏膜有一定的收敛作用，当饮用浓茶时，摄入的儿茶多酚类物质较多，就会影响食物的消化吸收，使大便干结，从而引起便秘或加重便秘的程度。

❷ 茶叶中含有的鞣酸可与食物中的蛋白质结合形成一种块状的、不易消化吸收的鞣酸蛋白，从而导致便秘的发生或加重便秘程度。

咖啡

忌喝咖啡的原因

❶ 咖啡具有一定的刺激性，它可刺激肠蠕动加快，从而促进排便，但是如果长期饮用咖啡，会使胃肠产生耐受性，从而反射性地发生肠蠕动减慢，导致便秘。

❷ 咖啡中含有咖啡因，咖啡因具有一定的利尿作用，从而使大便干结，对于原本就有肠燥便秘的患者来说，无疑是加重了其病情。

✖ 忌喝关键词

刺激性、咖啡因

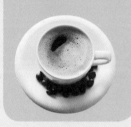

辣 椒

忌吃辣椒的原因

❶ 中医认为，辣椒性大热，食用后可使胃肠中积聚燥热，并且耗损大肠津液，使大便干燥积滞，从而导致便秘，而对于原本就有肠燥便秘者则会加重其大便秘结、排便不畅的症状。

❷ 辣椒含有辣椒素等，具有强烈的刺激性，可使胃肠黏膜高度充血，损伤胃肠黏膜，严重者可导致胃炎、肠炎等疾病。

✖ 忌吃关键词

性大热、辣椒素、刺激性

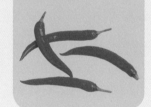

花 椒

忌吃花椒的原因

❶ 花椒属于热性调料，多食可使胃肠燥热内积，耗损大肠中的水分，从而使大便干燥，导致便秘。肠燥便秘者食用花椒，会加重其大便秘结、排便不畅的症状。

❷ 现代药理学研究表明，较大剂量的花椒可抑制胃肠运动，使食糜的通过速度减慢，所以便秘患者应慎食花椒。

✖ 忌吃关键词

热性调料、抑制胃肠运动

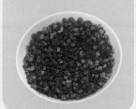

第七章

肛裂吃什么？禁什么？

🌸 中医分型

① 血热肠燥型

· 症状剖析 多因胃肠燥热，导致大便干燥秘结，使得肛门裂伤，大便干结，排出困难，强行用力排便时肛门裂伤，出血，有烧灼痛，腹胀腹痛，小便短赤，烦躁不安，面红身热，口干口臭，舌色红，苔黄腻。

· 治疗原则 清热泻火、通便敛疮。

· 饮食禁忌 忌食燥热性食物、辛辣刺激性食物。

🍃 对症药材
*番泻叶
*郁李仁
*莲子

对症食材 🍐
*兔肉 *苦瓜
*荠菜 *马蹄
*西瓜 *蜂蜜
*火龙果 *酸奶
*绿豆

② 阴虚津亏型

· 症状剖析 素体阴虚，大便干燥，排出不畅，致肛门裂伤，大便干结，如羊粪般成颗粒状，排出不畅致肛门裂伤出血，伤口干涩疼痛，伴口渴喜饮，两颧潮红，潮热盗汗，舌红少苔。

· 治疗原则 滋阴润肠、通便敛疮。

· 饮食禁忌 忌食辛辣刺激性食物，忌食发物，忌燥热伤阴食物。

🍃 对症药材
*生地 *百合
*石斛 *芦根

对症食材 🍐
*甲鱼 *酸奶
*黑豆 *猪肠
*桑葚 *红枣
*牛奶 *豆浆
*石斑鱼

③ 气滞血瘀型

· 症状剖析 肛门溃裂日久，导致血液瘀阻，反复发作，形成慢性溃疡。肛门裂口裂开后修复，后又裂开，反反复复，并伴口苦咽干，常伴胁肋刺痛，大便干燥，可见黑便，面色晦暗，舌质紫暗、有瘀点。

· 治疗原则 活血化瘀、止血敛疮。

· 饮食禁忌 忌食辛辣刺激性食物。

🍃 对症药材
*槐花 *丹参

对症食材 🍐
*山楂 *葡萄
*茄子 *燕麦
*猪肠 *核桃
*黑木耳

饮食宜忌

宜

√ 多食用通利肠道的食物，且饮食不宜太精细，要粗细搭配，多吃蔬菜、水果、豆类、奶类等含粗纤维的食品。

√ 每天晨起喝一杯温白开水，有助于促进肠胃蠕动，使排便顺畅，防止便秘。

√ 蔬菜、芋类中富含纤维，能提供维生素和矿物质，是肛裂患者理想的食品，为使消化吸收更有效，应多食含纤维素的食品，但这类食物必须经过煮、蒸才能食用。

√ 宜食用易于消化而且质地较软的食物。

忌

×忌辣椒、花椒等辛辣刺激性食物。

×忌烟、酒、咖啡及烧烤、煎炸类食物。

民间秘方

❶ 取香蕉200克剥去皮，切小块后放入碗中，加入蜂蜜30毫升即可食用，可单食或佐餐，每日1次，可通便、润燥止痛，适于肛裂患者食用。

❷ 取番泻叶5克放入锅中，加水煎汁，去渣备用；取鸡蛋2个，磕入碗中搅散后与番泻叶汁、100克菠菜煮汤食用，每日1次，有清热通便的作用，适合肛裂患者食用。

生活保健

◎ 要心情开朗，勿郁怒动火，心境不宽，烦躁忧郁会使肠黏膜收缩，血行不畅。

◎ 养成及时排便的习惯，排便时不宜太过用力，以免伤口加重裂开，每次大便的时间不宜过长，以5分钟为宜。

◎ 大便数日未排，便质燥结，肛门伤口胀痛者，可采取食用泻药和灌肠的方式，但不宜长期服用。

◎ 肛裂患者，便后要清洗肛门，要保持肛门干燥清洁，预防伤口感染，以免溃疡反反复复不得痊愈。

◎ 平时可用清热解毒类的中药坐浴，如苦参、白花蛇舌草、黄柏、败酱草等，可起到杀菌、加快肛裂愈合的作用。

⊗ 少做增加腹压的动作，如下蹲、屏气，忌久坐、久立、久行和劳累过度。

◎肛裂患者宜吃的食物及其简易食疗方

　　本书编者根据肛裂的三种中医分型，贴心地为每一种不同证型的患者挑选了宜吃的食物，分析每一种食物的性味归经及其对每种证型的食疗功效，并推荐了合适的调养食疗方，详解其材料、做法以及功效。食疗方的材料均简单易得，做法清晰明了，患者可根据自身症状判断自己属于哪一证型，然后根据证型选择适合自己的食疗方法及菜例，于日常饮食中轻松达到调理的目的。

【茄子】

【西瓜】

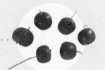
【山楂】

糙米【谷物粮豆类】

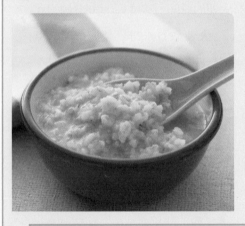

🥣 糙米稀饭

◎ **材料**　糙米60克。

◎ **制作**　①糙米用清水洗干净，备用。②将洗净的糙米放入清水中浸泡约30分钟。③锅洗净，置于火上，将已经备好的糙米放入锅中，加入适量清水，用中火煮至熟烂即可。

◎ **功效**　本品具有润肠通便、防止便秘的作用，可防止因便秘而导致的肛裂病情加重。

性味归经　性温，味甘。归脾、胃经。

食疗功效　糙米可促进肠道有益菌繁殖、加速肠道蠕动、软化粪便，从而防止便秘，以防肛裂病情加重。此外，它还有提高人体免疫力、加速血液循环、消除烦躁的功效，对于预防心血管疾病、贫血、便秘、肠癌等病症有良效，而且对糖尿病、肥胖症有很好的食疗作用。

黑豆 【谷物粮豆类】

养生黑豆奶

◎ **材料** 清仁黑豆200克，玄参、麦冬各10克，生地8克，糖30克。

◎ **制作** ①青仁黑豆洗净，浸泡约4小时至豆子膨胀，沥干水分备用。②全部药材放入棉布袋，置入锅中，以文火加热至沸腾约5分钟后滤取药汁备用。③将黑豆与药汁混合，放入果汁机内搅拌均匀，过滤出黑豆浆倒入锅中，以中火边搅拌至沸腾，最后加糖即可。

◎ **功效** 本品具有调中下气、祛风活血的功效，适合气滞血瘀、阴虚津亏型肛裂患者。

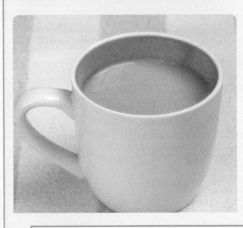

性味归经 性平，味甘。归心、肝、肾经。

食疗功效 黑豆含有丰富的膳食纤维，可促进肠胃蠕动，预防便秘，从而避免肛裂程度加重。此外，黑豆具有祛风除湿、调中下气、活血、解毒、利尿、明目等功效。黑豆还含有丰富的维生素E，能清除体内的自由基，减少皮肤皱纹，达到养颜美容的目的。

绿豆 【谷物粮豆类】

大黄绿豆汤

◎ **材料** 绿豆150克，生大黄5克，山楂、黄芪各10克，车前子、红糖各适量。

◎ **制作** ①将药材分别洗净，沥水；绿豆泡发备用。②山楂、车前子、生大黄、黄芪加水煮开，转入慢火熬20分钟，滤取药汁。③药汁加泡好的绿豆放入电锅煮烂，加适量红糖即可。

◎ **功效** 本品具有清热解毒、通便敛疮的功效，适合血热肠燥型肛裂患者。

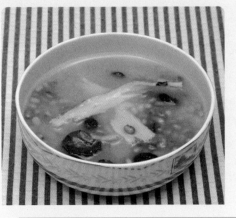

性味归经 性凉，味甘。归心、胃经。

食疗功效 绿豆具有降压、降脂、滋补强壮、调和五脏、保肝、清热解毒、消暑止渴、利水消肿的功效，对于血热肠燥型的肛裂患者有很好的食疗功效。常服绿豆汤对接触有毒、有害化学物质而可能中毒者有一定的防治效果。绿豆还能够防治脱发，使骨骼和牙齿坚硬。

兔肉 【肉禽水产类】

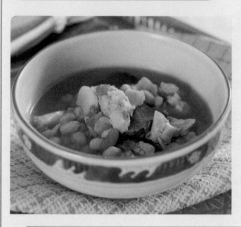

花生枸杞地黄兔肉汤

◎ **材料** 花生仁50克，枸杞子15克，生地黄25克，兔肉300克，三七6克，盐适量。

◎ **制作** ①将三七洗净，打碎；将生地黄、枸杞子洗净。②将花生仁洗净，用清水浸泡2小时；将兔肉洗净，切小块。③将以上全部材料放入瓦煲内，加适量清水，大火煮沸后，改文火煲2小时，加盐调味即可。

◎ **功效** 本品具有清热凉血、滋阴润肠的功效，适合血热肠燥、阴虚津亏型的肛裂患者。

性味归经 性凉，味甘。归肝、脾、大肠经。

食疗功效 兔肉可滋阴凉血、益气润肤、解毒祛热，适合血热肠燥型肛裂患者。兔肉还含有丰富的卵磷脂，卵磷脂有抑制血小板凝聚和防止血栓形成的作用，还有保护血管壁、防止动脉硬化的功效，卵磷脂中的胆碱能提高记忆力，防止脑功能衰退。

猪肠 【肉禽水产类】

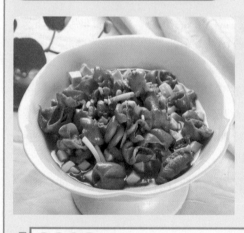

豆腐烧猪肠

◎ **材料** 豆腐400克，猪肠100克，葱花6克，姜末、蒜末各5克，盐3克，鸡精、料酒各2克，豆瓣酱10克。

◎ **制作** ①豆腐洗净，切丁；肥肠洗净，切细块。②锅上火，将水烧开，下豆腐氽一下，捞出；净锅上火，油烧热，下姜、蒜、豆瓣酱炒香，放入肥肠炒熟，加少许清水煮沸。③加入豆腐丁，烧开后放入盐、鸡精、料酒、葱花炒匀即可。

◎ **功效** 本品具有祛风热、润肠通便的功效，适合血热肠燥型、气滞血瘀型的肛裂患者。

性味归经 性微温，味甘。入大肠经。

食疗功效 猪肠有润肠、祛风、解毒、止血的功效，适合肛裂患者食用。此外，它还能去下焦风热、止小便数，治肠风便血、血痢、痔漏等症，还具有润燥、补虚、止渴之功效，可用于治疗虚弱口渴、脱肛、痔疮、便秘等症。

甲鱼 【肉禽水产类】

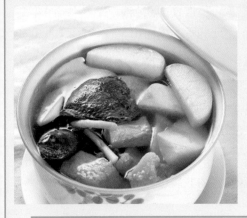

🥄 苹果炖甲鱼

◎ **材料** 苹果2个，甲鱼1只，猪肉100克，龙骨200克，姜、葱、盐、调料各适量。

◎ **制作** ①苹果洗净去籽切瓣，猪瘦肉略洗切块，龙骨剁块，姜去皮切片，葱切段备用。②锅上火，注入适量清水，放入姜片、葱段大火煮开，放入杀好的甲鱼焯烫3分钟后捞出，去内脏。③砂锅上火，放入焯烫好的甲鱼、猪肉、龙骨、苹果，大火炖开，转用小火，炖约90分钟，调入盐、鸡精搅拌均匀，淋入少许香油即可。

◎ **功效** 本品具有活血化瘀、滋阴润肠的功效，适合气滞血瘀、阴虚津亏型的肛裂患者。

性味归经 性平，味甘。归肝经。

食疗功效 甲鱼具有益气补虚、净血散结等功效，适合阴虚津亏型、气滞血瘀型的肛裂患者。此外，甲鱼肉及其提取物还能提高人体的免疫功能，对预防和抑制胃癌、肝癌、急性淋巴性白血病和防治因放疗、化疗引起的贫血、虚弱、白细胞减少等症功效显著。

石斑鱼 【肉禽水产类】

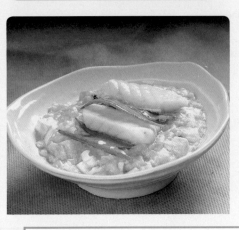

🥄 豆花鸡蛋蒸石斑鱼

◎ **材料** 豆花300克，鸡蛋80克，石斑鱼100克，荷兰豆50克，盐4克。

◎ **制作** ①石斑鱼收拾干净，切块；荷兰豆洗净，去茎；鸡蛋打散，加盐搅拌均匀备用。②石斑鱼加盐腌一下；将鸡蛋液倒在豆花上，腌好的石斑鱼以及荷兰豆也放在豆花上。③放入蒸锅，小火蒸熟即可。

◎ **功效** 本品具有活血化瘀、滋阴补虚的功效，适合气滞血瘀、阴虚津亏型的肛裂患者。

性味归经 性平，味甘。归脾、胃、大肠经。

食疗功效 石斑鱼具有活血通络、健脾益气的功效，适合气滞血瘀型的肛裂患者。此外，其兼解毒杀虫作用，可用于治疗消化不良、痢疾、消渴、癥积、脱肛、小肠痛、百虫入耳等症。另外，石斑鱼还有延缓器官和组织衰老的作用，能起到美容护肤的效果。

苦瓜【蔬菜菌菇类】

🥄 水晶苦瓜

◎ **材料**　苦瓜100克，枸杞子、盐各3克，味精5克，醋8克，生抽10克。

◎ **制作**　①苦瓜洗净，去皮，切成薄片，放入加盐、油的水中焯熟；枸杞子洗净，入沸水中焯一下。②将盐、味精、醋、生抽调成味汁。③将味汁淋在苦瓜上，撒上枸杞子即可。

◎ **功效**　本品具有清热泻火的功效，适合血热肠燥型的肛裂患者。

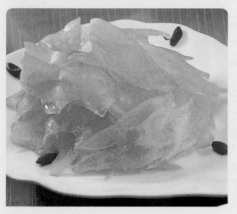

性味归经　性寒，味苦。归心、肝、脾、胃经。

食疗功效　苦瓜具有清热消暑、补肾健脾的功效，适合血热肠燥型的肛裂患者食用。此外，苦瓜还可解毒、明目、降低血糖、益气壮阳、提高机体免疫能力，对治疗痢疾、疮肿、热病烦渴、痱子过多、眼结膜炎、小便短赤等有一定的疗效。

荠菜【蔬菜菌菇类】

🥄 荠菜粥

◎ **材料**　鲜荠菜90克，粳米100克，盐适量。

◎ **制作**　①将鲜荠菜择洗净，切成2厘米长的节。②将粳米淘洗干净，放入锅内，煮至将熟。③把切好的荠菜放入锅内，用小火煮至熟，以盐调味即可。

◎ **功效**　本品具有清热凉血、润肠通便的功效，适合血热肠燥型的肛裂患者。

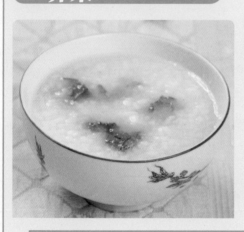

性味归经　性凉，味甘、淡。归肝、胃经。

食疗功效　荠菜可增强肠蠕动，促进排便，防止肛裂程度加重。此外，荠菜还有健脾利水、止血解毒、降压明目、预防冻伤的功效，并可抑制眼晶状体的醛还原为酶，对糖尿病、白内障有食疗作用。

茄子 【蔬菜菌菇类】

🥣 蛏子王炒茄子

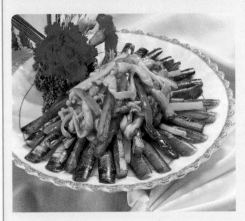

◎ **材料** 茄子300克，蛏子200克，盐3克，葱5克，鸡精2克，酱油、醋各适量。

◎ **制作** ①茄子去蒂洗净，切条状；蛏子去壳洗净；葱洗净，切段。②锅入水烧开，将蛏子汆水后，捞出沥干备用。③锅下油烧热，放入茄子、蛏子略炒，加盐、鸡精、酱油、醋调味，待熟放入葱段略炒，装盘即可。

◎ **功效** 本品具有清热通便、活血化瘀的功效，适合血热肠燥、气滞血瘀型的肛裂患者。

性味归经 性凉，味甘。归脾、胃、大肠经。

食疗功效 茄子具有活血化瘀、清热消肿、宽肠之效，适合血热肠燥型、气滞血瘀型的肛裂患者，也适用于肠风下血、热毒疮痈、皮肤溃疡等。茄子含有黄酮类化合物，具有抗氧化功能，防止细胞癌变，同时也能降低血液中胆固醇含量，预防动脉硬化、调节血压、保护心脏。

马蹄 【蔬菜菌菇类】

🥣 马蹄海蜇汤

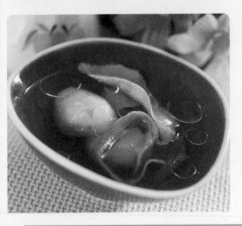

◎ **材料** 马蹄200克，海蜇皮100克，盐适量。

◎ **制作** ①将马蹄、海蜇皮分别用清水洗净，备用。②将马蹄、海蜇皮放进洗净的锅内，加入适量水，煮熟。③最后调入盐，盛出即可饮汤食马蹄、海蜇。

◎ **功效** 本品具有清热解毒、凉血通便的功效，适合血热肠燥型的肛裂患者。

性味归经 性微凉，味甘。归肺、胃、大肠经。

食疗功效 马蹄具有清热解毒、凉血生津、利尿通便、化湿祛痰、消食除胀的功效，适合血热肠燥型肛裂患者，对黄疸、痢疾、小儿麻痹、便秘等疾病有食疗作用。

黑木耳 【蔬菜菌菇类】

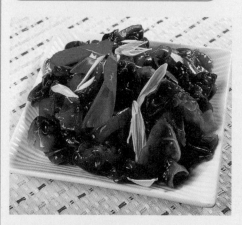

🥢 菊花木耳

◎ **材料** 菊花、玫瑰花各10克，水发黑木耳150克，味精5克，盐3克，生抽、香油各8克。

◎ **制作** ①水发黑木耳洗净择去蒂，挤干水分，撕成小片，入开水烫熟，捞起、沥干水分；菊花、玫瑰花洗净，撕成小片，放入水中焯一下，捞起。②味精、盐、生抽、香油一起调成味汁，淋在木耳上，拌匀。③撒入菊花、玫瑰花即可。

◎ **功效** 本品具有滋阴生津、润肠通便的功效，适合阴虚津亏型、气滞血瘀型的肛裂患者。

性味归经 性平，味甘。归肺、胃、肝经。

食疗功效 黑木耳具有润肠通便的功效，可防止因便秘而加重肛裂病情。此外，它还有补气血、滋阴、补肾、活血、通便等功效，对痔疮、胆结石、肾结石、膀胱结石等病症有食疗作用。黑木耳还可以防止血液凝固，有助于减少动脉硬化、冠心病等疾病的发生。

银耳 【蔬菜菌菇类】

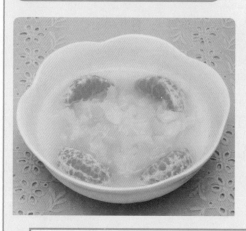

🥢 银耳橘子汤

◎ **材料** 红枣5颗，橘子半个，银耳75克，冰糖两大勺。

◎ **制作** ①将银耳泡软后，洗净去硬蒂，切小片备用。②红枣洗净，橘子剥开取瓣状。③锅内倒入3杯水，再放入银耳及红枣一同煮开后，改文火再煮30分钟。④待红枣煮开入味后，加入冰糖拌匀，最后放入橘子略煮，即可熄火。

◎ **功效** 本品具有滋阴润肠的功效，适合阴虚津亏型的肛裂患者。

性味归经 性平，味甘。归肺、胃、肾经。

食疗功效 银耳有润肠通便的作用，适合于阴虚津亏型的肛裂患者，它是一味滋补良药，特点是滋润而不腻滞，还具有滋补生津、润肺养胃的功效。主要用于治疗虚劳咳嗽、痰中带血、津少口渴、病后体虚、气短乏力等病症。

桑葚 【水果干果类】

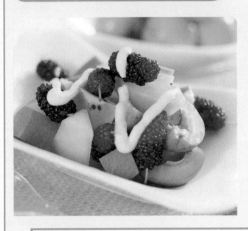

🥣 桑葚沙拉

◎**材料** 胡萝卜30克，青梅2个，哈密瓜50克，梨1个，桑葚50克，山竹1个，沙拉酱1大匙。

◎**制作** ①胡萝卜洗净，切块；青梅去核，切成片。②哈密瓜去皮，切块；桑葚洗净；梨洗净去皮切块；山竹去皮瓣成块。③将所有的材料放入盘子里，拌入沙拉酱即可。

◎**功效** 本品具有滋阴生津、润肠通便的功效，适合阴虚津亏型的肛裂患者。

性味归经 性寒，味甘。归心、肝、肾经。

食疗功效 桑葚具有生津润肠的功效，可防止因便秘引起的肛裂程度加重，此外，它还可补肝益肾、生津润肠、明目乌发。桑葚可以促进血红细胞的生长，防止白细胞减少。常食桑葚可以明目，缓解眼睛疲劳干涩的症状。桑葚还有改善皮肤血液供应、营养肌肤、使皮肤白嫩等作用，并能延缓衰老。

葡萄 【水果干果类】

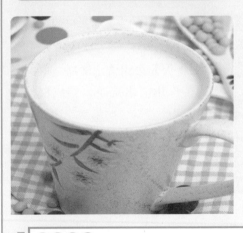

🥣 葡萄豆浆

◎**材料** 黄豆50克，葡萄40克，白糖5克。

◎**制作** ①黄豆加水泡至发软，捞出洗净；葡萄洗净，去皮去籽备用。②将上述材料放入豆浆机中，添水搅打成豆浆，煮熟。③滤出葡萄豆浆，最后加入白糖拌匀即可饮用。

◎**功效** 本品具有益气养血、滋阴生津的功效，适合气滞血瘀、阴虚津亏型的肛裂患者食用。

性味归经 性平，味甘、酸。归肺、脾、肾经。

食疗功效 葡萄具有生津除烦、养血益气的功效，适合阴虚津亏、气滞血瘀型的肛裂患者，此外，它还可滋补肝肾、强壮筋骨、健脑养神等功效。

红枣 【水果干果类】

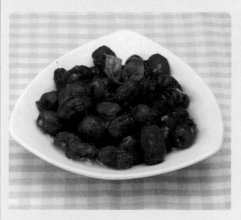

🥄 糯米甜红枣

◎ **材料**　红枣200克，糯米粉100克，白糖30克。

◎ **制作**　①将红枣洗净、泡好，用刀切开枣肚，去核。②糯米粉用水搓成细团，放入枣切开的枣腹中，装盘；盘中可放一片荷叶，既能提味，又能避免黏盘。③用白糖掺水，待溶化后倒入糯米红枣中，再将整盘放入蒸笼中，蒸5分钟即可出锅。

◎ **功效**　本品具有滋阴生津、健脾和胃的功效，适合阴虚津亏型的肛裂患者。

性味归经　性温，味甘。归脾、胃经。

食疗功效　红枣具有补脾和胃、益气生津等功效，适合阴虚津亏型的肛裂患者。红枣兼有调营卫、解药毒等功效，可治胃虚食少、脾弱便溏、气血津液不足、营卫不和、心悸怔忡等病症。

火龙果 【水果干果类】

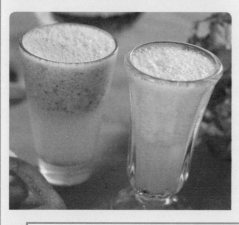

🥄 火龙果排毒汁

◎ **材料**　火龙果肉150克，苦瓜60克，蜂蜜1汤匙，矿泉水100毫升，冰20克。

◎ **制作**　①将火龙果用清水洗净，取肉切成粒备用；苦瓜用清水洗净，切成粒，备用。②将火龙果、苦瓜、矿泉水、冰粒一起倒入榨汁机内，搅打20秒钟成汁。③最后加入蜂蜜搅拌均匀即可。

◎ **功效**　本品具有清热泻火、润肠通便的功效，适合血热肠燥型的肛裂患者。

性味归经　性凉，味甘。归胃、大肠经。

食疗功效　火龙果具有降火的功效，适合血热肠燥型的肛裂患者，此外，火龙果还有预防高血压作用，而且还有美容功效。由于火龙果含有的植物性白蛋白是具黏性和胶质性的物质，对重金属中毒有解毒的作用，所以对胃壁有保护作用。

西瓜 【水果干果类】

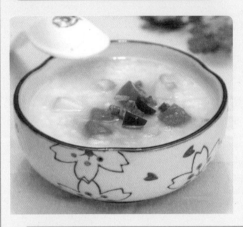

🥄 西瓜玉米粥

◎ **材料** 西瓜、玉米粒、苹果各20克，牛奶100克，糯米100克，白糖3克。

◎ **制作** ①糯米洗净，用清水浸泡半小时；西瓜切开取果肉；苹果洗净切小块；玉米粒洗净。②锅置火上，放入糯米，注入清水煮至八成熟。③放入西瓜、苹果、玉米粒煮至粥将成，倒入牛奶稍煮，加白糖调匀便可。

◎ **功效** 本品具有清热泻火的功效，适合血热肠燥型的肛裂患者。

性味归经 性寒，味甘。归心、胃、膀胱经。

食疗功效 西瓜具有清热解暑、利水消肿的功效，适合血热肠燥型的肛裂患者，此外，它还有除烦止渴、降压美容等功效。西瓜富含多种维生素，具有平衡血压、调节心脏功能、预防癌症的作用，可以促进新陈代谢，有软化及扩张血管的功能。常吃西瓜还可以使头发秀丽稠密。

山楂 【水果干果类】

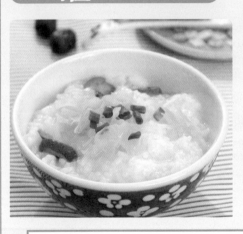

🥄 银耳山楂粥

◎ **材料** 银耳30克，山楂20克，大米80克。

◎ **制作** ①大米用冷水浸泡半小时后，洗净，捞出，沥干水分备用。②锅置火上，放入大米，倒入适量清水煮至米粒开花。③放入银耳、山楂同煮片刻，待粥至浓稠状时，调入白糖拌匀即可。

◎ **功效** 本品具有理气散瘀的功效，适合气滞血瘀型的肛裂患者。

性味归经 性微温，微酸、甘。归肝、胃、大肠经。

食疗功效 山楂具有消食化积、理气散瘀的功效，适合气滞血瘀型的肛裂患者。山楂所含的大量维生素C和酸类物质，可促进胃液分泌，增加胃消化酶类，从而帮助消化。山楂还有活血化瘀的功效，有助于消除局部瘀血，对跌打损伤也有辅助作用。

核桃 【水果干果类】

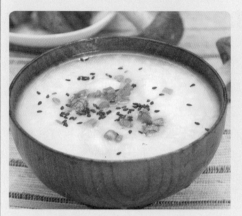

🥣 核桃百合芝麻粥

◎ **材料** 大米80克，白糖4克，葱8克，核桃仁、百合、黑芝麻各适量。

◎ **制作** ①大米泡发洗净；核桃、黑芝麻均洗净；百合洗净，削去黑色边缘；葱洗净，切成葱花。②锅置火上，倒入清水，放入大米煮至米粒开花。③加入核桃仁、百合、黑芝麻同煮至浓稠状，调入白糖拌匀，撒上葱花即可。

◎ **功效** 本品具有破血祛瘀、润肠通便的功效，适合气滞血瘀型的肛裂患者。

性味归经 性温，味甘。归肺、肾经。

食疗功效 核桃仁含有丰富的油脂，有润肠通便的作用，有助于防止因便秘而引致的肛裂病情加重。核桃油中油酸、亚油酸等不饱和脂肪酸高于橄榄油，饱和脂肪酸含量极微，是预防动脉硬化、冠心病的优质食用油。核桃能润肌肤、乌须发，并可润肺强肾、降低血脂，长期食用还对癌症具有一定的预防效果。

豆浆 【其他类】

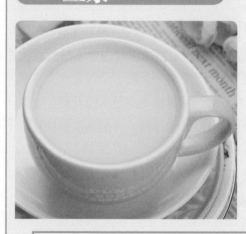

🥣 南瓜豆浆

◎ **材料** 黄豆、南瓜各50克。

◎ **制作** ①黄豆洗净泡软；南瓜洗净，去皮去瓤，切丁。②将上述材料放入豆浆机中，添水搅打成豆浆。③烧沸后滤出豆浆，装杯即可。

◎ **功效** 本品具有清热泻火、润肠通便的功效，适合血热肠燥型、阴虚津亏型的肛裂患者。

性味归经 性平，味甘。归心、脾、肾经。

食疗功效 豆浆具有清火润肠的功效，适合肠胃积热型便秘、血热肠燥型肛裂患者食用。此外，豆浆还有降脂降糖、化痰补虚、防病抗癌、增强免疫力等功效，常饮鲜豆浆对高血压、糖尿病、冠心病、慢性支气管炎、便秘、动脉硬化及骨质疏松等患者大有益处。

蜂蜜 【其他类】

🥄 黑芝麻蜂蜜粥

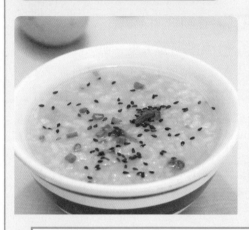

◎ **材料** 黑芝麻20克，大米80克，白糖3克，蜂蜜适量。

◎ **制作** ①大米泡发洗净；黑芝麻洗净。②锅置火上，倒入清水，放入大米煮开。③加入蜂蜜、黑芝麻同煮至浓稠状，调入白糖拌匀即可。

◎ **功效** 本品具有滋阴润燥、润肠通便的功效，适合阴虚津亏型、血热肠燥型肛裂患者。

性味归经 性平，味甘。归脾、肺、胃、大肠经。

食疗功效 蜂蜜具有补虚、润燥、解毒的功效，对于肠胃积热型便秘、阴虚津亏型的肛裂患者有很好的食疗作用。此外，它还有保护肝脏、营养心肌、降血压、防止动脉硬化等功效，对中气亏虚、肺燥咳嗽、风疹、胃痛、口疮、水火烫伤、高血压等病症有食疗作用。

酸奶 【其他类】

🥄 杏仁鲜果酸奶

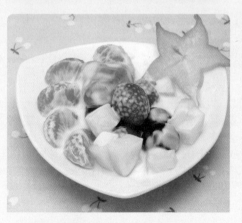

◎ **材料** 酸奶200毫升，时令水果适量，杏仁粉15克。

◎ **制作** ①时令水果洗净、切块、备用，以草莓、猕猴桃、菠萝、西瓜、香瓜、阳桃等比较合适。②锅内不加油，待加热后倒入杏仁粉干炒至酥松即可起锅，等凉却后加入酸奶调匀。③将做法②中的杏仁酸奶淋在水果上，即可食用。

◎ **功效** 本品具有滋阴生津、补虚润肠的功效，适合阴虚津亏型肛裂患者。

性味归经 性平，味甘、酸。归心、胃、大肠经。

食疗功效 酸奶补虚润肠，适合体虚、肠燥便秘的患者食用，可避免由于便秘而引起的肛裂病情加重。经常喝酸奶可以防治癌症和贫血，并可以改善牛皮癣和缓解儿童营养不良；老年人喝酸奶可以矫正由于偏食引起的营养缺乏。

牛奶【其他类】

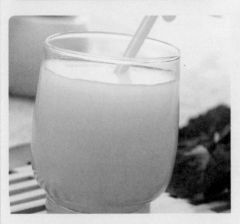

香蕉牛奶汁

◎**材料** 香蕉1根，牛奶50毫升，火龙果少许。

◎**制作** ①将香蕉去皮，切成段，备用；火龙果去皮，切成小块备用。②将火龙果与牛奶、香蕉一起放入榨汁机中，搅打成汁。③最后将榨汁机所制得的香蕉牛奶汁倒入杯中即可。

◎**功效** 本品具有滋阴润肠的功效，适合阴虚津亏型的肛裂患者。

性味归经 性平，味甘。归心、肺、肾、胃经。

食疗功效 牛奶具有补肺养胃、生津润肠之功效，适合阴虚津亏型的肛裂患者食用。睡前喝牛奶能促进睡眠，牛奶中含有碘、镁、锌和卵磷脂，能大大提高大脑的工作效率，还能促进心脏和中枢神经系统的耐疲劳性。常喝牛奶还能润泽美白肌肤。

莲子【中药类】

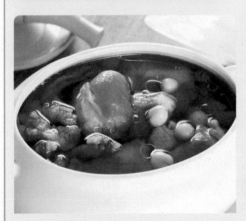

蹄筋莲子炖猪蹄

◎**材料** 猪蹄500克，猪瘦肉100克，莲子50克，蹄筋20克，姜10克，盐3克，鸡精粉、胡椒粉各2克。

◎**制作** ①猪蹄先用火烧净毛刮洗干净；莲子、蹄筋泡发，莲子去除莲心；猪瘦肉洗净切块；姜洗净切片。②锅上火，放入清水、姜片、猪蹄、猪肉大火煮开后，继续炖约几分钟，滤除血水后，捞出。③转入砂锅，放进莲子、蹄筋，大火炖约2小时后调入盐、鸡精、胡椒粉，拌匀即可离火食用。

◎**功效** 本品具有清热泻火的功效，适合血热肠燥型肛裂患者。

性味归经 性平，味甘、涩。归心、脾、肾经。

食疗功效 莲子具有清热泻火、止泻固精的功效，适用于血热肠燥型的肛裂患者。此外，莲子还有安神明目、健脾补胃、益肾涩精的功效，还可促进凝血，使某些酶活化，维持神经传导性，维持肌肉的伸缩性和心跳节律等作用，且能帮助机体进行蛋白质、脂肪、糖类代谢。

番泻叶 【中药类】

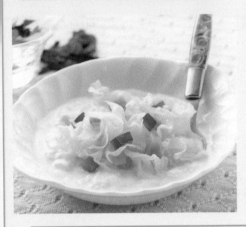

🥄 番泻叶木耳优酪

◎ **材料** 银耳、玄参各10克，魔芋50克，原味优酪120克，番泻叶8克，细糖20克。

◎ **制作** ①银耳泡入冰水中发胀软化，剪去硬根部，叶片的部分剥成小片状；魔芋洗净切小块。②全部药材与清水置入锅中，以小火煮沸，约2分钟后关火，滤取药汁备用。③药汁倒入锅中，加入银耳煮沸，放入细糖搅拌溶化后关火，用过滤网沥出银耳。④魔芋、银耳放入碗拌匀，搭配原味优酪即可食用。

◎ **功效** 本品具有清热泻火、利水通便的功效，适合血热肠燥型的肛裂患者。

性味归经 性大寒，味甘、苦。归大肠经。

食疗功效 番泻叶泻热行滞、通便、利水，可用于热结积滞、便秘腹痛、水肿胀满等症，防止因便秘而引起的肛裂病情加重。本品主要有泻下作用，能促进肠蠕动，临床应用于热积便秘，如胃肠积热而致的便秘、食物积滞、胸腹胀满及腹水等症。

郁李仁 【中药类】

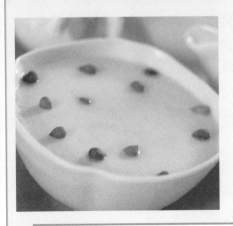

🥄 藕汁郁李仁蒸蛋

◎ **材料** 郁李仁8克，鸡蛋1个，藕汁适量。

◎ **制作** ①将郁李仁与藕汁调匀。②鸡蛋打入碗中，加少许水和盐，与郁李仁、藕汁调匀。③入蒸锅蒸熟，取出，淋少许油即可。

◎ **功效** 本品具有滋阴生津、润肠通便的功效，适合阴虚津亏型、血热肠燥型的肛裂患者。

性味归经 性平，味辛、苦、甘。归脾、大肠、小肠经。

食疗功效 郁李仁具有润燥、滑肠、下气、利水的功效，可治大肠气滞、燥涩不通、小便不利、大腹水肿、四肢水肿、脚气，对于因便秘引起的肛裂病情加重有很好的缓解作用。

生地 【中药类】

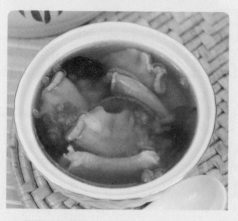

🥣 生地绿豆猪大肠汤

◎ **材料** 猪大肠100克，绿豆50克，生地、陈皮、生姜各3克，盐适量。

◎ **制作** ①猪大肠切段后洗净；绿豆洗净，入水浸泡10分钟；生地、陈皮、生姜均洗净。②锅入水烧开，入猪大肠煮透，捞出。③将猪大肠、生地、绿豆、陈皮、生姜放入炖盅，注入清水，以大火烧开，改用小火煲2小时，加盐调味即可。

◎ **功效** 生地具有清热凉血、养阴生津的功效，对炎性乳腺癌也有一定疗效。

性味归经 性微寒，味甘、苦。归心、肝、肾经。

食疗功效 生地具有滋阴清凉、凉血补血、养阴生津的功效，主治阴虚发热、消渴、吐血、鼻出血、血崩、月经不调、胎动不安、阴伤便秘等症，对于血热肠燥型、阴虚津亏型的肛裂患者具有一定的功效。

百合 【中药类】

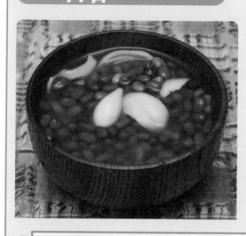

🥣 百合红豆甜汤

◎ **材料** 红豆1杯，百合30克，砂糖适量。

◎ **制作** ①红豆淘净，放入碗中，浸泡3小时，备用。②红豆入锅，加4杯水煮开，转文火煮至呈半开状。③百合洗净，加入红豆泥中煮5分钟，直至汤变黏稠即可。④加糖调味后饮用。

◎ **功效** 本品具有清热润肠的功效，适合血热肠燥型、阴虚津亏型肛裂患者。

性味归经 性平，味甘、微苦。入肺、脾、心三经。

食疗功效 百合清热安神、润肺止咳，主治肺热久嗽、咳嗽痰血、热病后余热未清、虚烦惊悸、神志恍惚、脚气水肿等症，对于血热肠燥型肛裂患者也有一定的辅助治疗功效。此外，它还有助于增强体质、抑制肿瘤细胞的生长、缓解放化疗反应的作用。

槐花 【中药类】

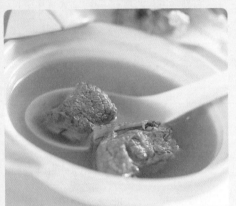

🥣 槐花炖排骨

◎ **材料** 排骨200克，槐花15克，黄芪10克，盐6克，鸡精3克。

◎ **制作** ①将排骨洗净，备用。②槐花、黄芪用布包好，和排骨同放锅内，加水煮。③煮至烂熟，去渣，加盐、鸡精调味即可。

◎ **功效** 本品具有清热泻火、凉血止血的功效，适合血热肠燥型、气滞血瘀型的肛裂患者。

性味归经 性微寒，味苦。归肝、大肠经。

食疗功效 槐花具有凉血止血、清肝泻火的功效，可用于血热出血证、目赤头胀头痛及眩晕证，对于血热肠燥型肛裂患者有较好的辅助治疗功效，对于伴有便血的患者也有良好的缓解作用。

丹参 【中药类】

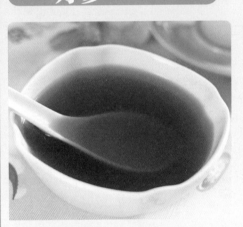

🥣 丹参冰糖水

◎ **材料** 丹参15克，栀子10克，冰糖适量。

◎ **制作** ①取丹参、栀子，用水洗净。②加水200毫升，煎煮20分钟。③去渣，加冰糖适量搅拌即可。

◎ **功效** 本品具有活血祛瘀的功效，适合气滞血瘀型的肛裂患者。

性味归经 性微温，味苦。归心、脾经。

食疗功效 丹参具有活血祛瘀、安神宁心、排脓、止痛的功效，可治心绞痛、月经不调、痛经、经闭、血崩带下、瘀血腹痛、骨节疼痛、惊悸不眠、恶疮肿毒等症，对于气滞血瘀型的肛裂患者有较好的疗效。

◎肛裂患者忌吃食物及忌吃原因

肛裂患者应忌食辣椒、花椒等辛辣刺激性食物，忌烟、酒、咖啡及烧烤、煎炸类食物，以下食物应禁吃。

羊肉

忌吃羊肉的原因

❶中医认为，肛裂的形成或因燥火郁结，结于肠道；或因湿热下注，蕴结于肛；或因血虚肠燥，结而化火，而羊肉甘温大热，肛裂患者食用后会使胃肠燥热积聚，耗损津液，加重肛裂的病情。

❷羊肉含蛋白质丰富，摄入过多会加重胃肠负担，肠胃蠕动较慢，使排便相对费力，用力排便等易造成肛裂或加重肛裂的程度。

❌ 忌吃关键词

性热、高蛋白质

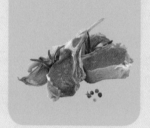

辣椒

忌吃辣椒的原因

❶辣椒性大热，而肛裂是由于燥热所致，不宜食用，否则可加重大便干结，排出困难，肛门裂伤和出血程度，引起肛门烧灼痛、腹胀腹痛、小便短赤、烦躁不安、面红身热、口干口臭等症状。

❷辣椒中含有具有强烈刺激性的物质辣椒素等，它可使胃肠黏膜高度充血，损伤胃肠黏膜，使肛门局部破溃出血，引起肛裂。

❌ 忌吃关键词

性大热、辣椒素

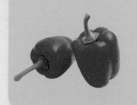

虾

⦿ 忌吃虾的原因

❶ 中医认为，宿疾者、正值上火之时不宜食虾。而肛裂或因燥火郁结，结于肠道；或因湿热下注，蕴结于肛；或因血虚肠燥，结而化火而形成，故而不宜食虾。

❷ 中医认为，虾为海鲜发物，能够加重肛裂的病情，肛裂手术后食用虾，可能诱使肛裂复发，故肛裂患者不宜食用虾。

❌ 忌吃关键词

性温、海鲜发物

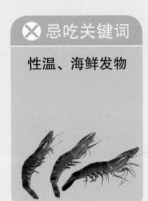

花椒

⦿ 忌吃花椒的原因

❶ 花椒属于热性调料，多食可使胃肠燥热内积，耗损大肠中的水分，从而使大便干燥，干硬的大便容易引起肛管皮肤的损伤，从而引起肛裂。

❷ 花椒中含有一种叫作牻牛儿醇的物质，小量能增强肠蠕动，如摄入过量则抑制肠蠕动，从而使排便费力，而用力排便可引起肛裂或加重肛裂的病情。

❌ 忌吃关键词

热性调料、牻牛儿醇

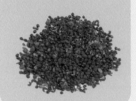

狗肉

⦿ 忌吃狗肉的原因

❶ 关于狗肉的食用禁忌，《本草经疏》中早有记载："发热动火，生痰发渴，凡病人阴虚内热，多痰多火者慎勿食之。"中医认为，肛裂因燥热所致，故不宜食用狗肉。

❷ 狗肉比较难消化，如果摄入过多，会加重肠胃的负担，肠胃的蠕动也相对缓慢，使排便不畅、费力，而用力排便则会加重肛裂的程度。

❌ 忌吃关键词

性温、难消化

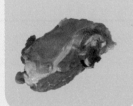

第八章
痔疮吃什么？禁什么？

🌸 中医分型

① 湿热下注型

- **症状剖析** 肛门外有肿物，或排便时肛门内有挤压痛，还伴有便血、色红、便质稀有秽臭，肛门灼痛。
- **治疗原则** 清热利湿、凉血消肿。
- **饮食禁忌** 忌食辛辣、热性食物，如羊肉、狗肉、花椒、辣椒；忌食发物，如虾、蟹。

对症药材
*苦参
*土茯苓

对症食材
*薏米　*绿豆
*红豆　*田螺
*茭白　*大蒜

② 瘀毒内阻型

- **症状剖析** 肛门处痔疮刺痛拒按，甚至不能行走，便时更甚，或伴里急后重、出血、痔核紫暗。
- **治疗原则** 活血化瘀、凉血解毒。
- **饮食禁忌** 忌食辛辣刺激性食物，忌食发物等。

对症药材
*田七　*丹皮
*生地

对症食材
*泥鳅　*柿子
*菠菜　*莲藕

③ 气血两虚型

- **症状剖析** 肛门外有异物，皮色淡，无肿痛。大便质软，排便时感觉乏力，难以排出。
- **治疗原则** 益气养血、通便消痔。
- **饮食禁忌** 忌食海鲜如虾、蟹等发物，忌辛辣刺激性食物。

对症药材
*熟地
*太子参

对症食材
*乌鸡　*菠菜
*薏米　*苹果
*葡萄

④ 肝肾阴虚型

- **症状剖析** 肛门外脱出肿物，干涩疼痛，伴有口苦咽干、胸胁胀痛不舒或口干舌燥，大便干燥秘结。
- **治疗原则** 养阴润燥、滋补肝肾。
- **饮食禁忌** 忌食海鲜如虾、蟹等发物，忌辛辣燥热性食物。

对症药材
*女贞子
*枸杞子

对症食材
*桑葚　*竹笋
*葡萄　*蛤蜊
*芹菜

⑤ 脾肾阳虚型

· 症状剖析 肛门外或内有痔核，排便时有异物感，皮色淡，大便溏稀或五更泄泻，面色苍白，少气无力，畏寒肢冷，腰酸膝冷，舌质淡胖有齿痕，苔薄白。

· 治疗原则 温补脾肾。

· 饮食禁忌 忌食寒凉生冷食物，忌食具有泻下润肠作用的食物。

对症药材 ＊肉桂 ＊韭菜子 ＊肉苁蓉 ＊莲子

对症食材 ＊猪肠 ＊乌鸡 ＊柿子

民间秘方

❶ 取苦参各30克，生地黄、槐花各15克，放入砂锅中加适量清水煎汁，取汁服用，对于痔核以及痔核出血有良好的疗效。

❷ 取苦参60克加水煎浓汁，滤渣取汁，然后放入鸡蛋2个和红糖60克，煮至鸡蛋熟后去壳连汤一起服用，每日1剂，4日为1个疗程，对于混合痔患者有较好的疗效，病症轻者1个疗程即可，病症较重者则需2~3个疗程。

 饮食宜忌

 生活保健

宜

√ 选择含纤维素和维生素多的，有助于促进肠道蠕动的蔬菜水果，一方面可以保持排便顺畅，防治痔疮加重；另一方面可以减轻痔疮的瘀血和扩张。

√ 选择具有清热利湿、凉血消肿、润肠通便作用的食物。

忌

× 勿食辣椒、胡椒、烧烤、油炸等辛辣刺激性的食物。

× 勿食发物及烟酒。

◎ 痔疮患者还可采取坐浴的方法来辅助治疗，可用清热解毒、凉血化瘀类药物坐浴，如金银花、黄柏、黄连、秦皮、苦参、地肤子、丹参、丹皮等。药物治疗日久不愈、痔疮嵌顿等患者应接受手术治疗。

◎ 痔疮患者、长期从事体力劳动或久坐、久站及远行工作的人要加强体育锻炼，可以改善盆腔长时间充血状况，对预防痔疮有帮助。

◎ 养成定时排便的习惯，并且保持肛门周围清洁，每日用温水清洗局部，勤换内裤。

⊗ 忌久坐、久站、久蹲，否则长时间不起来活动，会导致肛周血液循环不畅，增加痔疮的患病率。

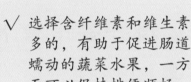

◎痔疮患者宜吃的食物及其简易食疗方

　　本书编者根据痔疮的五种中医分型，贴心地为每一种不同证型的患者挑选了宜吃的食物，分析每一种食物的性味归经及其对每种证型的食疗功效，并推荐了合适的调养食疗方，详解其材料、做法以及功效。食疗方的材料均简单易得，做法清晰明了，患者可根据自身症状判断自己属于哪一证型，然后根据证型选择适合自己的食疗方法及菜例，于日常饮食中轻松达到调理的目的。

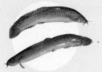
【泥鳅】

【大白菜】

【生地】

薏米【谷物粮豆类】

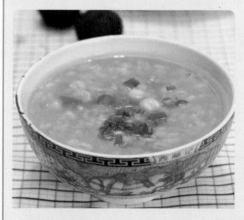

椰汁薏米萝卜粥

◎**材料**　椰汁50克，薏米80克，玉米粒、胡萝卜、豌豆各15克，冰糖7克。

◎**制作**　①薏米洗净后泡发；玉米粒洗净；胡萝卜洗净，切丁；豌豆洗净。②锅置火上，注入水，加入薏米煮至米粒开花后，加入玉米、胡萝卜、豌豆同煮。③煮至米粒软烂时，加入冰糖煮至溶化，待凉时，加入椰汁即可食用。

◎**功效**　本品具有清热利湿、凉血消肿的功效，适合湿热下注型的痔疮患者。

性味归经　性凉，味甘、淡。归脾、胃、肺经。

食疗功效　薏米具有解热、镇痛、健脾止泻的功效，适合湿热下注型的痔疮患者，此外，薏米还具有利水渗湿、抗癌、抑制骨骼肌收缩、健脾止泻、除痹、排脓等功效，对于治疗扁平疣等病症有一定食疗功效。薏米还有增强人体免疫功能、抗菌抗癌的作用。

红豆 【谷物根豆类】

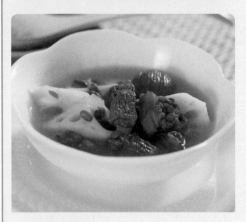

🥣 莲藕红豆牛腩汤

◎ **材料**　莲藕700克，红豆50克，牛腩800克，蜜枣3颗，盐5克。

◎ **制作**　①莲藕洗净，从藕节处折成短节；红豆洗净，浸泡；蜜枣洗净。②牛腩洗净，切成块状，汆水；烧锅，将牛腩爆炒5分钟。③将清水2000毫升放入瓦煲中，煮沸后加入所有材料，大火煮开后，改用文火煲3个小时，将莲藕取出，切成块状，放入煲内再煲10分钟，加盐调味即可。

◎ **功效**　本品具有除湿解毒、清热凉血的功效，适合瘀毒内阻、湿热下注型的痔疮患者。

> **性味归经**　性平，味甘、酸。归心、小肠经。
>
> **食疗功效**　红豆具有利水除湿、和血排脓、消肿解毒的功效，主治水肿、脚气、黄疸、泻痢、便血、痈肿等病症，对于瘀毒内阻型痔疮患者也有一定的食疗功效，可缓解痔疮疼痛症状。

猪肠 【肉禽水产类】

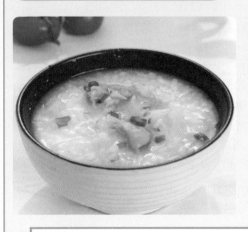

🥣 猪肠白菜粥

◎ **材料**　白菜60克，猪小肠150克，大米80克，盐、鸡精各适量。

◎ **制作**　①猪小肠洗净，切段，入沸水汆烫，捞出；白菜洗净，切丝；大米淘净，泡好。②锅中注水，下入大米煮开，下入猪小肠，炖煮至小肠变熟，再炖半小时。③转小火，下入白菜丝慢熬成粥，调入盐、鸡精调味即可。

◎ **功效**　本品具有清热凉血、祛风解毒的功效，适合湿热下注、瘀毒内阻型的痔疮患者。

> **性味归经**　性微温，味甘。归大肠经。
>
> **食疗功效**　猪肠有润肠、祛风、解毒、止血的功效，能去下焦风热、止小便频数，主治肠风便血、血痢、痔漏、脱肛等症，还有润燥、补虚、止渴之功效，可用于治疗虚弱口渴、脱肛、痔疮、便血、便秘等症。

蛤蜊 【肉禽水产类】

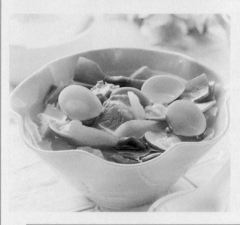

🥣 海带蛤蜊排骨汤

◎ **材料** 海带结200克，蛤蜊300克，排骨250克，胡萝卜半根，盐5克。

◎ **制作** ①蛤蜊泡在淡盐水中，待其吐沙后，洗净沥干；排骨氽去血水，冲净。②海带结洗净；胡萝卜洗净切块。③将排骨、胡萝卜先入锅中，加2000毫升水煮沸，转小火炖约30分钟，再下海带结续炖15分钟。④待排骨熟烂，转大火，倒入蛤蜊，待蛤蜊开口，酌加盐调味即可。

◎ **功效** 本品有养阴润燥、滋补肝肾的功效，适合肝肾阴虚型的痔疮患者。

性味归经 性寒，味咸。归胃经。

食疗功效 蛤蜊有滋阴、软坚、化痰的作用，可滋阴润燥，适合肝肾阴虚型的痔疮患者，能用于五脏阴虚消渴、纳汗、干咳、失眠、目干等病症的调理和治疗，对淋巴结肿大、甲状腺肿大也有较好疗效。蛤蜊含蛋白质多而含脂肪少，适合血脂偏高或高胆固醇血症患者食用。

泥鳅 【肉禽水产类】

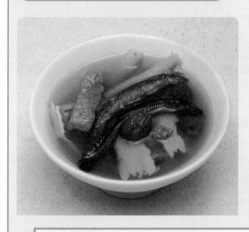

🥣 沙参泥鳅汤

◎ **材料** 泥鳅250克，猪瘦肉100克，沙参20克，北芪10克，红枣3颗，盐适量。

◎ **制作** ①泥鳅剖净，用沸水略烫，洗净表面的黏液，猪肉切片。②烧锅下花生油，将泥鳅煎至金黄色，捞起。③将剩下的材料分别洗净，红枣泡发备用。④瓦煲内加入清水，煮沸后加入所有的原材料，武火煲滚后，改用文火煲2小时，加盐调味即可。

◎ **功效** 本品具有益气养血、消痔的功效，适合气血两虚型的痔疮患者。

性味归经 性平，味甘。归脾、肝经。

食疗功效 泥鳅有疗痔、补中益气、强精补血的功效，对气血两虚等型的痔疮患者有一定的疗效，此外，泥鳅兼可暖脾胃、祛湿、壮阳、止虚汗等，是治疗急慢性肝病、阳痿、痔疮等症的辅助佳品。泥鳅皮肤中分泌的黏液即"泥鳅滑液"有较好的抗菌消炎作用，对小便涩痛、便血、痈肿有很好的食疗作用。

菠菜 【蔬菜菌菇类】

🥣 芝麻花生仁拌菠菜

◎ **材料** 菠菜400克，花生仁150克，白芝麻50克，醋、香油各15克，盐4克，鸡精2克。

◎ **制作** ①将菠菜用清水洗净，切段，放入沸水中焯烫后捞出装盘待用。②将花生仁用清水洗净，入油锅炸熟，备用；白芝麻炒香，备用。③将菠菜、花生仁、白芝麻放入盘中，搅拌均匀，再加入醋、香油、盐和鸡精充分搅拌入味。

◎ **功效** 本品具有补血滋阴、润肠通便的效，适合气血两虚、肝肾阴虚型的痔疮患者。

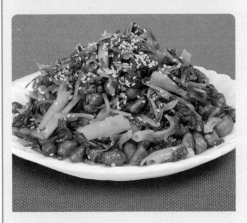

性味归经 性凉，味甘、辛。归大肠、胃经。

食疗功效 菠菜具有促进肠道蠕动的作用，利于排便，对于痔疮、慢性胰腺炎、便秘、肛裂等病症有食疗作用，还能促进生长发育，增强抗病能力，促进人体新陈代谢，延缓衰老。

芹菜 【蔬菜菌菇类】

🥣 腰果炒西芹

◎ **材料** 西芹200克，百合、腰果各100克，红椒、胡萝卜各50克，盐、糖各3克，鸡精2克，水淀粉适量。

◎ **制作** ①西芹洗净，切段；百合洗净，切片；红椒去蒂洗净，切片；胡萝卜洗净，切片；腰果洗净。②锅下油烧热，放入腰果略炸一会儿，再放入西芹、百合、红椒、胡萝卜一起炒，加盐、鸡精、糖炒匀，待熟用水淀粉勾芡，装盘即可。

◎ **功效** 本品具有清热利湿、凉血消肿、心安神的功效，适合湿热下注型的痔疮患者。

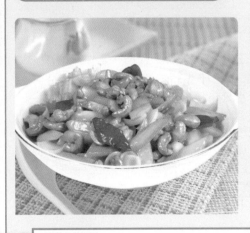

性味归经 性凉，味甘、辛。归肺、胃、经。

食疗功效 芹菜具有清热凉血的作用，适合湿热下注型的痔疮患者，此外，芹菜兼有除烦、平肝、利水消肿、止血的功效，对高血压、头痛、头晕、暴热烦渴、黄疸、水肿、小便热涩不利、妇女月经不调、赤白带下、痄腮等病症有食疗作用。

乌鸡【肉禽水产类】

🥣 核桃乌鸡粥

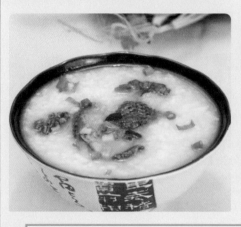

◎**材料** 乌鸡肉200克，核桃100克，大米80克，枸杞子30克，鲜汤、盐各适量。

◎**制作** ①核桃去壳，取肉；大米淘净；枸杞子洗净；乌鸡肉洗净，切块。②油锅烧热，下入乌鸡肉过油，倒入鲜汤，放入大米烧沸，下核桃仁和枸杞子，熬煮。③文火将粥焖煮好，调入盐等调味即可。

◎**功效** 本品具有清热滋阴、补肾养血的功效，适合湿热下注、肝肾阴虚型的痔疮患者。

性味归经 性平，味甘。归肝、肾经。

食疗功效 乌鸡具有滋阴、补肾、养血、添精、益肝、退热、补虚作用，对于湿热下注型、肝肾阴虚型的痔疮患者有一定的食疗功效，此外，乌鸡还能调节人体免疫功能，抗衰老。乌鸡体内的黑色物质含铁、铜元素较高，对于病后、产后贫血者具有补血、促进康复的食疗作用。

田螺【肉禽水产类】

🥣 猴头菇螺片汤

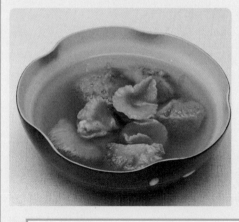

◎**材料** 螺肉、猴头菇各50克，淮山、五味子、豆蔻仁、鱼腥草、黄芪、桂圆肉各10克，玉竹、盐各5克，瘦肉、龙骨各100克。

◎**制作** ①先将猴头菇用水浸泡20分钟，挤干水分；瘦肉洗净，切片；龙骨洗净，斩段。②螺肉用盐搓洗干净。③将所有的材料装入纱布袋扎紧，与瘦肉、龙骨一起放入煲内，加水适量，武火煲沸，再文火煲2小时，汤成后取出纱布袋即可。

◎**功效** 本品具有清热利尿的功效，适合湿热下注型的痔疮患者。

性味归经 性寒，味甘。归脾、胃、肝、大肠经。

食疗功效 田螺具有清热止痢、解暑止渴、利尿通淋、醒酒、明目等功效。主治细菌性痢疾、风湿性关节炎、肾炎水肿、疔疮肿痛、尿赤热痛、尿闭、痔疮、黄疸、佝偻病、脱肛、狐臭、胃痛、胃酸、小儿湿疹、妊娠水肿、子宫下垂等多种疾病。

茭白 【蔬菜菌菇类】

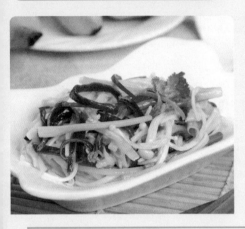

🥣 金针菇木耳拌茭白

◎ **材料** 茭白350克，金针菇150克，水发木耳50克，红甜椒、香菜、盐、醋、香油各适量。

◎ **制作** ①茭白去外皮洗净切丝；金针菇洗净；红甜椒洗净去子切丝；木耳洗净切丝；香菜洗净切段。②锅内加油烧热，爆香甜椒丝，再放入茭白、金针菇、木耳炒匀。③最后加盐、醋、香油调味，放入香菜段装盘即可。

◎ **功效** 本品具有清热通便的功效，适合湿热下注型的痔疮患者。

性味归经 性寒，味甘。归肝、脾、肺经

食疗功效 茭白有清热通便的作用，适合湿热下注型的痔疮患者，可防止因便秘而导致的痔疮病情加重，此外，茭白既能利尿祛水，辅助治疗四肢水肿、小便不利等症，又能清暑解烦而止渴，夏季食用尤为适宜，还可除烦解酒，解除酒毒，治酒醉不醒。

大蒜 【其他类】

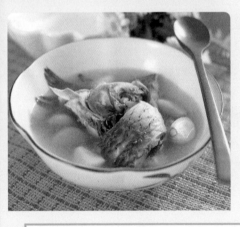

🥣 大蒜白及煮鲤鱼

◎ **材料** 鲤鱼1条，大蒜10克，白及15克。

◎ **制作** ①将鱼去鳞、鳃及内脏，切成段，洗净备用。②将大蒜去皮，用清水洗净备用；白及洗净，备用。③锅洗净，置于火上，将鲤鱼与大蒜、白及一起放入锅内，加入适量的清水一同煮汤，鱼肉熟后即可食用。

◎ **功效** 本品具有解毒消肿、止血生肌的功效，适合瘀毒内阻型、湿热下注型的痔疮患者。

性味归经 性温，味辛。归脾、胃、肺经。

食疗功效 大蒜具有消散疮疡的作用，适合痔疮患者食用，此外，大蒜还含有大量对人体有益的活性成分，可防病健身。大蒜能杀菌，促进食欲，调节血脂、血压、血糖，可预防心脏病，抗肿瘤，保护肝脏，增强生殖功能，抗衰老，还可防止铅中毒。

大白菜 【蔬菜菌菇类】

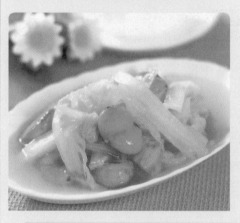

板栗煨白菜

◎ **材料** 白菜200克，生板栗50克，盐、鸡汤、水淀粉、料酒、味精各适量。

◎ **制作** ①白菜洗净，切段，用开水煮透，捞出；板栗煮熟，剥去壳。②锅上火，放油烧热，下白菜、板栗炒匀，加入鸡汤，煨入味后勾芡，加入料酒、味精、盐，炒匀即可出锅。

◎ **功效** 本品具有清热解毒、润肠通便的功效，适合湿热下注、瘀毒内阻型的痔疮患者。

性味归经 性平，味苦、辛、甘。归肠、胃经。

食疗功效 大白菜具有通利肠胃、清热解毒的功效，适合肠胃积热型的便秘患者、湿热下注型的痔疮患者食用，常食还可增强人体抗病能力和降低胆固醇，对伤口难愈、牙齿出血有防治作用，还有降低血压、降低胆固醇、预防心血管疾病的功效。

竹笋 【蔬菜菌菇类】

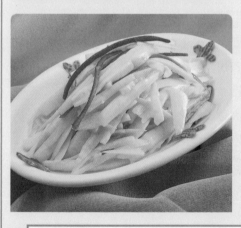

凉拌竹笋尖

◎ **材料** 竹笋350克，红甜椒20克，盐、味精各3克，醋10克。

◎ **制作** ①竹笋去皮，洗净，切片，入开水锅中焯水后，捞出，沥干水分装盘。②红椒洗净，切细丝。③将红椒丝、醋、盐、味精加入笋片中，拌匀即可。

◎ **功效** 本品具有清热利湿、消食通便的功效，适合湿热下注型、肝肾阴虚型的痔疮患者。

性味归经 性微寒，味甘，无毒。归胃、大肠经。

食疗功效 竹笋具有去食积、防便秘的功效，可以减缓便秘的症状从而减轻痔疮的病情，此外，它还有清热化痰、益气和胃、治消渴、利水道、利膈爽胃等功效。另外，竹笋含脂肪、淀粉很少，属天然低脂、低热量食品，是肥胖者减肥的佳品。

莲藕【蔬菜菌菇类】

🥣 珊瑚雪莲

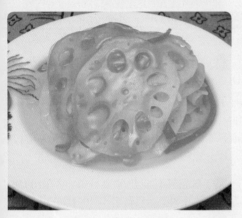

◎ **材料** 莲藕200克，西红柿20克，白糖、白醋各适量，盐少许。

◎ **制作** ①所有原材料收拾干净。②将藕片加入白糖、白醋、盐，调好甜酸味后，腌渍30分钟，使甜酸味充分渗入藕片。③腌渍好的藕片摆放于盘中；西红柿洗净，切丝，放盘中装饰，再将腌渍后的余汁淋上即成。

◎ **功效** 本品具有清热凉血、通便止泻、止血散瘀的功效，适合湿热下注、瘀毒内阻型的痔疮患者。

性味归经 性凉，味辛、甘。归肺、胃经。

食疗功效 莲藕具有清热凉血、通便止泻、止血散瘀的功效，可缓解便秘，尤其适合湿热下注型的痔疮患者，此外，它还可以补五脏之虚、强壮筋骨、补血养血。生食能清热润肺、凉血行瘀，熟食可健脾开胃、止泄固精。

荠菜【蔬菜菌菇类】

🥣 荠菜粥

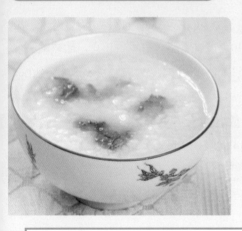

◎ **材料** 鲜荠菜90克，粳米100克，盐适量。

◎ **制作** ①将鲜荠菜择洗干净，切成2厘米长的小段。②将粳米淘洗干净，放入锅内，加适量的水，煮至将熟。③把切好的荠菜放入锅内，用小火煮至熟，加盐调味即可。

◎ **功效** 本品具有清热利湿、凉血消肿的功效，适合湿热下注型的痔疮患者。

性味归经 性凉，味甘、淡。归肝、胃经。

食疗功效 荠菜具有增强肠蠕动、促进排便的功效，可防止因便秘而引起的痔疮病情加重，此外，荠菜还有健脾利水、止血解毒、降压明目、预防冻伤的功效，并可抑制眼晶状体的醛还原为酶，对糖尿病、白内障有食疗作用。

西红柿 【蔬菜菌菇类】

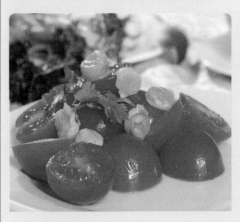

🍲 西红柿烩鲜贝

◎ **材料** 鲜贝200克，小西红柿150克，鸡精各5克，盐3克，高汤、淀粉各10克。

◎ **制作** ①鲜贝、小西红柿洗净，将小西红柿切成两半。②炒锅入油，以中火烧至三成热时加入鲜贝及小西红柿滑炒至熟，捞出沥干油。③锅中留少许底油，放入鲜贝、小西红柿炒匀，放入盐、鸡精、高汤调味，以淀粉勾芡即可。

◎ **功效** 本品具有清热凉血、解毒散瘀的功效，适合湿热下注、瘀毒内阻型的痔疮患者。

性味归经 性凉，味甘、酸。归肺、肝、胃经。

食疗功效 西红柿具有清热解毒、凉血平肝的功效，适合湿热下注、瘀毒内阻型的痔疮患者。此外，西红柿还有止血、降压、利尿、健胃消食、生津止渴的功效，可以辅助治宫颈癌、膀胱癌、胰腺癌等，另外，还能美容和治愈口疮。

马齿苋 【蔬菜菌菇类】

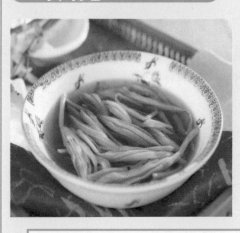

🍲 黄花菜马齿苋汤

◎ **材料** 黄花菜、马齿苋各50克，薏米、芡实各40克，补骨脂、白术各15克，盐适量。

◎ **制作** ①将黄花菜、马齿苋洗净；其他药材洗净、煎汤取汁去渣。②将药汁倒入锅中，放入黄花菜、马齿苋煮汤，放入盐调味。③饮服，早晚各1次，连服4日。

◎ **功效** 本品具有清热解毒、健脾祛湿的功效，适合湿热下注、瘀毒内阻型的痔疮患者。

性味归经 性寒，味甘酸。归心、肝、脾、大肠经。

食疗功效 马齿苋具有清热解毒、消肿止痛的功效，可缓解痔疮患者肛门挤压痛、灼热痛等症状。马齿苋对肠道传染病，如肠炎、痢疾等有独特的食疗作用。马齿苋还有消除尘毒，防止吞噬细胞变形和坏死，防止硅肺病发生的功效。

火龙果 【水果干果类】

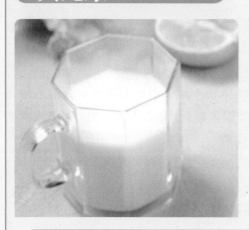

🥣 火龙果酸奶

◎ **材料** 火龙果200克，酸奶200毫升。

◎ **制作** ①将火龙果洗净，对半切开后挖出果肉备用。②将火龙果、酸奶倒入榨汁机打成果汁即可饮用。

◎ **功效** 本品具有清热泻火、滋阴润燥的功效，适合湿热下注、肝肾阴虚型的痔疮患者。

性味归经 性凉，味甘。归胃、大肠经。

食疗功效 火龙果具有清热降火的功效，适合湿热下注型的痔疮患者，此外，火龙果还有预防高血压作用，而且还有美容功效。由于火龙果含有的植物性蛋白是具黏性和胶质性的物质，对重金属中毒有解毒的作用，所以对胃壁有保护作用。

西瓜 【水果干果类】

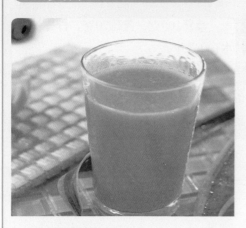

🥣 西瓜柳橙汁

◎ **材料** 西瓜200克，柳橙1个。

◎ **制作** ①把西瓜切块状。②柳橙用水洗净，去皮榨成汁。③把西瓜与柳橙汁放入果汁机中，搅打均匀即可。

◎ **功效** 本品具有清热利湿、凉血消肿的功效，适合湿热下注型的痔疮患者。

性味归经 性寒，味甘。归心、胃、膀胱经。

食疗功效 西瓜具有清热解暑、利水消肿的功效，适合湿热下注型的痔疮患者。西瓜富含多种维生素，具有平衡血压、调节心脏功能、预防癌症的作用，可以促进新陈代谢，有软化及扩张血管的功能。常吃西瓜还可以使头发秀丽稠密。

苹果 【水果干果类】

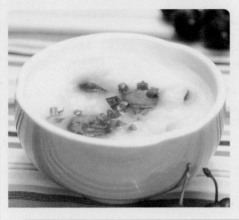

🥄 苹果大米羹

◎**材料** 山楂干20克，苹果50克，大米100克，冰糖5克。

◎**制作** ①大米淘洗干净，用清水浸泡；苹果洗净切小块；山楂干用温水稍泡后洗净。②锅置火上，放入大米，加适量清水煮至八成熟。③再放入苹果、山楂干煮至米烂，放入冰糖熬融后调匀便可。

◎**功效** 本品具有滋阴润燥的功效，适合肝肾阴虚型、气血两虚型的痔疮患者。

性味归经 性凉，味甘、微酸。归脾、肺经。

食疗功效 苹果含有大量的纤维素，常食可以促进肠胃蠕动，使排便顺畅，防止因便秘引起的痔疮病情加重，同时苹果还具有润肺、健胃、生津、止渴、止泻、消食、顺气、醒酒的功效，对于癌症有良好的食疗作用。

桑葚 【水果干果类】

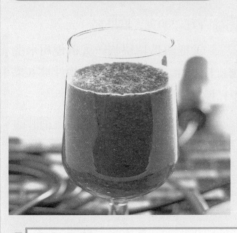

🥄 桑葚蓝莓汁

◎**材料** 桑葚100克，蓝莓70克，柠檬汁30毫升，水100毫升。

◎**制作** ①桑葚用水洗净，备用；蓝莓洗净，备用。②再把蓝莓、桑葚、柠檬汁和水放入果汁机内，搅打均匀。把果汁倒入杯中即可。

◎**功效** 本品具有养阴润燥、滋补肝肾的功效，适合肝肾阴虚型的痔疮患者。

性味归经 性寒，味甘。归心、肝、肾经。

食疗功效 桑葚具有补肝益肾、生津润肠、明目乌发等功效，适合肝肾阴虚型的痔疮患者食用。常食桑葚可以明目，缓解眼睛疲劳干涩的症状。桑葚有改善皮肤血液供应、营养肌肤、使皮肤白嫩等作用。

葡萄 【水果干果类】

🥣 葡萄哈密瓜汁

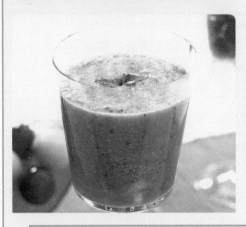

◎ **材料** 哈密瓜150克，葡萄70克，水100毫升。

◎ **制作** ①哈密瓜洗净后去皮，去子，切块；葡萄洗净，榨汁。②把哈密瓜、葡萄汁和水一起搅匀即可。

◎ **功效** 本品具养阴生津、滋补肝肾的功效，适合肝肾阴虚型的痔疮患者。

性味归经 性平，味甘、酸。归肺、脾、肾经。

食疗功效 葡萄具有滋补肝肾、养血益气、强壮筋骨、生津除烦、健脑养神的功效，适合肝肾阴虚型痔疮患者食用。葡萄中含有较多酒石酸，有助消化，可减轻胃肠负担。葡萄中所含白藜芦醇可保护心血管系统。

甜瓜 【水果干果类】

🥣 甜瓜酸奶汁

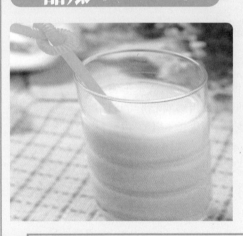

◎ **材料** 甜瓜100克，酸奶1瓶，蜂蜜适量。

◎ **制作** ①将甜瓜洗净，去掉皮，切块，放入榨汁机中榨成汁。②将果汁倒入果汁机中，加入酸奶、蜂蜜，搅打均匀即可。

◎ **功效** 本品具有清热利湿的功效，适合湿热下注型的痔疮患者。

性味归经 性寒，味甘。归肺、胃经。

食疗功效 甜瓜具有清暑热、解烦渴、利小便之功效，适合湿热下注型的痔疮患者食用。甜瓜蒂所含的β-胡萝卜素能减轻慢性肝损伤，保护肝脏，可辅助治疗黄疸型及无黄疸型传染性肝炎、肝硬化。适量内服能刺激胃黏膜，有催吐作用。

柿子 【水果干果类】

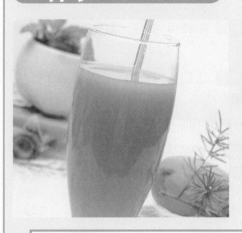

🥣 柿子鲜奶

◎ **材料**　柿子150克，鲜奶250毫升。

◎ **制作**　①将柿子洗净，切成小块备用。②将柿子放入榨汁机中榨成汁后倒出。③柿子汁内加入鲜奶搅拌均匀即可饮用。

◎ **功效**　本品具有清热祛燥、滋阴生津的功效，适合湿热下注、肝肾阴虚型的痔疮患者。

性味归经　性寒，味甘、涩。归心、肺、脾经。

食疗功效　柿子有涩肠、润肺、止血、和胃的功效，适合痔疮患者食用，可以缓解便血等。此外，柿子还可以医治小儿痢疾，有益心脏健康，还有预防心脏血管硬化的功效。青柿汁可治疗高血压。柿子中含碘丰富，对预防缺碘引起的地方性甲状腺肿大有帮助。

莲子 【中药类】

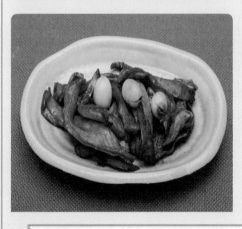

🥣 猪肚炒莲子

◎ **材料**　猪肚1个，香油、食盐、蒜等调料适量，莲子40粒。

◎ **制作**　①猪肚洗净，刮除残留在猪肚里的余油。②莲子用清水泡发，去除苦心，装入猪肚内，用线将猪肚的口缝合。③将猪肚放入沸水中汆烫一下，再清炖至猪肚完全熟烂。④捞出、洗净，将猪肚切成丝，与莲子一起装入盘中，加各种调料拌匀即可食用。

◎ **功效**　本品具有健脾益气、益肾涩精的功效，适合脾肾阳虚型的痔疮患者。

性味归经　性平，味甘、涩。归心、脾、肾经。

食疗功效　莲子有安神明目、健脾补胃、益肾涩精的功效，还可促进凝血，适合脾肾阳虚型的痔疮患者食用。此外，莲子还可使某些酶活化，维持神经传导性，维持肌肉的伸缩性和心跳的节律等作用，且能帮助机体进行蛋白质、脂肪、糖类代谢，并维持酸碱平衡。

土茯苓 【中药类】

🥄 山药土茯苓煲瘦肉

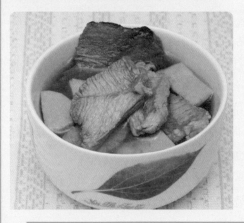

◎**材料** 瘦肉450克，山药30克，土茯苓20克，盐5克。

◎**制作** ①山药、土茯苓洗净，沥干水，备用。②先将猪瘦肉汆水，去血水，再切成小块，备用。③砂锅内加水，入所有材料，待武火煮开后转文火煲2小时，直到药材药性全部浸入汤汁中，即可加盐调味起锅。

◎**功效** 本品具有清热利湿、凉血解毒的功效，适合湿热下注、瘀毒内阻型的痔疮患者。

性味归经 性平，味甘、淡。归肝、胃、肾、脾经。

食疗功效 土茯苓具有除湿、解毒、通利关节，适合湿热下注型、瘀毒内阻型的痔疮患者。此外，还可用于湿热淋浊、带下、痈肿、瘰疬、疥癣、梅毒及汞中毒所致的肢体拘挛、筋骨疼痛等症。

田七 【中药类】

🥄 丹参田七炖鸡

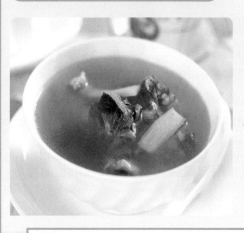

◎**材料** 田七10克，鸡肉250克，丹参、黄柏、秦皮各10克，精盐适量。

◎**制作** ①将丹参、黄柏、秦皮洗净，加适量的水煎汤取汁，去渣。②将田七洗净切小块，鸡肉洗净切块，入锅，倒入药汁。③炖2小时后加少许盐即可。

◎**功效** 本品可清热解毒、凉血化瘀，适合湿热下注、瘀毒内阻型的痔疮患者。

性味归经 性温，味甘、微苦。归肝、胃经。

食疗功效 田七止血、散瘀、消肿、定痛，适合瘀毒内阻型的痔疮患者，可缓解其肛门灼热痛、便血等症状。此外，田七还可治吐血、咯血、鼻出血、血痢、崩漏症瘕、产后血晕、恶露不止、跌扑瘀血、外伤出血、痈肿疼痛。

生地 【中药类】

🥣 生地土茯苓脊骨汤

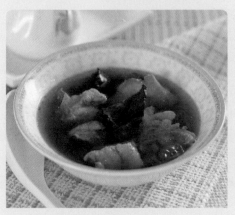

◎ **材料**　生地50克，土茯苓50克，猪脊骨700克，红枣5颗，盐5克。

◎ **制作**　①生地、土茯苓洗净，浸泡1小时；红枣洗净。②猪脊骨斩件，洗净，汆水。③将清水2000毫升放入瓦煲中，煮沸后加上以上用料，武火煮沸，转用文火煲3小时，加盐调味即可。

◎ **功效**　本品具有清热解毒、凉血祛湿，适合湿热下注型的痔疮患者。

性味归经　性微寒，味甘、苦。归心、肝、肾经。

食疗功效　生地具有滋阴清凉、凉血补血的功效，适合湿热下注型、肝肾阴虚型的痔疮患者，还可缓解因便秘而导致的痔疮病情加重，可治阴虚发热、消渴、吐血、鼻出血、血崩、月经不调、胎动不安等症。

丹皮 【中药类】

🥣 丹皮银花决明子

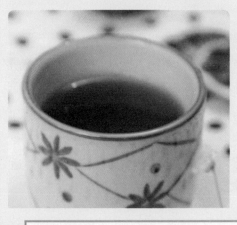

◎ **材料**　丹皮、金银花、决明子各10克。

◎ **制作**　①丹皮、金银花、决明子分别用清水洗净备用。②将丹皮、金银花、决明子一起放入壶中，加入适量沸水冲泡。③滤渣取汁饮即可。

◎ **功效**　本品具有清热凉血、活血化瘀的功效，适合湿热下注、瘀毒内阻型的痔疮患者。

性味归经　性凉，味辛、苦。归心、肝、肾经。

食疗功效　丹皮具有清热凉血、活血消瘀的功效，适合湿热下注、瘀毒内阻型的痔疮患者，可缓解便血等症状。此外，丹皮还可治热入血分、发斑、惊痫、吐衄、骨蒸劳热、闭经、症瘕、痈疡、跌打损伤等症。

太子参 【中药类】

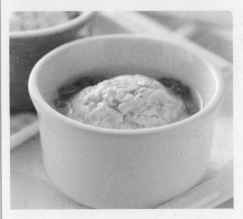

太子参鸡肉盅

◎ **材料** 太子参30克，红枣（去核）、枸杞子各15克，鸡胸肉200克，胡萝卜50克，鲜山药80克，盐少许。

◎ **制作** ①太子参、红枣洗净备用；枸杞子洗净备用。②鸡胸肉、胡萝卜、山药分别洗净后剁成泥状，加入盐拌打均匀，用手捏成圆球状，放入小盅内，加入太子参、红枣、枸杞子，加开水至七分满。③将鸡肉盅用大火蒸约20分钟，即可取出食用。

◎ **功效** 本品具有益气养血的功效，适合气血两虚型的痔疮患者。

性味归经 性平，味甘、微苦。归心、脾、肺经。

食疗功效 太子参补气益血、补肺健脾，适合气血两虚型的痔疮患者，此外，还可治肺虚咳嗽、脾虚食少、心悸自汗、精神疲乏、益气健脾、生津润肺等症，用于脾虚体弱、病后虚弱、气阴不足、自汗口渴、肺燥干咳。

熟地 【中药类】

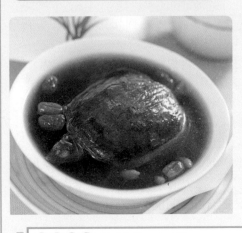

熟地枸杞甲鱼汤

◎ **材料** 甲鱼250克，枸杞子、熟地各30克，红枣10枚，盐5克，味精3克。

◎ **制作** ①甲鱼宰杀后洗净。②枸杞子、熟地、红枣去核洗净。③将以上全部用料一齐放入煲内，加开水适量，文火炖2小时，调入盐、味精即可。

◎ **功效** 本品具有滋阴补血、补益肝肾的功效，适合气血两虚、肝肾阴虚型的痔疮患者。

性味归经 性微温，味甘。归肝、肾经。

食疗功效 熟地具有滋补气血、益精填髓的功效，适合肝肾阴虚、气血两虚等证型的痔疮患者，还可用于肝肾虚弱、腰膝酸软、盗汗遗精、内热消渴、血虚萎黄、心悸怔忡、月经不调等，也是治疗糖尿病、慢性肾炎、高血压、神经衰弱等疾病的常用药材。

女贞子 【中药类】

🥄 女贞子蒸带鱼

◎ **材料** 带鱼1条，女贞子20克，盐适量。

◎ **制作** ①将带鱼洗净，去内脏及头鳃，抹适量盐，切成段。②将带鱼放入盘中，入蒸锅蒸熟。③下女贞子，加水再蒸20分钟即可。

◎ **功效** 本品具有滋阴补肾的功效，可用于反复发作的肝肾阴虚型痔疮。

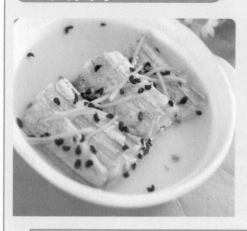

性味归经 性平，味苦、甘。归肝、肾经。

食疗功效 女贞子具有补肝肾、强腰膝的功效，适合肝肾阴虚型的痔疮患者，还可用于治疗阴虚内热、头晕目花、耳鸣、腰膝酸软、须发早白、目暗不明等症。现代药理学研究证明，女贞子还有明显的抗炎作用。

枸杞子 【中药类】

🥄 枸杞菊花饮

◎ **材料** 绿茶1包，枸杞子10克，菊花5克，冰糖少许。

◎ **制作** ①将枸杞子洗净，盛入小碗内，用清水浸泡30分钟，沥干、备用；将菊花洗净、备用。②砂锅洗净，倒入600毫升水，煮沸后加入菊花，以文火续煮10分钟，加入枸杞子。③待菊花出味，加入冰糖，续煮5分钟。④起锅后放入绿茶包，加盖闷几分钟，即可饮用。

◎ **功效** 本品具有养阴润燥、滋补肝肾的功效，适合肝肾阴虚型的痔疮患者。

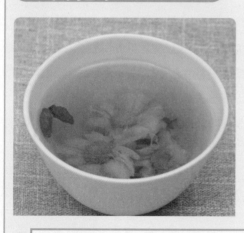

性味归经 性平，味甘。归肝、肾经。

食疗功效 枸杞子具有滋肾、润肺、补肝、明目的功效，适合肝肾阴虚型的痔疮患者。此外，枸杞子还可以用于治疗腰膝酸软、头晕目眩、目昏多泪、虚劳咳嗽、消渴、遗精等症，多用于老年性疾病及虚损型疾病。

韭菜子 【中药类】

🥄 韭菜子蒸猪肚

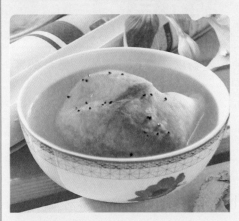

◎ **材料** 韭菜子、山茱萸各10克，猪肚1个，盐适量。

◎ **制作** ①猪肚洗净，韭菜子、山茱萸洗净。②将韭菜子放入肚内。③猪肚放入碗中，加调料，上笼蒸至烂熟即可。

◎ **功效** 本品具有温中散寒、健脾补肾的功效，适合脾肾阳虚型的痔疮患者。

性味归经 性温，味甘、辛。归肝、肾经。

食疗功效 韭菜子具有补肝肾、暖腰膝、助阳固精的功效，适合脾肾阳虚型的痔疮患者，还可用于治疗阳痿、遗精、遗尿、小便频数、腰膝酸软或冷痛、白带过多等症。韭菜子所含的纤维素能够促进肠胃的蠕动，有通便的作用，可防止便秘。

肉苁蓉 【中药类】

🥄 苁蓉黄精骶骨汤

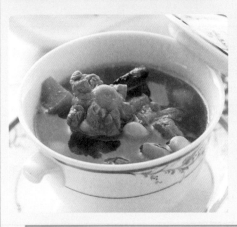

◎ **材料** 肉苁蓉、黄精各15克，猪尾骶骨1副，杏仁20克，胡萝卜50克，盐5克。

◎ **制作** ①将猪尾骶骨放入沸水中氽烫，捞起，洗净后放入锅中。②胡萝卜削皮，洗净，切块，和肉苁蓉、黄精一道放入锅中，加水至盖过材料。③以大火煮开后转小火续煮30分钟，加入杏仁再煮5分钟，加盐调味即成。

◎ **功效** 此汤具有补肾助阳、润肠通便，适合脾肾阳虚型的痔疮患者。

性味归经 性温，味甘、酸、咸。归肾、大肠经。

食疗功效 肉苁蓉具有补肾阳、益精血、润肠通便的功效，适合脾肾阳虚型的痔疮患者，可缓解便秘，防止痔疮病情加重。此外，肉苁蓉还可用于治疗阳痿、不孕、腰膝酸软、筋骨无力等症。

◎痔疮患者忌吃食物及忌吃原因

痔疮患者应勿食辛辣、刺激性的食物，发物以及燥热、肥腻、爆炒的可助热上火的食物。以下食物应禁吃。

油条

忌吃油条的原因

❶ 痔疮患者宜清淡饮食，应少吃油腻、不易消化的食物，否则会导致肠胃功能紊乱而加重痔疮病情，而油条属于高热量、高油脂的食物，食用后较难消化，故痔疮患者不宜食用。

❷ 油条中含有铝，铝是一种非人体必需的微量元素，它是多种酶的抑制剂，可抑制脑内酶的活性，影响人的精神状态，对痔疮患者的病情不利。

❌ 忌吃关键词

高热量、高油脂、铝

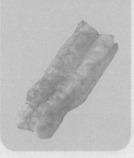

羊肉

忌吃羊肉的原因

❶ 羊肉性热，湿热下注型的痔疮患者食用后可加重其湿热的程度，从而加重其便血、便质秽臭，肛门灼痛，小便黄等症状。

❷ 便秘是发痔的原因之一，《诸病源候论》中提到"忍大便不出，久为气痔"，所以痔疮患者应保持排便通畅。而羊肉性燥热，易耗损津液，使大便干结，从而引发排便不畅，故痔疮患者不宜食用羊肉。

❌ 忌吃关键词

性热、燥

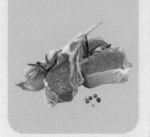

狗肉

忌吃狗肉的原因

① 中医认为，痔疮多由于湿热瘀浊所致，所以，凡是辛热温燥的食物均应忌食。而狗肉性温燥，痔疮患者食用后容易使痔疮发作，疼痛加重。

② 狗肉不容易消化，如摄入过多，会加重肠胃的负担，引起肠胃功能的紊乱，使排便不畅，甚至引发便秘，加重痔疮病情。

✗ 忌吃关键词

性温、难消化

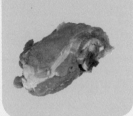

虾

忌吃虾的原因

① 虾性温，多食可积温成热，而痔疮多由于湿热淤浊所致，食用温热性食物可加重病情，或使痔疮复发，所以痔疮患者不宜食虾。

② 中医认为，虾为海鲜发物，能够加重痔疮的病情，痔疮手术后食用虾，可能使痔疮复发，故痔疮患者不宜食用虾。

✗ 忌吃关键词

性温、海鲜发物

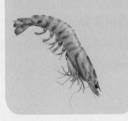

蟹

忌吃蟹的原因

① 蟹肉性寒，食用过多容易引起腹泻、腹痛，而腹泻可刺激直肠和肛门，使痔静脉丛充血，阻碍静脉回流，加重痔疮病情。

② 蟹肉为海鲜发物，痔疮患者食用后可加重病情，做完痔疮手术后的患者食用更易使痔疮复发。

✗ 忌吃关键词

性寒、海鲜发物

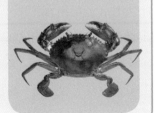

芥菜

忌吃芥菜的原因

❌ 忌吃关键词

性温、发物

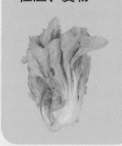

❶ 芥菜性温，味辛，湿热下注型的痔疮患者食用后会生湿积热，加重其便血、便质秽臭，肛门灼痛，小便黄等症状。

❷ 关于芥菜的食用禁忌，《本草纲目》早有记载曰："久食则积温成热，辛散太甚，耗人真元，发人痔疮。"

❸ 中医认为，芥菜为发物，可加重痔疮病情或诱使痔疮复发。

莼菜

忌吃莼菜的原因

❌ 忌吃关键词

性寒而滑

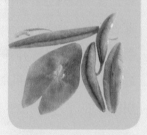

❶ 关于莼菜的食用禁忌，古人在《本经逢原》中提到"莼性味滑，常食发气，患痔漏皆不可食"。而《千金•食治》也指出："莼菜，多食动痔病。"故痔疮患者不宜食用莼菜。

❷ 中医认为，莼菜性寒而滑，多食易伤脾胃，导致腹泻，而腹泻是痔疮形成的原因之一，更可加重痔疮病情。

荔枝

忌吃荔枝的原因

❌ 忌吃关键词

性热、发疮

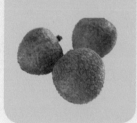

❶ 荔枝性热，食用后容易"上火"，《食疗本草》中有记载——"多食则发热"，而痔疮多由湿热瘀浊所致，再食荔枝，无疑相当于"火上加油"，使病情愈加严重。

❷ 关于荔枝的食用禁忌，在《海药本草》中有提到"食之多则发热疮"。而《纲目》也有告诫曰："鲜者食多，即龈肿口痛，或衄血。病齿䘌及火病人尤忌之。"

桂圆

忌吃桂圆的原因

❶ 桂圆性温，可入药，有壮阳益气之功效，多食可积温成热，而痔疮患者常由湿热瘀浊所致，不宜食用性温热之食物，故痔疮患者应忌食桂圆。

❷ 关于桂圆的食用禁忌，《药品化义》有记载曰："甘甜助火，亦能作痛，若心肺火盛，中满呕吐及气膈郁结者，皆宜忌用。"由此可见，湿热下注型、瘀毒内阻型等痔疮患者均不宜食用桂圆。

❌ 忌吃关键词

性温、助火

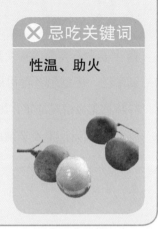

榴梿

忌吃榴梿的原因

❶ 榴梿性热而滞，如过多食用会导致身体燥热积聚，引起"上火"，可加重痔疮患者的湿热程度，还可以使大便燥结，导致便秘而使痔疮病情加重。

❷ 榴梿含有大量的纤维素，这些纤维素可在肠胃中吸水膨胀，如摄入过多，就会阻塞肠道，引起便秘，从而加重痔疮病情。

❌ 忌吃关键词

性热而滞、纤维素

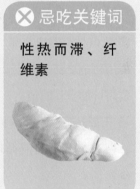

大葱

忌吃大葱的原因

❶ 大葱含有特有的葱素，葱素是一种挥发性的硫化物，它使葱具有独特的香辣味，可刺激直肠和肛门，使痔静脉丛充血，静脉回流受阻，减慢血液循环，从而加重痔疮的病情。

❷ 大葱性温，味辛。中医认为，痔疮多由于湿热瘀滞而致，应忌食性温热以及辛辣刺激的食物，故痔疮患者不宜食用大葱。

❌ 忌吃关键词

葱素、性温

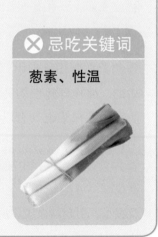

生姜 ▶ 忌吃生姜的原因

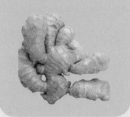

❶生姜含有姜酚等挥发油成分以及姜辣素等，有较强烈的刺激性，痔疮患者食用后，姜对肛门和直肠的刺激会使痔静脉丛充血情况加重，影响痔疮患者的病情恢复。

❷中医认为，生姜辛辣助火，故痔疮之人应当忌食。而关于姜的食用禁忌，在《本草纲目》中还有记载曰："食姜久，积热患目。"

花椒 ▶ 忌吃花椒的原因

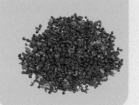

❶花椒具有温中止痛、杀虫止痒的功效，故有以花椒行坐浴治痔疮之法，但是由于花椒性温、味辛，痔疮患者过多食用可加重其病情。

❷花椒具有较强的刺激性，可刺激肛门和直肠，影响静脉回流，减缓血液循环，使痔静脉丛充血，从而加重痔疮病情。

榨菜 ▶ 忌吃榨菜的原因

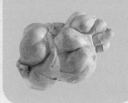

❶榨菜在制作过程中，加入了干辣椒粉、花椒、茴香、胡椒、肉桂等热性的并且具有辛辣刺激性的调料，因而使得成品榨菜也具有以上特点，故湿热瘀滞的痔疮患者不宜食用。

❷榨菜在制作过程中加入了大量的盐腌渍，故其中的钠含量很高，可达4.1%以上。过多的食用榨菜可导致全身水肿及腹水，引起高血压，从而影响痔疮病情的恢复。

辣椒

◀ 忌吃辣椒的原因

❶ 辣椒含有辣椒素等，具有强烈的刺激性，可刺激肛门和直肠，使痔静脉丛充血，影响静脉的血液回流，久之形成一个柔软的静脉团，即痔疮。

❷ 关于辣椒的食用禁忌，许多古书中均有记载，认为辣椒性热，味辛，痔疮患者不宜食用，如《药性考》中便提到：辣椒多食动火，并且"久食发痔"。

✖ 忌吃关键词

辣椒、刺激性、性热

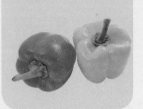

胡椒

◀ 忌吃胡椒的原因

❶ 胡椒含有胡椒碱和胡椒脂碱等，其造成的辣味有强烈的刺激性，可对肛门和直肠形成刺激，使痔静脉丛充血，使静脉的回流受阻，久而久之就会形成痔疮。

❷ 关于胡椒的食用禁忌，在《本草备要》中有记载曰："多食发疮痔"，《随息居饮食谱》也指出："血证痔患皆忌之。"此外，《本草经疏》也有明确的记载，曰："痔漏诸证，切勿轻饵，慎之慎之。"

✖ 忌吃关键词

胡椒碱、胡椒酯碱

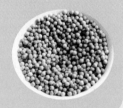

茴香

◀ 忌吃茴香的原因

❶ 茴香性温，偏燥热，故湿热瘀滞的痔疮患者不宜食用，否则可加重其便血、色红、便质秽臭，肛门灼痛，小便黄等症状。

❷ 茴香是常用的调料，它和辣椒、胡椒一样具有较强烈的刺激性，食用后可刺激肛门和直肠，影响局部血液循环，使静脉回流受阻，痔静脉丛充血，从而加重痔疮症状。

✖ 忌吃关键词

性温、刺激性

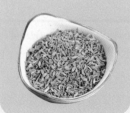

第九章
急性肠炎吃什么？禁什么？

❀ 中医分型

① 寒湿型

·症状剖析 多因饮食不洁，过食生冷食物或因贪凉露宿，寒湿入侵所致。患者起病较急，呕吐清水，恶心，腹泻如水，伴腹痛肠鸣，恶寒发热，全身酸痛，苔薄白或白腻。

·治疗原则 散寒利湿、固肠止泻。

·饮食禁忌 忌食寒凉生冷食物，忌富含油脂的食物，如肥肉、坚果类。

对症药材

*白豆蔻
*藿香 *芡实

对症食材

*高粱 *扁豆
*鲫鱼 *石榴
*土豆 *金橘

② 湿热型

·症状剖析 多因过食辛辣刺激性食物以及过敏性食物，肠道敏感造成急性腹泻。起病急骤，一般在食后数小时内发作，恶心呕吐，脘腹阵痛，泻下急迫，粪质泻下如水样，严重者大便日行十余次，肛门灼痛，粪色黄褐腥臭，舌苔黄腻。

·治疗原则 清热解毒、利湿止泻。

·饮食禁忌 忌食辛辣刺激性食物，忌食过敏性食物。

对症药材

*秦皮 *黄柏
*板蓝根

对症食材

*马蹄 *大蒜
*丝瓜 *冬瓜
*田螺 *兔肉
*绿豆 *红豆
*马齿苋

③ 伤食型

·症状剖析 多因暴饮暴食或饮食不洁，积滞胃肠或损伤肠胃所致。恶心厌食，进食后更甚，吐后反舒，阵发性腹痛，泻下酸臭，急迫不爽，泻后腹痛稍减，苔厚腻。

·治疗原则 消食导滞、涩肠止泻。

·饮食禁忌 忌食辛辣刺激性食物，忌食易产气、易腹胀的食物。

对症药材

*茯苓 *厚朴
*神曲 *芡实

对症食材

*山楂 *苹果
*柚子 *白萝卜
*西葫芦
*番石榴

饮食宜忌

√ 急性肠炎患者病后首先要卧床休息，禁食12小时，以后逐渐进少量流食，如米汤、豆浆、稀粥、面汤等，慢慢再恢复正常饮食。

√ 急性肠炎初期，即起病后8~12小时，肠胃的消化吸收功能较弱，肠蠕动活跃或痉挛，所以此时可吃一些流质食物，如大米粥等。

√ 急性肠炎的症状好转后，可慢慢增加容易消化而且营养丰富的流质或半流质食物的摄入，此时进食应尽量采取少量多餐的方式，一日进食4~5次为宜。

× 平时不要食用生冷不洁食物，尤其是胃肠敏感、功能不好者。

× 忌烟酒及辛辣刺激食物。勿进食病死牲畜的肉和内脏，肉类、禽类、蛋类等要煮熟后方可食用。

民间秘方

❶ 取白术、人参、炙甘草、干姜各15克，分别洗净后一同放入炖锅内，加入适量清水，先以大火烧沸，再转文火煮15分钟，去渣取液，加入20克白糖搅拌均匀即可饮用，每次饮150毫升，一日2次，有补中、益气、止泻的作用，适用于脾胃虚弱的急性肠炎患者。

❷ 取绿茶30克放入茶壶中，加入适量的沸水冲泡，然后再加入30克白糖搅拌均匀后即可饮用，有清热消炎、止泄泻的作用，可有效地缓解急性肠炎患者腹泻的症状。

生活保健

◎ 加强锻炼，增强体质，使脾胃不易受邪。

◎ 保持心情舒畅，从而使肠胃功能维持平衡。

◎ 腹泻严重伴脱水者，要及时送医院给予静脉输液治疗。

◎ 切勿乱用止泻药，因为止泻药可以减少肠蠕动，使肠内容物滞留在肠内，对于细菌感染引起的急性肠炎，服用止泻剂就使细菌产生的毒素也延迟排出，从而使肠道对毒素的吸收增多，加重病情。

⊗ 平时拉肚子的患者，切勿滥用抗生素，以免抗生素杀死肠胃内的有益细菌。

◎急性肠炎患者宜吃的食物及其简易食疗方

本书编者根据急性肠炎的三种中医分型，贴心地为每一种不同证型的患者挑选了宜吃的食物，分析每一种食物的性味归经及其对每种证型的食疗功效，并推荐了合适的调养食疗方，详解其材料、做法以及功效。食疗方的材料均简单易得，做法清晰明了，患者可根据自身症状判断自己属于哪一证型，然后根据证型选择适合自己的食疗方法及菜例，于日常饮食中轻松达到调理的目的。

【红豆】

【绿豆】

【大蒜】

高粱 【谷物粮豆类】

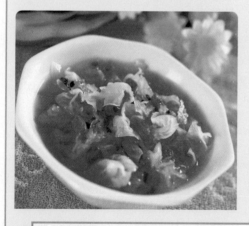

枸杞银耳高粱羹

◎材料　银耳1朵，高粱50克，枸杞子少许，白糖少许。

◎制作　①银耳洗净，放入清水中泡发，然后切成小朵，备用；高粱用清水洗净，备用；枸杞子洗净，泡发备用。②锅洗净，置于火上，将银耳、高粱、枸杞子一起放入锅中，注入适量清水，煮至熟。③最后加入适量白糖调好味即可。

◎功效　本品具有清热凉血、健脾止泻的功效，适合湿热型、寒湿型的急性肠炎患者。

性味归经　性温，味甘、涩。归脾、胃经。

食疗功效　高粱具有凉血、解毒、和胃、健脾、止泻的功效，可用来防治消化不良、积食、湿热下痢和小便不利等多种疾病，适合湿热型急性肠炎患者。高粱尤其适宜加葱、盐、羊肉汤等煮粥食。

薏米 【谷物粮豆类】

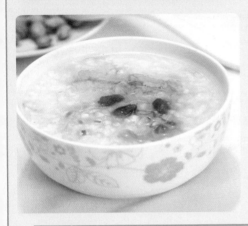

🥣 山药薏米白菜粥

◎ **材料** 山药、薏米各20克，白菜30克，大米70克，枸杞子3克，盐2克。

◎ **制作** ①大米、薏米均泡发洗净；山药、枸杞子洗净；白菜洗净，切丝。②锅置火上，倒入清水，放入大米、薏米、山药，以大火煮开。③加入白菜煮至浓稠状，调入盐拌匀即可。

◎ **功效** 本品具有清热解毒、利水渗湿、健脾止泻的功效，适合湿热型的急性肠炎患者。

性味归经 性凉，味甘、淡。归脾、胃、肺经。

食疗功效 薏米具有利水渗湿、抗癌、解热、镇静、镇痛、抑制骨骼肌收缩、健脾止泻、除痹、排脓等功效，适合湿热型急性肠炎腹泻患者，此外，薏米还可美容健肤，对于治疗扁平疣等病症有一定食疗功效。薏米有增强人体免疫功能、抗菌抗癌的作用。

绿豆 【谷物粮豆类】

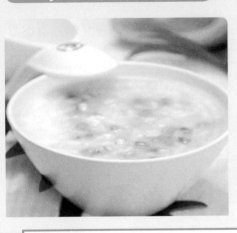

🥣 薏米绿豆汤

◎ **材料** 大米60克，薏米40克，玉米粒、绿豆各30克，盐2克。

◎ **制作** ①大米、薏米、绿豆均泡发洗净；玉米粒洗净。②锅置火上，倒入适量清水，放入大米、薏米、绿豆，以大火煮至开花。③加入玉米粒煮至浓稠状，调入盐拌匀即可。

◎ **功效** 本品具有清热解毒、利水渗湿的功效，适合湿热型的急性肠炎患者。

性味归经 性凉，味甘。归心、胃经。

食疗功效 绿豆具有清热解毒、消暑止渴、利水消肿的功效，适合湿热型急性肠炎患者，此外，绿豆还可降压、降脂、调和五脏、保肝，常服绿豆汤对接触有毒、有害化学物质而可能中毒者有一定的防治效果。绿豆还能够防治脱发、使骨骼和牙齿坚硬。

红豆 【谷物粮豆类】

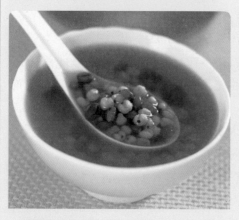 红豆薏米粥

◎**材料**　红豆50克，薏米30克，白糖适量。

◎**制作**　①红豆洗净，用清水浸泡20分钟，薏米放水中使米心软化。②红豆、薏米放入锅内，加适量水烧沸，转用文火煮至红豆开花。③继续煮熟成粥，加白糖调味即可。

◎**功效**　本品具有清热解毒、利水除湿的功效，适合湿热型的急性肠炎患者。

性味归经　性平，味甘、酸。归心、小肠经。

食疗功效　红豆具有利水除湿、和血排脓、消肿解毒的功效，主治水肿、脚气、黄疸、泻痢、便血、痈肿等病症，适合急性肠炎患者，可缓解其腹泻、腹痛等症状。红豆是豆类中含蛋白质、脂肪较少，含碳水化合物特别多的一种，很适合于老年人食用。

兔肉 【肉禽水产类】

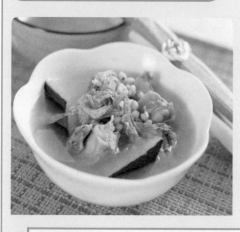 冬瓜薏米兔肉汤

◎**材料**　兔肉250克，冬瓜500克，薏米30克，盐5克。

◎**制作**　①将冬瓜去瓤，洗净，切块；薏米洗净；兔肉洗净，切块，去肥脂，用开水汆去血水。②把以上全部用料一起放入锅内，加适量清水，大火煮沸后，文火煲2小时，调入盐即可。

◎**功效**　本品具有解毒祛热、利水除湿的功效，适合湿热型的急性肠炎患者。

性味归经　性凉，味甘。归肝、脾、大肠经。

食疗功效　兔肉可滋阴凉血、益气润肤、解毒祛热，适合湿热型的急性肠炎患者。兔肉还含有丰富的卵磷脂，卵磷脂有抑制血小板凝聚和防止血栓形成的作用，还有保护血管壁、防止动脉硬化的功效。卵磷脂中的胆碱能提高记忆力，防止脑功能衰退。

田螺【肉禽水产类】

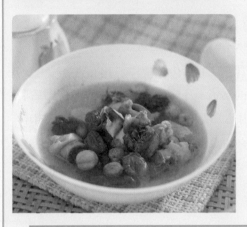

🥄 板蓝根蔻仁田螺汤

◎ **材料** 板蓝根、车前子、大枣各15克,白蔻仁8克,田螺80克,瘦猪肉100克,盐适量。

◎ **制作** ①将板蓝根、白蔻仁、车前子、大枣洗净;生姜切片。②将田螺用清水静养1~2天,漂去污泥,再汆烫,取出螺肉。③将猪瘦肉洗净切块。将所有药材放入瓦煲内,加水适量,大火煮沸后,改文火煲2小时,放入打碎的白蔻仁,再煮10分钟,加盐调味即可。

◎ **功效** 本品具有清热解暑、利尿通淋的功效,适合湿热型急性肠炎患者。

性味归经 性寒,味甘。归脾、胃、肝、大肠经。

食疗功效 田螺具有清热止痢、解暑止渴、利尿通淋、醒酒、明目等功效,适合湿热型急性肠炎患者,主治细菌性痢疾、风湿性关节炎、肾炎水肿、疔疮肿痛、尿赤热痛、尿闭、痔疮、黄疸、佝偻病、脱肛、狐臭、胃痛、胃酸、小儿湿疹、妊娠水肿、妇女子宫下垂等多种疾病。

鲫鱼【肉禽水产类】

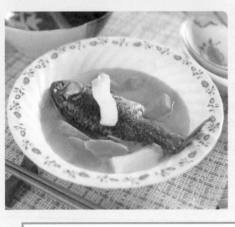

🥄 胡萝卜淮山鲫鱼汤

◎ **材料** 鲫鱼1条(约300克),胡萝卜350克,淮山60克,盐4克,味精2克。

◎ **制作** ①鲫鱼洗净,去鳞、内脏;胡萝卜洗净,切片。②锅置火上,放油烧热,下入鲫鱼煎至两面金黄。③将鲫鱼、胡萝卜块、淮山放入锅中,加适量水,大火煮开,转用小火煲20分钟,加盐、味精调味即可。

◎ **功效** 本品具有清热解毒、利水消肿、增强免疫力的功效,适合湿热型、寒湿型的急性肠炎患者。

性味归经 性平,味甘。归脾、胃、大肠经。

食疗功效 鲫鱼具有益气健脾、清热解毒、利水消肿的功效,适合湿热型的急性肠炎患者。此外,鲫鱼还可补阴血、通血脉、补体虚、通络下乳、祛风湿病痛。鲫鱼肉中富含极高的蛋白质,且易被人体吸收,氨基酸也很高,所以对促进智力发育、降低胆固醇和血液黏稠度、预防心脑血管疾病有明显作用。

马齿苋 【蔬菜菌菇类】

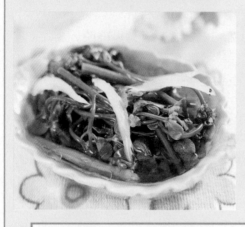

🥄 银鱼上汤马齿苋

◎**材料** 银鱼100克，马齿苋200克，盐5克，味精6克，上汤适量。

◎**制作** ①马齿苋洗净，银鱼洗净。②将洗净的马齿苋下入沸水中稍余后，捞出后装入碗中。③将银鱼炒熟，加入上汤、调味料淋在马齿苋上即可。

◎**功效** 本品具有清热解毒、利湿止泻的功效，适合湿热型的急性肠炎患者。

性味归经 性寒，味甘酸。归心、肝、脾、大肠经。

食疗功效 马齿苋具有清热解毒、消肿止痛的功效。马齿苋对肠道传染病，如肠炎、痢疾等，有独特的食疗作用。马齿苋还有消除尘毒、防止吞噬细胞变形和坏死，防止硅肺病发生的功效。

小萝卜 【蔬菜菌菇类】

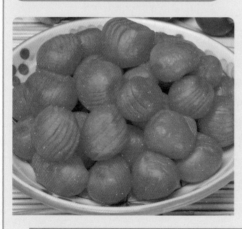

🥄 糖醋小萝卜

◎**材料** 小萝卜1000克，盐3克，白糖10克，香醋15克。

◎**制作** ①小萝卜洗净，去皮，横切几刀（不要切断），放入盆中，撒入少许盐拌匀，腌渍1小时左右。②取出萝卜挤干水分，放入盘中，加入白糖和香醋拌匀，最后放入冰箱冷藏后食用。

◎**功效** 本品具有清热解毒的功效，适合湿热型的急性肠炎患者，可有效地缓解腹泻、腹痛等症状。

性味归经 性平，味甘、涩。归心、肺、脾、胃经。

食疗功效 小萝卜具有健脾和胃、清热解毒的功效，适合湿热型的急性肠炎患者，可缓解肠胃不适的症状，此外，小萝卜兼有壮阳补肾、透疹、降气止咳等功效，对于夜盲症、性功能低下、麻疹、百日咳、小儿营养不良等症状有食疗作用。

土豆 【蔬菜菌菇类】

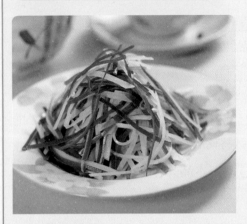

🥄 海带拌土豆丝

◎ **材料** 土豆500克，海带150克，蒜、葱、酱油、醋、盐、辣椒油各适量。

◎ **制作** ①土豆洗净去皮，切成丝，入沸水焯烫，捞出放盘中。②海带泡开洗净，切成细丝，用沸水稍焯，捞出沥水，放在土豆丝上。③蒜切末，葱切丝，同酱油、醋、盐、辣椒油调在一起，浇入土豆、海带丝中，拌匀即可食用。

◎ **功效** 本品具有泄热利水、健脾益气的功效，适合湿热型、寒湿型的急性肠炎患者。

性味归经 性平，味甘。归胃、大肠经。

食疗功效 土豆具有和胃调中、健脾益气的功效，适合急性肠炎患者，可在一定程度上缓解其症状。此外，土豆富含维生素、钾、纤维素等，可预防癌症和心脏病，并能增强机体免疫力。

冬瓜 【蔬菜菌菇类】

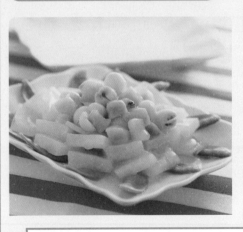

🥄 莲子扒冬瓜

◎ **材料** 冬瓜200克，莲子50克，扁豆50克，火腿肠1根，盐3克，鸡精2克。

◎ **制作** ①冬瓜去皮、去籽洗净，切片；扁豆去头尾，洗净；莲子洗净备用；火腿肠切丁，备用。②锅入水烧开，放入扁豆汆熟后，捞出摆盘。③锅下油烧热，放入冬瓜、莲子、火腿肠滑炒片刻，加入盐、鸡精炒匀，加适量清水焖熟，起锅装盘即可。

◎ **功效** 本品具有清热解毒、利湿止泻的功效，适合湿热型的急性肠炎患者。

性味归经 性凉，味甘。归肺、大肠、小肠、膀胱经。

食疗功效 冬瓜具有清热解毒、利水消肿的功效，适合湿热型的急性肠炎患者。此外，冬瓜还有减肥美容的功效，能减少体内脂肪，有利于减肥。常吃冬瓜，还可以使皮肤光洁，另外，对慢性支气管炎、肺炎等感染性疾病有一定的食疗作用。

丝瓜 【蔬菜菌菇类】

🥣 蒜蓉丝瓜

◎ **材料** 丝瓜300克，蒜20克，盐5克，味精1克，生抽少许。

◎ **制作** ①丝瓜洗净，切成条状，排入盘中。②蒜去皮，剁成蓉，下油锅中爆香，再加盐、味精、生抽拌匀，舀出淋于丝瓜排上。③将丝瓜入锅蒸5分钟即可。

◎ **功效** 本品具有清热解毒、祛风利湿的功效，适合湿热型的急性肠炎患者。

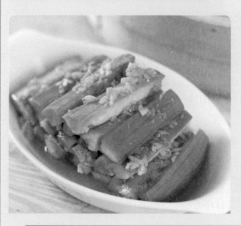

> **性味归经** 性凉，味甘。归肝、胃经。
>
> **食疗功效** 丝瓜具有清热解毒的功效，适合湿热型的急性肠炎患者。此外，丝瓜还有祛风化痰、润肌美容、通经络、行血脉、下乳汁、调理月经不顺等功效，还能用于治疗热病身热烦渴、痰喘咳嗽、肠风痔漏、崩漏带下、血淋、痔疮痈肿、产妇乳汁不下等病症。

西葫芦 【蔬菜菌菇类】

🥣 清炒西葫芦

◎ **材料** 西葫芦500克，味精1克，盐4克，香油适量，蒜5克。

◎ **制作** ①西葫芦洗净切成丝；蒜去皮剁成末状。②锅上火，加油烧热，下入蒜末爆香。③再放西葫芦丝炒至断生，加味精、盐、香油炒匀，起锅装盘即成。

◎ **功效** 本品具有清热解毒、利尿渗湿的功效，适合湿热型、伤食型的急性肠炎患者。

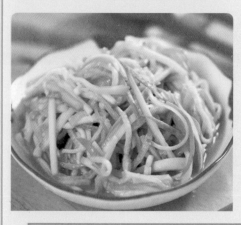

> **性味归经** 性寒，味甘。归肺、胃、肾经。
>
> **食疗功效** 西葫芦具有清热利尿的功效，适合湿热型的急性肠炎患者。此外，西葫芦还有除烦止渴、润肺止咳、消肿散结的功效，对烦渴、糖尿病、水肿腹胀、疮毒以及肾炎、肝硬化腹水等症具有良好的辅助治疗作用，还能增强免疫力，有抗病毒的作用。

西蓝花 【蔬菜菌菇类】

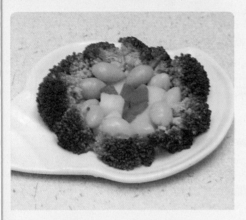

玉带西蓝花

◎材料　西蓝花300克，带子300克，白果75克，蒜切片少许，盐、鸡精、糖、胡椒粉、淀粉适量。

◎制作　①将西蓝花、带子及白果以水洗净。②先将西蓝花入水氽烫，再把蒜片下熟油锅爆香，带子、白果加入一起炒，待熟后加盐、鸡精、糖、胡椒粉、淀粉调味，以西蓝花为盘边装饰即可。

◎功效　本品具有清热凉血、收敛除湿的功效，适合湿热型的急性肠炎患者。

性味归经　性凉，味甘。归、肝、肺经。

食疗功效　西蓝花营养丰富，含有丰富的维生素C，适合急性肠炎患者食用。此外，花菜还具有爽喉、开声、润肺、止咳等功效。西蓝花是含有类黄酮最多的食物之一，可以防止感染，阻止胆固醇氧化，防止血小板凝结成块，从而减少心脏病和脑卒中的危险。常吃西蓝花还可以增强肝脏的解毒能力。

白萝卜 【蔬菜菌菇类】

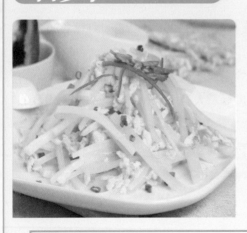

鸡蛋白萝卜丝

◎材料　白萝卜300克，鸡蛋3个，葱花10克，盐3克，味精少许。

◎制作　①白萝卜洗净，去皮，切丝，加少许盐腌渍15分钟；鸡蛋磕入碗中，打散，再倒入少许温水加少许盐打成蛋花。②炒锅烧热，倒入油烧至七成热时将白萝卜丝放入翻炒。③待白萝卜丝将熟时，撒入葱花并马上淋入蛋花，炒撒后放入味精调味即可。

◎功效　本品具有清热利湿的功效，适合湿热型、肝肾阴虚型的急性肠炎患者。

性味归经　性凉，味辛、甘。归肺、胃经。

食疗功效　白萝卜具有促进新陈代谢、清热的作用，适合湿热型的急性肠炎患者。此外，白萝卜也能增强食欲、助消化、化积滞、化痰，对食积腹胀、咳痰失声、吐血、消渴、痢疾、头痛、排尿不利等症有食疗作用。常吃白萝卜可降低血脂、软化血管、稳定血压，预防冠心病、动脉硬化、胆石症等疾病。

马蹄 【蔬菜菌菇类】

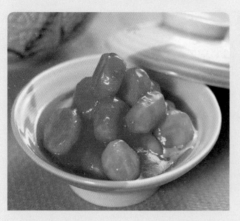

🥄 西红柿马蹄

◎ **材料** 马蹄250克，番茄酱50克，白糖3克，鸡精5克。

◎ **制作** ①将马蹄去皮用沸水焯一下备用。②净锅上火加油，油热时，放入番茄酱、白糖翻炒，待颜色红亮时倒入马蹄。③待马蹄裹匀番茄酱时，撒上鸡精即可。

◎ **功效** 本品具有清热解毒的功效，适合湿热型的急性肠炎患者。

性味归经 性微凉，味甘。归肺、胃、大肠经。

食疗功效 马蹄具有清热解毒的功效，适合湿热型急性肠炎患者，而且它还含有一种抗菌成分，对于细菌感染引起的肠炎有一定的疗效。此外，马蹄还具有凉血生津、利尿消肿、化湿祛痰、消食除胀的功效，对黄疸、痢疾、小儿麻痹、便秘等疾病有食疗作用，对降低血压有一定的效果。

大蒜 【其他类】

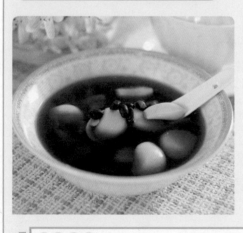

🥄 黑豆大蒜煮红糖

◎ **材料** 黑豆100克，大蒜、红糖各30克。

◎ **制作** ①黑豆洗净；大蒜洗净，去皮。②将炒锅放旺火上，加1000毫升水煮沸后，倒入黑豆、大蒜、红糖，用文火烧至黑豆熟即可。

◎ **功效** 本品具有散寒利湿、固肠止泻的功效，适合湿热型的急性肠炎患者。

性味归经 性温，味辛。归脾、胃、肺经。

食疗功效 大蒜具有良好的杀菌能力，对于细菌感染引起的急性肠炎有良好的治疗作用。此外，大蒜还含有大量对人体有益的活性成分，可防病健身，还可促进食欲，调节血脂、血压、血糖，预防心脏病，抗肿瘤，保护肝脏，保护胃黏膜，抗衰老，还可防止铅中毒。

金橘 【水果干果类】

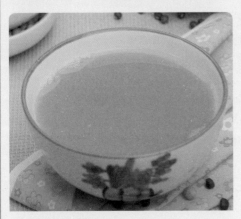

🥣 金橘红豆浆

◎**材料** 红豆50克，金橘1个，冰糖10克。

◎**制作** ①红豆加水浸泡4小时后捞出，洗净沥干；金橘去皮、去籽撕碎。②将红豆、金橘放入豆浆机中，加适量水搅打成豆浆，煮沸后滤出豆浆，加入冰糖拌匀即可。

◎**功效** 本品具有散寒利湿、补中益气的功效，适合寒湿型的急性肠炎患者。

性味归经 性温，味辛、甘、酸。归肝、肺、脾、胃经。

食疗功效 金橘有理气、补中、散寒的作用，还可以增强机体的抗病能力，适合寒湿型的急性肠炎患者。此外，金橘还有生津消食、化痰利咽、醒酒的作用，是腹胀、咳嗽多痰、烦渴、咽喉肿痛者的食疗佳品。金橘对防止血管破裂、减少毛细血管脆性、减缓血管硬化有很好的作用。

苹果 【水果干果类】

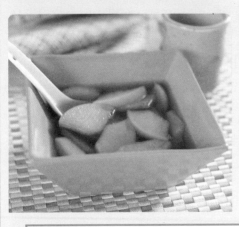

🥣 苹果红糖饮

◎**材料** 鲜苹果1个，红糖适量。

◎**制作** ①将苹果洗净，去皮，切块备用。②将切好的苹果块放入碗内。③将装有苹果块的碗移入锅内蒸熟，再加入红糖调味即可。

◎**功效** 本品具有散寒利湿、固肠止泻的功效，适合寒湿型、伤食型的急性肠炎患者。

性味归经 性凉，味甘、微酸。归脾、肺经。

食疗功效 苹果中含有的鞣酸和果胶有收敛作用，可缓解急性肠炎患者的腹泻症状。此外，苹果具有润肺、健胃、生津、止渴、止泻、消食、顺气、醒酒的功能，而且对于癌症有良好的食疗作用。苹果含有大量的纤维素，常吃可以缩短排便时间，减少直肠癌的发生。

山楂【水果干果类】

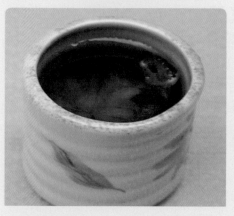

🍵 菊花山楂饮

◎ **材料** 红茶包1袋，菊花10克，山楂15克，白糖少许，清水适量。

◎ **制作** ①菊花、山楂用水洗净，沥干，备用。②烧锅洗净，倒入适量清水，烧开后，加入菊花、山楂，待水开后，将武火转为文火，续煮10分钟。③加入红茶包，待红茶入味时，用滤网将茶汁里的药渣滤出，起锅前，加入适量白糖，搅拌均匀即可。

◎ **功效** 本品具有消食导滞、涩肠止泻的功效，适合伤食型的急性肠炎患者。

性味归经 性微温，微酸、甘。归肝、胃、大肠经。

食疗功效 山楂具有消食化积、理气散瘀、收敛止泻、杀菌等功效，适合细菌性感染引起的急性肠炎。山楂所含的大量维生素C和酸类物质，可促进胃液分泌，增加胃消化酶类，从而帮助消化。山楂还有活血化瘀的功效，有助于消除局部瘀血，对跌打损伤也有辅助治疗作用。

茯苓【中药类】

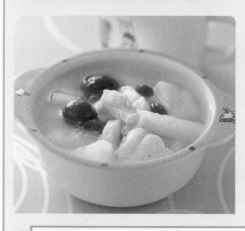

🍵 茯苓冬瓜鲫鱼汤

◎ **材料** 茯苓25克，红枣10颗，枸杞子15克，鲤鱼450克，冬瓜200克，姜3片，盐5克。

◎ **制作** ①茯苓、红枣、枸杞子分别洗净备用。②鲤鱼洗净，去骨、刺，取鱼肉切片。③冬瓜去皮切块，和姜片、鱼骨、茯苓、红枣、枸杞子一起放入锅中，加入水1500毫升，用小火煮至冬瓜熟透，放入鱼片，转大火煮沸，加盐调味即可。

◎ **功效** 本品具有清热解毒、利水渗湿的功效，适合湿热型、伤食型的急性肠炎患者。

性味归经 性平，味甘、淡。归心、肺、脾、肾经。

食疗功效 茯苓具有渗湿利水、益脾和胃、宁心安神的功效，治小便不利、水肿胀满、痰饮咳逆、呕哕、泄泻、遗精、淋浊、惊悸、健忘，适合急性肠炎腹泻患者。

藿香【中药类】

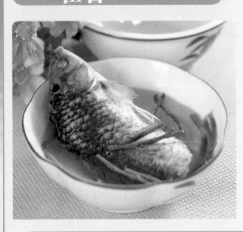

🥢 藿香鲫鱼

◎ **材料** 藿香10克，茯苓8克，白术8克，鲫鱼1条（500克左右），酱油、麻油各适量。

◎ **制作** ①鲫鱼宰杀剖好，藿香、茯苓、白术洗净。②将以上原料一块调好味，再放入炖锅内。③清蒸至熟便可食用。

◎ **功效** 本品具有散寒利湿、补气益胃的功效，适合寒湿型的急性肠炎患者。

性味归经 性微温，味辛。归肺、脾、胃经。

食疗功效 藿香具有利气、快膈、和中、辟秽、祛湿的功效，主治感冒暑湿、寒热、头痛、胸脘痞闷、呕吐泄泻、疟疾、痢疾、口臭等症，适合寒湿型的急性肠炎患者，可缓解其腹胀、腹痛、腹泻等症状。

白豆蔻【中药类】

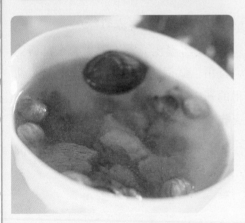

🥢 白豆蔻草果鸡汤

◎ **材料** 鸡1只（约500克），苹果、白豆蔻各10克，盐、味精各适量。

◎ **制作** ①将鸡洗净备用；将白豆蔻洗净，放入炖锅内，加适量水，武火烧沸，转文火煮熟。②将鸡、草果放入炖锅内，加适量水，以大火熬煮，然后捞起，再将汤与白豆蔻合并，再用文火炖煮熟透。③将鸡切成3厘米见方的小块，与草果一起放入白豆蔻汤内，加盐、味精调味即可食用。

◎ **功效** 本品具有散寒利湿、温中健胃的功效，适合寒湿型的急性肠炎患者。

性味归经 性温，味辛。归肺、脾、胃经。

食疗功效 白豆蔻具有行气暖胃、消食宽中的功效，治气滞、食滞、胸闷、腹胀、噫气、噎膈、吐逆、反胃、疟疾。白豆蔻含挥发油，能促进胃液分泌，增进胃肠蠕动，祛除胃肠积气，适合急性肠炎患者，可缓解腹胀症状。

芡实 【中药类】

🥄 芡实猪肚汤

◎ **材料** 芡实100克，猪肚500克。

◎ **制作** ①猪肚去筋膜，洗净，放入沸水中焯烫，捞出沥干水分，切块备用。②芡实用清水洗净，泡发后备用。③锅洗净，置于火上，将猪肚和芡实一起放入锅中，注入适量清水，煮至猪肚烂熟后即成。

◎ **功效** 本品具有健脾益气、补益虚损、涩肠止泻的功效，适合急性肠炎腹泻患者。

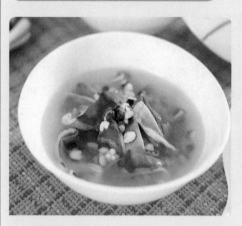

性味归经 性平，味甘、涩。归脾、肾经。

食疗功效 芡实具有固肾涩精、补脾止泄的功效，可治遗精、淋浊、带下、小便不禁、大便泄泻，适合急性肠炎腹泻患者。由于芡实含碳水化合物较为丰富，极容易被人体吸收。特别是夏天炎热季节脾胃功能衰退，进入秋凉后及时给予本品，既能健脾益胃，又能补充营养。

秦皮 【中药类】

🥄 秦皮黄连赤芍汤

◎ **材料** 秦皮、黄连、赤芍各9克。

◎ **制作** ①将秦皮、黄连、赤芍全部研为粗末，备用。②锅洗净，置于火上，将上面所制得的药末放入锅中，注入适量的清水，以中火煎汁。③取汁饮即可。

◎ **功效** 本品具有清热解毒、利湿止痛的功效，适合湿热型的急性肠炎患者。

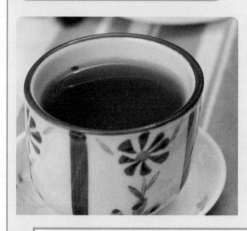

性味归经 性寒，微苦。归肝、胆、大肠经。

食疗功效 秦皮具有清热燥湿、平喘止咳、明目的功效，主治细菌性痢疾、肠炎、白带、慢性气管炎、目赤肿痛、迎风流泪、牛皮癣等症。现代药理学研究表明，秦皮还有消炎镇痛的作用，适合急性肠炎患者，可缓解腹痛症状及炎症。

黄柏 【中药类】

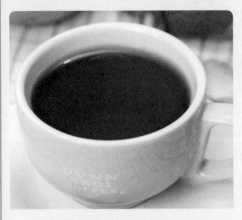

黄柏黄连生地饮

◎ **材料**　黄柏、黄连、生地各10克。

◎ **制作**　①将黄柏、黄连、生地全部研为粗末，备用。②锅洗净，置于火上，将上面所制得的药末放入锅中，注入适量的清水，以中火煎汁。③取汁饮即可。

◎ **功效**　本品具有清热泻火、解毒利湿的功效，适合湿热型的急性肠炎患者。

性味归经　性寒，味苦。归肾、膀胱经。

食疗功效　黄柏具有清热燥湿、泻火解毒的功效，可治热痢、泄泻，适合湿热型的急性肠炎腹泻患者，此外，还可以用于治疗消渴、黄疸、阳痿、梦遗、淋浊、痔疮、便血、赤白带下、骨蒸劳热、目赤肿痛、口舌生疮、疮疡肿毒等症。

板蓝根 【中药类】

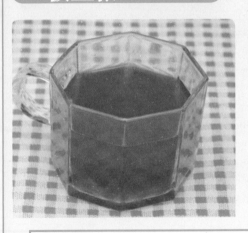

板蓝根排毒茶

◎ **材料**　小麦牧草粉2克，板蓝根5克，甘草5克，柠檬汁5毫升，蜂蜜适量。

◎ **制作**　①板蓝根、甘草洗净，沥干水，备用。②砂锅洗净，加水适量，放板蓝根和甘草，以武火煮沸转入文火，续煮入味，约30分钟。③加入小麦牧草粉和适量水，煮成200毫升，去渣取汁待凉，加入柠檬汁、蜂蜜，拌匀即可饮用。

◎ **功效**　本品具有清热凉血的功效，适合湿热型的急性肠炎患者。

性味归经　性寒，味苦。归肝、胃经。

食疗功效　板蓝根具有清热解毒、凉血的功效，适合湿热型的急性肠炎患者，也可用于治疗流感、流脑、乙脑、肺炎、丹毒、热毒发斑、神昏吐衄、咽肿、痄腮、火眼、疮疹、舌绛紫暗、喉痹、烂喉丹痧、大头瘟疫、痈肿，可防治流行性乙型脑炎、急慢性肝炎、流行性腮腺炎、骨髓炎。

厚朴 【中药类】

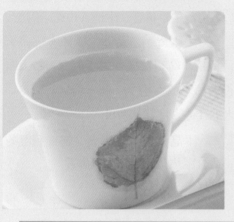

🥄 厚朴谷芽消食汁

◎ **材料** 葡萄柚2颗，柠檬1颗，清水100毫升，谷芽10克，厚朴、天门冬8克，蜂蜜1大匙。

◎ **制作** ①谷芽、厚朴、天门冬放入锅中，加入清水，以小火煮沸，约1分钟后关火，滤取药汁降温备用。②葡萄柚和柠檬切半，利用榨汁机榨出果汁，倒入杯中。③加入蜂蜜、药汁搅拌均匀，即可饮用。

◎ **功效** 本品具有温中散寒、补脾健胃的功效，适合寒湿型、伤食型的急性肠炎患者。

性味归经 性温，味辛、苦。归脾、胃、大肠经。

食疗功效 厚朴具有温中下气、燥湿、消痰的功效，治胸腹痞满、胀痛、反胃、呕吐、宿食不消、痰饮喘咳、寒湿泻痢，适合寒湿型的急性肠炎患者，可缓解其腹痛、腹胀、腹泻等肠胃不适症状。

柚子 【水果干果类】

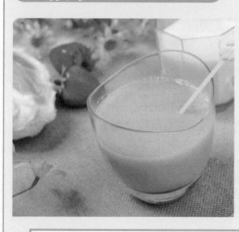

🥄 柚子草莓汁

◎ **材料** 沙田柚100克，草莓20克，酸奶200毫升。

◎ **制作** ①将沙田柚洗净，去皮，切成小块备用。②草莓洗干净，去掉蒂，切成大小适当的小块。将所有材料放入榨汁机内搅打成汁即可。

◎ **功效** 本品具有消食导滞、生津止渴的功效，适合伤食型的急性肠炎患者。

性味归经 性寒，味甘、酸。归肺、脾经。

食疗功效 柚子具有健脾、下气、消食、增强机体抗病能力等作用，适合急性肠炎患者。此外，柚子还有醒酒、化痰、生津止渴、增食欲、增强毛细血管韧性、降低血脂等功效，对高血压患者有食疗作用。此外，柚子有独特的降血糖的功效，还可以美容。

番石榴 【水果干果类】

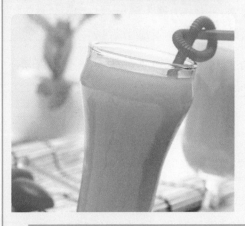

🥣 番石榴西瓜橙子汁

◎**材料** 番石榴2个，西瓜50克，青柠汁少许，橙子1个，柠檬1个，冷开水少量。

◎**制作** ①番石榴洗净，切开，去子；西瓜去皮，切块；橙去皮，切块；柠檬洗净，切片。②将切好的番石榴、西瓜、柠檬、橙子榨汁。③加入青柠汁、冷开水，搅匀。

◎**功效** 本品具有止泻、消炎的功效，适合急性肠炎患者食用，可有效地缓解炎症和腹泻症状。

性味归经 性平，味甘、涩。归胃、大肠经。

食疗功效 番石榴具有收敛止泻、消炎止血的作用，适合急、慢性肠炎，痢疾，消化不良等病症，可缓解腹泻症状及炎症。此外，番石榴也是高血压、糖尿病以及肥胖症患者的理想食用水果。

石榴 【水果干果类】

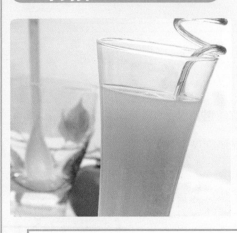

🥣 石榴苹果汁

◎**材料** 石榴、苹果、柠檬各1个。

◎**制作** ①石榴洗净，剥开皮，取出果实，备用；将苹果洗净，去核，切块，备用。②将苹果、石榴、柠檬一起放进榨汁机，榨汁即可。

◎**功效** 本品具有滋阴生津、涩肠止泻、消食导滞的功效，适合伤食型、寒湿型的急性肠炎患者。

性味归经 性温，味甘、酸、涩。入肺、肾、大肠经。

食疗功效 石榴具有生津止渴、涩肠止泻、杀虫止痢的功效，适合急性肠炎腹泻患者。石榴含有石榴酸等多种有机酸，能帮助消化吸收，增强食欲；石榴还有明显的收敛、抑制细菌、抗病毒的作用；石榴所含的维生素C和胡萝卜素都是强抗氧化剂，可防止细胞癌变。

◎急性肠炎患者忌吃食物及忌吃原因

急性肠炎患者切记勿进食病死牲畜的肉和内脏，肉类、禽类、蛋类等要煮熟后方可食用，忌烟酒以及辛辣刺激食物。

海参

⑪ 忌吃海参的原因

❶ 中医认为，海参性微寒、滑腻，凡患有急性肠炎、菌痢、感冒、咳痰、气喘及大便溏薄、出血兼有瘀滞及湿邪阻滞的患者应忌食，否则可加重其病情。

❷ 海参是少有的高蛋白、低胆固醇、低脂肪的食物，每100克中含蛋白质16.5克，多食不利于消化吸收，反而加重了肠胃的负担。

❸ 有人喜欢生吃海参，因海参可能带有细菌或病毒可导致腹泻、急性肠炎。

❌ 忌吃关键词

性寒、高蛋白、细菌或病毒

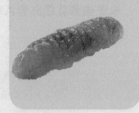

狗肉

⑪ 忌吃狗肉的原因

❶ 狗肉性温，温补性很强，有温补肾阳的功效，但是对于湿热型的急性肠炎患者并不适宜，可加重其湿热程度从而加剧病情，影响急性肠炎的病情恢复。

❷ 关于狗肉的食用禁忌，《纲目》有记载曰："热病后食之，杀人。"意思是患热性病的人食用狗肉，会严重影响病情，使病情恶化，而湿热型的急性肠炎属于热性病。

❌ 忌吃关键词

性温、难消化

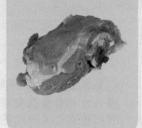

羊 肉

忌吃羊肉的原因

❶ 中医认为，羊肉性热，食用后可助热上火，湿热型的急性肠炎患者本已蕴积湿热在肠胃中，再食用性热的羊肉，无疑是火上烧油，影响急性肠炎的病情恢复。

❷《千金·食治》中有告诫："暴下后不可食羊肉、髓及骨汁。"意指腹泻后的急性肠炎、痢疾等患者均不宜食用羊肉、动物的骨髓、骨头汤。

✖ 忌吃关键词

性热、加重腹泻

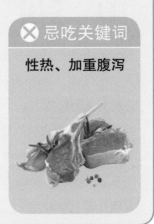

香 蕉

忌吃香蕉的原因

❶ 香蕉含有丰富的膳食纤维，并且大部分不会被消化和吸收，这些不溶性的膳食纤维可增大粪便体积，使肠蠕动加快，从而加重了肠道的负担，加剧了急性肠炎患者腹痛、腹胀、腹泻的症状。

❷ 香蕉含有较多的镁、钾等元素，过食会造成体内的微量元素比例失调，从而产生胃肠功能紊乱、情绪波动等不良症状，不利于急性肠炎患者的病情。

✖ 忌吃关键词

膳食纤维、微量元素比例失调

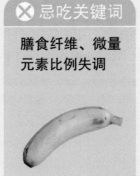

牛 奶

忌喝牛奶的原因

❶ 牛奶性微寒，而且其含有较多的脂肪，每100克中约含有3.5克，脂肪有润滑肠道的作用，可加重肠道的负担，严重者还可以导致腹泻，对急性肠炎的病情恢复不利。

❷ 牛奶进入肠道之后，在大肠杆菌等的作用下会发酵，产生大量气体，从而引起腹痛、腹胀等症状，不利于急性肠炎的病情恢复。

✖ 忌喝关键词

性寒、高脂肪、产气

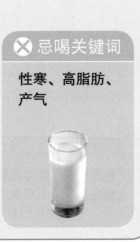

蔗 糖

⏸ 忌吃蔗糖的原因

❶ 急性肠炎患者在食用蔗糖后，蔗糖会在肠道内发酵产生大量的气体，从而引起腹胀、腹痛等症状，无疑是加重了急性肠炎的病情。

❷ 蔗糖容易导致一些健康问题，如蛀牙，口腔中的细菌可将蔗糖的成分转化为酸，从而侵蚀牙齿的珐琅质。急性肠炎患者较虚弱，免疫力和抗病能力下降，在此时食用蔗糖无疑是雪上加霜。

✖ 忌吃关键词

易产气

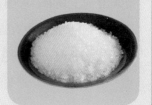

杏 仁

⏸ 忌吃杏仁的原因

❶ 杏仁中的脂肪含量极为丰富，每100克中含有脂肪45.4克，脂肪有滑肠润下的作用，可加重肠道的负担，甚至导致腹泻，对于急性肠炎的病情不利。

❷ 杏仁性温，多食会积温成热，湿热型的急性肠炎患者不宜食用。

❸ 杏仁中含有有毒物质氢氰酸，每100克杏仁可分解释放出氢氰酸100~250毫克，而氢氰酸的致死剂量为60毫克，所以急性肠炎患者要慎食。

✖ 忌吃关键词

高脂肪、性温、氢氰酸

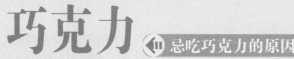

巧克力

⏸ 忌吃巧克力的原因

❶ 巧克力的脂肪含量虽然比杏仁稍低，但是含量也算极高的，一般的巧克力每100克中含脂肪40.1克，脂肪可润滑肠道，不利于急性肠炎患者。

❷ 巧克力含糖量也很高，每100克中含有糖分51.9克，大量的糖分在肠内酵解，产生大量的气体，从而引发腹胀、腹痛等症状。

✖ 忌吃关键词

高脂肪、高糖

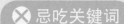

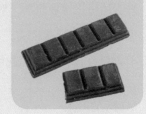

生姜

忌吃生姜的原因

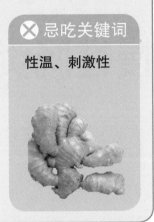

❶ 生姜对于因吃寒凉食物过多而引起的腹胀、腹痛、腹泻、呕吐等有一定的食疗作用，但是因其性温，湿热型的急性肠炎患者食用后可使内热加重，从而加重急性肠炎的病情。

❷ 生姜味辛，具有较强的刺激性，对消化道有刺激作用，可使肠张力、节律以及肠蠕动增加，导致胃肠功能紊乱，不利于急性肠炎的病情。

胡椒

忌吃胡椒的原因

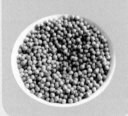

❶ 关于胡椒的食用禁忌，《本草纲目》中提到："大辛热，纯阳之物，肠胃寒湿者宜之。热病人食之，动火伤气，阴受其害。"故湿热型的急性肠炎患者不宜食用胡椒。

❷ 中医认为，急性肠炎患者应忌食辛辣刺激的食物，而胡椒含有胡椒碱和胡椒脂碱等，具有一定的刺激性，急性肠炎患者不宜食用。

葱白

忌吃葱白的原因

❶ 葱白性温，味辛，急性肠炎多由于湿热引起，患者食用温热及辛辣刺激性的食物可加重病情，故不宜食用葱白。

❷ 关于葱白的食用禁忌，《食疗本草》中早有记载："虚人患气者，多食发气。"而《履巉岩本草》也有告诫曰："久食令人多忘，尤发痼疾。"

第十章
慢性肠炎吃什么？禁什么？

中医分型

① 脾胃气虚型

症状剖析 脾胃虚弱，清浊不分，致气机逆乱，湿滞内停，肠腑混浊而下，遂成本病。大便时干时泻，水谷不化，稍食油腻食物大便次数就会增多，饮食减少，脘腹胀满不舒，面色萎黄，神疲乏力，倦怠懒言，舌淡苔白。

治疗原则 健脾化湿、涩肠止泻。

饮食禁忌 忌食寒凉生冷食物，忌食润肠通便性食物。

对症药材
*白术 *山药
*黄芪

对症食材
*粳米 *扁豆
*糯米 *乌鸡
*鲈鱼 *猪肚
*蚕豆 *鲫鱼

② 脾肾阳虚型

症状剖析 肾阳不足，脾阳得不到阳气的温煦，致脾肾阳虚，阴寒积盛，运化失常，久泻不止，疼痛缠绵，致发本病。五更时刻（黎明前）肚脐周围疼痛，肠鸣泄泻，泻后则舒，平素畏寒怕冷，手足冰凉，腰膝酸软，舌淡苔白。

治疗原则 温补脾阳、固肾止泻。

饮食禁忌 忌食寒凉生冷食物，忌滑肠通便性食物。

对症药材
*金樱子
*补骨脂
*肉豆蔻
*芡实 *莲子

对症食材
*猪肠 *板栗

③ 肝郁型

症状剖析 肝气郁结不舒，疏泄失常，导致脾失运化，故腹痛则泻。平素胸胁胀闷，嗳气食少，每次都因情绪紧张发生腹痛、腹泻，口苦，舌色淡红。

治疗原则 疏肝解郁、涩肠止泻。

饮食禁忌 忌食辛辣刺激性食物，忌食易导致腹胀的食物。

对症药材
*柴胡 *郁金
*合欢皮

对症食材
*鹌鹑 *南瓜
*荔枝 *柿子

④ 湿热型

- **症状剖析** 多由长期进食湿热性食物，导致脾胃湿热蕴积，引发腹泻。腹痛，便稀恶臭，排便次数增多，肛门灼热，舌质红，苔黄腻。
- **治疗原则** 清热利湿、健脾止泻。
- **饮食禁忌** 忌食辛辣刺激性食物，忌食肥甘厚味。

对症药材：
*茯苓 *冬瓜皮 *板蓝根

对症食材：
*薏米 *蕨菜 *大蒜 *石榴 *乌梅 *鳜鱼

⊗ 饮食宜忌

宜

√ 宜选择容易消化的鱼、虾、蛋、豆类制品等，以免肠胃负担过重而影响病情。

√ 伴有脱水现象的慢性肠炎患者，可适当地喝一些淡盐水、米汤、米粥、菜汤等，以补充水、盐和维生素。

√ 多食含有鞣酸果胶的食物，如苹果、石榴等均有涩肠止泻的作用。

忌

× 忌食多纤维、高脂肪的食物，因为纤维素可促进肠胃蠕动从而导致腹泻症状加重，而脂肪有润滑肠道的作用，并且不容易消化，食用后会增加肠胃的负担。

× 慢性肠炎患者伴有腹胀、肠鸣音亢进时，应忌吃蔗糖、土豆、红薯、白萝卜等会产气发酵的食物。

× 忌食具有润肠通便功效的药物，如杏仁、大黄等。忌海鲜及生冷不洁食物。

民间秘方 🏵

❶ 取川芎、白茯苓、人参、白术、白芍、当归、桂枝各5克，粟米50克，分别用清水洗净，一起放入铝锅内，加入适量的清水，先以大火煮沸，然后转文火煮30分钟，滤去渣取汁代茶饮，每日1次，有消炎止泻的作用，适用于慢性肠炎患者。

❷ 取车前子30克，洗净后放入锅内，加水适量，待烧沸后转文火继续煎煮25分钟，滤渣取汁，加入25克白糖搅拌均匀即可，代茶饮用，有止痛止泻的作用，适用于慢性肠炎患者，可有效地缓解腹泻症状。

生活保健 👨‍⚕️

◎ 预防慢性肠炎要把好"病从口入"这道关，注意个人卫生和环境卫生，注意扑灭蟑螂、苍蝇等。

◎ 慢性肠炎病人多为身体虚弱、抵抗力弱者，因此慢性肠炎患者更应该注意饮食卫生，且平时要多加强锻炼，增强体质。

◎ 保持心情舒畅，长期的悲伤、紧张、恐惧等情绪可使自主神经功能紊乱，从而导致胃壁的血管痉挛性收缩，诱发胃炎、胃溃疡等病症。慢性肠炎患者保持良好的心情对于病情的恢复非常有利。

◎慢性肠炎患者宜吃的食物及其简易食疗方

　　本书编者根据慢性肠炎的四种中医分型，贴心地为每一种不同证型的患者挑选了宜吃的食物，分析每一种食物的性味归经及其对每种证型的食疗功效，并推荐了合适的调养食疗方，详解其材料、做法以及功效。食疗方的材料均简单易得，做法清晰明了，患者可根据自身症状判断自己属于哪一证型，然后根据证型选择适合自己的食疗方法及菜例，于日常饮食中轻松达到调理的目的。

【南瓜】

【石榴】

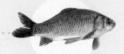
【鲫鱼】

薏米【谷物粮豆类】

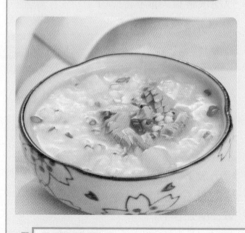

猪腰山药薏米粥

◎材料　猪腰100克，山药80克，薏米50克，大米120克，盐3克，味精2克，香油、葱花适量。

◎制作　①猪腰收拾干净，切花刀；山药洗净，去皮，切块；薏米、大米淘净，泡好。②锅中注水，下入薏米、大米、山药大火煮沸，再用中火煮半小时。③改小火，放入猪腰，至猪腰煮熟，调入盐、味精调味，淋香油，撒上葱花即可。

◎功效　本品具有健脾化湿、补脾益气的功效，适合脾胃气虚型、湿热型的慢性肠炎患者。

性味归经　性凉，味甘、淡。归脾、胃、肺经。

食疗功效　薏米具有利水渗湿、健脾止泻的功效，适合脾胃气虚型慢性肠炎腹泻患者。此外，薏米还有抗癌、解热、镇静、镇痛、抑制骨骼肌收缩、除痹、排脓、美容健肤等功效，对于治疗扁平疣等病症也有一定的食疗功效。薏米有增强人体免疫功能、抗菌抗癌的作用。

白扁豆 【谷物粮豆类】

🥄 白扁豆莲子鸡汤

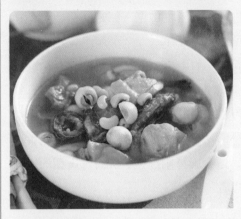

◎ **材料**　白扁豆100克，莲子40克，鸡腿300克，半夏、草豆蔻、山楂各10克，盐、米酒各适量。

◎ **制作**　①将半夏、山楂、草豆蔻放入棉布袋与清水1500毫升、鸡腿、莲子置入锅中，以大火煮沸，转小火续煮45分钟备用。②白扁豆洗净，沥干，放入锅中与其他材料混合，续煮15分钟至白扁豆熟软。③取出棉布袋，加入调味料后关火即可。

◎ **功效**　本品化痰化湿、健胃补虚，适合脾胃气虚、湿热型的慢性肠炎患者。

性味归经　性平，味甘。归脾、胃经。

食疗功效　白扁豆是甘淡温和的健脾化湿药，能健脾和中、消暑清热、解毒消肿，适用于脾胃虚弱、便溏腹泻、体倦乏力、水肿、白带异常以及夏季暑湿引起的呕吐、腹泻、胸闷等病症，适合湿热型、脾胃气虚型等证型的慢性肠炎患者。

蚕豆 【谷物粮豆类】

🥄 韭菜炒蚕豆

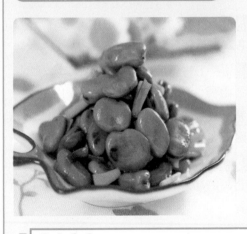

◎ **材料**　蚕豆150克，韭菜100克，盐5克，味精3克，生姜10克。

◎ **制作**　①将韭菜洗干净，切成段；生姜拍碎，备用。②再将蚕豆放入水中煮熟备用。③锅中放油烧热，下入蚕豆，加韭菜、生姜爆炒熟后，调入盐、味精即可。

◎ **功效**　本品具有健脾化湿、温补脾阳、涩肠止泻的功效，适合脾胃气虚、脾肾阳虚型的慢性肠炎患者。

性味归经　性平，味甘。归脾、胃经。

食疗功效　蚕豆具有健脾益气、祛湿、抗癌等功效。对于脾胃气虚、胃纳不佳、大便溏薄、慢性肾炎、肾病水肿、食管癌、胃癌、宫颈癌等病症有一定辅助疗效，适合脾胃气虚型的慢性肠炎患者食用。

糯米 【谷物粮豆类】

🥄 山药糯米粥

◎**材料** 山药块15克，糯米50克，红糖适量，胡椒末少许。

◎**制作** ①先将糯米洗净略炒，与山药块洗净共煮粥。②粥将熟时，加胡椒末、红糖，再稍煮即可。

◎**功效** 本品具有温补脾阳、健脾和胃的功效，适合脾肾阳虚型、脾胃气虚型的慢性肠炎患者。

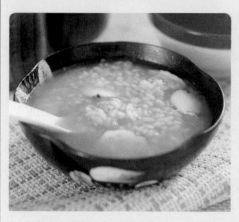

性味归经 性温，味甘。归脾、肺经。

食疗功效 糯米具有补养体气、温补脾胃功效，适合脾肾阳虚型的慢性肠炎患者。此外，糯米还能够缓解气虚所导致的盗汗，妊娠后腰腹坠胀，劳动损伤后气短乏力等症状。糯米适宜贫血、腹泻、脾胃虚弱、神经衰弱者食用，不适宜腹胀、咳嗽、痰黄、发热患者食用。

猪肚 【肉禽水产类】

🥄 四味猪肚汤

◎**材料** 益智仁、芡实、山药、莲子（去心）各20克，猪肚1个。

◎**制作** ①将猪肚洗净，切块；益智仁、芡实、山药、莲子冲洗干净。②锅中加水，放入猪肚、益智仁、芡实、山药、莲子，文火炖熟。③最后下盐调味即可。

◎**功效** 本品具有健脾化湿、补中益气、涩肠止泻的功效，适合脾胃气虚型的慢性肠炎患者。

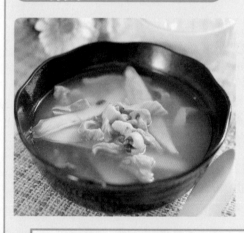

性味归经 味甘，性微温。归脾、胃经。

食疗功效 猪肚不仅可供食用，而且有很好的药用价值，有补虚损、健脾胃的功效，多用于脾虚腹泻、虚劳瘦弱、消渴、小儿疳积、尿频或遗尿，也可用于脾胃气虚型的慢性肠炎伴腹泻的食疗。

鹌鹑 【肉禽水产类】

🥣 银杏炒鹌鹑

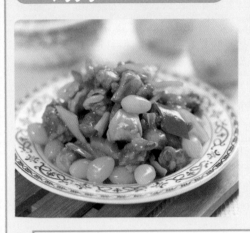

◎ **材料** 银杏50克，鹌鹑150克，蘑菇少许，盐4克，白糖1克，水淀粉5克，香油2克，青椒、红椒各80克，姜末、葱段各10克。

◎ **制作** ①鹌鹑取肉洗净切丁，用盐、水淀粉腌渍；青椒、红椒、蘑菇洗净，切丁；银杏洗净，入笼锅蒸透。②烧锅下油，加入姜末爆香，放入鹌鹑丁、蘑菇丁、银杏、青椒丁、红椒丁，调入盐、白糖、葱段爆炒至香。③用水淀粉勾芡，淋入香油即成。

◎ **功效** 本品具有温补脾阳、固肾止泻的功效，适合脾肾阳虚型、肝郁型的慢性肠炎患者。

性味归经 性平，味甘。归大肠、脾、肺、肾经。

食疗功效 鹌鹑肉具有补五脏、益精血、温肾助阳之功效，适合脾肾阳虚型的慢性肠炎患者食用。此外，男子经常食用鹌鹑，可增强性功能，并增气力，壮筋骨。

鲈鱼 【肉禽水产类】

🥣 山药炒鲈鱼

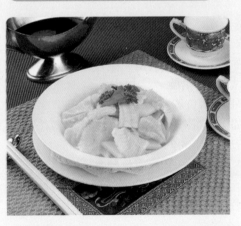

◎ **材料** 鲈鱼、山药各150克，盐、味精各3克，料酒、香油各10克。

◎ **制作** ①鲈鱼收拾干净，切片；山药去皮洗净，切片。②油锅烧热，下鲈鱼滑熟，再下入山药同炒。③调入盐、味精、料酒炒匀，淋入香油即可。

◎ **功效** 本品具有补气养血、健脾补气的功效，适合脾胃气虚型的慢性肠炎患者。

性味归经 性平，味甘、淡。归肝、脾、肾经。

食疗功效 鲈鱼具有健脾益肾、补气安胎、健身补血等功效，对慢性肠炎、慢性肾炎、习惯性流产、胎动不安、妊娠期水肿、产后乳汁缺乏、手术后伤口难愈合等有食疗作用。鲈鱼中丰富的蛋白质等营养成分，对儿童和中老年人的骨骼组织也有益。

鳜鱼 【肉禽水产类】

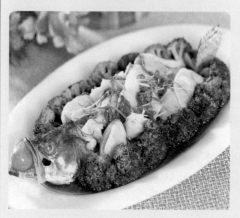

🥄 吉祥鳜鱼

◎**材料** 鳜鱼1条，黄豆芽100克，西蓝花、盐、味精、酱油、淀粉各适量。

◎**制作** ①鳜鱼收拾干净，切成片（保留头尾），以盐、淀粉上浆备用。②黄豆芽择洗干净，焯水，装盘垫底；西蓝花掰成小朵，洗净，焯水备用；鳜鱼头、尾入蒸锅蒸熟，摆在豆芽上。③鱼片下入沸水锅汆熟，倒在豆芽上，西蓝花围边，调入酱油、味精即可。

◎**功效** 本品具有健脾胃、补气血的功效，适合脾胃气虚型、湿热型的慢性肠炎患者。

性味归经 性平，味甘。归脾、胃经。

食疗功效 鳜鱼肉质细嫩、厚实、少刺，营养丰富，具有补气血、健脾胃之功效，可强身健体、延缓衰老。鳜鱼的肉和胆等还具有一定的药用价值，可以补充气血、益脾健胃等。无病者常食鳜鱼，可起到补五脏、益精血、健体的作用，为补益强壮的保健佳品。脾胃气虚型的慢性肠炎患者也可常食。

鲫鱼 【肉禽水产类】

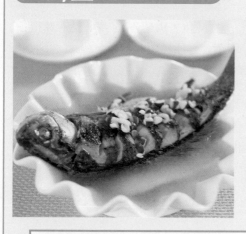

🥄 芡实鲫鱼

◎**材料** 芡实、淮山各15克，鲫鱼1条（约250克），盐适量，姜3片。

◎**制作** ①鲫鱼去鳞、鳃及内脏，洗净，放食盐、姜稍腌。②用少许食油在锅内烧热，下入鲫鱼煎至淡黄色，然后与芡实、淮山同放入砂锅内。③加适量清水，煲1小时，以食盐调味，即可。

◎**功效** 本品具有清热解毒、健脾益气、利水消肿的功效，适合湿热型、脾胃气虚型的慢性肠炎患者。

性味归经 性平，味甘。归脾、胃、大肠经。

食疗功效 鲫鱼具有补阴血、通血脉、补体虚、清热解毒、益气健脾、利水消肿的功效，适合各种证型的慢性肠炎患者。此外，鲫鱼肉中富含极高的蛋白质，而且易于被人体所吸收，所以对促进智力发育、降低胆固醇和血液黏稠度、预防心脑血管疾病有明显作用。

乌鸡 【肉禽水产类】

🥄 黄芪乌鸡汤

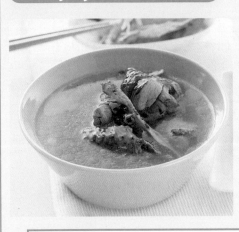

◎ **材料** 当归、黄芪各25克，乌鸡腿1只，盐5克。

◎ **制作** ①乌鸡腿洗净，剁块，放入沸水中汆烫，捞出洗净；当归、黄芪洗净。②乌鸡腿和当归、黄芪一起放入锅中，加1800毫升水，以大火煮开，转小火续炖25分钟。③加盐调味即成。

◎ **功效** 本品具有疏肝理气、滋阴补肾的功效，适合肝郁型、脾胃气虚型的慢性肠炎患者。

性味归经 性平，味甘。归肝、肾经。

食疗功效 乌鸡具有滋阴、补肾、养血、添精、益肝、退热、补虚作用，能调节人体免疫功能，抗衰老。乌鸡体内的黑色物质含铁、铜元素较高，对于病后、产后贫血者具有补血、促进康复的食疗作用，也可用于肝郁型慢性肠炎的食疗。

猪肠 【肉禽水产类】

🥄 猪肠莲子枸杞汤

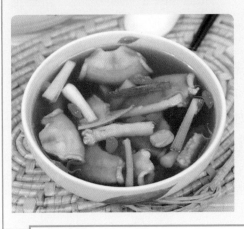

◎ **材料** 猪肠150克，鸡脚、红枣、枸杞子、党参、莲子、盐各适量，葱段5克。

◎ **制作** ①猪肠切段，洗净；鸡脚、红枣、枸杞子、党参均洗净；莲子去皮、去莲心，洗净。②锅注水烧开，下猪肠汆透，捞出。③将猪肠、鸡脚、红枣、枸杞子、党参、莲子放入瓦煲，注入适量清水，大火烧开后改为小火炖煮2小时，加盐调味，撒上葱段即可。

◎ **功效** 本品具有清热解毒、健脾益气的功效，适合湿热型、脾肾阳虚型的慢性肠炎患者。

性味归经 性微温，味甘。归大肠经。

食疗功效 猪肠有润肠、祛风、解毒、止血的功效，能去下焦风热、止小便数，主治肠风便血、血痢、痔漏、脱肛等症。还有润燥、补虚、止渴之功效。可用于治疗虚弱口渴、脱肛、痔疮、便血、便秘等症，对于湿热型的慢性肠炎也有一定的疗效。

蕨菜 【蔬菜菌菇类】

🥢 拌山野蕨菜

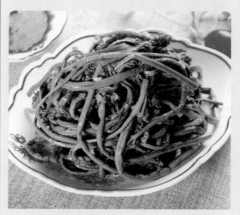

◎材料 东北山野蕨菜200克，盐1.5克，味精、醋各2克，香油3毫升，料油8毫升，白糖、蒜末各5克，生抽2毫升。

◎制作 ①将山野蕨菜浸泡24小时后，用开水烫一下。②待凉后，加入盐、味精、糖、醋，同葱一起腌24小时。③再加入其他调味料拌匀即可。

◎功效 本品具有清热利湿、健脾止泻的功效，适合湿热型的慢性肠炎患者。

性味归经 性寒，味甘。归大肠经、膀胱经。

食疗功效 蕨菜具有清热、利湿、止泻的作用，适合湿热型的慢性肠炎腹泻者，同时蕨菜还有杀菌消炎的功效，对于由细菌感染引起的肠道炎症有很好的食疗功效。此外，蕨菜还有利尿、滑肠、益气、养阴、扩张血管、降低血压的功效。

南瓜 【蔬菜菌菇类】

🥢 炖南瓜

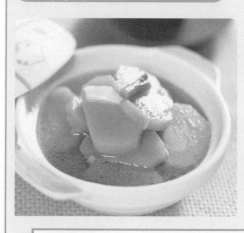

◎材料 南瓜300克，葱、姜各10克，盐3克。

◎制作 ①将南瓜去皮、去瓤，切成厚块；葱洗净切段；姜去皮切丝。②锅上火，加油烧热，下入姜、葱炒香。③再下入南瓜，加入适量清水炖10分钟，调入盐即可。

◎功效 本品具有益气补虚、消炎止痛的功效，适合慢性肠炎患者食用，可缓解其炎症及腹痛等症状。

性味归经 性温，味甘。归脾、胃经。

食疗功效 南瓜具有消炎止痛的作用，可在一定程度上缓解慢性肠炎的腹痛症状和炎症。此外，南瓜还有润肺益气、化痰、降低血糖、驱虫解毒、止喘、美容等功效，可减少粪便中毒素对人体的危害，防止结肠癌的发生，对高血压及肝脏的一些病变也有预防和治疗作用。

大蒜 【其他类】

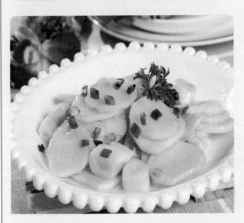

🥄 大蒜炒马蹄

◎材料 马蹄200克，大蒜100克，盐、味精、葱花、香菜各适量。

◎制作 ①将马蹄洗净，切片，放入沸水中焯一下，沥干水分；大蒜洗净，切成碎末。②锅放火上，加油烧热后，放入马蹄片急速煸炒。③再放入大蒜，加盐、味精再煸炒几下装盘，撒上葱花、香菜即可。

◎功效 本品具有清热解毒、温补脾阳、健脾止泻的功效，适合湿热、脾肾阳虚型的慢性肠炎患者。

性味归经 性温，味辛。归脾、胃、肺经。

食疗功效 大蒜具有良好的杀菌能力，对于细菌感染引起的慢性肠炎有良好的治疗作用。此外，大蒜还含有大量对人体有益的活性成分，可防病健身，还可促进食欲，调节血脂、血压、血糖，预防心脏病，抗肿瘤，保护肝脏，增强生殖功能，保护胃黏膜，抗衰老，还可防止铅中毒。

柿子 【水果干果类】

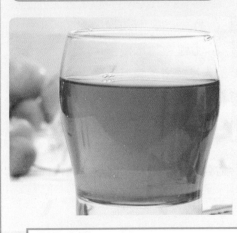

🥄 柿子醋

◎材料 青柿子3个，醋200毫升，糖、盐各适量。

◎制作 ①将青柿子蒸一会儿，取出后剥皮，切小块，放入榨汁机中搅碎。②倒入适量醋、糖、盐等，盛入窄口瓶中，密封，放入冰箱，5~10天后即可食用。

◎功效 本品具有健脾和胃、涩肠止泻的功效，适合脾胃气虚型、肝郁型的慢性肠炎患者。

性味归经 性寒，味甘、涩。归心、肺、脾经。

食疗功效 柿子有涩肠、润肺、止血、和胃的功效，可以医治小儿痢疾，对于慢性肠炎腹泻者有一定的食疗作用。此外，柿子还有预防心脏血管硬化的功效。青柿汁可治疗高血压。柿子中含碘丰富，对预防缺碘引起的地方性甲状腺肿有帮助。

板栗 【水果干果类】

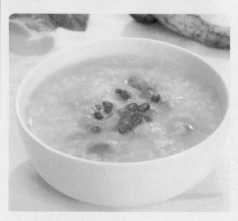

🥄 板栗桂圆粥

◎ **材料** 板栗肉、桂圆肉各20克，粳米100克，白糖6克，葱少许。

◎ **制作** ①板栗肉、桂圆肉洗净；粳米泡发洗净。②锅置火上，注入清水后，放入粳米，用大火煮至米粒开花。③放入板栗肉、桂圆肉，用中火煮至粥成，调入白糖入味，撒上葱花即可。

◎ **功效** 本品具有温补脾阳、补肾健脾的功效，适合脾肾阳虚、脾胃气虚型的慢性肠炎患者。

性味归经 性温，味甘、平。归脾、胃、肾经。

食疗功效 板栗具有养胃健脾、补肾强腰之功效，适合脾胃气虚型、脾肾阳虚型的慢性肠炎患者，此外，板栗还可防治高血压、冠心病、动脉硬化、骨质疏松等疾病，是抗衰老、延年益寿的滋补佳品。常吃板栗，还可以有效治疗日久难愈的小儿口舌生疮和成人口腔溃疡。

石榴 【水果干果类】

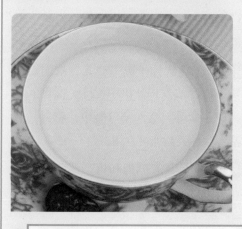

🥄 石榴芡实红豆浆

◎ **材料** 红豆40克，石榴30克，芡实10克。

◎ **制作** ①红豆加水浸泡6小时，捞出洗净；石榴去皮，掰成颗粒；芡实洗净。②将上述材料放入豆浆机中，添水搅打成豆浆，并煮熟。③去渣取汁饮用。

◎ **功效** 本品具有益气健脾、涩肠止泻的功效，适合脾胃气虚型、湿热型的慢性肠炎患者。

性味归经 性温，味甘、酸、涩。归肺、肾、大肠经。

食疗功效 石榴具有生津止渴、涩肠止泻、杀虫止痢的功效，适合慢性肠炎腹泻者。石榴含有石榴酸等多种有机酸，能帮助消化吸收，增强食欲；石榴还有明显的收敛、抑制细菌、抗病毒的作用；石榴所含的维生素C和胡萝卜素都是强抗氧化剂，可防止细胞癌变。

荔枝 【水果干果类】

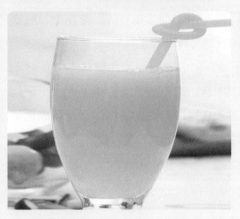

🥣 荔枝酸奶

◎ **材料** 荔枝8个，酸奶200毫升。

◎ **制作** ①将荔枝去壳与籽，用清水洗净，备用。②将准备好的荔枝放入榨汁机中。③最后倒入酸奶，搅匀后饮用。

◎ **功效** 本品有健脾化湿、温补脾阳的功效，适合脾胃气虚、脾肾阳虚、肝郁型的慢性肠炎患者。

性味归经 性热，味甘。归心、脾经。

食疗功效 食鲜荔枝能生津止渴、和胃平逆；干荔枝水煎或煮粥食用有补肝肾、健脾胃、益气血的功效，适合脾肾阳虚型、脾胃气虚型的慢性肠炎患者，同时也是病后体虚、年老体弱、贫血、心血不足引起的心悸、失眠等患者的滋补果品。

乌梅 【水果干果类】

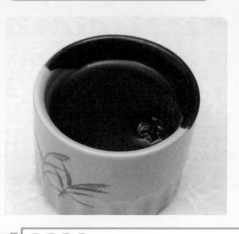

🥣 麦芽乌梅饮

◎ **材料** 炒麦芽15克，乌梅2颗，山楂10克，冰糖适量。

◎ **制作** ①乌梅用水洗净，将水沥干、备用。②山楂洗净，用刀切成片状，备用。③锅置火上，倒入清水1000毫升，待烧开后放入山楂和乌梅，武火改为文火，煮30分钟左右，加入麦芽。④再煮15分钟，即可加入冰糖，此时汤汁有明显的酸味，冰糖可根据个人口味添加。

◎ **功效** 本品具有益气健脾、收敛止泻的功效，适合脾胃气虚型、湿热型的慢性肠炎患者。

性味归经 性平，味酸、涩。归肝、脾、肺、大肠经。

食疗功效 乌梅具有收敛生津、安蛔驱虫的作用，可治久咳、虚热烦渴、久疟、久泻、痢疾、便血、尿血、血崩、蛔厥腹痛、呕吐、钩虫病、牛皮癣，适合病程长的慢性肠炎腹泻患者。

无花果 【中药类】

🥣 海底椰无花果乌鳢汤

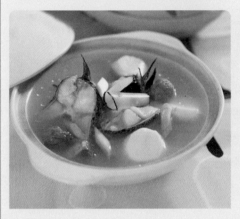

◎**材料** 乌鳢(即生鱼)1条，无花果、海底椰各10克，马蹄50克，盐4克，味精5克。

◎**制作** ①海底椰、无花果洗净；乌鳢宰杀，洗净后切成小段。②煎锅上火，下油烧热，下入乌鳢段煎熟。③将以上材料加适量清水炖40分钟后，调入盐、味精即可。

◎**功效** 本品具有清热解毒、健脾化湿的功效，适合湿热型的慢性肠炎患者。

性味归经 性平，味甘。归胃、大肠经。

食疗功效 无花果具有健胃、滋阴、提高人体免疫功能的作用，适合慢性肠炎病程较长体质虚弱者。同时，无花果还有利咽、防癌的功效，具有抗衰防老、减轻肿瘤患者化疗不良反应的功效，可以杀死癌细胞，预防多种癌症的发生。

莲子 【中药类】

🥣 莲子芡实薏米汤

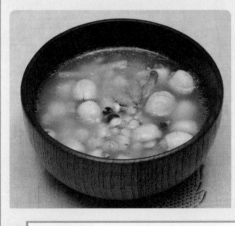

◎**材料** 麦冬、薏米各30克，莲子、芡实各20克，冰糖适量。

◎**制作** ①将莲子、麦冬、芡实、薏米洗净，用清水浸泡20分钟。②将芡实、薏米放入锅中，加清水，以武火煮沸后再以文火煮30分钟。③然后将莲子、麦冬放入锅中，再煮20分钟左右，起锅前，调入冰糖搅拌均匀后，煮2分钟即可起锅。

◎**功效** 本品具有健脾化湿、涩肠止泻的功效，适合脾胃气虚型、脾肾阳虚型的慢性肠炎患者。

性味归经 性平，味甘、涩。归心、脾、肾经。

食疗功效 莲子有健脾补胃、益肾涩精的功效，适合脾胃气虚型的慢性肠炎腹泻者。此外，莲子还可使某些酶活化，维持神经传导性，维持肌肉的伸缩性和心跳的节律等作用，且能促进机体代谢，维持酸碱平衡。

芡实【中药类】

🥣 芡实煲家鸡

◎ **材料** 芡实50克，家鸡半只，生姜1小块，盐6克，味精3克。

◎ **制作** ①鸡收拾干净，斩块备用；芡实用清水洗净，泡发备用，姜切片。②锅洗净，置于火上，将鸡块、芡实、姜片一起放入锅中，加入适量清水，煲至熟烂。③待熟时，调入盐、味精入味即可。

◎ **功效** 本品具有健脾化湿、固肾止泻的功效，适合脾胃气虚、脾肾阳虚的慢性肠炎患者。

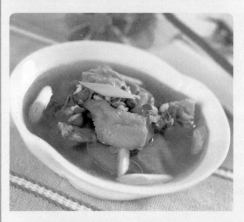

性味归经 性平，味甘、涩。归脾、肾经。

食疗功效 芡实固肾涩精、补脾止泄，可用于治疗遗精、淋浊、带下、小便不禁、大便泄泻等病症，适合脾胃气虚型、脾肾阳虚型等证型的慢性肠炎腹泻者。特别是夏天炎热季节脾胃功能衰退，进入秋凉后及时给予本品，既能健脾益胃，又能补充营养。

白术【中药类】

🥣 白术内金红枣粥

◎ **材料** 大米100克，白术、鸡内金、红枣各适量，白糖4克。

◎ **制作** ①大米泡发洗净；红枣、白术均洗净；鸡内金洗净，加水煮好，取汁待用。②锅置火上，加入适量清水，倒入煮好的汁，放入大米，以大火煮开。③再加入白术、红枣煮至粥呈浓稠状，调入白糖拌匀即可。

◎ **功效** 本品具有补中益气、健脾化湿的功效，适合脾胃气虚型的慢性肠炎患者。

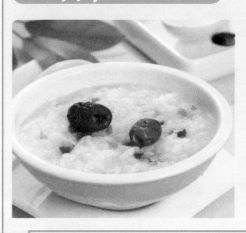

性味归经 性温，味苦、甘。归脾、胃经。

食疗功效 白术具有健脾益气、燥湿利水、止汗、安胎的功效，适合脾胃气虚型的慢性肠炎患者。实验证明，白术不仅有免疫调节作用，还有明显的抗氧化作用，增强机体清除自由基的能力，减少对机体的损伤。

山药 【中药类】

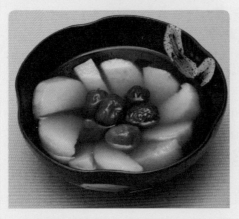

🥄 桂圆山药红枣汤

◎ **材料** 桂圆肉100克，新鲜山药150克，红枣6颗。

◎ **制作** ①山药削皮洗净，切小块；红枣洗净，泡发，备用。②煮锅加3碗水煮开，加入山药煮沸，再下红枣，转文火慢熬。③待山药熟透、红枣松软，将桂圆肉掰散加入。④待桂圆的香甜味渗入汤中即可熄火，依据个人口味加入冰糖调味。

◎ **功效** 本品具有补脾益气、涩肠止泻的功效，适合脾胃气虚型的慢性肠炎患者。

性味归经 性平，味甘。归肺、脾、肾经。

食疗功效 山药具有补脾养胃、生津益肺、补肾涩精的功效，用于脾虚食少、久泻不止等症，适合长期腹泻的慢性肠炎肾虚、脾虚患者。此外，山药还可以用于治疗肺虚喘咳、肾虚遗精、带下、尿频、虚热消渴等。

黄芪 【中药类】

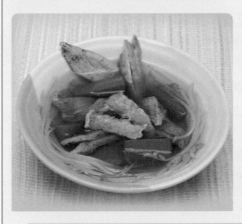

🥄 黄芪豆芽牛肉汤

◎ **材料** 牛肉600克，黄豆芽200克，黄芪15克，胡萝卜1根，盐5克。

◎ **制作** ①牛肉洗净、切块，氽烫后捞起。②胡萝卜削皮、洗净、切块，黄豆芽掐去根须、冲净。③将以上备好的材料和黄芪同以8碗水炖煮，武火煮沸后，转文火炖约50分钟，加盐调味即成。

◎ **功效** 本品具有补气固表、健脾化湿的功效，适合脾胃气虚型的慢性肠炎患者。

性味归经 性温，味甘。归肺、脾、肝、肾经。

食疗功效 黄芪具有补气固表、利尿排毒、排脓敛疮、生肌的功效，可用于中气虚弱的病人，如脾胃气虚型的慢性肠炎，中气下陷所致的脱肛、子宫脱垂、内脏下垂、崩漏带下等病症，还可用于表虚自汗及消渴（糖尿病）等症。

金樱子 【中药类】

🥄 金樱子芡实鸭汤

◎ **材料** 鸭肉1000克，金樱子10克，芡实50克，莲须100克，龙骨10克，鲜莲子100克，盐8克。

◎ **制作** ①将连须、金樱子、龙骨放入棉布袋后，扎紧袋口。②鸭肉放入沸水中余烫，捞出洗净；莲子、芡实洗净，沥干。③将所有原材料放入锅中，加7碗水以大火煮开，转小火续炖40分钟。④加盐调味即成。

◎ **功效** 本品益气补肾、温补脾阳、涩肠止泻，适合脾肾阳虚型的慢性肠炎患者。

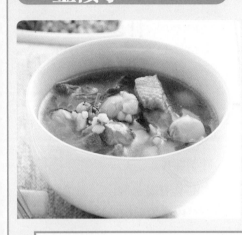

性味归经 性平，味酸、涩。归脾、肾、大肠、膀胱经。

食疗功效 金樱子具有固精涩肠、缩尿止泻的功效，适合脾肾阳虚型的慢性肠炎腹泻者，还可以用于治疗滑精、遗尿、肺虚喘咳、自汗盗汗、崩漏带下等病症。此外，金樱子含鞣质，对金黄色葡萄球菌、大肠杆菌有较强的抑菌作用，对绿脓杆菌也有效。

补骨脂 【中药类】

🥄 补骨脂芡实鸭汤

◎ **材料** 鸭肉300克，补骨脂15克，芡实50克，盐适量。

◎ **制作** ①鸭肉洗净，放入沸水中余烫，去掉血水，捞出；芡实淘洗干净。②将芡实与补骨脂、鸭肉一起盛入锅中，加入7碗水，大约盖过所有的原材料。③用武火将汤煮开，再转用文火续炖约30分钟，调入盐即可。

◎ **功效** 本品具有补肾健脾、固肠止泻的功效，适合脾肾阳虚型的慢性肠炎患者。

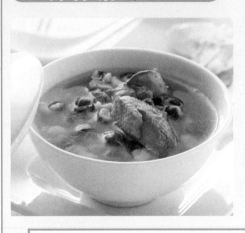

性味归经 性温，味辛。归肾、心包、脾、胃、肺经。

食疗功效 补骨脂具有补肾助阳的功效，适合脾肾阳虚型的慢性肠炎患者，还可以用于治疗肾虚冷泻、遗尿、滑精、小便频数、阳痿、腰膝冷痛、虚寒喘嗽等症，外用可治白癜风。现代药理学研究表明，补骨脂的挥发油有抗癌作用，对葡萄球菌有一定抑制作用。

肉豆蔻 【中药类】

🥣 豆蔻山药炖乌鸡

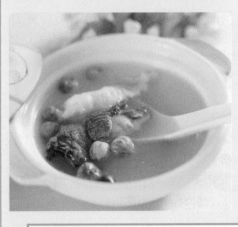

◎**材料** 乌鸡500克，肉豆蔻、草豆蔻、山药各10克，葱白、生姜、盐、味精各适量。

◎**制作** ①乌鸡洗净，除去内脏，斩件；肉豆蔻、草豆蔻、山药、葱白分别洗净，备用。②将肉豆蔻、草豆蔻、山药、葱白、生姜、乌鸡放入砂锅内，加清水炖熟烂。③再加适量盐、味精即可。

◎**功效** 本品具有温补脾阳、固涩止泻的功效，适合脾肾阳虚型的慢性肠炎患者。

性味归经 性温，味辛。归脾、胃、大肠经。

食疗功效 肉豆蔻具有温中下气、消食固肠的功效，可治心腹胀痛、虚泻冷痢、呕吐、宿食不消等症，适合脾肾阳虚型的慢性肠炎腹泻者。临床上常用于健胃，对有脾胃虚寒、食欲不振、鼓肠、腹胀、肠鸣腹痛者较适宜，又能止呕，治小儿伤食吐乳和消化不良。

板蓝根 【中药类】

🥣 银花板蓝根汤

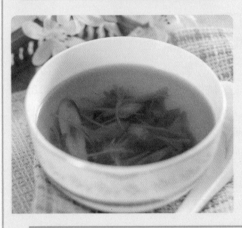

◎**材料** 金银花20克，板蓝根15克，冰糖适量。

◎**制作** ①将金银花、板蓝根分别用清水洗净，备用。②锅洗净，置于火上，将金银花、板蓝根一起放入锅中，注入适量清水，煎30分钟。③最后加入适量的冰糖煮至溶化即可。

◎**功效** 本品具有清热凉血、化湿、止泻的功效，适合湿热型的慢性肠炎患者。

性味归经 性寒，味苦。归肝、胃经。

食疗功效 板蓝根具有清热解毒、凉血的功效，适合湿热型的慢性肠炎患者，也可用于治疗流感、流脑、乙脑、肺炎、丹毒、热毒发斑、神昏吐衄、咽肿、痄腮、火眼、疮疹、舌绛紫暗、喉痹、烂喉丹痧、大头瘟疫、痈肿，还可防治流行性乙型脑炎、急慢性肝炎、流行性腮腺炎、骨髓炎。

茯苓 【中药类】

🥄 二米茯苓粥

◎ **材料** 大米70克，薏米20克，白茯苓10克，白糖3克，葱花适量。

◎ **制作** ①大米、薏米均泡发洗净；白茯苓洗净。②锅置火上，倒入清水，放入大米、薏米、白茯苓，以大火煮开。③待煮至浓稠状时，调入白糖拌匀加葱花即可。

◎ **功效** 本品具有益气健脾、利水渗湿的功效，适合脾胃气虚型、湿热型的慢性肠炎患者。

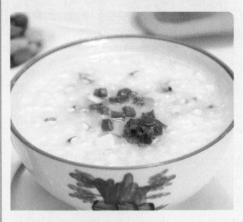

性味归经 性平，味甘、淡。归心、肺、脾、肾经。

食疗功效 茯苓具有渗湿利水、益脾和胃、宁心安神的功效，治小便不利、水肿胀满、痰饮咳逆、呕哕、泄泻、遗精、淋浊、惊悸、健忘，适合脾胃气虚型的慢性肠炎腹泻患者。

冬瓜皮 【中药类】

🥄 薏米瓜皮鲫鱼汤

◎ **材料** 鲫鱼250克，冬瓜皮60克，薏米30克，茯苓10克，生姜3片，盐少许。

◎ **制作** ①将鲫鱼剖洗干净，去内脏，去鳃；冬瓜皮、茯苓、薏米分别洗净。②将所有原材料放进汤锅内，加适量清水，盖上锅盖。③用中火烧开，转小火再煲1小时，加盐调味即可。

◎ **功效** 本品具有利水止泻、清热祛湿的功效，适合湿热型的慢性肠炎患者。

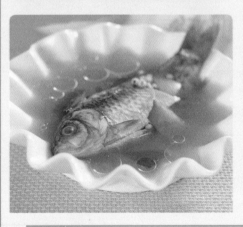

性味归经 性凉，味甘。归肺、脾、小肠经。

食疗功效 冬瓜皮具有清热、利尿消肿的功效，适合湿热型的慢性肠炎患者。此外，冬瓜皮还可用于水肿胀满、小便不利、暑热口渴、小便短赤等病症，临床上常用于治疗肾炎水肿、腹胀、痔疮等。

◎慢性肠炎患者忌吃食物及忌吃原因

慢性肠炎患者应忌吃多纤维、高脂肪、会产气发酵、润肠通便以及有刺激性作用的食物，以下食物应禁吃，患者应自觉遵守。

排骨 忌吃排骨的原因

❶ 排骨的脂肪含量很高，可达24.1%，脂肪有较难消化的特点，并且有润滑肠道的作用，慢性肠炎患者过多地摄入，一来增加了胃的消化负担，加重消化不良症状，二来还可能诱发腹泻或加重腹泻的症状。

❷ 临床经验表明，慢性肠炎患者在食用排骨等含动物脂肪较多的食物后往往会出现排便次数增多的情况，所以应慎食。

✖ 忌吃关键词

高脂肪、滑肠

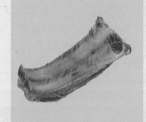

红薯 忌吃红薯的原因

❶ 红薯含有大量的纤维素和果胶，这些物质不容易被消化吸收，可刺激消化液的分泌以及肠胃蠕动，会加重肠炎患者腹泻症状。

❷ 红薯所含糖分较多，并且还含有一种叫氧化酶的成分，食用后，人的胃肠道产生大量的二氧化碳气体，引起腹胀、打嗝、放屁等症状，对慢性肠炎患者病情不利。

✖ 忌吃关键词

纤维素、果胶、高汤、氧化酶

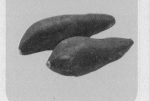

土 豆

ⅲ 忌吃土豆的原因

膳食纤维、产气

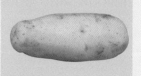

❶ 土豆含有大量的膳食纤维，具有宽肠通便的作用，但是对于慢性肠炎患者尤其是伴有腹泻的患者并不适宜。

❷ 土豆属于有易产气的食物，其进入肠道后可酵解产生大量气体，从而引起腹胀、腹痛等症状，增加了慢性肠炎患者的痛苦。

白萝卜

ⅲ 忌吃白萝卜的原因

❌ 忌吃关键词

芥子油、性凉

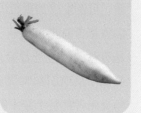

❶ 白萝卜含有一种芥子油，它是一种异硫氰酸酯化合物，味辣，有促进胃肠蠕动的作用。慢性肠炎患者尤其是伴有腹泻症状的患者，不宜食用。

❷ 中医认为，萝卜性偏寒凉而利肠，脾虚泄泻者宜慎食或少食，故脾虚型的慢性肠炎患者应慎食。

西 瓜

ⅲ 忌吃西瓜的原因

❌ 忌吃关键词

性寒、高水分

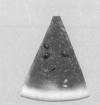

❶ 关于西瓜的食用禁忌，《本草纲目》有云："西瓜、甜瓜，皆属生冷，世俗以为醍醐灌顶，甘露洒心，取其一时之快，不知其伤脾助湿之害也。"故尤其是脾虚型的慢性肠炎患者不宜食用西瓜。

❷ 西瓜含有的水分较多，食用后会冲淡胃里的消化液，影响胃的消化功能，诱发或加重慢性肠炎的消化不良症状。

黄瓜

忌吃黄瓜的原因

❶ 黄瓜性凉，《滇南本草》中有记载曰："动寒痰，胃冷者食之，腹痛吐泻。"故慢性肠炎患者不宜食用黄瓜，否则可损及脾阳、滋生湿邪、困阻脾胃的运化功能。

❷ 慢性肠炎患者应食用含维生素丰富的食物，而黄瓜的维生素含量相对较低，不适宜慢性肠炎患者。

⊗ 忌吃关键词

性凉、低纤维素

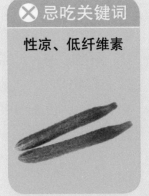

香蕉

忌吃香蕉的原因

❶ 香蕉性寒，食用后可损及脾阳，滋生湿邪，影响肠胃的功能，而慢性肠炎患者多脾虚，食用香蕉，无疑是雪上加霜，可诱发或加重腹泻、腹痛等症状。

❷ 香蕉含有丰富的镁、钾等元素，这些元素对于人体来说是有益的，但是若摄入过多，会造成体内微量元素比例的失调，从而引起脾胃功能紊乱和情绪波动，这些对于慢性肠炎患者都是十分不利的。

⊗ 忌吃关键词

寒、微量元素比例失调

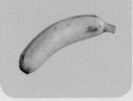

桃 子

忌吃桃子的原因

❶ 桃子含有大量的大分子物质，不容易消化，胃肠功能较弱的慢性肠炎患者食用可增加胃肠的负担，加重消化不良、腹胀等症状。

❷ 桃子性温，多食易助热上火，湿热性的慢性肠炎患者应慎食。

❸ 对桃子过敏的人群食用后可出现嘴角发红、脱皮、瘙痒等过敏症状，严重者还可导致腹泻，不利于慢性肠炎患者的病情。

⊗ 忌吃关键词

大分子物质、性温、过敏

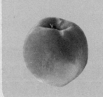

枇杷

忌吃枇杷的原因

忌吃关键词

助湿生痰

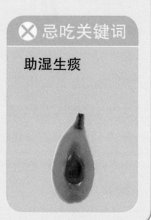

❶ 关于枇杷的食用禁忌，《随息居饮食谱》有记载云："多食助湿生痰，脾虚滑泄者忌之。"故脾虚型的慢性肠炎患者尤其要忌食。

❷ 《本经逢原》有记载曰："若带生味酸，力能助肝伐脾，食之令人中满泄泻。"意思即是若食用不成熟的枇杷，可损伤脾胃，令人出现腹胀、腹泻等症状，对慢性肠炎患者不利。

火龙果

忌吃火龙果的原因

忌吃关键词

润滑肠道、性凉

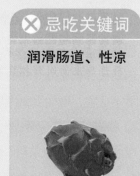

❶ 火龙果具有润滑肠道的作用，故慢性肠炎患者不宜食用，否则可诱发或加重其腹泻症状，不利于慢性肠炎患者病情的恢复。

❷ 火龙果性凉，多食会伤及脾阳，滋生湿邪，影响脾胃的正常功能，严重者还可以导致腹泻，不利于慢性肠炎患者。

杏仁

忌吃杏仁的原因

忌吃关键词

高脂肪、高热量

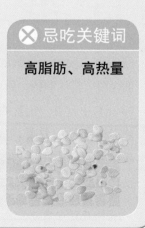

❶ 杏仁中含有大量的脂肪，每100克杏仁中含有脂肪45.4克，脂肪有润滑肠道的作用，可加重或诱发慢性肠炎患者的腹泻症状。

❷ 杏仁的热量很高，而且其中含有的脂肪较难消化，如此一来既增加了胃肠道的消化负担，加重了其消化不良的症状，二来也影响了其他营养物质的摄入。

牛 奶

忌喝牛奶的原因

❶ 牛奶中含有较多的脂肪，含量可在3.5%以上，由于脂肪具有润滑肠道的作用，肠胃较弱的慢性肠炎患者食用后可导致大便次数增多，甚至可引起腹泻。

❷ 牛奶中含有较多乳糖，乳糖在进入肠道之后，会发酵产生大量的气体，从而引起腹胀、腹痛等症状，不利于慢性肠炎的病情。

❌ 忌喝关键词

高脂肪、乳糖

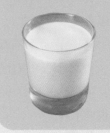

蜂 蜜

忌吃蜂蜜的原因

❶ 蜂蜜具有润肠通便的作用，对于习惯性便秘等具有良好的功效，但是对于慢性肠炎尤其是伴随有腹泻症状的患者并不适宜，可加重腹泻程度。

❷ 蜂蜜的主要成分是糖分，虽然其中主要是容易被消化吸收的葡萄糖和果糖，但是，如过量摄入，对于肠胃功能较弱的慢性肠炎患者来说，可能因一时吸收不了而发生酵解，产生大量气体而引起腹胀、腹痛等。

❌ 忌吃关键词

润肠通便、高糖

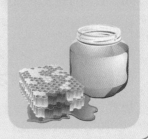

豆 浆

忌喝豆浆的原因

❶ 豆浆主要由大豆制成，其所含的大豆配糖体可使肠壁表面光滑、排便顺畅，所以慢性肠炎患者要慎食。

❷ 豆浆中含有一定量的低聚糖，肠胃功能较差的慢性肠炎患者食用后可以引起嗝逆、肠鸣、腹胀等症状。

❸ 豆浆中含有丰富的植物蛋白，如食用过多可导致蛋白质消化不良，导致腹胀、腹泻等症状。

❌ 忌喝关键词

大豆配糖体、低聚糖、高蛋白

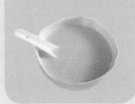

烈 酒

忌喝烈酒的原因

❶ 烈酒的刺激性很强，它可直接破坏胃肠黏膜，使胃肠黏膜的炎症加重，从而引发腹痛、腹胀、腹泻等相关症状。

❷ 中医认为，慢性肠炎的发生以先天之气不足、肝失疏泄、脾胃失和、气机升降逆乱为主，而烈酒可影响肝脾胃的功能，长期饮用还会使其发生严重的损害，造成严重的胃肠功能障碍。

✖ 忌喝关键词

刺激性

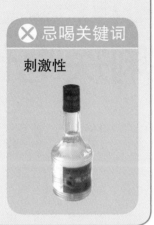

咖 啡

忌喝咖啡的原因

❶ 咖啡具有一定的刺激性，它可刺激肠壁，促进肠蠕动，慢性肠炎患者饮用后，可能诱使腹泻症状加重。

❷ 咖啡中含有咖啡因，咖啡因是一种中枢神经兴奋剂，有提神之功，而饮用过多或不正当地饮用就会影响睡眠质量，造成失眠，恶劣的精神状态对于慢性肠炎的病情恢复不利。

✖ 忌喝关键词

刺激性、咖啡因

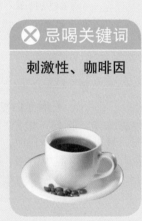

辣 椒

忌吃辣椒的原因

❶ 辣椒含有辣椒素等，具有强烈的刺激性，可刺激胃肠道黏膜，加剧肠道黏膜的充血水肿，从而引发消化不良、腹痛、腹胀、腹泻等症状。

❷ 辣椒的性味是大辛大热，食用后可助热上火，湿热型的慢性肠炎患者食用后，可加重腹痛、便稀恶臭、排便次数增多、肛门灼热等症状。

✖ 忌吃关键词

辣椒素、大辛大热

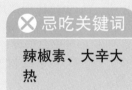

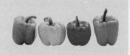

第十一章
痢疾吃什么？禁什么？

🔅 中医分型

1 湿热型

- **症状剖析** 腹痛，里急后重，痢下赤白，脓血相杂，肛门灼热疼痛，小便短赤，舌偏红，苔黄腻。
- **治疗原则** 清热利湿、解毒止痢。
- **饮食禁忌** 忌食辛辣刺激性食物，忌食未熟食物。

🍃 对症药材	对症食材 🍐
*黄连 *金银花 *白茅根	*田鸡 *绿豆 *薏米 *泥鳅 *苦瓜 *马蹄

2 寒湿型

- **症状剖析** 下痢赤白黏冻便，白多赤少，或全为白色黏冻便，腹痛，里急后重，口淡不欲饮食，胃脘满闷，身重头困，舌色淡，苔白腻。
- **治疗原则** 温中散寒、除湿止痢。
- **饮食禁忌** 忌食寒凉生冷食物。

🍃 对症药材	对症食材 🍐
*草豆蔻 *金樱子 *肉豆蔻 *芡实	*香椿 *扁豆 *猪肠 *番石榴

3 疫毒型

- **症状剖析** 发病急剧，下痢鲜紫色脓血，腹痛剧烈，里急后重感比湿热痢更严重，壮热口渴，烦躁不安，甚至神昏晕厥，舌质鲜红紫暗，苔黄燥。
- **治疗原则** 凉血解毒、止血止痢。
- **饮食禁忌** 忌辛辣刺激性食物，忌燥热性食物，忌发物。

🍃 对症药材	对症食材 🍐
*丹皮 *白头翁 *蒲公英 *绿豆	*大蒜 *木耳 *西瓜 *苦瓜 *茭白 *红豆 *马齿苋 *绿豆

4 阴虚型

- **症状剖析** 下痢赤白脓血、赤多白少，或下黏稠鲜血，脐腹灼痛，排便痛苦不出，食少，心烦口干，舌质红，少苔或无苔。
- **治疗原则** 滋阴润燥、凉血止痢。
- **饮食禁忌** 忌辛辣刺激性食物，忌燥热伤阴食物。

🍃 对症药材	对症食材 🍐
*生地 *芦根 *石斛 *知母	*银耳 *椰子 *苹果 *海带 *干贝 *鸭肉

❺ 反复发作型

·症状剖析 下痢时发时止，迁延不愈，饮食减少，倦怠嗜睡，怕冷，便前腹痛、里急后重感，大便夹有黏液或见赤色，舌质淡，苔腻。

·治疗原则 益气补虚、解毒止痢。

·饮食禁忌 忌食生冷食物，忌食发物。

*白术 *草豆蔻 *鱼腥草 *蒲公英

*粳米 *薏米 *木耳 *甲鱼 *田鸡 *马齿苋 *番石榴

民间秘方

❶ 取马齿苋40克、绿豆芽20克、黑芝麻10克、白菜根1个分别洗净处理后放入砂锅内，加适量的清水，以大火煮至沸腾，然后再改用小火继续熬煮20分钟，滤掉渣，取汁待凉可饮，每日1次，有清热解毒、补肝肾、除湿利尿的作用，适用于痢疾患者。

❷ 取苹果、柿子各300克分别洗净去皮去核，剁成泥状，然后和凉开水200毫升一起放入榨汁机中搅打，取汁饮用，每次50克，每日2次，有生津止渴、止泻消炎的作用，适用于痢疾患者。

❌ 饮食宜忌

宜

√ 痢疾多是由于痢疾杆菌引起，以腹泻为主要症状。所以患者宜选用具有杀灭抑制痢疾杆菌、缓解腹泻作用的食物，如苹果、鱼腥草等。

√ 在痢疾流行时食用生蒜瓣，能杀菌祛病毒。

√ 发病初期要严格控制饮食，以流食为主。

忌

× 慎食油腻、辛辣、不易消化的食物。

× 不饮生水，不吃变质和腐烂食物，不吃生食，忌暴饮暴食。

生活保健

◎ 平时饭前便后洗手，以免胃肠道抵抗力降低。

◎ 感染痢疾时，应及时服用抗生素治疗，并要及时隔离，粪便要进行处理和消毒。

◎ 要注意保护周边环境的卫生，消灭苍蝇，阻止苍蝇滋生。

◎ 加强锻炼，注意防寒保暖，增强自身的抗病能力。

◎ 对引起痢疾的痢疾杆菌的消毒方法有以下几个：①加热煮沸20分钟左右即可彻底消毒杀菌；②日光曝晒数小时、紫外线照射20~30分钟；③洗涤灵加水60倍可清洗家具、餐具、厨房用品，加水1~2倍清洗衣物；④3%的漂白粉澄清液浸泡30分钟；⑤0.2%~0.5%的过氧乙酸浸泡手及物品。

◎痢疾患者宜吃的食物及其简易食疗方

　　本书编者根据痢疾的五种中医分型，贴心地为每一种不同证型的患者挑选了宜吃的食物，分析每一种食物的性味归经及其对每种证型的食疗功效，并推荐了合适的调养食疗方，详解其材料、做法以及功效。食疗方的材料均简单易得，做法清晰明了，患者可根据自身症状判断自己属于哪一证型，然后根据证型选择适合自己的食疗方法及菜例，于日常饮食中轻松达到调理的目的。

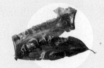
【海带】

【苹果】

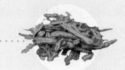
【黄连】

绿豆【谷物粮豆类】

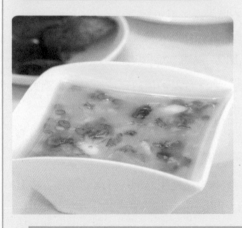

🥣 绿豆莲子百合粥

◎**材料**　绿豆40克，莲子、百合、红枣各适量，大米50克，白糖适量，葱8克。

◎**制作**　①大米、绿豆均泡发洗净；莲子去心洗净；红枣、百合均洗净，切片；葱洗净，切成葱花。②锅置火上，倒入清水，放入大米、绿豆、莲子一同煮开。③加入红枣、百合同煮至浓稠状，调入白糖拌匀，撒上葱花即可。

◎**功效**　本品具有清热解毒、除湿止痢的功效，适合湿热、疫毒型的痢疾患者。

性味归经　性凉，味甘。归心、胃经。

食疗功效　绿豆具有清热解毒、消暑止渴、利水消肿的功效，适合湿热型、疫毒型痢疾患者。此外，绿豆还可降压、降脂、滋补强壮、调和五脏、保肝，常服绿豆汤对接触有毒、有害化学物质而可能中毒者有一定的防治效果。绿豆还能够防治脱发，使骨骼和牙齿坚硬。

扁豆 【谷物粮豆类】

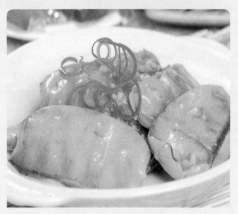

🥄 蒜香扁豆

◎ **材料** 扁豆350克，蒜泥50克，盐2克，味精1克。

◎ **制作** ①扁豆洗净，去掉筋，整条截一刀，入沸水中稍焯。②锅内加入少许油烧热，下入蒜泥煸香，加入扁豆同炒，放入盐、味精炒至断生即可。

◎ **功效** 本品具有清热解毒、除湿止痢的功效，适合湿热、疫毒型的痢疾患者。

性味归经 性平，味甘。归脾、胃经。

食疗功效 扁豆能除湿止痢、健脾和中、消暑清热、解毒消肿，适用于脾胃虚弱、便溏腹泻、体倦乏力、水肿、白带异常以及夏季暑湿引起的呕吐、腹泻、胸闷等病症，适合湿热型、疫毒型痢疾患者。扁豆高钾低钠，经常食用有利于保护心脑血管，调节血压。

薏米 【谷物粮豆类】

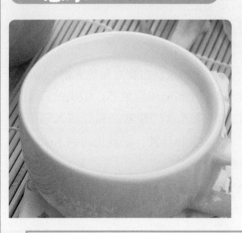

🥄 薏米豆浆

◎ **材料** 黄豆70克，薏米20克，冰糖适量。

◎ **制作** ①黄豆预先浸泡至软，捞出洗净；薏米洗净泡软。②将薏米、黄豆放入豆浆机中，添水搅打成豆浆，烧沸后滤出豆浆，加入冰糖拌匀即可。

◎ **功效** 本品具有清热利湿、解毒止痢的功效，适合湿热型的痢疾患者。

性味归经 性凉，味甘、淡。归脾、胃、肺经。

食疗功效 薏米具有利水渗湿、抗癌、解热、镇静、镇痛、抑制骨骼肌收缩、健脾止泻、除痹、排脓等功效，适合湿热型痢疾患者，可缓解其腹痛、腹泻症状。此外，薏米还可美容健肤，对于治疗扁平疣等病症有一定食疗功效。薏米有增强人体免疫功能、抗菌抗癌的作用。

芡实 【中药类】

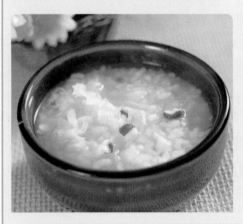

🥣 银耳芡实粥

◎ **材料**　芡实35克，粳米100克，干银耳1朵，糖少许。

◎ **制作**　①银耳洗净，放入清水中泡发后撕成小块，备用；芡实洗净备用。②锅洗净，置于火上，将粳米放入锅内，加入适量清水煮开。③最后下入芡实、银耳煲成粥，加入适量的糖调味即可。

◎ **功效**　本品具有补脾益气、补虚健胃的功效，适合寒湿型痢疾且病程较长、反复发作的患者。

性味归经　性平，味甘、涩。归脾、肾经。

食疗功效　芡实具有固肾涩精、补脾止泄的功效，可用于治疗遗精、淋浊、带下、小便不禁、大便泄泻等病症，适合痢疾腹泻者。芡实含碳水化合物极为丰富，极容易被人体吸收，夏天炎热季节脾胃功能衰退，进入秋凉后及时给予本品，既能健脾益胃，又能补充营养。

猪肠 【肉禽水产类】

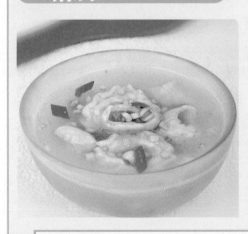

🥣 薏米猪肠汤

◎ **材料**　薏米20克，猪小肠120克，白扁豆20克，米酒5毫升，盐少量。

◎ **制作**　①薏米、白扁豆用热水泡1小时；猪小肠放入开水中氽烫至熟，切小段。②猪小肠、500毫升水、薏米、扁豆放入锅中煮沸，转中火煮30分钟。③食用时倒入米酒、盐即成。

◎ **功效**　本品具有解毒、止血、止痢、利湿的功效，适合疫毒型、寒湿型的痢疾患者。

性味归经　性微温，味甘。归大肠经。

食疗功效　猪肠有润肠、祛风、解毒、止血的功效，能去下焦风热、止小便，主治肠风便血、血痢、痔漏、脱肛等症，对疫毒型痢疾有一定的食疗作用。同时猪肠还有润燥、补虚、止渴之功效，可用于治疗虚弱口渴、脱肛、痔疮、便血、便秘等症。

鸭肉 【肉禽水产类】

🥣 冬瓜薏米煲老鸭

◎ **材料** 冬瓜200克，鸭1只，红枣、薏米各少许，盐、鸡精、胡椒粉、香油各适量。

◎ **制作** ①冬瓜洗净切块；鸭净毛，去内脏剁件；红枣泡发洗净备用。②锅中加适量清水煮沸，下鸭焯烫，滤血水。③将焯烫后的鸭肉转入砂钵内，放入红枣、薏米，小火煲约60分钟，放入冬瓜煲至熟软，调味即可。

◎ **功效** 本品具有清热祛湿、滋阴润燥、凉血止痢的功效，适合湿热、阴虚型的痢疾患者食用。

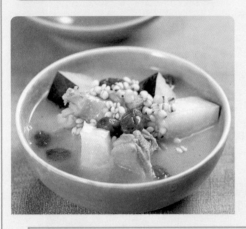

性味归经 性寒，味甘、咸。归脾、胃、肺、肾经。

食疗功效 鸭肉具有养胃滋阴、清肺解热、大补虚劳、利水消肿之功效，可用于治疗湿热型、阴虚型的痢疾，还可用于治疗咳嗽痰少、咽喉干燥、阴虚阳亢之头晕头痛、水肿、小便不利。

田鸡 【肉禽水产类】

🥣 苦瓜黄豆田鸡汤

◎ **材料** 苦瓜400克，田鸡500克，黄豆50克，知母10克，红枣5颗，盐5克，淀粉、鸡蛋、火腿各适量。

◎ **制作** ①苦瓜去瓤，切成小段，洗净；田鸡收拾干净；红枣泡发、知母洗净。②蛋入碗中打散，并加入盐和水、淀粉调匀；火腿切丁。③将1600克清水放入瓦煲内，煮沸后加入所有原材料，武火煮沸后，改用文火煲100分钟，加盐调味即可。

◎ **功效** 本品具有清热解毒、凉血止痢的功效，适合湿热、疫毒型的痢疾患者。

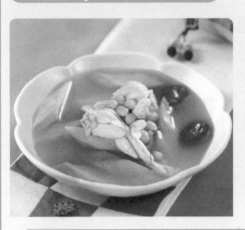

性味归经 性凉，味甘。归肾经。

食疗功效 田鸡具有清热解毒、消肿止痛的功效，适合湿热型、疫毒型的痢疾患者。此外，田鸡还有补肾益精、养肺滋肾之功效，适宜病后产后虚弱、肺痨咳嗽咯血、盗汗不止、神经衰弱者服食。

干贝 【肉禽水产类】

🥣 干贝瘦肉汤

◎**材料** 瘦肉500克，干贝15克，山药适量，盐4克。

◎**制作** ①瘦肉洗净，切块，汆水；干贝洗净，切丁；山药洗净，去皮，切片。②将瘦肉放入沸水中汆去血水。③锅中注水，放入瘦肉、干贝、山药慢炖2小时，加入盐调味即可。

◎**功效** 本品具有滋阴润燥的功效，适合阴虚型的痢疾患者。

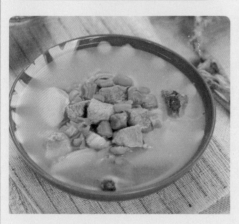

性味归经 性平，味甘、咸。归脾经。

食疗功效 干贝具有滋阴、补肾、调中、下气、利五脏之功效，适合阴虚型的痢疾患者，也可用于治疗头晕目眩、咽干口渴、虚痨咯血、脾胃虚弱等症，常食有助于降血压、降胆固醇，补益健身。

甲鱼 【肉禽水产类】

🥣 甲鱼芡实汤

◎**材料** 甲鱼300克，芡实10克，枸杞子5克，红枣15克，盐6克。

◎**制作** ①将甲鱼收拾干净斩块，汆水。②芡实、枸杞子、红枣洗净备用。③净锅上火倒入水，加入盐，下入甲鱼、芡实、枸杞子、红枣煲至熟即可。

◎**功效** 本品具有益气补虚、滋阴润燥的功效，适合阴虚、反复发作型的痢疾患者。

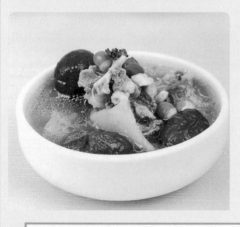

性味归经 性平，味甘。归肝经。

食疗功效 甲鱼具有益气补虚、滋阴壮阳、益肾健体、净血散结等功效，对于阴虚型、反复发作型的痢疾患者有一定的食疗作用。此外，甲鱼肉及其提取物还能提高人体的免疫功能，对预防和抑制胃癌、肝癌、急性淋巴性白血病和防治因放疗、化疗引起的贫血、虚弱、白细胞减少等功效较显著。

泥鳅 【肉禽水产类】

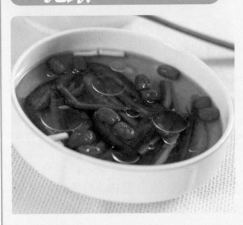

🥣 泥鳅红枣汤

◎**材料**　泥鳅300克，红枣100克，生姜5克，盐5克，味精3克。

◎**制作**　①泥鳅宰杀洗净，红枣泡发洗净，生姜切丝。②锅中加水，下入红枣炖煮，再下入泥鳅煮10分钟至熟。③待熟后，调入盐、味精即可。

◎**功效**　本品具有温中散寒、除湿止痢的功效，适合寒湿型、湿热型的痢疾患者。

性味归经　性平，味甘。入脾、肝经。

食疗功效　泥鳅具有暖脾胃、祛湿、壮阳、补中益气、强精补血的功效，适合寒湿型的痢疾患者。此外，泥鳅也是辅助治疗急慢性肝病、阳痿、痔疮等症的佳品。泥鳅皮肤中分泌的黏液即所谓的"泥鳅滑液"，有较好的抗炎作用，对小便不通、热淋便血、痈肿、中耳炎有很好的食疗作用。

海带 【肉禽水产类】

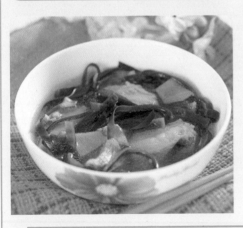

🥣 海带炖排骨

◎**材料**　海带50克，排骨200克，黄酒、盐、味精、白糖、葱段、姜片各适量。

◎**制作**　①先将海带用水泡发好，洗净切丝；排骨洗净，斩块。②锅烧热，下排骨煸炒一段时间，加入黄酒、盐、白糖、葱段、姜片和适量清水，烧至排骨熟透，加入海带烧至入味。③加味精调味即可。

◎**功效**　本品具有清热利湿、益气补虚的功效，适合湿热、反复发作型、阴虚型的痢疾患者。

性味归经　性寒，味咸。归肝、胃、肾三经。

食疗功效　海带具有清热、增强免疫力的作用，适合湿热型、反复发作型的痢疾患者。此外，海带能化痰、软坚、降血压、防治夜盲症、维持甲状腺功能，还可抑制乳腺癌发生。另外，海带没有热量，对于预防肥胖症颇有益。

苦瓜 【蔬菜菌菇类】

🥣 芦荟炒苦瓜

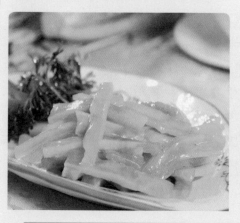

◎**材料** 芦荟350克，苦瓜200克，盐、味精、香油各适量。

◎**制作** ①芦荟去皮，洗净切成条；苦瓜去瓤，洗净，切成条，做焯水处理。②炒锅加油烧热，放苦瓜条煸炒，再加入芦荟条、盐、味精一起翻炒，炒至断生，加香油出锅即可。

◎**功效** 本品具有清热解毒、健脾益气、补益虚损的功效，适合湿热、疫毒、反复发作型的痢疾患者。

性味归经 性寒，味苦。归心、肝、脾、胃经。

食疗功效 苦瓜具有清暑除烦、清热消暑、解毒、明目、降低血糖、补肾健脾、益气壮阳、提高机体免疫能力的功效，对治疗痢疾、疮肿、热病烦渴、痱子过多、眼结膜炎、小便短赤等有一定的疗效。此外，还有助于加速伤口愈合，多食有助于皮肤细嫩柔滑。

茭白 【蔬菜菌菇类】

🥣 鸡肝茭白枸杞汤

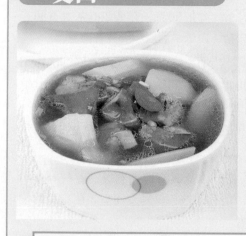

◎**材料** 鸡肝200克，茭白30克，枸杞子、酱油各2克，花生油20克，精盐少许，葱、姜各3克。

◎**制作** ①将鸡肝洗净切块汆水，茭白洗净切块，枸杞子洗净备用。②净锅上火倒入花生油，将葱、姜爆香，下入茭白煸炒，烹入酱油，倒入水，调入精盐，下入枸杞子、鸡肝煲至熟即可。

◎**功效** 本品具有清热利湿、解毒止痢的功效，适合湿热型、疫毒型的痢疾患者。

性味归经 性寒，味甘。归肝、脾、肺经。

食疗功效 茭白有清热通便的作用，适合湿热型的痢疾患者。此外，茭白既能利尿祛水，辅助治疗四肢水肿、小便不利等症，又能清暑解烦止渴，夏季食用尤为适宜，还可除烦解酒，解除酒毒。

马蹄 【蔬菜菌菇类】

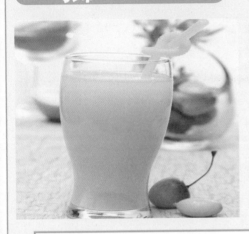

🥣 马蹄山药汁

◎ **材料** 马蹄、山药、木瓜、菠萝各适量，优酪乳250毫升，冷开水300毫升，蜂蜜少许。

◎ **制作** ①将马蹄、山药、菠萝洗净，削去外皮，切小块备用；木瓜去子，挖出果肉备用。②将所有材料一起榨汁，调匀即可。

◎ **功效** 本品具有清热利湿、凉血解毒、止血止痢的功效，适合湿热、疫毒型的痢疾患者。

性味归经 性微凉，味甘。归肺、胃、大肠经。

食疗功效 马蹄具有清热解毒、凉血生津、利尿通便、化湿祛痰、消食除胀的功效，适合湿热型、疫毒型的痢疾患者，对黄疸、痢疾小儿麻痹、便秘等疾病有食疗作用。另外，马蹄对降低血压有一定的效果，还对癌症有一定预防作用。

马齿苋 【蔬菜菌菇类】

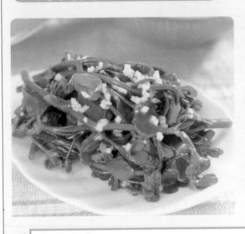

🥣 蒜蓉马齿苋

◎ **材料** 马齿苋200克，蒜10克，盐5克，味精3克。

◎ **制作** ①马齿苋洗净，蒜洗净去皮，剁成蓉。②将洗净的马齿苋下入沸后水中稍余后，捞出。③锅中加油烧热，下入蒜蓉爆香后，再下入马齿苋、调味料翻炒匀即可。

◎ **功效** 本品具有清热解毒、杀菌消炎的作用，适合湿热、疫毒型的痢疾患者。

性味归经 性寒，味甘酸。归心、肝、脾、大肠经。

食疗功效 马齿苋具有清热解毒、消肿止痛的功效。马齿苋对肠道传染病，如肠炎、痢疾等，有独特的食疗作用。马齿苋还有消除尘毒，防止吞噬细胞变形和坏死，防止矽肺病发生的作用。

香椿【蔬菜菌菇类】

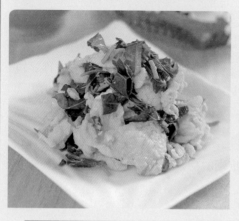

🥄 香椿炒蛋

◎**材料**　香椿200克，鸡蛋3个，盐5克，味精3克。

◎**制作**　①香椿洗净，切成小段。②鸡蛋打散，搅匀。③锅中加油烧热，下入鸡蛋炒熟后，再下入香椿稍炒，下入调味料，炒匀即可。

◎**功效**　本品具有清热解毒、益气补虚的功效，适合湿热、反复发作型、寒湿型的痢疾患者。

性味归经　性凉，味苦、平。归肺、胃、大肠经。

食疗功效　香椿具有清热解毒、健胃理气、润肤明目、杀虫等功效，适合湿热型的痢疾患者，对疮疡、脱发、目赤、肺热咳嗽等病症有食疗作用。香椿中含有丰富的维生素C、胡萝卜素等物质，有助于增强机体免疫功能，并有很好的润肤作用。

木耳【蔬菜菌菇类】

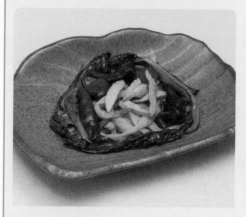

🥄 黄花木耳炒肉片

◎**材料**　肉片200克，干黄花菜100克，青江菜1根，黑木耳1朵，盐5克。

◎**制作**　①黄花菜去硬梗，打结，以清水泡软，捞起、沥干。②黑木耳洗净，泡发至软，切粗丝；青江菜洗净、切段。③煮锅加4碗水煮沸后，下黄花菜、木耳、肉片，待肉片熟后，续下青江菜，加盐调味，再滚一次即成。

◎**功效**　本品具有滋阴润燥、凉血止痢的功效，适合阴虚型、疫毒型的痢疾患者。

性味归经　性平，味甘。归肺、胃、肝经。

食疗功效　木耳具有补气血、滋阴的功效，适合阴虚型的痢疾患者。此外，木耳对痔疮、胆结石、肾结石、膀胱结石等病症也有食疗作用。其还可防止血液凝固，有助于减少动脉硬化、冠心病等疾病的发生。

银耳【蔬菜菌菇类】

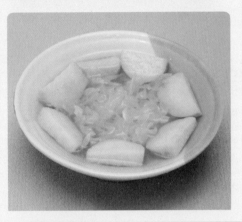

🥣 银耳山药羹

◎ **材料** 山药200克，银耳100克，白糖15克，水淀粉适量。

◎ **制作** ①山药去皮、洗净，切小丁；银耳洗净，用水泡2小时至软，然后去硬蒂，切细末备用。②砂锅洗净，所有材料放入锅中，倒入3杯水煮开，转文火继续煮，大约用时15分钟，煮至熟透，加入白糖调味，再加入水淀粉水勾薄芡，搅拌均匀即可。

◎ **功效** 本品滋阴润燥、补气养虚，适合阴虚、反复发作型的痢疾患者。

性味归经 性平，味甘。归肺、胃、肾经。

食疗功效 银耳滋补而不腻滞，具有滋补生津、润肺养胃的功效，适合阴虚型、反复发作型的痢疾患者，也适合其他病后体质虚弱者。此外，银耳还可用于治疗虚劳、咳嗽、痰中带血、津少口渴、病后体虚、气短乏力等病症，对胃阴亏虚、肝胃郁热以及脾胃气虚型的慢性胃炎患者有较好的食疗功效。

大蒜【其他类】

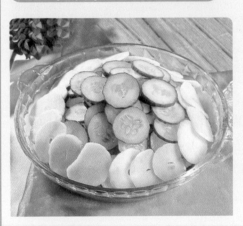

🥣 蒜片黄瓜

◎ **材料** 大蒜80克，黄瓜150克，盐、香油各适量。

◎ **制作** ①大蒜、黄瓜洗净切片。②将大蒜片和黄瓜片放入沸水中焯一下，捞出待用。③将大蒜片、黄瓜片装入盘中，将盐和香油搅拌均匀，淋在大蒜片、黄瓜片上即可。

◎ **功效** 本品具有温中散寒、除湿止痢的功效，适合寒湿型、疫毒型的痢疾患者。

性味归经 性温，味辛。归脾、胃、肺经。

食疗功效 大蒜具有良好的杀菌能力，对于细菌感染引起的痢疾有良好的治疗作用。此外，大蒜还含有大量对人体有益的活性成分，可防病健身，还可促进食欲，调节血脂、血压、血糖，可抗肿瘤，保护肝脏，增强生殖功能，保护胃黏膜，抗衰老，还可防止铅中毒。

番石榴【水果干果类】

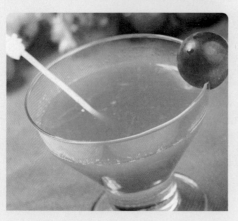

番石榴葡萄柚汁

◎材料 红葡萄100克，番石榴半个，柚子80克，冰块少许，柠檬1个。

◎制作 ①红葡萄、番石榴洗净，切块。②柚子去皮。将冰块放入榨汁机容器中，以防止榨汁时产生泡沫。③将番石榴、柚子、红葡萄、柠檬榨汁即可。

◎功效 本品具有滋阴润燥、涩肠止痢的功效，适合阴虚型、反复发作型的痢疾患者。

性味归经 性平，味甘、涩。归胃、大肠经。

食疗功效 番石榴具有收敛止泻、消炎止血的作用，适合急、慢性肠炎，痢疾，消化不良等病症，可缓解腹泻症状及炎症。此外，番石榴也是高血压、糖尿病以及肥胖症患者的理想食用水果。

西瓜【水果干果类】

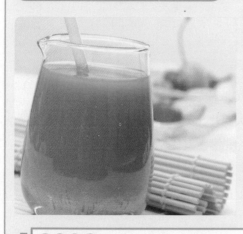

红糖西瓜饮

◎材料 橙100克，西瓜200克，蜂蜜适量，红糖少许。

◎制作 ①将橙洗净，切片；西瓜洗净，去皮，取肉。②将橙榨汁，加蜂蜜搅匀。将西瓜肉榨汁，兑入红糖水。③最后将两种汁水混合即可。

◎功效 本品具有清热利湿的功效，适合湿热型、疫毒型的痢疾患者。

性味归经 性寒，味甘。归心、胃、膀胱经。

食疗功效 西瓜具有清热解暑的功效，适合湿热型的痢疾患者。此外，西瓜还可除烦止渴、降压美容、利水消肿等。西瓜富含多种维生素，具有平衡血压、调节心脏功能、预防癌症的作用，可以促进新陈代谢，有软化及扩张血管的功能。常吃西瓜还可以使头发秀丽稠密。

苹果 【水果干果类】

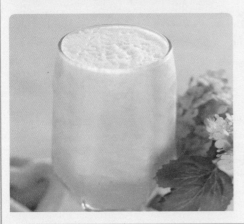

🥣 苹果番石榴汁

◎ **材料** 苹果1个，番石榴300克，冰块适量。

◎ **制作** ①将苹果洗净，去皮、去核，切块。②番石榴去皮、去核，掰成颗粒状。③将苹果、番石榴放入榨汁机内榨成汁，加入冰块。④去渣取汁饮用。

◎ **功效** 本品具有滋阴润燥、凉血、止泻的功效，适合阴虚型的痢疾患者。

性味归经 性凉，味甘、微酸。归脾、肺经。

食疗功效 苹果含有鞣酸，有一定的收敛作用，适合痢疾腹泻者。此外，苹果还有润肺、健胃、生津、止渴、止泻、消食、顺气、醒酒的功能，而且对于癌症也有良好的食疗作用。苹果含有大量的纤维素，常吃可以使肠道内胆固醇减少，缩短排便时间，能够减少直肠癌的发生。

椰子 【水果干果类】

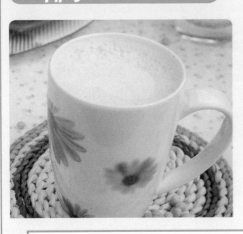

🥣 椰汁豆浆

◎ **材料** 黄豆80克，椰汁适量。

◎ **制作** ①黄豆加水泡发6小时，捞出，洗净备用。②将黄豆、椰汁放入豆浆机中，添水搅打成椰汁豆浆，煮沸后滤出豆浆即可。

◎ **功效** 本品具有清热利湿、解毒止痢的功效，适合湿热型、阴虚型的痢疾患者。

性味归经 性凉，味甘。归胃、脾、大肠经。

食疗功效 椰子具有清热、解暑、生津、止渴之功效，可益气、补脾胃、杀虫消疳，使人面色润泽，适合湿热型的痢疾患者。可常用椰汁洗头，能使头发黑亮润泽；还可以做成椰子酱和椰子酒，用来清暑解渴；椰肉炖汤补益功效较显著。

黄连 【中药类】

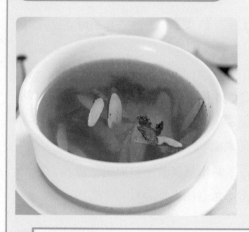

🥣 黄连黄柏甘草汁

◎**材料** 黄连、黄柏各3克，甘草5克，白糖适量。

◎**制作** ①将黄连、黄柏、甘草分别洗净。②将洗净的黄连、黄柏、甘草放入炖锅内，加水，蒸煮5分钟。③加糖煎水，冷却即可。

◎**功效** 本品具有清热泻火、解毒止痢的功效，适合湿热、疫毒型的痢疾患者。

性味归经 性寒，味苦。归心、肝、胃、大肠经。

食疗功效 黄连具有泻火燥湿、解毒杀虫的功效，适合由于细菌感染引起的痢疾，还可治时行热毒、伤寒、热盛心烦、痞满呃逆、热泻腹痛、肺结核、吐衄、消渴、疳积、蛔虫病、百日咳、咽喉肿痛、火眼口疮、痈疽疮毒等症。

金银花 【中药类】

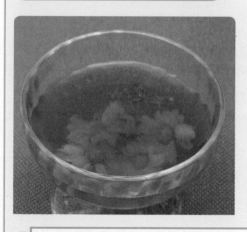

🥣 银花白菊饮

◎**材料** 金银花、白菊花各10克，冰糖适量、清水1000毫升。

◎**制作** ①将金银花、白菊花分别洗净、沥干水分，备用。②砂锅洗净，加入清水1000毫升，用武火煮沸倒入金银花和白菊花，再次煮开后，转为文火慢慢熬煮，待花香四溢时加入冰糖。③至冰糖溶化后搅拌均匀即可饮用。

◎**功效** 本品具有清热解毒、凉血止痢的功效，适合湿热、疫毒型的痢疾患者。

性味归经 性寒，味甘。归肺、胃经。

食疗功效 金银花具有清热解毒的功效，主要用于治温病发热、热毒血痢、痈疡、肿毒、瘰疬、痔漏等症。现代药理学研究证明，金银花在体外对多种细菌，如伤寒杆菌、副伤寒杆菌、大肠杆菌、变形杆菌、葡萄球菌、链球菌、肺炎双球菌、脑膜炎球菌等均有一定抑制作用。

鱼腥草 【中药类】

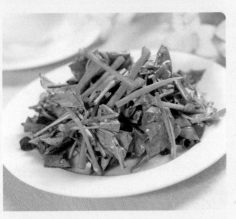

凉拌鱼腥草

◎ **材料** 鱼腥草350克，红椒20克，盐6克，味精3克，香油、醋各10毫升。

◎ **制作** ①将鱼腥草洗净切成段，红椒洗净切丝。②锅中加水烧开，下入鱼腥草焯透后，捞出装入碗内。③将鱼腥草内加入椒丝和所有调味料一起拌匀即可。

◎ **功效** 本品具有清热解毒、止痢的功效，适合湿热、疫毒型、反复发作型的痢疾患者。

性味归经 性寒，味辛。归肝、肺经。

食疗功效 鱼腥草具有清热解毒、利尿消肿的功效，适合湿热型、疫毒型的痢疾患者。此外，鱼腥草还可用于治疗肺炎、肺脓疡、疟疾、水肿、淋病、白带、痈肿、痔疮、脱肛、湿疹、秃疮、疥癣等症。

草豆蔻 【中药类】

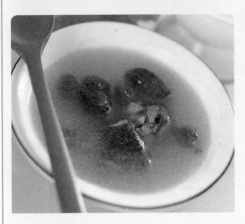

五香草豆蔻乌鸡汤

◎ **材料** 乌骨母鸡1只（约500克），草果、草豆蔻各5克，盐5克，味精3克。

◎ **制作** ①将乌骨母鸡宰杀，洗去血迹，再斩件。②将草果、草豆蔻洗净，与鸡块一起放入锅中，加适量水，以武火熬煮。③待鸡块煮熟，调入调味料即可。

◎ **功效** 本品具有温中散寒、除湿止痢的功效，适合寒湿型的痢疾患者。

性味归经 性温，味辛。归脾、胃经。

食疗功效 草豆蔻具有温中、祛寒、行气、燥湿的作用，适合寒湿型的痢疾患者，可治心腹冷痛、痞满食滞、噎膈反胃、寒湿吐泻、痰饮积聚等症，用于寒湿内阻、脘腹胀满冷痛、嗳气呕逆、不思饮食。

金樱子 【中药类】

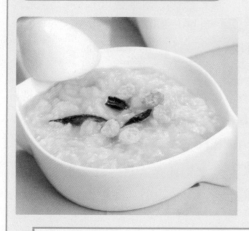

🥣 金樱子糯米粥

◎ **材料** 糯米80克，金樱子适量，白糖3克。

◎ **制作** ①糯米泡发洗净；金樱子洗净，下入锅中，加适量清水煎取浓汁备用。②锅置火上，倒入清水，放入糯米，以大火煮至米粒开花。③加入金樱子浓汁，转小火煮至粥呈浓稠状，调入白糖拌匀即可食用。

◎ **功效** 本品具有益气补虚、止痢的功效，适合反复发作型、寒湿型的痢疾患者。

◎ **性味归经** 性平，味酸、涩。归脾、肾、大肠、膀胱经。

◎ **食疗功效** 金樱子具有固精涩肠、缩尿止泻、补虚强壮的功效，适合反复发作型的体质虚弱的痢疾患者。此外，金樱子还可用于治疗滑精、遗尿、肺虚喘咳、自汗盗汗、崩漏带下等症。

白头翁 【中药类】

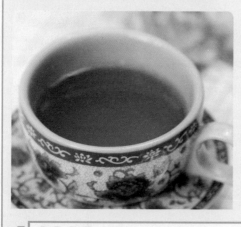

🥣 白头翁芩连饮

◎ **材料** 白头翁、黄芩、黄连各适量。

◎ **制作** ①将白头翁、黄芩、黄连分别用清水洗净，备用。②将以上准备好的材料放入杯中或壶中。③往杯中或壶中冲入适量的沸水冲泡10分钟即可。

◎ **功效** 本品具有清热解毒、凉血止痢、益气补虚的功效，适合湿热、疫毒、反复发作型的痢疾患者。

◎ **性味归经** 性寒，味苦。归胃、大肠经。

◎ **食疗功效** 白头翁具有清热解毒、凉血止痢、燥湿杀虫的功效，适合湿热型、疫毒型的痢疾患者。主治赤白痢疾、鼻出血、崩漏、血痔、寒热温疟、带下、阴痒、湿疹、瘰疬、痈疽、眼目赤痛等症。

蒲公英 【中药类】

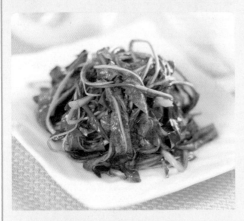

🥢 清炒蒲公英

◎**材料** 蒲公英300克,盐5克,味精3克。

◎**制作** ①蒲公英洗去泥沙,去黄叶。②将锅中水烧沸,下入蒲公英焯透,捞出。③锅中放少许油烧热,下入蒲公英、调味料炒匀即可。

◎**功效** 本品具有清热解毒、利尿祛湿、凉血止痢的功效,适合湿热、疫毒型的痢疾患者。

性味归经 性寒,味苦、甘。归肝、胃经。

食疗功效 蒲公英具有清热解毒,利尿散结的功效,适合湿热型、疫毒型的痢疾患者,此外,还可以治急性乳腺炎、淋巴腺炎、瘰疬、疔毒疮肿、急性结膜炎、感冒发热、急性扁桃体炎、急性支气管炎、胃炎、肝炎、胆囊炎、尿路感染。

丹皮 【中药类】

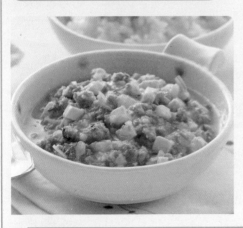

🥢 京酱豆腐

◎**材料** 猪绞肉、豆腐各100克,黑木耳、马蹄各60克,赤芍、牡丹皮各10克,栀子5克,豆瓣酱、细糖、嫩姜末、甜面酱、米酒各适量。

◎**制作** ①药材加水小火煮沸,取药汁与豆瓣酱、糖、姜末拌匀。②猪绞肉、甜面酱、米酒腌10分钟;黑木耳、马蹄和豆腐洗净切丁。③炒锅入色拉油加绞肉炒,入黑木耳、马蹄和豆腐,再倒入调味料炒匀,收汁关火即可食用。

◎**功效** 本品清热利湿、滋阴润燥、凉血止痢,适合湿热、阴虚型、疫毒型的痢疾患者。

性味归经 性凉,味辛、苦。归心、肝、肾经。

食疗功效 丹皮具有清热凉血、活血消瘀的功效,适合湿热型的痢疾患者,主治热入血分、发斑、惊痫、吐衄、便血、骨蒸劳热、闭经、症瘕、痈疡、跌打损伤。丹皮水煎剂有降血压的作用,此外,还观察到本品有活血通经的作用。

◎ 痢疾患者忌吃食物及忌吃原因

痢疾患者应慎食油腻、辛辣、性热、不易消化的食物，不饮生水，不吃变质和腐烂食物，不吃生食，忌暴饮暴食。以下食物应绝对禁吃。

狗 肉

忌吃狗肉的原因

❶ 狗肉性温，是一种温补性很强的食物，急性痢疾者不宜食用，否则会助长大肠中的湿热之邪，从而加剧痢疾病情，加重腹痛、里急后重等症状。

❷ 关于狗肉的食用禁忌，《本草经疏》中说："发热动火，生痰发渴，凡病人阴虚内热，多痰多火者慎勿食之。"并且还有记载曰："治痢并非所宜。"

❸ 半生不熟的狗肉可致寄生虫感染，加重病情。

❌ 忌吃关键词

性温、寄生虫感染

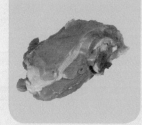

海 参

忌吃海参的原因

❶ 中医认为，海参为清补食物，有滋阴润燥的功效，凡是脾虚便溏下痢者均不宜食用。

❷ 关于海参的禁忌吃法，《本草求真》中说"泻痢遗滑之人忌之"，《饮食须知》中也有告诫曰："患泄泻痢下者勿食"，意即急性肠炎腹泻或者细菌性痢疾所致之腹泻，均应忌食海参。

❸ 海参含有许多微生物，若生吃容易引发痢疾。

❌ 忌吃关键词

微生物

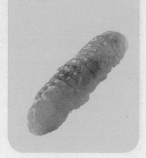

生 姜

忌吃生姜的原因

❶ 生姜味辛，含有一种芳香性挥发油脂中的"姜油酮"，其刺激性很强，能刺激胃肠黏膜，使胃肠黏膜充血、水肿，加重病情，痢疾泄泻者不宜食用。

❷ 生姜性微温，急性痢疾患者多食可积温成热，助长大肠中的湿热之邪，从而加重痢疾的病情。

❌ 忌吃关键词
刺激性、性微温

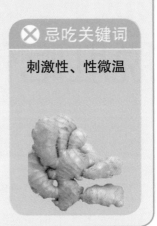

辣 椒

忌吃辣椒的原因

❶ 辣椒性热，食用后会加重湿热，助长大肠中的湿热之邪，使痢疾的病情加重，急性痢疾患者尤其要慎食。

❷ 辣椒含有特有的辣椒素，刺激性较强，可致血管痉挛收缩，使黏膜充血、水肿、破损，肠壁损伤加重，加重痢疾的病情。

❸ 长期大量食用辣椒，可引起胃灼热感、腹胀、腹痛、恶心、呕吐、头晕等症状。

❌ 忌吃关键词
性热、刺激性

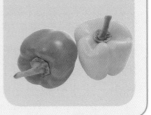

甜 瓜

忌吃甜瓜的原因

❶ 中医认为，甜瓜性寒，可以止渴，除烦热，但是又会伤脾胃阳气，多吃容易"发冷病，破腹"，有慢性虚寒痢下之人，切忌食之。

❷ 关于甜瓜的食用禁忌，在《本草衍义》中也指出："甜瓜，多食未有不下痢者。"《饮食须知》中也有相关记载曰："夏月过食，深秋泻痢，最为难治。"

❸ 痢疾杆菌可在甜瓜上存活10~24天，经8~12小时可增殖20~200倍以上，人们如食用不洁甜瓜容易引起痢疾。

❌ 忌吃关键词
性寒、痢疾杆菌

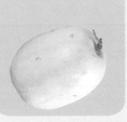

第十二章
脱肛吃什么？禁什么？

🏵 中医分型

① 气虚下陷型

·症状剖析· 长时间腹泻不愈、久病卧床伤气，均可以出现脱肛。肛门有黏膜脱出，脱出程度不一，伴神疲乏力，少气懒言，排便或活动时更甚，大便溏稀，面色萎黄无华，舌淡苔薄白。

·治疗原则· 补中益气、升阳举陷。

·饮食禁忌· 忌食寒凉生冷伤脾胃食物，忌辛辣刺激性食物。

对症药材	对症食材
*党参 *柴胡 *黄芪 *升麻	*粳米 *小米 *猪肚 *土鸡 *银耳

② 脾肾阳虚型

·症状剖析· 素体阳虚，加上长时间腹泻、耗伤脾肾阳气，发为此病。肛门有异物脱出，或排便、活动时脱出，或平日脱出不能还纳，伴畏寒肢冷，身重困倦，小便清长，大便溏泄，舌色淡，苔白。

·治疗原则· 温补脾阳、固肠止脱。

·饮食禁忌· 忌食寒凉生冷食物，忌食油腻难消化食物。

对症药材	对症食材
*山药 *杜仲 *补骨脂 *五味子 *芡实	*黑豆 *乌鸡 *羊肉 *猪腰 *韭菜

③ 湿热下注型

·症状剖析· 脱肛日久，感受湿热邪气，出现红肿、疼痛，发为此病。肛门有肠黏膜脱出，不能自行还纳，行走活动时肠黏膜摩擦出现充血、糜烂等现象，伴分泌物恶臭、大便臭秽、便时肛门灼热，舌红，苔黄腻。

·治疗原则· 清热利湿、敛疮解毒。

·饮食禁忌· 忌食热性及辛辣刺激性食物，忌食滑肠食物，忌发物。

对症药材	对症食材
*苦参 *白及 *莲子	*绿豆 *猪肠 *丝瓜 *蘑菇

❶ 将黄芪20克、党参15克、升麻15克、柴胡15克、甘草3克
分别洗净，放入锅中，加水适量，煎汁去渣备用，再将30厘
米长的猪肠用盐搓洗干净，焯水，切成2厘米长的小段，与加少量水放入锅中煮熟，加
盐适量，再倒入药汁，煮开后即可关火。可分两次食用。补益中气、升阳举陷，对脱
肛、胃下垂、子宫脱垂等症有较好的食疗作用。

❷ 将白术、茯苓、升麻、黄芪各15克，一起洗净，放入锅中，加水800毫升，煮至400
毫升，倒出药汁，留渣加水再煎1次，将2次的药汁对匀，分2次服用。坚持长期服用，
对中气下陷引起的胃下垂、脱肛、子宫脱垂等内脏下垂患者有较好的疗效。

 # 饮食宜忌

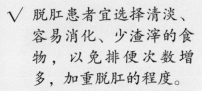 生活保健

宜

√ 脱肛患者宜选择清淡、容易消化、少渣滓的食物，以免排便次数增多，加重脱肛的程度。

√ 便秘和腹泻都是引发脱肛的重要原因。所以，脱肛患者要注意饮食的调节，以防发生便秘或腹泻，宜多食维生素和纤维素丰富的新鲜蔬果。

忌

× 忌食烟酒、辛辣刺激性的食物，以免造成脱出肛门外的直肠黏膜部分发炎、充血、肿胀。

× 应选择具有补中益气、升阳举陷作用的食物；应选择甘平或甘温的食物。勿食生冷瓜果，少吃凉寒性食物，也不可多食辛辣刺激性食物。

◎ 患者应防止腹泻和便秘，排便不可过度用力和蹲厕时间不可过长，以免加重直肠和肛门的负担。

◎ 加强营养，经常做提肛运动，锻炼肛门括约肌。

◎ 脱肛后要及时复位，并适当休息，小孩要用塔形纱布固定。

◎ 注射治疗后数天，要适当控制排便。

◎ 重度脱肛的患者还可用熏洗法辅助治疗，可防治脱出肛门外的直肠黏膜感染：可取苦参、黄柏、黄连、白花蛇舌草、地肤子、石榴皮、五倍子、枯矾各适量等分，煎水坐浴熏洗，可预防脱出段感染、充血。

⊗ 避免过重的体力劳动，要注意多休息。

◎脱肛患者宜吃的食物及其简易食疗方

　　本书编者根据脱肛的三种中医分型，贴心地为每一种不同证型的患者挑选了宜吃的食物，分析每一种食物的性味归经及其对每种证型的食疗功效，并推荐了合适的调养食疗方，详解其材料、做法以及功效。食疗方的材料均简单易得，做法清晰明了，患者可根据自身症状判断自己属于哪一证型，然后根据证型选择适合自己的食疗方法及菜例，于日常饮食中轻松达到调理的目的。

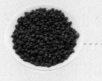

【五味子】

【黄芪】

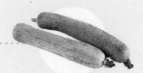

【丝瓜】

粳米【谷物粮豆类】

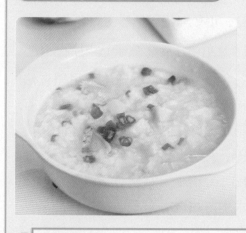

🥣 鸡肉黄芪粳米粥

◎材料　母鸡肉150克，黄芪20克，粳米80克，鸡汤1500克，盐2克，葱花少许。

◎制作　①鸡肉洗净，切丁；黄芪洗净，切碎；粳米淘净，浸泡半小时后捞出沥干水分。②粳米放入锅中，倒入鸡汤，大火烧沸，放入鸡肉、黄芪，转中火熬煮至米粒开花。③改小火，将粥熬至浓稠，调入盐调味，撒上葱花即可。

◎功效　本品具有补中益气、升阳举陷的功效，适合气虚下陷型的脱肛患者。

性味归经　性平，味甘。归脾、胃经。

食疗功效　粳米具有养阴生津、除烦止渴、健脾胃、补中气、固肠止泻的功效，适合气虚下陷的脱肛患者。而且用粳米煮粥时，浮在锅面上的浓稠液体俗称米汤、粥油，具有补虚的功效，对于病后产后体弱的人有良好的食疗效果。

黑豆【谷物粮豆类】

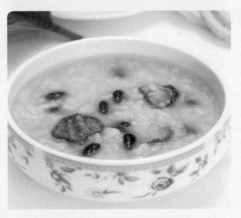

🥣 黑豆山楂米粥

◎ **材料** 大米70克，山楂20克，黑豆30克，白糖3克。

◎ **制作** ①大米、黑豆均洗净，泡发；山楂洗净，切成薄片。②锅置火上，加入清水，放入大米、黑豆煮至米、豆均绽开。③加入山楂同煮至浓稠状，调入白糖拌匀即可。

◎ **功效** 本品具有补中益气、健脾补肾的功效，适合气虚下陷型、脾肾阳虚型的脱肛患者。

性味归经 性平，味甘。归心、肝、肾经。

食疗功效 黑豆具有健脾补肾的功效，适合气虚下陷型的脱肛患者，此外，黑豆还有祛风除湿、调中下气、活血、解毒、利尿、明目等功效。黑豆含有丰富的维生素E，能清除体内的自由基，减少皮肤皱纹，达到养颜美容的目的。

绿豆【谷物粮豆类】

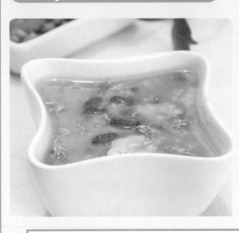

🥣 百合绿豆菊花粥

◎ **材料** 百合30克，绿豆80克，菊花适量，盐2克。

◎ **制作** ①绿豆泡发洗净；百合洗净，切片；菊花洗净。②锅置火上，倒入清水，放入绿豆煮至开花。③加入百合同煮至浓稠状，调入盐拌匀，撒上菊花即可。

◎ **功效** 本品具有清热利湿、敛疮解毒、宁心安神的功效，适合湿热下注型的脱肛患者。

性味归经 性凉，味甘。归心、胃经。

食疗功效 绿豆具有清热解毒、滋补强壮、调和五脏的作用，适合脾肾阳虚、湿热下注型的脱肛患者。此外，绿豆还有具有降压、降脂、保肝、消暑止渴、利水消肿的功效。常服绿豆汤对接触有毒、有害化学物质而可能中毒者有一定的防治效果。绿豆还能够防治脱发、使骨骼和牙齿坚硬。

猪腰 【肉禽水产类】

🥣 党参马蹄猪腰汤

◎**材料** 猪腰200克，马蹄150克，党参100克，盐8克，花生油10毫升，料酒适量。

◎**制作** ①猪腰洗净，剖开，切去白筋，切片，用适量酒、油、盐拌匀。②马蹄洗净，党参洗净切段。③马蹄、党参放入锅内，加适量清水，大火煮滚后，改文火煮30分钟，再加入猪腰，滚10分钟，调入盐即可供用。

◎**功效** 本品具有清热利湿、补中益气、补肾壮阳的功效，适合各个证型的脱肛患者。

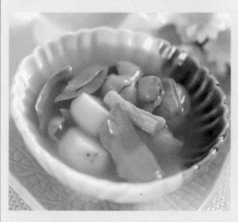

性味归经 性平，味甘、咸。归肾经。

食疗功效 猪腰具有健肾补腰、和肾理气之功效，适合脾肾阳虚型的脱肛患者，此外，猪腰还可以用于治聊肾虚腰痛、遗精盗汗、产后虚赢、身面水肿等症。

猪肠 【肉禽水产类】

🥣 黄芪芡实煲大肠

◎**材料** 猪大肠150克，黄芪、芡实各30克，盐少许。

◎**制作** ①猪大肠反复漂洗干净，切块，用沸水略煮去味。②砂锅上火，加适量清水，下入猪大肠煮沸，再下入黄芪、芡实，以小火煲至肠烂熟，再调味即可。

◎**功效** 本品具有补中益气、清热解毒、补虚止血的功效，适合气虚下陷、湿热下注型的脱肛患者。

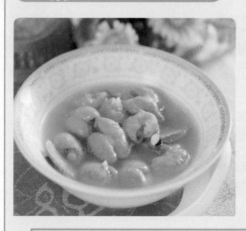

性味归经 性微温，味甘。归大肠经。

食疗功效 猪肠有清热、解毒、润肠、祛风、解毒、止血的功效，适合湿热下注型的脱肛患者，还可用于治疗肠风便血、血痢、痔漏等症。此外，猪肠还有润燥、补虚、止渴之功效，可用于治疗虚弱口渴、脱肛、痔疮、便血、便秘等症。

猪肚 【肉禽水产类】

🥣 白果煲猪肚

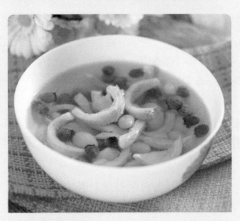

◎ **材料** 猪肚100克，白果5枚，覆盆子10克，盐3克，味精2克。

◎ **制作** ①猪肚洗净，切丝；白果炒熟，去壳。②将猪肚、白果、覆盆子一起放入砂锅，加适量水，煮沸后改文火炖煮1小时。③调入盐、味精即可。

◎ **功效** 本品具有益气健脾、升阳举陷的功效，适合气虚下陷型的脱肛患者。

性味归经 味甘，性微温。归脾、胃经。

食疗功效 猪肚有补虚损、健脾胃的功效，适合气虚下陷型的脱肛患者，尤其适合体质虚弱者。猪肚不仅可供食用，而且有很好的药用价值，多用于脾虚腹泻、虚劳瘦弱、消渴、小儿疳积、尿频或遗尿等症。

土鸡 【肉禽水产类】

🥣 西洋参炖土鸡

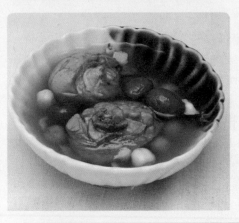

◎ **材料** 土鸡半只，红枣5颗，莲子、芡实各25克，西洋参、枸杞子各5克，老姜10克，米酒、盐各适量。

◎ **制作** ①将西洋参、莲子、芡实、枸杞子洗净备用。②土鸡用微火去掉细毛，用水洗净，切块再焯烫一下，沥水备用。③将药材入锅，加适量水用大火煮沸，下入切好的鸡块、姜片，待再次煮沸时，放入米酒，搅拌均匀后用小火炖煮30分钟即可。

◎ **功效** 本品温补脾阳、补中益气，适合脾肾阳虚、气虚下陷型的脱肛患者。

性味归经 性平、温，味甘。归脾、胃经。

食疗功效 鸡肉具有温中益气、补精添髓、益五脏、补虚损、健脾胃、强筋骨的功效，适合气虚下陷型、脾肾阳虚型的脱肛患者。冬季多喝些鸡汤可提高自身免疫力。鸡皮中含有大量胶原蛋白，能补充人体所缺少的水分和弹性，延缓皮肤衰老。

乌鸡 【肉禽水产类】

🥣 肾气乌鸡汤

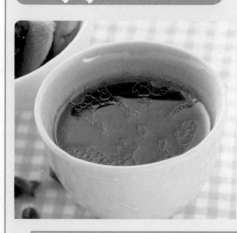

◎**材料**　乌鸡腿100克，熟地20克，山茱萸10克，山药15克，丹皮10克，茯苓10克，泽泻10克，车前子7.5克，牛膝7.5克，桔梗10克，炮附子5克。

◎**制作**　①将鸡腿剁块，放入沸水中氽烫，捞出洗净。②将鸡腿和所有药材一起放入锅中，加1800毫升水以大火煮开转小火慢炖40分钟即成。

◎**功效**　本品具有滋阴补肾、补中益气、利水化湿的功效，适合各个证型的脱肛患者。

性味归经　性平，味甘。归肝、肾经。

食疗功效　乌鸡具有滋阴、补肾、养血、添精、益肝、退热、补虚作用，适合脾肾阳虚型的脱肛患者。此外，乌鸡还能调节人体免疫功能，抗衰老，乌鸡含铁、铜元素较高，对于病后、产后贫血者具有补血、促进康复的食疗作用。

羊肉 【肉禽水产类】

🥣 羊肉枸杞姜粥

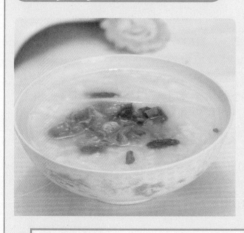

◎**材料**　羊肉100克，枸杞子、生姜各30克，大米80克，盐3克，味精1克，葱花少许。

◎**制作**　①大米淘净，泡半小时；羊肉洗净，切片；生姜洗净，去皮，切丝；枸杞子洗净。②大米入锅，加水旺火煮沸，下入羊肉、枸杞子、姜丝，转中火熬煮至米粒软散。③慢火熬煮成粥，加盐、味精调味，撒上葱花即可。

◎**功效**　本品具有益气补虚、温补脾阳的功效，适合气虚下陷、脾肾阳虚型的脱肛患者。

性味归经　性热，味甘。归脾、胃、肾、心经。

食疗功效　羊肉有益气补虚、补肾壮阳的作用，适合气虚下陷、脾肾阳虚型的脱肛患者，体质虚弱者尤其适合。此外，羊肉还可促进血液循环，使皮肤红润，增强御寒能力，可增加消化酶，保护胃壁，帮助消化。

蘑菇 【蔬菜菌菇类】

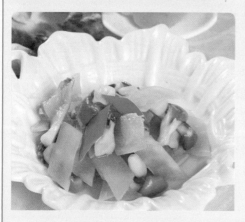

三鲜蘑菇

◎ **材料** 秀珍菇200克，莴笋350克，红甜椒1个，盐、白糖、味精、黄酒、水淀粉、素鲜汤各适量。

◎ **制作** ①莴笋去皮，洗净切菱形片；秀珍菇洗净切片；甜椒洗净切片。②锅上火，倒入素鲜汤、秀珍菇片、莴笋片、红椒片炒匀，加黄酒、盐、白糖、味精烧沸，用水淀粉勾芡即成。

◎ **功效** 本品具有补中益气、升阳举陷的功效，适合气虚下陷型、湿热下注型的脱肛患者。

性味归经 性平，味甘。归肝、胃经。

食疗功效 蘑菇具有补脾益气、润燥化痰的功效，适合气虚下陷型的脱肛患者。此外，蘑菇还有降血糖、降血脂、预防动脉硬化和肝硬化的作用，对高血压、心血管病、肝病、糖尿病等有一定的食疗作用。

韭菜 【蔬菜菌菇类】

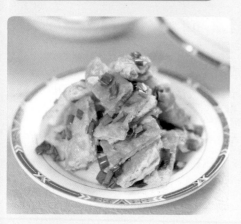

韭菜炒鸡蛋

◎ **材料** 鸡蛋4个，韭菜150克，盐5克，味精1克。

◎ **制作** ①韭菜洗净，切成碎末备用。②鸡蛋打入碗中，搅散，加入盐、味精搅匀备用。③锅置火上，注入油，将备好的鸡蛋液入锅中煎至两面金黄色，然后加入韭菜末炒熟即可。

◎ **功效** 本品具有助阳健脾、益气补虚的功效，适合脾肾阳虚、气虚下陷型的脱肛患者。

性味归经 性温，味甘、辛。归肝、肾经。

食疗功效 韭菜有温肾助阳、益脾健胃、行气理血的功效。多吃韭菜，可养肝，增强脾胃之气，适合气虚下陷、脾胃阳虚型的脱肛患者。此外，还能消除皮肤白斑，并使头发乌黑发亮。

丝瓜 【蔬菜菌菇类】

🥣 清炒丝瓜

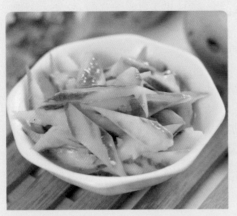

◎ **材料**　嫩丝瓜300克，盐5克，味精3克。

◎ **制作**　①挑选嫩丝瓜，削去表皮，再切成块状。②锅上火，加油烧热，下入丝瓜块炒至熟软。③再掺入适量水，加入调味料煮沸后即可。

◎ **功效**　本品具有清热利湿、敛疮解毒的功效，适合湿热下注型的脱肛患者。

性味归经　性凉，味甘。归肝、胃经。

食疗功效　丝瓜具有清暑凉血、解毒通便的功效，适合湿热下注型的脱肛患者，还可缓解便秘，防止脱肛程度加重。此外，丝瓜还能用于治疗热病烦渴、咳嗽痰喘、肠风痔漏、崩漏、带下、血淋、痈肿、产妇乳汁不下等病症。

银耳 【蔬菜菌菇类】

🥣 枸杞银耳汤

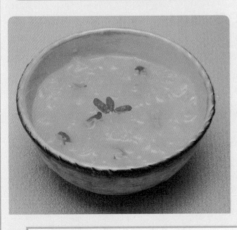

◎ **材料**　银耳30克，枸杞子10克，冰糖适量。

◎ **制作**　①先将银耳浸泡约两小时，下锅前撕成小片备用，枸杞子泡发，待用。②锅洗干净，倒入适量的水，以武火煮开，倒入银耳，再次煮沸后，转入文火，慢熬。③随后加入冰糖，大约再煮15分钟，加入泡好的枸杞子，搅拌均匀，大约8分钟即可。

◎ **功效**　本品具有益气健脾、滋阴补血的功效，适合气虚下陷型的脱肛患者。

性味归经　性平，味甘。归肺、胃、肾经。

食疗功效　银耳具有补脾益气、滋补生津、润肺养胃的作用，适合气虚下陷型的脱肛患者，也可用于治疗虚劳、咳嗽、痰中带血、津少口渴、病后体虚、气短乏力等病症，对胃阴亏虚、肝胃郁热以及脾胃气虚型的慢性胃炎患者有很好的食疗功效。

芡实 【中药类】

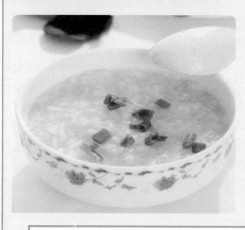

🥣 芡实茯苓粥

◎ **材料** 芡实粉、茯苓粉各20克，大米100克，盐2克，葱少许。

◎ **制作** ①大米泡发洗净；葱洗净，切成葱花；将芡实粉与茯苓粉一起用温水搅匀成糊备用。②锅置火上，注水后，放入大米用大火煮至米粒绽开。③下入搅好的糊，改用小火煮至粥浓稠时，放入盐调味，撒上葱花即可。

◎ **功效** 本品具有益气健脾、健胃和中的功效，适合气虚下陷型、脾肾阳虚型的脱肛患者。

性味归经 性平，味甘、涩。归脾、肾经。

食疗功效 芡实具有固肾涩精、补脾止泄的功效，适合气虚下陷型的脱肛患者。此外，芡实还可治遗精、淋浊、带下、小便不禁、大便泄泻。芡实含碳水化合物极为丰富，极容易被人体吸收，夏天炎热季节脾胃功能衰退，进入秋凉后功能尚差，若及时给予本品，既能健脾益胃，又能补充营养。

莲子 【中药类】

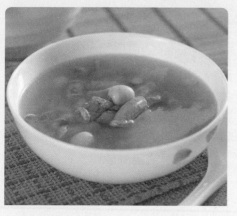

🥣 四神小肠汤

◎ **材料** 猪小肠300克，淮山、莲子各20克，芡实、薏米各40克，姜、盐、味精、料酒各适量。

◎ **制作** ①猪小肠洗净，姜拍碎，锅中烧开水放入小肠、姜、米酒煮10分钟去腥，捞出冲水，冷却后剪成小段；淮山、芡实、莲子、薏米洗净备用。②锅中加水煮沸，放入小肠、淮山、芡实、莲子、薏米，用小火煮2小时，放入调味料调味即可。

◎ **功效** 本品具有益气健脾、养心安神的功效，适合气虚下陷型、湿热下注型的脱肛患者。

性味归经 鲜品性平，味甘、涩。归心、脾、肾经。

食疗功效 莲子具有补脾益肾、涩精止泻、养心安神的作用，适合气虚下陷型的脱肛患者，其次，莲子还有促进凝血，维持肌肉的伸缩性等作用。此外，莲子还能辅助机体代谢，并维持酸碱平衡。

党参 【中药类】

🥢 参枣甜糯米

◎**材料** 红枣30克，糯米250克，白糖50克，党参10克。

◎**制作** ①将党参、红枣放在锅内，加水泡发后煎煮30分钟，取药液备用；捞出党参、红枣，党参切段备用。②将糯米洗净，放在大瓷碗中，加水适量蒸熟后扣入盘中。③将党参、红枣摆在糯米饭上，药液加白糖煎成浓汁后浇在枣饭上即可。

◎**功效** 本品具有益气补虚、健脾益肾的功效，适合气虚下陷型的脱肛患者。

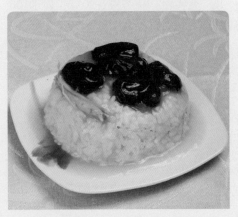

性味归经 性平，味甘。归脾、肺经。

食疗功效 党参具有补中益气、健脾益肺的功效，可用于脾肺虚弱、气短心悸、食少便溏、虚喘咳嗽、内热消渴等症，也适合气虚下陷型的脱肛患者，可缓解肿胀脱出程度、大便溏泄等。

柴胡 【中药类】

🥢 柴胡枸杞羊肉汤

◎**材料** 柴胡15克，枸杞子10克，羊肉片200克，油菜2棵，盐3克。

◎**制作** ①柴胡冲净，放进煮锅中加1500毫升水熬高汤，熬至约剩1200毫升，去渣留汁；油菜洗净切段。②枸杞子放入高汤中煮软，羊肉片入锅，并加入油菜。③待肉片熟，加盐调味即可。

◎**功效** 本品具有温补脾阳、补气养血的功效，适合脾肾阳虚、气虚下陷型的脱肛患者。

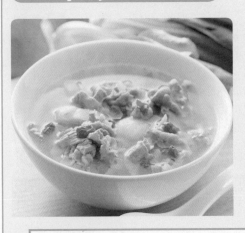

性味归经 性微寒，味苦。归肝、胆经。

食疗功效 柴胡具有和解表里、疏肝、升举阳气的作用，治寒热往来、胸满胁痛、口苦耳聋、头痛目眩、疟疾、下痢脱肛、月经不调、子宫下垂等症。现代药理学研究证明，柴胡对流感病毒有较强的抑制作用。

黄芪【中药类】

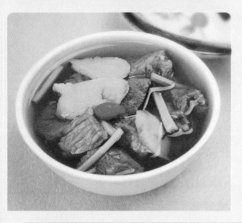

🥣 黄芪牛肉汤

◎**材料** 牛肉450克，黄芪6克，盐6克，葱段2克，香菜30克。

◎**制作** ①将牛肉洗净，切块，余水；香菜择洗净，切段；黄芪用温水洗净备用。②净锅上火倒入水，下入牛肉、黄芪煲至成熟，撒入葱段、香菜、盐调味即可。

◎**功效** 本品具有补中益气、升阳举陷的功效，适合脾肾阳虚型、气虚下陷型的脱肛患者。

性味归经 性温，味甘。归肺、脾、肝、肾经。

食疗功效 黄芪具有补气固表、利尿排毒、排脓敛疮、生肌的功效，用于中气虚弱的病人，中气下陷所致的脱肛、子宫脱垂、内脏下垂、崩漏带下等病症，还可用于表虚自汗及消渴（糖尿病）。

补骨脂【中药类】

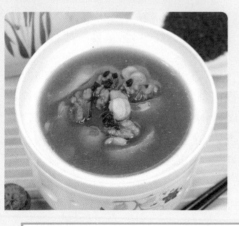

🥣 莲子补骨脂猪腰汤

◎**材料** 补骨脂50克，猪腰1个，莲子、核桃各40克，姜适量，盐2克。

◎**制作** ①补骨脂、莲子、核桃分别洗净浸泡；猪腰剖开除去白色筋膜，加盐揉洗，以水冲净；姜洗净去皮切片。②将所有材料放入砂煲中，注入清水，大火煲沸后转小火煲煮2小时。③加入盐调味即可。

◎**功效** 本品具有健脾益肾、温补脾阳的功效，适合脾肾阳虚型的脱肛患者。

性味归经 性温，味辛。归肾、心包、脾、胃、肺经。

食疗功效 补骨脂具有补肾助阳的功效，适合脾肾阳虚型的脱肛患者，临床上常用于治疗肾虚冷泻、遗尿、滑精、小便频数、阳痿、腰膝冷痛、虚寒喘嗽。外用可治白癜风。

五味子 【中药类】

🥄 参麦五味乌鸡汤

◎ **材料** 乌鸡腿100克，人参片15克，麦冬25克，五味子10克，盐5克。

◎ **制作** ①将鸡腿剁块，放入沸水中氽烫，捞起洗净。②将鸡腿和人参片、麦冬、五味子放入锅中，加1800毫升水以大火煮开，转小火续炖30分钟。③起锅前加盐调味即成。

◎ **功效** 本品具有温补脾阳、固肾涩精的功效，适合脾肾阳虚型的脱肛患者。

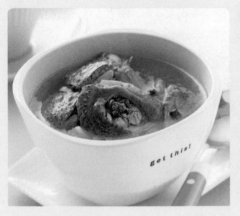

性味归经 性温，味酸。归肺、心、肾经。

食疗功效 五味子具有敛肺、滋肾、生津、收汗、涩精的功效，适合脾肾阳虚型的脱肛患者，临床上常用于治疗肺虚喘咳、口干作渴、自汗盗汗、劳伤羸瘦、梦遗滑精、久泻久痢等症。还可治神经衰弱，适用于记忆力和注意力减退者。

山药 【中药类】

🥄 山药银杏瘦肉粥

◎ **材料** 大米200克，山药200克，瘦肉30克，银杏10克，红枣4颗，姜、盐、味精各适量。

◎ **制作** ①山药去皮、切片；红枣泡发切碎，瘦肉剁蓉；银杏、米淘洗净；姜切丝备用。②砂锅中注水烧开，放入米煮成粥，放入银杏、山药煮5分钟后加入红枣、瘦肉、姜丝、煮烂，加适量盐和鸡精拌匀即可。

◎ **功效** 本品具有补脾益气、升阳举陷、滋阴生津的功效，适合气虚下陷型的脱肛患者。

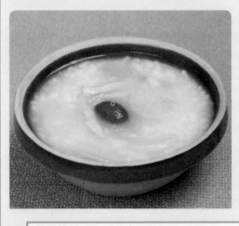

性味归经 性平，味甘。归肺、脾、肾经。

食疗功效 山药具有补脾养胃、生津益肺、补肾涩精的功效，适合气虚下陷型的脱肛患者。临床上常用于脾虚食少、久泻不止、肺虚喘咳、肾虚遗精、带下、尿频、虚热消渴等病症辅助治疗。

白及 【中药类】

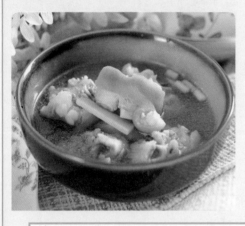

🥄 白及猪蹄汤

◎ **材料** 猪蹄600克，白及10克，田七10克，姜、葱、料酒、盐各适量。

◎ **制作** ①将猪蹄洗净，斩件；田七捣碎。②把白及、田七、姜、料酒、猪蹄一同放入锅中，煮3小时至猪蹄烂熟为止，再加入葱、盐即可。

◎ **功效** 本品具有清热凉血、敛疮解毒的功效，适合湿热下注型的脱肛患者。

性味归经 性凉，味苦、甜。归肺、肝、胃经。

食疗功效 白及具有补肺、止血、消肿、生肌、敛疮的作用，适合脱肛患者使用。临床上常用于治疗咯血、鼻出血、金疮出血、痈疽肿毒、溃疡疼痛、汤火灼伤、手足皲裂等病症。外用止血以白及纱布或用粉剂覆盖创面，在手术时对肝、肾静脉性出血的止血也有一定作用。

苦参 【中药类】

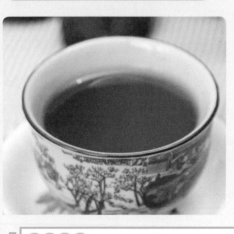

🥄 苦参银花饮

◎ **材料** 苦参5克，金银花5克。

◎ **制作** ①将苦参、金银花分别洗净备用。②砂锅加水600毫升，煮开，放入苦参、金银花熬煮5分钟即可。③可依据个人口味添加适量蜂蜜。

◎ **功效** 本品具有清热、解毒、燥湿的功效，适合湿热下注型的脱肛患者。

性味归经 性寒，味苦。归肝、肾、大肠、小肠经、膀胱、心经。

食疗功效 苦参具有清热、燥湿、杀虫的功效，用于热毒血痢、肠风下血、黄疸、赤白带下、小儿肺炎、疳积、急性扁桃体炎、痔漏、脱肛、皮肤瘙痒、阴疮湿痒、瘰疬、烫伤。

◎脱肛患者忌吃食物及忌吃原因

脱肛患者忌食烟酒、辛辣刺激性的食物，勿食生冷瓜果；少吃性凉、性寒食物；以下食物也应禁吃。

带鱼

忌吃带鱼的原因

❶带鱼的脂肪含量高于一般鱼类，每100克中含有脂肪4.9克，脂肪有润滑肠道的作用，食用后可导致排便次数增加，从而影响脱肛病情。

❷带鱼含有丰富的脂肪，脂肪不容易消化，可加重肠胃的负担，不利于脱肛病情的恢复。

❸中医认为，带鱼属于动风发物，《随息居饮食谱》有记载云："带鱼，发疥动风，病人忌食。"脱肛患者食用后可能使病情加重或诱使疾病复发。

⊗忌吃关键词

高脂肪、动风发物

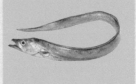

香蕉

忌吃香蕉的原因

❶香蕉性寒，且有加快肠胃蠕动、润肠通便的作用，脾胃功能较弱的脱肛患者食用后可致排便次数增加甚至腹泻，从而加重直肠的脱垂程度。

❷香蕉含有丰富的钾、镁离子，食用过多可引发胃肠功能紊乱，不利于脱肛患者慢性病情的恢复。

❸市售的香蕉由于运输和保存的关系，在未熟时已经被采摘，未熟香蕉含有鞣酸，有很强的收敛作用，易致便秘。

⊗忌吃关键词

性寒、微量元素比例失调、鞣酸

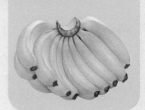

豆瓣酱

忌吃豆瓣酱的原因

❶ 豆瓣酱有增加食欲、促进肠胃蠕动的作用，多食可导致排便次数增加，从而加重直肠的脱垂程度，不利于脱肛患者病情的恢复。

❷ 豆瓣酱在制作过程中加入了盐、味精、辣椒等调料，具有一定的刺激性，可刺激直肠黏膜，使其充血，还会刺激原本就有直肠黏膜溃疡脱肛患者的溃疡程度加重。

✖ 忌吃关键词

刺激性

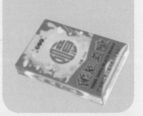

芥 末

忌吃芥末的原因

❶ 芥末中含有芥子油等，具有强烈的刺激性，脱肛患者食用后，可对直肠黏膜形成刺激，使黏膜充血、水肿，使原本溃疡病变程度加重。

❷ 中医认为，脱肛多为气虚或湿热所致，而芥末性温，多食可助热上火，加重体内的湿热程度，从而使加剧脱肛病情。

✖ 忌吃关键词

芥子油、刺激性、性温

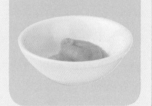

辣 椒

忌吃辣椒的原因

❶ 辣椒含有辣椒素，刺激性较强，可刺激胃肠黏膜充血、水肿，甚至破损，使脱肛患者的直肠黏膜病情加重。

❷ 辣椒性热，湿热下注型的脱肛患者食用后可加重体内湿热程度，从而加重病情，并且热性食物还可使大便燥结，从而引发便秘，使腹腔压力增大，加剧直肠的脱垂。

✖ 忌吃关键词

辣椒素、刺激性、性热

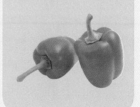

第十三章

肛周脓肿、肛瘘吃什么？禁什么？

🏵 中医分型

① 火毒炽盛型

对症药材	对症食材

- **症状剖析** 过食辛辣肥甘之品，损伤脾胃，湿热内生，下注肛门，蕴久化热，发为痛肿。肛门肿痛剧烈，持续数日，痛如鸡啄，难以入睡，肛周红肿热痛，按之有波动感，或穿刺时有脓液流出；伴有恶寒发热、口干便秘、小便黄等症；舌质红，苔黄。
- **治疗原则** 泻火解毒、消肿排脓。
- **饮食禁忌** 忌食虾蟹发物，忌食辛辣燥热性食物。

*金银花 *蒲公英 *鱼腥草

*绿豆 *海带 *蕨菜 *苦瓜 *丝瓜 *西瓜 *红豆

② 热毒蕴结型

对症药材	对症食材

- **症状剖析** 脓肿初期未得到治疗，导致热毒加重，肉腐痛溃，发为此病。肛门周围突然肿痛，疼痛逐渐加剧，肛周压痛或见红肿，或溃破流脓，伴恶寒发热、口干尿黄、舌红、苔黄腻。
- **治疗原则** 清热解毒、排脓消肿。
- **饮食禁忌** 忌食虾蟹发物，忌食辛辣燥热性食物。

*丹参 *白茅根 *紫花地丁 *白花蛇舌草

*木耳 *丝瓜 *冬瓜 *南瓜 *黄花菜

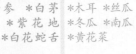

③ 阴液亏虚型

对症药材	对症食材

- **症状剖析** 肺肾阴虚，阴虚则火旺，郁久热胜肉腐，发为本病。主要症状为肛门肿痛，日久不消，皮色暗红，成脓时间长，溃破后脓稀薄，疮口难愈合，或伴午后潮热，心烦口干，舌红少苔。
- **治疗原则** 清热滋阴、解毒消肿。
- **饮食禁忌** 忌食虾蟹发物，忌食辛辣燥热性食物。

*知母 *石斛 *生地

*干贝 *兔肉 *木耳 *猕猴桃 *茭白 *火龙果

❶ 将30厘米猪肠用盐搓洗干净，将黄连10克、赤芍10克、金银花20克、鱼腥草20克分别洗净，剁成细末塞入猪肠内，扎紧两头口，放入炖锅中，加入姜、葱、料酒、水适量，煮至猪肠熟烂，加入味精、盐即成。食用时，将猪肠捞出切成2厘米长的段即可。每日1次，喝汤，佐餐食用或单食。本品清热凉血、解毒消肿、化瘀排脓。

❷ 将蒲公英30克、马齿苋30克、大青叶15克、黄柏10克洗净，一起放入锅中，加水800毫升，大火煮至水为400毫升即可，倒出药汁，留渣加水再煎1次，兑匀，分2次服用。每日1剂，可清热解毒、排脓消肿，对肛周脓肿、肛瘘患者有较好的疗效。

 # 饮食宜忌

生活保健 🙂

宜

√ 合理调配饮食，多选用蔬菜、水果、豆类等含维生素和纤维素多的饮食，可促进排便。

√ 宜食用清淡易消化的食品，因为饮食不当可导致大便干燥，易撕破肛瓣和擦伤肛门皮肤、黏膜，引起感染而形成脓肿。

 ## 忌

× 忌吃或少吃辛辣刺激食品，像酒、辣椒、生姜、大蒜、肉桂，等等，它们都可以刺激局部发炎，加重肛门直肠周围脓肿的病情。

× 在患病期间，忌食海鲜等发物以及狗肉、羊肉等燥热性食物，因为这些食物易发疮，会加重病情。

◎ 积极锻炼身体，增强体质，增进局部血液循环，加强局部的抗病能力，预防感染。

◎ 保持肛门清洁，勤换内裤，便后清洁肛门，对预防感染有积极作用。

◎ 积极防治其他肛肠疾病，如便秘、腹泻、肛窦炎、肛乳头肥大、肛裂、炎性痔、直肠炎等。可以避免和减少肛周感染，脓肿和肛瘘的发生。

◎ 一旦发生肛门直肠周围脓肿，应尽早就诊，及时医治，以防其蔓延、扩散。

◎ 肛周脓肿急性发作期，脓肿已成脓，且局部红肿烁热疼痛者，建议到医院行手术切开排脓。选择合适的药膳予以辅助治疗。

⊗ 忌久坐湿热之地，以免肛门部位受热、受湿，引起感染。

◎肛周脓肿、肛瘘患者宜吃的食物及其简易食疗方

本书编者根据肛周脓肿、肛瘘的三种中医分型，贴心地为每一种不同证型的患者挑选了宜吃的食物，分析每一种食物的性味归经及其对每种证型的食疗功效，并推荐了合适的调养食疗方，详解其材料、做法以及功效。食疗方的材料均简单易得，做法清晰明了，患者可根据自身症状判断自己属于哪一证型，然后根据证型选择适合自己的食疗方法及菜例，于日常饮食中轻松达到调理的目的。

【芹菜】   【黄花菜】   【木耳】

田螺 [肉禽水产类]

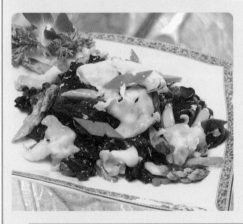

🥄 芦笋木耳炒螺片

◎**材料** 芦笋、黑木耳各200克，螺肉250克，胡萝卜100克，料酒5克，盐、味精各2克。

◎**制作** ①螺肉洗净，切成薄片；芦笋洗净斜切成小段，汆烫；黑木耳去蒂、洗净、撕成小块；胡萝卜洗净，斜切成片。②锅倒油烧热，放入海螺滑炒，然后加入芦笋、黑木耳、胡萝卜煸炒，再烹入高汤、料酒继续翻炒至熟。③加入盐、味精调味即成。

◎**功效** 本品清热凉血、消肿排脓，适合热毒蕴结型的肛周脓肿、肛瘘患者。

性味归经 性寒，味甘。归脾、胃、肝、大肠经。

食疗功效 田螺具有清热止痢、解暑止渴、利尿通淋的功效，适合热毒蕴结型的肛周脓肿、肛瘘患者。田螺兼有醒酒、明目等功效，临床上常用于治疗细菌性痢疾、风湿性关节炎、肾炎水肿、疔疮肿痛、尿赤热痛、尿闭、痔疮、黄疸、佝偻病、脱肛、狐臭等疾病。

红豆 【谷物粮豆类】

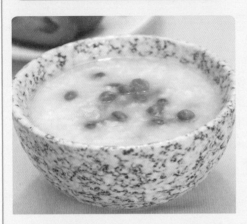

🥣 双豆双米粥

◎ **材料**　红豆30克，豌豆、胡萝卜各20克，玉米粒20克，大米80克，白糖5克。

◎ **制作**　①大米、红豆均泡发洗净；玉米粒、豌豆均洗净；胡萝卜洗净，切丁。②锅置火上，倒入清水，放入大米与红豆，以大火煮开。③加入玉米粒、豌豆、胡萝卜同煮至浓稠状，调入白糖即可。

◎ **功效**　本品具有清热解毒、排脓消肿的功效，适合热毒蕴结型的肛周脓肿、肛瘘患者。

性味归经　性平，味甘、酸。归心、小肠经。

食疗功效　红豆具有利水除湿、和血排脓、消肿解毒的功效，主治水肿、脚气、黄疸、泻痢、便血、痈肿等病症，适合热毒蕴结型的肛周脓肿、肛瘘患者。此外，红豆含蛋白质、脂肪较少，含碳水化合物较多，很适合于老年人食用。

干贝 【肉禽水产类】

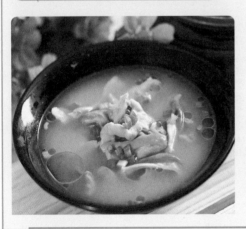

🥣 干贝炖菜胆

◎ **材料**　白菜50克，干贝50克，冬菇3朵，鸡脚50克，盐1克。

◎ **制作**　①干贝洗净，白菜留叶，冬菇洗净去蒂，鸡脚洗净切段。②将干贝、冬菇、鸡脚放入炖盅中，再放上白菜叶，加入水及适量盐。③将炖盅放置炖锅中炖2~3小时后即可出锅食用。④将干贝、鸡脚放置在温度设置为-5~0℃的冷柜中，可更好地保留其鲜味。

◎ **功效**　本品具有清热滋阴、解毒消肿的功效，适合阴液亏虚型的肛周脓肿、肛瘘患者。

性味归经　性平，味甘、咸。归脾经。

食疗功效　干贝具有滋阴、补肾、调中、下气、利五脏之功效；可用于头晕目眩、咽干口渴、虚痨咯血、脾胃虚弱等症，适合阴液亏虚型的肛周脓肿、肛瘘患者，常食还有助于降血压、降胆固醇，补益健身。

海带 【肉禽水产类】

🥣 苦瓜海带瘦肉汤

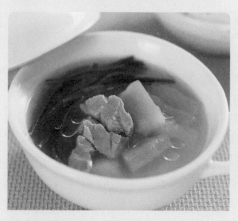

◎ **材料** 苦瓜500克，海带丝100克，瘦肉250克，盐3克，味精2克。

◎ **制作** ①将苦瓜洗净，切成两半，去瓤，切块。②海带浸泡1小时，洗净；瘦肉洗净，切成小块。③把苦瓜、海带、瘦肉放入砂锅中，加适量清水，煲至瘦肉烂熟再调入盐、味精即可。

◎ **功效** 本品具有清热、凉血、利水、消肿的功效，适合热毒蕴结型、火毒炽盛型的肛周脓肿、肛瘘患者。

性味归经 性寒，味咸。归肝、胃、肾三经。

食疗功效 海带具有清热、增强免疫力的作用，适合热毒蕴结型的肛周脓肿、肛瘘患者。此外，海带能化痰、软坚、降血压、防治夜盲症、维持甲状腺正常功能。海带还能抑制乳腺癌的发生。另外，海带没有热量，对于预防肥胖颇有益。

兔肉 【肉禽水产类】

🥣 核桃兔肉汤

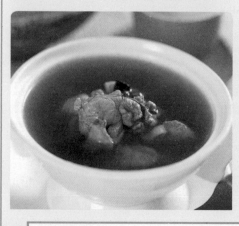

◎ **材料** 兔肉200克，杜仲、核桃仁各30克，盐5克。

◎ **制作** ①兔肉洗净，斩件。②杜仲洗净；核桃仁用开水烫去外皮。③把兔肉、杜仲、核桃仁放入锅内，加清水适量，大火煮沸后，文火煲2~3小时，调入盐即可。

◎ **功效** 本品具有清热滋阴、解毒消肿的功效，适合阴液亏虚型的肛周脓肿、肛瘘患者。

性味归经 性凉，味甘。归肝、脾、大肠经。

食疗功效 兔肉具有可滋阴凉血、益气润肤、解毒祛热的作用，适合阴液亏虚型的肛周脓肿、肛瘘患者。兔肉还含有丰富的卵磷脂。卵磷脂有抑制血小板凝聚和防止血栓形成的作用，还有保护血管壁、防止动脉硬化的功效。

蕨菜 【蔬菜菌菇类】

🥣 如意蕨菜蘑菇

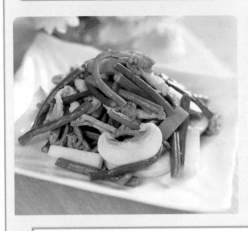

◎ **材料** 蕨菜嫩秆、蘑菇、鸡脯肉丝菇、胡萝卜、白萝卜各适量，盐、味精、淀粉、油、料酒、蒜片、鲜汤各适量。

◎ **制作** ①蕨菜择洗干净，切段；蘑菇洗净切片。②油锅烧热，用蒜片炝锅，放蕨菜煸炒，入鸡脯肉丝、鲜汤及调料，汤沸后用淀粉勾芡，出锅盛在盘边上。③原锅加油烧热，放入蘑菇，加调料煨至入味即可出锅。

◎ **功效** 本品具清热解毒、消炎杀菌、消肿的功效，适合火毒炽盛、热毒蕴结型的肛周脓肿、肛瘘患者。

性味归经 性寒，味甘。归大肠经、膀胱经。

食疗功效 蕨菜具有清热、解毒、利湿、杀菌、消炎的功效，适合火毒炽盛、热毒蕴结型的肛周脓肿、肛瘘患者。此外，蕨菜还有滑肠、益气、养阴、扩张血管、降低血压的作用，适合高血压患者食用。

马蹄 【蔬菜菌菇类】

🥣 芦荟炒马蹄

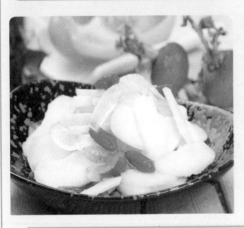

◎ **材料** 芦荟150克，马蹄100克，枸杞子5克，葱丝、盐、白糖、料酒、酱油、素油各适量。

◎ **制作** ①芦荟去皮洗净切条，马蹄去皮洗净切片。②芦荟和马蹄分别焯水，沥干待用。③锅烧热，加入素油烧热，下葱丝爆香，再下芦荟、马蹄，炒至断生时加枸杞子、盐、白糖、料酒、酱油至入味，出锅即可。

◎ **功效** 本品具有清热、泻火、解毒、凉血、利尿、消肿的功效，适合热毒蕴结、火毒炽盛型的肛周脓肿、肛瘘患者。

性味归经 性微凉，味甘。归肺、胃、大肠经。

食疗功效 马蹄具有清热解毒、凉血生津、利尿通便、消食除胀的功效，适合火毒炽盛、热毒蕴结型的肛周脓肿、肛瘘患者。另外，马蹄还对癌症有预防作用。

苦瓜【蔬菜菌菇类】

🥣 苦瓜炖蛤

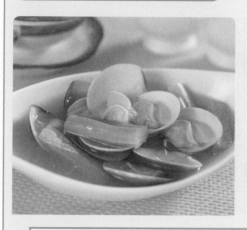

◎**材料** 苦瓜1条，蛤250克，姜10克，蒜10克，盐5克，味精3克。

◎**制作** ①苦瓜洗净，剖开去籽，切成长条；姜、蒜切片。②锅中加水烧开，下入蛤煮至开壳后，捞出，冲凉水洗净。③再将蛤、苦瓜、姜片、蒜片加适量清水，以大火炖30分钟至熟后，加入盐、味精即可。

◎**功效** 本品具有清热解毒、消肿排脓的功效，适合热毒蕴结型、火毒炽盛型的肛周脓肿、肛瘘患者。

性味归经 性寒，味苦。归心、肝、脾、胃经。

食疗功效 苦瓜具有清暑除烦、清热消暑、解毒的功效，适合热毒蕴结型的肛周脓肿、肛瘘患者。此外，苦瓜还具有明目、降低血糖、补肾健脾、益气壮阳、提高机体免疫力的功效，有助于加速伤口愈合，多食可使皮肤细嫩柔滑。

油菜【蔬菜菌菇类】

🥣 油菜炒木耳

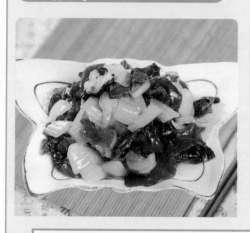

◎**材料** 油菜300克，黑木耳200克，盐3克，鸡精1克。

◎**制作** ①将油菜洗净，切段；黑木耳泡发，洗净，撕成小朵。②锅置火上，注入适量油烧热，放入油菜略炒，再加入黑木耳一起翻炒至熟。③最后加入盐和鸡精调味，起锅装盘即可。

◎**功效** 本品具有解毒、消肿的功效，适合热毒蕴结、火毒炽盛型的肛周脓肿、肛瘘患者。

性味归经 性温，味辛。归肝、肺、脾经。

食疗功效 油菜具有活血化瘀、消肿解毒的功效，适合火毒炽盛、热毒蕴结型的肛周脓肿、肛瘘患者。此外，油菜还有促进血液循环、润肠通便、美容养颜、强身健体的功效，对习惯性便秘、老年人缺钙等病症有食疗作用。

黄花菜【蔬菜菌菇类】

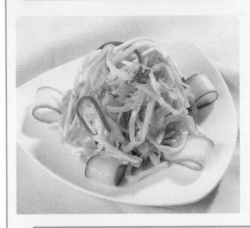

海蜇黄花菜

◎**材料** 海蜇200克，黄花菜100克，盐、味精、醋、生抽、香油、红甜椒各适量。

◎**制作** ①黄花菜洗净；海蜇洗净；红甜椒洗净，切丝。②锅内注水烧沸，分别放入海蜇、黄花菜焯熟后，捞出沥干放凉并装入碗中，再放入红甜椒丝。③向碗中加入盐、味精、醋、生抽、香油拌匀后，再倒入盘中即可。

◎**功效** 本品具有清热解毒、凉血止血的功效，适合热毒蕴结型的肛周脓肿、肛瘘患者。

性味归经 性微寒，味甘。归心、肝经。

食疗功效 黄花菜具有清热解毒、止血的功效，适合热毒蕴结型的肛周脓肿、肛瘘患者。此外，黄花菜还有止渴生津、利尿通乳、解酒毒的作用，对口干舌燥、大便带血、小便不利、吐血、鼻出血、便秘等有食疗作用，还可用于肺结核等症。

木耳【蔬菜菌菇类】

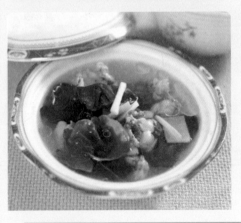

木耳炖牛蛙

◎**材料** 牛蛙200克，木耳100克，火腿100克，葱3克，盐适量。

◎**制作** ①将牛蛙扒皮，去内脏，斩件；火腿切片；木耳洗净撕碎；葱洗净切成葱花。②锅中加水烧开，下入牛蛙件入沸水中焯去血水。③再将牛蛙、木耳、火腿一起加水炖20分钟，至熟调入盐，撒上葱花即可。

◎**功效** 本品具有凉血止血、利尿消肿的功效，适合热毒蕴结型的肛周脓肿、肛瘘患者。

性味归经 性平，味甘。归肺、胃、肝经。

食疗功效 木耳具有补气养血、凉血止血、涩肠的功效，适合热毒蕴结型的肛周脓肿、肛瘘患者。此外，木耳对痔疮、胆结石、肾结石、膀胱结石等病症也有食疗作用，还可防止血液凝固，有助于降低动脉硬化、冠心病等疾病的发生。

西芹【蔬菜菌菇类】

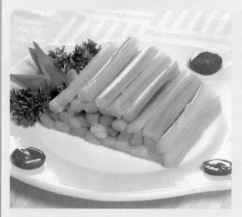

🥣 爽脆西芹

◎**材料** 西芹400克，盐、香油各适量。

◎**制作** ①将西芹洗净，切成长度相等的段。②锅中水烧开，放入适量盐，再倒入西芹焯水至熟，捞出，沥干水分，摆盘。③最后淋上适量香油即可食用。

◎**功效** 本品具有清热凉血、利水消肿的功效，适合热毒蕴结型的肛周脓肿、肛瘘患者。

性味归经 性凉，味甘、辛。归肺、胃、经。

食疗功效 西芹具有清热除烦、平肝、利水、消肿、凉血止血的作用，适合热毒蕴结型的肛周脓肿、肛瘘患者。此外，西芹对高血压、头痛、头晕、暴热烦渴、黄疸、水肿、小便热涩不利、妇女月经不调、赤白带下、疟腮等病症也有食疗作用。

冬瓜【蔬菜菌菇类】

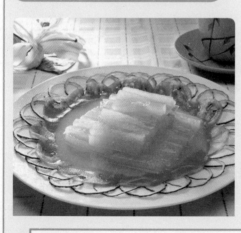

🥣 橙汁瓜条

◎**材料** 冬瓜300克，西红柿1个，盐3克，橙汁适量。

◎**制作** ①冬瓜去皮、去子洗净，切条状；西红柿洗净，切片摆盘。②锅入水烧开，加盐，将冬瓜焯熟后，捞出沥干摆盘，然后将橙汁淋在冬瓜上即可。

◎**功效** 本品具有利水消肿、清热解毒的功效，适合火毒炽盛、热毒蕴结型的肛周脓肿、肛瘘患者。

性味归经 性凉，味甘。归肺、大肠、小肠、膀胱经。

食疗功效 冬瓜具有清热解毒、利水消肿的功效，适合火毒炽盛、热毒蕴结型的肛周脓肿、肛瘘患者。此外，冬瓜还可减肥美容，能减少体内脂肪。常吃冬瓜，还可以使皮肤光洁，对慢性支气管炎、肠炎、肺炎等感染性疾病也有一定的辅助治疗作用。

丝瓜 【蔬菜菌菇类】

🥣 丝瓜豆腐

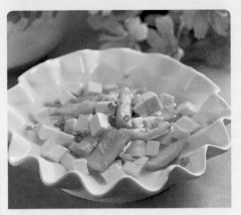

◎ **材料** 鲜丝瓜150克，嫩豆腐200克，葱15克，盐5克，味精2克，酱油4克，米醋少许。

◎ **制作** ①将丝瓜削皮，洗净切片；豆腐洗净切块；葱切丝。②炒锅上火，放入油烧热，投入葱煸香，下豆腐块和丝瓜片，大火烧沸。③再用文火煮3~5分钟，调入盐、味精、酱油、米醋，即可。

◎ **功效** 本品具有清热解毒、滋阴生津的功效，适合热毒蕴结、阴液亏虚型的肛周脓肿、肛瘘患者。

性味归经 性凉，味甘。归肝、胃经。

食疗功效 丝瓜有清暑凉血、解毒通便的功效，适合热毒蕴结型的肛周脓肿、肛瘘患者。此外，丝瓜还有祛风化痰、润肌美容、通经络、行血脉、下乳汁、调理月经等功效，还能用于治疗热病身热烦渴、痰喘咳嗽、肠风痔漏、崩漏带下、血淋、痔疮痈肿、产妇乳汁不下等病症。

南瓜 【蔬菜菌菇类】

🥣 西芹炖南瓜

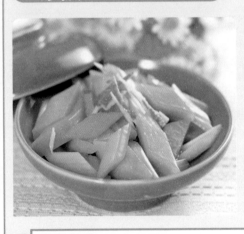

◎ **材料** 南瓜200克，西芹150克，葱段10克，盐3克，味精2克，水淀粉5克。

◎ **制作** ①西芹取茎洗净，切菱形片；南瓜去皮、去瓤，洗净，切菱形片。②将西芹片、南瓜片一起下开水锅中焯水，然后捞出，沥干水分。③装入砂锅中，于中火上炖5分钟，下入调味料翻匀即可。

◎ **功效** 本品具有补中益气、消炎止痛、利尿消肿的功效，适合肛周脓肿、肛瘘患者食用，可有效地缓解炎症以及肛门肿痛的症状。

性味归经 性温，味甘。归脾、胃经。

食疗功效 南瓜具有消炎止痛的作用，适合肛周脓肿、肛瘘患者，可缓解肛门肿痛症状。此外，南瓜还有润肺益气、化痰、降低血糖、驱虫解毒、平喘、美容等功效，可减少粪便中毒素对人体的危害，防止结肠癌的发生，对高血压及肝脏的一些病变也有预防作用。

茭白 【蔬菜菌菇类】

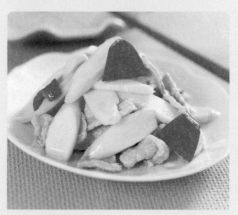

🥣 茭白肉片

◎ **材料** 茭白300克，瘦肉150克，红甜椒1个，盐5克，味精1克，淀粉5克，生抽6克。

◎ **制作** ①茭白洗净，切成薄片；瘦肉切片；红甜椒切片。②肉片用淀粉、生抽腌渍。③锅中油烧热，将肉片炒至变色后加入茭白、红甜椒片炒5分钟，调入盐、味精即可。

◎ **功效** 本品具有清热利尿的功效，适合热毒蕴结型、阴液亏虚型的肛周脓肿、肛瘘患者。

性味归经 性寒，味甘。归肝、脾、肺经。

食疗功效 茭白有清热通便的作用，适合热毒蕴结型的肛周脓肿、肛瘘患者。此外，茭白既能利尿祛水，辅助治疗四肢水肿、小便不利等症，又能清暑解烦止渴，夏季食用尤为适宜，还可除烦解酒，解除酒毒，治酒醉不醒。

西瓜 【水果干果类】

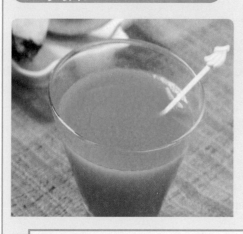

🥣 西瓜香蕉汁

◎ **材料** 西瓜70克，香蕉1根，菠萝70克，苹果半个，蜂蜜30克，碎冰60克。

◎ **制作** ①西瓜洗净，去皮、去籽，切块。②香蕉去皮后切成小块；菠萝去皮后洗净切成小块。碎冰、西瓜及其他材料放入榨汁机，高速搅打即可。

◎ **功效** 本品具有清热解毒、利水消肿、润肠通便的功效，适合火毒炽盛、热毒蕴结型的肛周脓肿、肛瘘患者。

性味归经 性寒，味甘。归心、胃、膀胱经。

食疗功效 西瓜具有清热解暑、除烦止渴、降压美容、利水消肿等功效，适合火毒炽盛、热毒蕴结型的肛周脓肿、肛瘘患者。西瓜富含多种维生素，具有平衡血压、调节心脏功能、预防癌症的作用。常吃西瓜还可以使头发秀丽稠密。

猕猴桃 【水果干果类】

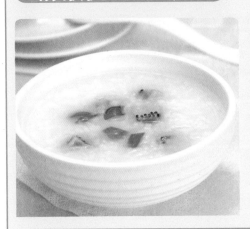

🥣 猕猴桃樱桃粥

◎**材料** 猕猴桃30克，樱桃少许，大米80克，白糖11克。

◎**制作** ①大米洗净，再放在清水中浸泡半小时；猕猴桃去皮洗净，切小块；樱桃洗净，切块。②锅置火上，注入清水，放入大米煮至米粒绽开后，放入猕猴桃、樱桃同煮。③改用小火煮至粥成后，调入白糖入味即可食用。

◎**功效** 本品具有清热滋阴、利尿消肿的功效，适合阴液亏虚型的肛周脓肿、肛瘘患者。

性味归经 性寒，味甘、酸。归胃、膀胱经。

食疗功效 猕猴桃有生津解热、调中下气、止渴利尿、滋补强身之功效，适合阴液亏虚型的肛周脓肿、肛瘘患者。此外，猕猴桃含有硫醇蛋白酶的水解酶和超氧化物歧化酶，具有养颜、提高免疫力、抗癌、抗衰老、抗肿消炎的功能。

火龙果 【水果干果类】

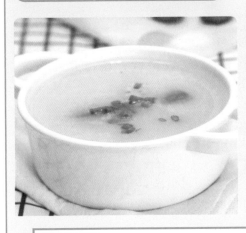

🥣 火龙果西红柿粥

◎**材料** 火龙果、西红柿各适量，小米90克，冰糖10克，葱少许。

◎**制作** ①小米洗净；火龙果去皮洗净，切小块；西红柿洗净，切块；葱洗净，切成葱花。②锅置火上，注入清水，放入小米用大火煮至米粒绽开后，再放入冰糖煮至溶化，粥浓稠。③待粥凉后，撒上火龙果、西红柿丁及葱花即可。

◎**功效** 本品具有清热降火、利尿消肿的功效，适合阴液亏虚、热毒蕴结型的肛周脓肿、肛瘘患者。

性味归经 性凉，味甘。归胃、大肠经。

食疗功效 火龙果具有清热降火的功效，适合火毒炽盛、热毒蕴结型的肛周脓肿、肛瘘患者。此外，火龙果还有预防高血压作用，而且还有美容功效。由于火龙果含有的植物性白蛋白是具黏性和胶质性的物质，对重金属中毒有解毒的作用，所以对胃壁有保护作用。

金银花 【中药类】

银花蜂蜜饮

◎ **材料** 金银花10克，蜂蜜适量。

◎ **制作** ①将金银花洗净，放入瓷杯中，以沸水冲泡，加盖闷10分钟。②再调入蜂蜜拌匀即可饮用。

◎ **功效** 本品具有清热解毒、补益虚损的功效，适合热毒蕴结型、火毒炽盛型的肛周脓肿、肛瘘患者饮用。

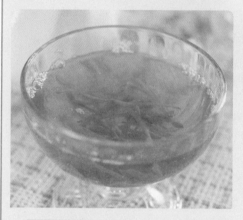

性味归经 性寒，味甘。归肺、胃经。

食疗功效 金银花具有清热解毒的功效，主要用于治温病发热、热毒血痢、痈疡、肿毒、瘰疬、痔漏等症，适合热毒蕴结型的肛周脓肿、肛瘘患者。现代药理学研究证明，金银花在体外对伤寒杆菌、葡萄球菌、链球菌、肺炎双球菌、脑膜炎球菌等均有抑制作用。

蒲公英 【中药类】

蒲公英小米绿豆浆

◎ **材料** 绿豆60克，小米、蒲公英各20克，蜂蜜10克。

◎ **制作** ①绿豆泡软，洗净；小米洗净，浸泡2个小时；蒲公英煎汁，去渣留汁。②将绿豆、小米放入豆浆机中，添水搅打成豆浆，烧沸后滤出豆浆，待豆浆温热时加入蜂蜜即可。

◎ **功效** 本品具有清热泻火、利尿解毒的功效，适合火毒炽盛、热毒蕴结型的肛周脓肿、肛瘘患者。

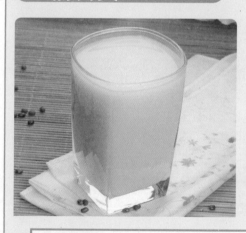

性味归经 性寒，味苦、甘。归肝、胃经。

食疗功效 蒲公英具有清热解毒、利尿散结的功效，适合火毒炽盛、热毒蕴结型的肛周脓肿、肛瘘患者。此外，蒲公英还可以治急性乳腺炎、淋巴腺炎、瘰疬、疔毒疮肿、急性结膜炎、感冒发热、急性扁桃体炎、急性支气管炎、胃炎、肝炎、胆囊炎、尿路感染。

鱼腥草 【中药类】

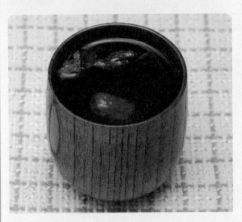

🥣 鱼腥草红枣茶

◎**材料** 红枣3颗，鱼腥草100克，冰糖适量。

◎**制作** ①将红枣洗净、沥干水，用小刀切开枣腹，备用；鱼腥草洗净、沥水。②砂锅洗净，倒入3000毫升清水，加入鱼腥草，以武火烧开，再转入文火，待熬出药味后，即可加入切开的红枣。③加入红枣后，待红枣煮烂时加入适量冰糖，大约20分钟即可。

◎**功效** 本品具有清热、泻火、凉血、补血、利尿、消肿的功效，适合火毒炽盛、热毒蕴结型的肛周脓肿、肛瘘患者。

性味归经 性寒，味辛。归肝、肺经。

食疗功效 鱼腥草具有清热解毒、利尿消肿的功效，适合火毒炽盛、热毒蕴结型的肛周脓肿、肛瘘患者。此外，鱼腥草还可用于治疗肺炎、肺脓肿、疟疾、水肿、淋病、白带异常、痈肿、痔疮、脱肛、湿疹、秃疮、疥癣等症。

白茅根 【中药类】

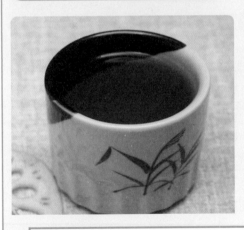

🥣 白茅根莲藕汤

◎**材料** 鲜莲藕1条，鲜白茅根150克，冰糖少许。

◎**制作** ①先将鲜莲藕洗净，用刀连皮切成薄片。②鲜白茅根洗净、沥水，备用。③砂锅洗净，倒入适量清水，加入鲜白茅根以武火烧开，再转入文火，待熬出药味后加入鲜莲藕。④待莲藕煮软后加入少许冰糖搅拌均匀，滤渣即可。

◎**功效** 本品具有清热凉血、利尿消肿的功效，适合热毒蕴结型的肛周脓肿、肛瘘患者。

性味归经 性寒，味甘。归肺、胃、心、膀胱经。

食疗功效 白茅根具有凉血、止血、清热、利尿的功效，适合热毒蕴结型的肛周脓肿、肛瘘患者，临床上常用来治疗热病烦渴、吐血、鼻出血、肺热喘急、胃热呕逆、淋病、小便不利、水肿、黄疸等病症。

丹参【中药类】

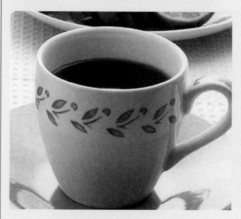

丹参赤芍饮

◎ **材料** 丹参2克，陈皮1克，赤芍1克，何首乌2克。

◎ **制作** ①将丹参、陈皮、赤芍、何首乌先用消毒纱布包起来。②再把做好的药包放入装有500毫升开水的茶杯内。③盖好茶杯，约5分钟后即可饮用。

◎ **功效** 本品具有排脓止痛、活血化瘀的功效，适合肛周脓肿、肛瘘患者，可缓解肛门肿痛的症状。

性味归经 性微温，味苦。归心、肝经。

食疗功效 丹参具有活血祛瘀、安神宁心、排脓、止痛的功效，适合肛周脓肿、肛瘘患者，可缓解肛门肿痛等症状。此外，丹参还可治心绞痛、月经不调、痛经、经闭、血崩带下、瘀血腹痛、关节疼痛、惊悸不眠、恶疮肿毒。

紫花地丁【中药类】

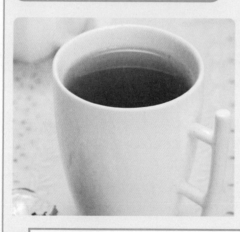

紫花地丁野菊花饮

◎ **材料** 紫花地丁5克，野菊花3克，蜂蜜适量，水300毫升。

◎ **制作** ①将紫花地丁、野菊花分别用清水洗净，备用。②将紫花地丁、野菊花一起放入壶中，注入适量的热开水。③最后加入适量蜂蜜调味。

◎ **功效** 本品具有清热凉血、解毒消肿的功效，适合火毒炽盛、热毒蕴结型的肛周脓肿、肛瘘患者。

性味归经 性寒，味苦、辛。归心、肝经。

食疗功效 紫花地丁具有清热解毒、凉血消肿的功效，适合火毒炽盛、热毒蕴结型的肛周脓肿、肛瘘患者，临床上常用来治疗黄疸、痢疾、乳腺炎、目赤肿痛、咽炎。外敷可治跌打损伤、痈肿、毒蛇咬伤等症。

白花蛇舌草 【中药类】

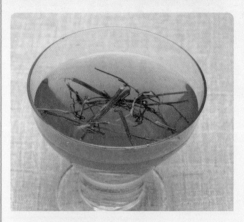

半枝莲蛇舌草茶

◎ **材料** 半枝莲50克，白花蛇舌草50克，冰糖少许。

◎ **制作** ①将半枝莲、白花蛇舌草洗净，放入锅内，备用。②砂锅洗净，倒入清水，至满盖过材料，以武火煮开，转文火熬煮30分钟。③直到药味熬出，加入适量冰糖，大约10分钟，即可溶化，去渣取汁饮用。

◎ **功效** 本品具有清热、解毒、利湿、排脓的功效，适合火毒炽盛、热毒蕴结型的肛周脓肿、肛瘘患者。

性味归经 性凉，味甘、淡。归心、肝、脾、大肠经。

食疗功效 白花蛇舌草具有清热、利湿、解毒的功效，适合火毒炽盛、热毒蕴结型的肛周脓肿、肛瘘患者，临床上常用来治疗肺热喘咳、扁桃体炎、咽喉炎、阑尾炎、痢疾、尿路感染、黄疸、肝炎、盆腔炎、附件炎、痈肿疔疮、毒蛇咬伤、肿瘤。

知母 【中药类】

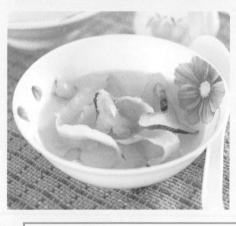

知母玉竹饮

◎ **材料** 知母60克，玉竹60克，蜂蜜10毫升。

◎ **制作** ①知母、玉竹快速洗净，放入瓦罐中，加冷水1500毫升，小火煎1小时。②将药汁、蜂蜜一起倒入大瓷盆内，加盖，旺火隔水蒸2小时即可。

◎ **功效** 本品具有泻火解毒、清热滋阴、消肿排脓的功效，适合各种证型的肛周脓肿、肛瘘患者。

性味归经 性寒，味苦、甘。归肺、胃、肾经。

食疗功效 知母具有清热泻火，生津润燥的功效，适合火毒炽盛、热毒蕴结、阴液亏虚型的肛周脓肿、肛瘘患者，临床上常用来治疗温热病、高热烦渴、咳嗽气喘、燥咳、便秘、骨蒸潮热、虚烦不眠、消渴淋浊。

◎肛周脓肿、肛瘘患者忌吃食物及忌吃原因

　　肛周脓肿、肛瘘患者应忌食或少食含辛辣刺激性的食物、偏温燥的食物、发物，有些海鲜发物也应少吃或不吃，以下所列食物为肛周脓肿、肛瘘患者禁吃的食物，患者应自觉遵守。

鲢鱼

忌吃鲢鱼的原因

❶ 中医认为，肛周脓肿、肛瘘多因火毒炽盛或热毒蕴结等所致，而鲢鱼性温，多食可助热上火，加重其火毒、热毒的程度，从而使肛周脓肿、肛瘘的病情加重。

❷ 鲢鱼为发物，《中华本草》早有记载："患痘疹、疟疾、痢疾、目疾及疮疡者慎服。"肛周脓肿、肛瘘患者食用后可能使其自身病情加重。

❌ 忌吃关键词

性温、发物

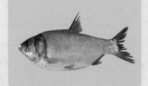

虾

忌吃虾的原因

❶ 虾性温，多食可助热上火，火毒炽盛、热毒蕴结的肛周脓肿、肛瘘患者不宜食用，否则可加重肛门周围肿痛、肛周压痛、红肿、溃破流脓等症状。

❷ 虾为海鲜发物，关于虾的食用禁忌，《随息居饮食谱》有记载："虾，发风动疾，生食尤甚，病人忌之。"而《饮食须知》中也提到"多食动风助火，发疮疾。有病人及患冷积者勿食"。故肛周脓肿、肛瘘患者不宜食用。

❌ 忌吃关键词

性温、海鲜发物

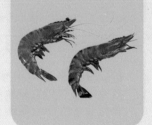

羊肉

ⅠⅠ 忌吃羊肉的原因

❶ 羊肉性大热，而肛周脓肿、肛瘘患者多由于火毒炽盛、热毒蕴结所致，食用性大热的羊肉，无疑是火上烧油，使肛周脓肿、肛瘘的病情加重。

❷ 中医治疗肛周脓肿，常以清热解毒药辅之。清热解毒药药性凉，而羊肉性热，故食用羊肉会降低清热解毒药的药性，使其功效降低。

❌ 忌吃关键词

性热、发病

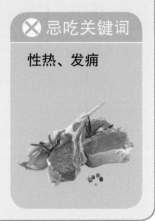

狗肉

ⅠⅠ 忌吃狗肉的原因

❶ 狗肉性温，偏燥热，不适合火毒炽盛、热毒蕴结的肛周脓肿、肛瘘患者食用。如食用可加重其火毒、热毒的积聚，从而加剧肛门周围肿痛、肛周压痛、红肿、溃破流脓等症状。

❷ 狗肉性温，而中医治疗肛周脓肿、肛瘘常以清热解毒剂相辅，其性凉。二者同食会相冲，会降低清热解毒剂的药效。

❌ 忌吃关键词

性温、燥

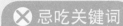

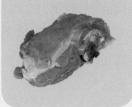

韭 菜

ⅠⅠ 忌吃韭菜的原因

❶ 韭菜性温，多食可助热上火，肛周脓肿、肛瘘患者食用后，可加重其火毒炽盛、热毒蕴结的症状，使病情加重。

❷ 韭菜含有大量的粗纤维，多食可刺激肠壁，使肠蠕动加快，导致排便次数增加，甚至可导致腹泻，增加肛管、直肠周围破溃组织感染的概率。

❌ 忌吃关键词

性温、粗纤维

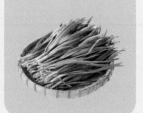

烈酒

忌喝烈酒的原因

❶ 烈酒的刺激性很强，可直接刺激胃肠，使胃肠黏膜充血、破溃，使脓肿部位的程度加重，促使肛周脓肿发展为肛瘘。

❷ 烈酒性温，与其他温性食物一样，可助热上火，火毒炽盛、热毒蕴结型的肛周脓肿、肛瘘患者食用后可加重病情。

❌ 忌喝关键词

刺激性、性温

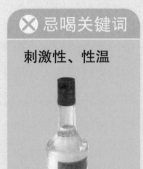

生姜

忌吃生姜的原因

❶ 生姜含有姜油酮，姜油酮是一种芳香性、挥发性的油脂，其味辛，可刺激胃肠黏膜，使胃肠黏膜充血，从而加重脓肿的病情。

❷ 生姜性微温，肛周脓肿、肛瘘患者多食可积温成热，助长火毒炽盛、热毒蕴结，从而加重肛周脓肿、肛瘘的病情。

❌ 忌吃关键词

姜油酮、性温

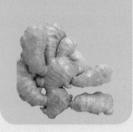

大蒜

忌吃大蒜的原因

❶ 大蒜含有大蒜精油，大蒜精油为含硫化合物，其具有很多保健作用，同时也是大蒜具有辛辣刺激气味的主要来源，它可对胃肠黏膜形成刺激，从而加重肛管、直肠周围软组织脓肿、破溃的程度。

❷ 大蒜性温，《随息居饮食谱》对其有记载云："阴虚内热，胎产，痧痘，时病，疮疖血证，目疾，口齿喉舌诸患，咸忌之。"故肛周脓肿、肛瘘患者不宜食用。

❌ 忌吃关键词

大蒜精油、性温

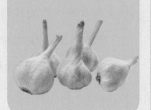

辣椒

❶ 辣椒含有特有的辣椒素，刺激性较强，可刺激胃肠黏膜、肛管皮肤，使其充血、水肿，甚至破损，加重脓肿、破溃的程度，促使肛周脓肿发展成为肛瘘。

❷ 辣椒性热。而中医认为，肛周脓肿、肛瘘多为火毒炽盛、热毒蕴结所致，故不宜食用辣椒，否则会加重病情。

✗ 忌吃关键词

辣椒素、刺激性、性热

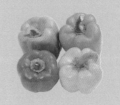

胡椒

❶ 胡椒含有胡椒碱和胡椒脂碱等。其味辛，具有较强烈的刺激性，可刺激直肠黏膜、肛管周围皮肤充血水肿，从而加重脓肿的程度。

❷ 胡椒性热，多食可助热上火，火毒炽盛、热毒蕴结型的肛周脓肿、肛瘘患者宜慎食，且多食胡椒还会使大便燥结，干硬大便排出可擦伤肛门皮肤、黏膜，从而使病情加重。

✗ 忌吃关键词

胡椒碱、胡椒酯碱、刺激性、性热

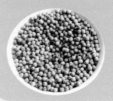

花椒

❶ 花椒性温，是比较常用的热性调料，过食会耗损大肠中的水分，从而使胃肠燥热内积，使大便干燥，干硬大便的排出会擦损肛门周围皮肤从而加重感染、脓肿。

❷ 花椒具有较强的刺激性，它可直接刺激肛管、直肠周围皮肤、黏膜，使其充血、水肿，加重其破溃、脓肿的程度。

✗ 忌吃关键词

性温、刺激性

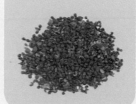

第十四章
结肠癌、直肠癌吃什么？禁什么？

中医分型

① 湿热下注型

对症药材 | **对症食材**

*苦参 *败酱草 | *薏米 *绿豆
*鱼腥草 | *芦笋 *红豆
| *西红柿

- **症状剖析** 腹部阵痛，大便带血或排黏液脓血便，伴里急后重，或大便时干时稀，肛门灼热，或伴有发热、恶心、胸闷、小便黄，舌质红、苔黄腻。
- **治疗原则** 清热利湿、解毒抗癌。
- **饮食禁忌** 忌食辛辣刺激性食物，忌温热性食物。

② 肝肾阴虚型

对症药材 | **对症食材**

*黄精 *何首乌 | *酸奶 *蜂蜜
*熟地 *女贞子 | *木耳 *花菜
| *猕猴桃

- **症状剖析** 腹部隐隐作痛或腹内结块，便秘，大便带血，腰膝酸软，头晕耳鸣，视物昏花，五心烦热，口咽干燥，盗汗，形瘦纳差，舌红少苔，脉弦细数。
- **治疗原则** 滋补肝肾。
- **饮食禁忌** 忌辛辣刺激性食物，忌燥热伤阴食物。

③ 脾肾阳虚型

对症药材 | **对症食材**

*肉苁蓉 *无花果 | *榛子 *黑米
*吴茱萸 | *章鱼 *韭菜
*冬虫夏草 |

- **症状剖析** 腹痛喜温喜按或腹内结块，下利清谷或五更泄泻，或伴大便带血，面色苍白，少气无力。
- **治疗原则** 温补脾肾。
- **饮食禁忌** 忌食寒凉生冷食物，忌食难消化食物。

④ 气血两虚型

对症药材 | **对症食材**

*阿胶 *灵芝 | *平菇 *猪肠
*党参 | *章鱼 *黑米
| *红豆

- **症状剖析** 腹痛绵绵或腹内结块，肛门重坠，大便带血，泄泻，面色苍白无华，唇甲色淡，神疲乏力，心悸气短，头晕目眩，形体消瘦，纳食少，苔薄白。
- **治疗原则** 补益气血。
- **饮食禁忌** 忌食寒凉生冷食物，忌食难消化食物。

❺ 瘀毒内阻型

对症药材	对症食材

- **症状剖析** 腹部刺痛拒按或腹内结块，里急后重感，下脓血便、色紫暗、量多，烦热口渴，面色晦暗，舌质紫暗或有瘀点、瘀斑。
- **治疗原则** 破血散瘀。
- **饮食禁忌** 忌食生冷食物，忌食辛辣刺激性食物。

*水蛭 *三棱 *莪术　　*黑米 *木耳 *猪肠

民间秘方

❶ 将白茅根40克、红豆50克洗净，装入铝锅内，加水适量，煮40分钟，留汁去渣备用，将瘦肉洗净，切片，加入料酒、姜、盐等调料腌制10分钟，再将红豆、白茅根汤烧沸，加入瘦肉，煮熟，加适量盐即可食用。每日1次，有清热解毒、消肿止血的功效，对结肠癌、直肠癌患者有较好的疗效。

❷ 将猪大肠30厘米用盐搓洗干净，槐花20克洗干净，姜6克拍破，将槐花和生姜一起装入直肠内，扎紧两头口，放入炖锅中，加入葱、料酒、水适量，武火烧沸，再用文火煮40分钟，捞出直肠，切成2厘米长段，再放入汤内烧沸，加少量盐，拌匀即成。每日1次，佐餐食用。有止血消肿的作用，对结肠癌、直肠癌有疗效。

 饮食宜忌

宜

✓ 宜食具有抗直肠癌作用的药材和食物，如大蒜、白茅根、白菜、鸡内金、麦芽、山楂、神曲、甲鱼、芦荟、芦笋、核桃、薏米、胡萝卜、荞麦等。

✓ 宜食可增强免疫力的药材和食物，如白花蛇舌草、扁豆、山药、鲫鱼、鲈鱼、猪蹄、海参、西红柿、蜂蜜、香菇、黑木耳等。

✓ 宜食可减轻化疗毒性反应的食物，如鸽子、豆类、田螺、泥鳅、猕猴桃、无花果、苹果等。

 生活保健

✅ 防止便秘，保持大便的通畅，积极防治直肠息肉、肛瘘、肛裂、溃疡性大肠炎及其他慢性肠道炎症。

✅ 肠癌患者术后可根据自身情况及早下床运动，一般出院三周的患者，就可以进行散步、仰卧起坐等运动，适当的运动可加速血液循环，提高免疫力，促使身体尽快排出毒素。

✅ 术后的患者还要多晒太阳，以促进体内维生素的合成。

 忌

✗ 慎食辛辣、刺激性的食物，如姜、花椒、辣椒、桂皮等。

✗ 慎食霉变、油炸、腌渍食物，如臭豆腐、腊肉、酸菜、肥肉等。

◎ 结肠癌、直肠癌患者宜吃的食物及其简易食疗方

　　本书编者根据结肠癌、直肠癌的五种中医分型，贴心地为每一种不同证型的患者挑选了宜吃的食物，分析每一种食物的性味归经及其对每种证型的食疗功效，并推荐了合适的调养食疗方，详解其材料、做法以及功效。食疗方的材料均简单易得，做法清晰明了，患者可根据自身症状判断自己属于哪一证型，然后根据证型选择适合自己的食疗方法及菜例，于日常饮食中轻松达到调理的目的。

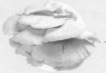

【平菇】

【木耳】

【蜂蜜】

薏米【谷物根豆类】

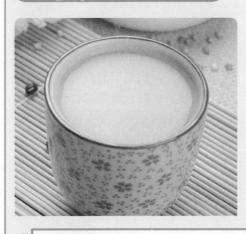

薏米荞麦红豆豆浆

◎ **材料**　红豆50克，荞麦、薏米各25克。

◎ **制作**　①红豆、薏米用清水泡发3小时，捞出洗净；荞麦淘洗干净。②将上述材料放入豆浆机中，加水搅打成豆浆，并煮沸。③滤出豆浆，即可饮用。

◎ **功效**　本品具有清热利湿、抗癌的功效，适合湿热下注型的结肠癌、直肠癌患者。

性味归经　性凉，味甘、淡。归脾、胃、肺经。

食疗功效　薏米具有利水渗湿、抗癌、解热、镇静、镇痛、抑制骨骼肌收缩、健脾止泻、除痹、排脓等功效，适合湿热下注的结肠癌、直肠癌患者。此外，薏米还可美容健肤，对于治疗扁平疣等病症有一定食疗功效。

绿豆 【谷物粮豆类】

🥣 绿豆苦瓜豆浆

◎ **材料**　绿豆60克，苦瓜40克。

◎ **制作**　①绿豆用清水泡至发软，捞出洗净；苦瓜洗净，去皮去瓤，切片。②将绿豆、苦瓜放入豆浆机中，添水搅打成豆浆，并煮沸。③滤出豆浆，即可饮用。

◎ **功效**　本品具有清热利湿、解毒散瘀的功效，适合湿热下注、瘀毒内阻型的结肠癌、直肠癌患者。

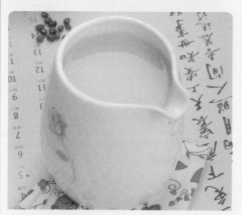

性味归经　性凉，味甘。归心、胃经。

食疗功效　绿豆具有清热解毒、消暑止渴、利水消肿的功效，适合湿热下注、瘀毒内阻型的结肠癌、直肠癌患者。此外，绿豆还有降压、降脂、滋补强壮、调和五脏、保肝消暑的作用，常服绿豆汤对接触有毒、有害化学物质而可能中毒者有一定的防治效果。

黑米 【谷物粮豆类】

🥣 核桃莲子黑米粥

◎ **材料**　黑米80克，莲子、核桃仁各适量，白糖4克。

◎ **制作**　①黑米泡发洗净；莲子去心洗净；核桃仁洗净。②锅置火上，倒入清水，放入黑米、莲子煮开。③加入核桃仁同煮至浓稠状，调入白糖拌匀即可。

◎ **功效**　本品能补肝肾、养心神，适合肝肾阳虚、气血两虚型的结肠癌、直肠癌患者。

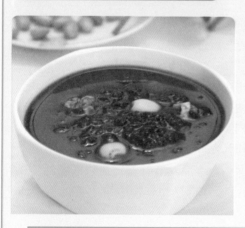

性味归经　性平，味甘。归脾、胃经。

食疗功效　黑米具有健脾开胃、补肝明目、滋阴补肾、益气强身、养精固肾的功效，适合肝肾阴虚型的结肠癌、直肠癌患者。黑米含B族维生素、蛋白质等，对于脱发、白发、贫血、流感、咳嗽、气管炎、肝病、肾病患者都有食疗保健作用。

猪肠 【肉禽水产类】

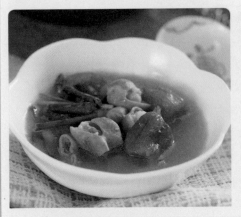

🥄 火炭母猪大肠

◎ **材料** 火炭母50克，猪大肠500克，蜜枣6颗，盐3克，花生油适量，生粉30克。

◎ **制作** ①火炭母洗净，浸泡1小时；蜜枣洗净。②猪大肠反转，用生粉、花生油反复搓擦，去除黏液及臊臭味，洗净，汆水，取出切段。③将清水2000毫升放入瓦煲内，煮沸后加入以上用料，大火煲沸后，改文火煲3小时，加盐调味即可。

◎ **功效** 本品具有解毒、祛风热、止血的功效，适合瘀毒内阻型的结肠癌、直肠癌患者。

性味归经 性微温，味甘。入大肠经。

食疗功效 猪肠有润肠、祛风、解毒、止血的功效，适合瘀毒内阻型的结肠癌、直肠癌患者。此外，猪肠还能去下焦风热、止小便数，主治肠风便血、血痢、痔漏、脱肛等症，有润燥、补虚、止渴之功效，还可用于治疗虚弱口渴、脱肛、痔疮、便血、便秘等症。

章鱼 【肉禽水产类】

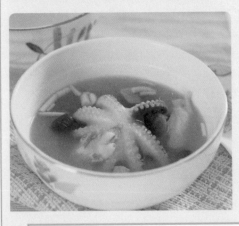

🥄 红枣花生章鱼汤

◎ **材料** 红枣8个，当归、通草各10克，花生30克，章鱼100克，猪瘦肉200克，盐适量。

◎ **制作** ①当归、花生、通草洗净，浸泡。②红枣去核，洗净；章鱼浸泡后洗净，切块。③猪瘦肉洗净，切块。④将清水1200毫升放入瓦煲内，煮沸后加入上述全部材料，大火煲开后改用文火煲3小时，加盐调味即可。

◎ **功效** 本品具有补益气血、润肠通便的功效，适合气血两虚型的结肠癌、直肠癌患者。

性味归经 性寒，味甘、咸。归肝、肾经。

食疗功效 章鱼具有益气养血之功效，适合气血两虚型的结肠癌、直肠癌患者。此外，章鱼能调节血压，对于气血虚弱、高血压、低血压、动脉硬化、脑血栓、痈疽肿毒等病症有疗效。章鱼还有增强男子性功能的作用，因为章鱼精氨酸含量较高，而精氨酸是精子形成的必要成分。

平菇 【蔬菜菌菇类】

🥣 平菇木耳鸡汤

◎ **材料** 鸡300克，平菇50克，黑木耳30克，盐6克。

◎ **制作** ①鸡收拾干净，斩件，汆水；平菇洗净；黑木耳泡发，洗净。②将鸡肉、平菇、黑木耳放入炖盅中，加适量水，盖好。③用小火慢炖1.5个小时，加入盐即可食用。

◎ **功效** 本品具有补脾祛湿、防癌抗癌的功效，适合脾肾阳虚型、气血两虚型的结肠癌、直肠癌患者。

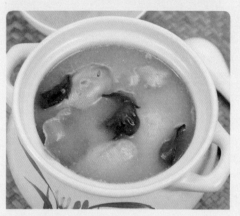

性味归经 性微温，味甘。归脾、胃经。

食疗功效 平菇具有补虚、抗癌之功效，适合结肠癌、直肠癌患者。此外，平菇还能够改善人体的新陈代谢、增强体质、调节自主神经，对降低血液中的胆固醇含量、预防尿道结石也有一定效果，对女性更年期综合征可起调理作用。

花菜 【蔬菜菌菇类】

🥣 鲈鱼花菜粥

◎ **材料** 大米80克，鲈鱼50克，花菜20克，盐3克，味精2克，葱花、姜末、料酒、枸杞子、香油各适量。

◎ **制作** ①大米洗净；鲈鱼收拾干净切块，用料酒腌渍；花菜洗净掰成块。②锅置火上，注入清水，放入大米煮至五成熟。③放入鱼肉、花菜、姜末、枸杞子煮至米粒开花，加盐、味精、香油调匀，撒上葱花即可。

◎ **功效** 本品具有补益气血、健脾开胃、防癌抗癌的功效，适合气血两虚型、肝肾阴虚型的结肠癌、直肠癌患者。

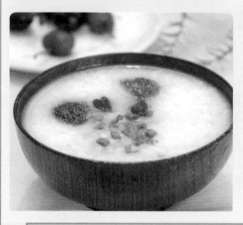

性味归经 性凉，味甘。归、肝、肺经。

食疗功效 花菜具有润肺止咳、健脾开胃、防癌抗癌、润肠等功效，适合结肠癌、直肠癌患者等各种癌症患者食用。常吃花菜还可以增强肝脏的解毒能力。花菜是含有类黄酮最多的食物之一，可以防止感染，防止血小板凝集，从而减少心脏病和脑卒中的发病危险。

芦笋 【蔬菜菌菇类】

🍲 芦笋炖鲍鱼

◎ **材料** 鲜芦笋200克，鲜鲍鱼200克，料酒10毫升，盐5克，味精3克，葱末3克，姜末5克，鲜汤1200毫升。

◎ **制作** ①芦笋洗净后切3厘米长的段；鲍鱼洗净，入沸水中氽透。②下葱、姜末入油锅中炝锅，再兑入料酒，调入鲜汤煮沸，下鲍鱼，小火煨至熟烂后加笋段共煮，至笋熟后，调入盐、味精即成。

◎ **功效** 本品具有清热利湿、防癌抗癌的功效，适合湿热下注型的结肠癌、直肠癌患者。

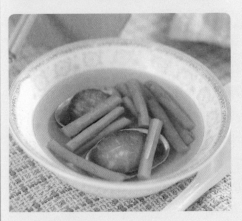

性味归经 性凉，味苦、甘。归肺经。

食疗功效 芦笋可以使细胞生长正常化，具有防止癌细胞扩散的功能，适合结肠癌、直肠癌患者。经常食用芦笋，对心脏病、高血压、心律不齐、疲劳综合征、水肿、膀胱炎、排尿困难、胆结石、肝功能障碍和肥胖等病症有一定的疗效。夏季食用芦笋有清凉降火作用，能消暑止渴。

木耳 【蔬菜菌菇类】

🍲 黑木耳银耳炒芹菜

◎ **材料** 黑木耳、银耳各25克，芹菜茎、胡萝卜、黑白芝麻、姜、砂糖、芝麻油各适量。

◎ **制作** ①黑木耳、银耳以温水泡开、洗净，芹菜切段、胡萝卜切丝，上述材料均以开水氽烫捞起备用。②将黑、白芝麻以芝麻油爆香，拌入所有食材并熄火起锅，最后加入盐、糖腌制30分钟即可。

◎ **功效** 本品补益气血、滋阴补肾、防癌抗癌，适合气血两虚、肝肾阴虚型的肠癌患者。

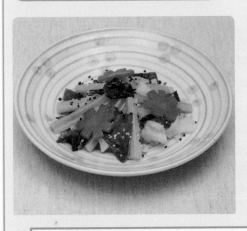

性味归经 性平，味甘。归肺、胃、肝经。

食疗功效 木耳含有抗肿瘤活性物质，能增强机体免疫力，经常食用可防癌抗癌。黑木耳具有补气血、滋阴、补肾、活血、润肠、通便等功效，非常适合结肠癌、直肠癌患者食用。此外，木耳还可防止血液凝固，有助于减少动脉硬化、冠心病等疾病的发生。

西红柿 【蔬菜菌菇类】

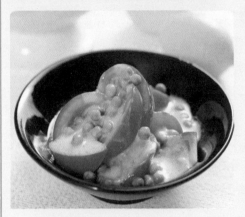

🥣 奶油西红柿

◎**材料** 西红柿250克，鲜牛奶100克，青豌豆50克,味精、糖、盐、生粉、鸡油各适量。

◎**制作** ①西红柿用开水烫一下后去皮切块，加少许糖拌匀；豌豆用开水焯至断生待用。②用鲜牛奶、味精、糖、盐、生粉调成味汁。③净锅上火，放入少量水烧开，把西红柿、豌豆倒入锅内煮片刻，用牛奶、味精、糖、盐、生粉调好的汁勾芡，不断搅动炒锅，待汤汁略浓，淋上鸡油即可出锅。

◎**功效** 本品清热生津、滋阴凉血，适合湿热下注、肝肾阴虚型的肠癌患者。

性味归经 性凉、味甘、酸。归肺、肝、胃经。

食疗功效 西红柿具有止血、降压、利尿、健胃消食、生津止渴、清热解毒、凉血平肝的功效，适合湿热下注、肝肾阴虚型的结肠癌、直肠癌患者，还可辅助治疗反复宫颈癌、膀胱癌、胰腺癌等，另外，还能美容和治愈口疮。

猕猴桃 【水果干果类】

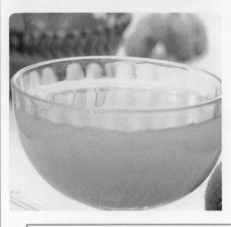

🥣 三果综合汁

◎**材料** 无花果1个，猕猴桃1个，苹果1个。

◎**制作** ①无花果洗净，去皮；猕猴桃洗净，去皮，切块；苹果洗净，去核，切块。②将无花果、猕猴桃、苹果一起放入搅拌机中，搅打出果汁即可。

◎**功效** 本品具有清热生津、利尿除湿的功效，适合湿热下注型、肝肾阴虚型的结肠癌、直肠癌患者。

性味归经 性寒，味甘、酸。归胃、膀胱经。

食疗功效 猕猴桃有生津解热、调中下气、止渴利尿、滋补强身之功效。猕猴桃含有硫醇蛋白酶的水解酶和超氧化物歧化酶，具有养颜、提高免疫力、抗癌、抗衰老、抗肿消炎的功能，适合结肠癌、直肠癌患者。

榛子 【水果干果类】

杏仁榛子豆浆

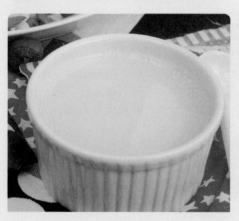

◎ **材料** 黄豆60克,杏仁、榛子仁各15克。

◎ **制作** ①黄豆洗净、泡发;杏仁、榛子仁碾碎。②将黄豆、杏仁、榛子仁放入豆浆机中,添水搅打成豆浆,待烧沸后滤出豆浆即可。

◎ **功效** 本品具有补气养血、健脾益肾、润肠通便的功效,适合气血两虚、脾肾阳虚型的结肠癌、直肠癌患者。

性味归经 性平,味甘。归脾、胃、肾经。

食疗功效 榛子有补脾胃、益气、明目的功效,并对消渴、盗汗、夜尿频多等肺肾功能不足之症颇有益处,适合脾肾阳虚等型的结肠癌、直肠癌患者,还能有效地延缓衰老、防治血管硬化、润泽肌肤。

蜂蜜 【其他类】

菊花蜜茶

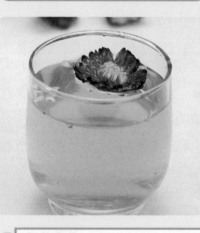

◎ **材料** 七彩菊、蜂蜜或者冰糖适量。

◎ **制作** ①将干燥的七彩菊洗干净。②放入杯中,倒入开水冲泡,加盖闷约10分钟后加蜂蜜即可饮用。

◎ **功效** 本品具有清热利湿、解毒抗癌、润肠通便的功效,适合湿热下注型、肝肾阴虚型的结肠癌、直肠癌患者。

性味归经 性平,味甘。归脾、胃、肺、大肠经。

食疗功效 蜂蜜中含有抗氧化剂,能清除体内的垃圾——氧自由基,达到抗癌的作用,适合结肠癌、直肠癌患者。此外,蜂蜜有调补脾胃、缓急止痛、润肺止咳、润肠通便、润肤生肌、解毒的功效,对脘腹虚痛、肺燥咳嗽、肠燥便秘、口疮、溃疡不敛、水火烫伤、手足皲裂都有很好的疗效。

酸奶 【其他类】

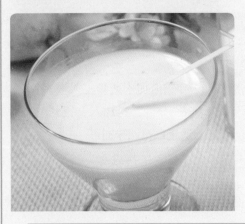

🥣 贡梨酸奶

◎**材料** 贡梨1个，柠檬半个，酸奶200毫升。

◎**制作** ①将贡梨洗干净，去掉外皮，去子，切成大小适合的块；柠檬洗净，切片。②将所有原材料放入榨汁机内搅打成汁即可。

◎**功效** 本品具有补虚生津、润肠通便、防癌抗癌的功效，适合体质虚弱的结肠癌、直肠癌患者。

性味归经 性平，味甘、酸。归胃、大肠经。

食疗功效 酸奶具有生津止渴、补虚开胃、润肠通便、防癌抗癌的功效，能调节机体对微生物的平衡；经常喝酸奶可以防治癌症和贫血，对体质虚弱的结肠癌、直肠癌患者大有益处，老人和小孩每天喝杯酸奶可以矫正由于偏食引起的营养缺乏。

无花果 【中药类】

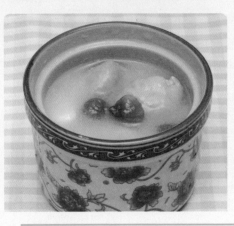

🥣 无花果木耳猪肠汤

◎**材料** 无花果50克，马蹄100克，猪肠400克，猪瘦肉150克，黑木耳20克，红枣3颗。

◎**制作** ①无花果、黑木耳泡发1小时、洗净；马蹄洗净、去皮；猪肠用花生油、淀粉反复去腥味和黏液，再冲洗干净，飞水。②将清水2000毫升放入瓦煲内，煮沸后加入以上材料，改用文火煲3小时，加盐调味即可。

◎**功效** 本品具有清热凉血、滋阴生津、润肠防癌的功效，适合脾肾阳虚、肝肾阴虚型的结肠癌、直肠癌患者。

性味归经 性平，味甘。归胃、大肠经。

食疗功效 无花果有健胃、润肠、利咽、防癌、滋阴、催乳的功效。口服无花果液，能提高细胞的活力，提高人体免疫功能，具有抗衰防老、减轻肿瘤患者化疗不良反应的功效，可以预防多种癌症的发生，非常适合结肠癌、直肠癌患者。

败酱草 【中药类】

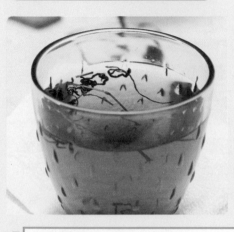

🥣 败酱草茶

◎ **材料** 败酱草、白及、茜草、金银花各适量，白糖少许。

◎ **制作** ①败酱草、白及、茜草、金银花分别洗净。②砂锅内加水适量，入败酱草、白及、茜草熬煮5分钟，再加入金银花熬煮5分钟。③加入适量白糖调味即可。

◎ **功效** 本品具有清热凉血、活血散瘀的功效，适合湿热下注、瘀毒内阻型的结肠癌、直肠癌患者。

性味归经 性微寒，味辛、苦。归肝、胃、大肠经。

食疗功效 败酱草具有清热解毒、祛瘀止痛、消痈排脓、凉血的功效，适合湿热下注、瘀毒内阻型的结肠癌、直肠癌患者。此外，临床上常用败酱草治疗肠痈、肺痈高热、咳吐脓血痰、疮疖肿痛、阑尾炎、肠炎、痢疾、产后腹痛、痛经等症。

三棱 【中药类】

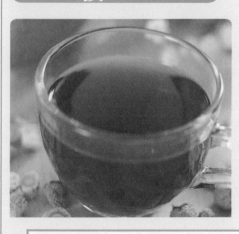

🥣 三棱散结酒

◎ **材料** 北沙参12克，覆盆子12克，三棱9克，仙灵脾12克，黄精15克，鱼腥草15克，白酒500毫升。

◎ **制作** ①将以上材料放入棉布袋中，置入真空罐中。②倒入白酒没过药材，封口，1个月后即可饮用。

◎ **功效** 本品具有破血行气、温肾散结的功效，适合瘀毒内阻、肝肾阳虚型的结肠癌、直肠癌患者。

性味归经 性平，味苦、辛。归肝、脾经。

食疗功效 三棱具有破血、行气、消积、止痛的功效，适合瘀毒内阻型的结肠癌、直肠癌患者，可缓解腹痛、便血等症状。此外，三棱还可治症瘕积聚、气血凝滞、心腹疼痛、胁下胀痛、经闭、产后瘀血腹痛、跌打损伤、疮肿坚硬。

水蛭 【中药类】

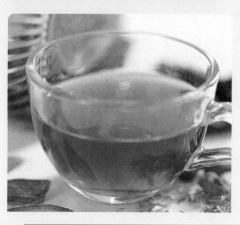

🥄 水蛭祛瘀酒

◎**材料** 丹参30克，延胡索30克，水蛭10克，红花5克，郁金10克，白酒500毫升。

◎**制作** ①将丹参、延胡索、水蛭、红花、郁金倒入瓶中。②用白酒浸泡，加盖，密封约半个月。③每隔3天用力摇动药酒瓶1次，每次约摇3分钟。

◎**功效** 本品具有行气活血、散结化瘀的功效，可用于瘀毒内阻型的结肠癌、直肠癌患者。

性味归经 性平，味咸、苦。有小毒。归肝经。

食疗功效 水蛭具有破血通经、逐瘀消症的功效，适合瘀毒内阻型的结肠癌、直肠癌患者。现代药学研究证明，水蛭素对于肿瘤细胞有一定的抑制作用。此外，水蛭还可用来治疗血瘀经闭、症瘕积聚、跌打损伤、心腹疼痛等症。

鱼腥草 【中药类】

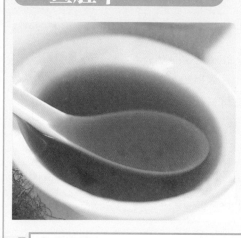

🥄 蒲公英鱼腥草饮

◎**材料** 蒲公英、鱼腥草各10克，玉米须5克，冰糖少量。

◎**制作** ①将玉米须、蒲公英、鱼腥草洗净。②加水1000毫升，煎后去渣。③加冰糖调匀即可。

◎**功效** 本品具有清热消炎、解毒排脓的功效，适合湿热下注型的结肠癌、直肠癌患者。

性味归经 性寒，味辛。归肝、肺经。

食疗功效 鱼腥草具有清热解毒、利尿消肿的功效，适合湿热下注型的结肠癌、直肠癌患者，此外，临床上常用来治疗肺炎、肺脓疡、热痢、疟疾、水肿、淋病、白带、痈肿、痔疮、脱肛、湿疹、秃疮、疥癣等症。

冬虫夏草【中药类】

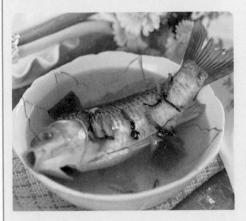

🥣 虫草鲫鱼汤

◎ **材料** 杜仲30克，枸杞子30克，鲫鱼500克，冬虫夏草6克，盐适量。

◎ **制作** ①将鲫鱼去鳞、内脏，洗净，剖上花刀，入锅中煎至两面金黄色，盛出。②将杜仲洗净，用纱布包好；枸杞子、冬虫夏草用水略洗。③将以上所有材料放入锅中，加适量清水，用文火煮1小时，挑去杜仲，调入盐即可。

◎ **功效** 本品具有温补脾肾、补益气血的功效，适合脾肾阳虚、气血两虚型的结肠癌、直肠癌患者。

性味归经 性温，味甘。归肺、肾经。

食疗功效 冬虫夏草具有补虚损、益精气、止咳嗽、补肺肾、抗癌、抗肿瘤的作用，适合结肠癌、直肠癌体质虚弱患者。此外，冬虫夏草还可治肺肾两虚、精气不足、阳痿遗精、咳嗽气短、自汗盗汗、腰膝酸软、劳嗽痰血、病后虚弱等症。

肉苁蓉【中药类】

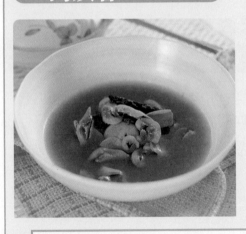

🥣 肉苁蓉羊肾汤

◎ **材料** 肉苁蓉30克，羊肾1对，盐适量。

◎ **制作** ①将肉苁蓉洗净，切片。②将羊肾剖开，去白色筋膜和臊腺，洗净。③将以上全部材料放入炖盅内，加适量清水，隔水炖2小时，加盐调味即可。

◎ **功效** 本品具有温补脾肾、补气养血、润肠通便的功效，适合脾肾阳虚、气血两虚型的结肠癌、直肠癌患者。

性味归经 性温，味甘、酸、咸。归肾、大肠经。

食疗功效 肉苁蓉具有补肾阳、益精血、润肠通便的功效，适合脾肾阳虚、气血两虚型的结肠癌、直肠癌患者。此外，肉苁蓉还可治阳痿、不孕、腰膝酸软、筋骨无力、肠燥便秘等症。

阿胶【中药类】

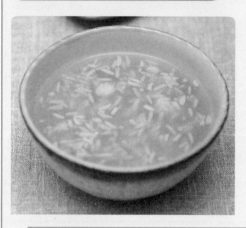

🥣 甜酒煮阿胶

◎ **材料** 甜酒500毫升，阿胶15克，片糖适量。

◎ **制作** ①阿胶洗净、泡发。②将锅洗净，加水适量，将甜酒倒入，加热至沸腾。③放入泡好的阿胶后搅匀，将武火转入文火，待开。④再加入片糖，继续加热，至阿胶、片糖全部溶化即可。

◎ **功效** 本品具有滋补肝肾、活血补血的功效，适合肝肾阴虚、气血两虚型的结肠癌、直肠癌患者。

性味归经 性平，味甘。归肝、肺、肾经。

食疗功效 阿胶具有滋阴、补血的功效，适合肝肾阴虚、气血两虚型的结肠癌、直肠癌患者，还可治血虚、虚劳咳嗽、吐血、鼻出血、便血、月经不调、崩漏等症，此外，阿胶还有增强人体免疫力的作用。

灵芝【中药类】

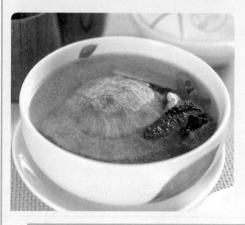

🥣 灵芝土茯苓炖甲鱼

◎ **材料** 甲鱼1只，灵芝6克，土茯苓25克，淮山8克，生姜10克，盐5克，味精3克。

◎ **制作** ①甲鱼置于冷水锅内，慢火加热至沸；将甲鱼剖开两边，去头和内脏，斩成大件。②灵芝切块，同土茯苓、淮山、生姜浸透洗净。③将以上用料放入瓦煲内，加水适量，以大火烧开，转小火煲2小时，加食盐和味精调味即可。

◎ **功效** 本品补气益血、滋养肝肾，适合气血两虚、肝肾阴虚型的肠癌患者。

性味归经 性温，味淡、苦。归心、肺、肝、脾经。

食疗功效 灵芝中所含的灵芝多糖具有广谱抑制肿瘤作用，是临床治疗肿瘤的良好辅助药物，适合结肠癌、直肠癌患者。此外，灵芝还具有补气安神、止咳平喘的功效，可用于眩晕不眠、心悸气短、虚劳咳喘等症。

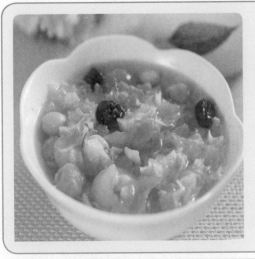

淮山五宝甜汤

◎ **材料**　淮山 200 克，莲子 150 克，百合 10 克，银耳 15 克，桂圆肉 15 克，红枣 8 枚，冰糖 80 克。

◎ **制作**　①淮山削皮，洗净，切段；银耳泡发，去蒂，切小朵；莲子淘净；百合用清水泡发；桂圆肉、红枣洗净。②将材料放入煲中，加清水适量，中火煲 45 分钟。放入冰糖，以小火煮至冰糖溶化即可。

◎ **功效**　本品健脾养血、滋阴益胃，对胃阴亏虚，直肠癌、结肠癌患者有较好疗效。

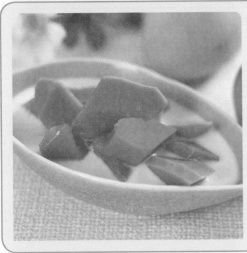

牛奶木瓜甜汤

◎ **材料**　木瓜 200 克，牛奶 300 毫升。

◎ **制作**　①将木瓜洗净，削皮，去籽，切成小块。②将切好的木瓜放进碗中。③加入牛奶即可食用。

◎ **功效**　木瓜有中和胃酸、生津止痛的作用，可抑制胃酸分泌，有效保护胃黏膜，与牛奶同食可生津止渴、补虚开胃、保护胃黏膜，适合直肠癌、结肠癌患者食用。

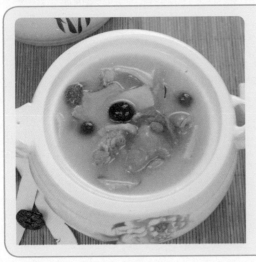

山药白术羊肚汤

◎ **材料**　羊肚 250 克，红枣、枸杞子各 15 克，山药、白术各 10 克，盐、鸡精各 5 克。

◎ **制作**　①羊肚洗净，切块，汆水；山药洗净，去皮，切块；白术洗净，切段；红枣、枸杞子洗净，浸泡。②锅中烧水，放入羊肚、山药、白术、红枣、枸杞子，加盖。③炖 2 小时后调入盐和鸡精即可。

◎ **功效**　本品具有健脾益气、暖胃宽中的功效，适合直肠癌、结肠癌患者食用。

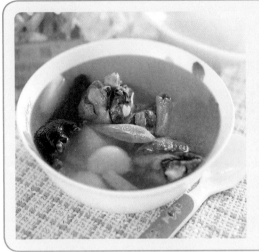

田七郁金炖乌鸡

◎ **材料** 田七6克，郁金9克，乌鸡500克，姜、葱、盐各5克，大蒜10克。

◎ **制作** ①田七洗净，切成小粒；郁金洗净；乌鸡肉洗净；大蒜洗净去皮切片；姜切片；葱切段。②乌鸡放入蒸盆内，加入姜、葱，在鸡身上抹匀盐，把田七、郁金放入鸡腹内，注入300毫升清水。③把蒸盆置蒸笼内，用大火蒸50分钟即成。

◎ **功效** 本品行气解郁、理气止痛，适合结肠癌、直肠癌患者食用。

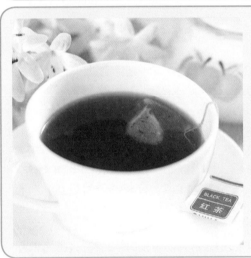

糖蜜红茶饮

◎ **材料** 红茶5克，蜂蜜、红糖各适量。

◎ **制作** ①将红茶洗净，放进杯中。②加入开水冲泡。③待凉后，加入蜂蜜和红糖调味即可。

◎ **功效** 本品具有养胃益气、生津止渴的功效，适合胃阴亏虚、口干咽燥、胃脘灼痛的结肠癌、直肠癌患者饮用。

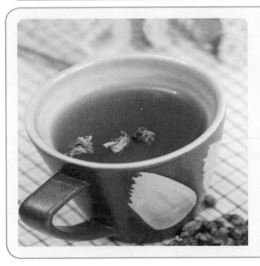

麦芽槐花茶

◎ **材料** 炒麦芽30克，槐花、牡丹皮各10克，玄参、白芍各8克。

◎ **制作** ①将所有的药材洗净，备用。②锅中加入炒麦芽，加水700毫升，大火煮开后转小火煮15分钟，再加入槐花、牡丹皮、玄参、白芍，小火煮15分钟即可。③去渣取汁，分两次服用。

◎ **功效** 本品具有健胃消食、凉血滋阴、止血止痛的功效，对胃及十二指肠溃疡出血、直肠癌、结肠癌有一定的疗效。

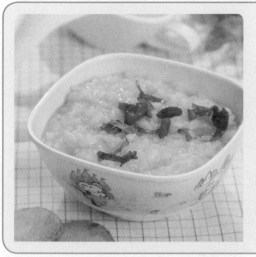

🥣 泽泻枸杞粥

◎ **材料**　泽泻、枸杞子各适量，大米80克，盐1克。

◎ **制作**　①大米泡发洗净；枸杞子洗净；泽泻洗净，加水煮好，取汁待用。②锅置火上，加入适量清水，放入大米、枸杞子以大火煮开。③再倒入熬煮好的泽泻汁，以小火煮至浓稠状，调入盐拌匀即可。

◎ **功效**　本品清热生津、滋阴凉血，适合湿热下注、肝肾阴虚型的肠癌患者。

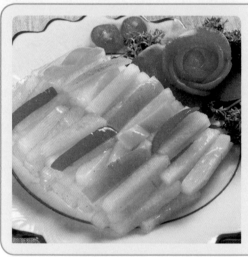

🥣 橙汁冬瓜条

◎ **材料**　冬瓜300克，青椒、红椒、黄椒各10克，盐3克，橙汁适量。

◎ **制作**　①冬瓜洗净，去皮、籽，切成条状；青椒、红椒、黄椒均去蒂洗净，切条状。②锅入水烧开，加盐，放入冬瓜煮熟后，捞出沥干，摆盘。③锅下油烧热，放入青椒、红椒、黄椒爆香后摆盘，将橙汁均匀地淋在冬瓜上即可。

◎ **功效**　本品具有清热生津、利尿除湿的功效，适合肝肾阴虚型的结肠癌、直肠癌患者。

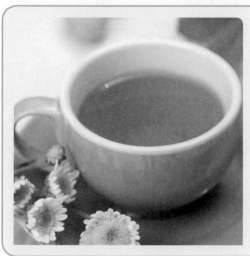

🥣 山楂薏米荷叶茶

◎ **材料**　山楂、荷叶各10克，薏米30克，白糖适量。

◎ **制作**　①山楂、荷叶洗净；薏米洗净后，用温水浸泡30分钟。②将薏米放入锅中先煮熟，再放入山楂、荷叶，煮5分钟即可关火。③加入白糖调匀即可饮用。

◎ **功效**　本品清热生津、滋阴凉血，适合湿热下注、肝肾阴虚型的肠癌患者。

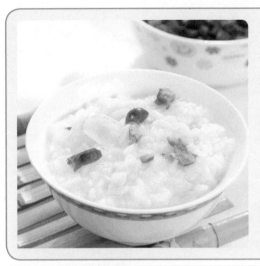

枣参茯苓粥

◎ **材料** 白茯苓 20 克，人参、红枣各 10 克，大米 100 克，白糖 8 克。

◎ **制作** ①大米泡发，洗净；人参洗净，切小块；白茯苓洗净；红枣去核洗净，切开。②锅置火上，注入清水后，放入大米，用大火煮至米粒开花，放入人参、白茯苓、红枣同煮。③改用小火煮至粥浓稠闻见香味时，放入白糖调味，即可食用。

◎ **功效** 本品益脾和胃、益气补虚，适合脾胃气虚的结肠癌、直肠癌患者食用。

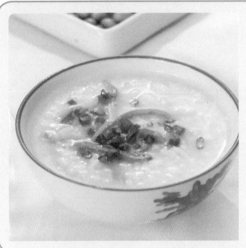

白术猪肚粥

◎ **材料** 白术 20 克，升麻 10 克，猪肚 100 克，大米 80 克，盐 3 克，鸡精 2 克，葱花 5 克。

◎ **制作** ①大米淘净，浸泡半小时后，捞起沥干水分；猪肚洗净，切成细条；白术、升麻洗净。②大米入锅，加入适量清水，以旺火烧沸，下入猪肚、白术、升麻，转中火熬煮。③待米粒开花，改小火熬煮至粥浓稠，加盐、鸡精调味，撒上葱花即可。

◎ **功效** 本品具有补脾益气、升阳举托的功效，适用于结肠癌、直肠癌患者。

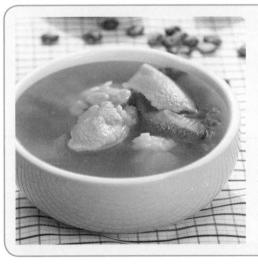

山楂肉丁汤

◎ **材料** 山楂 15 克，陈皮、枳壳各 10 克，猪瘦肉 100 克，盐适量。

◎ **制作** ①先将猪肉洗净，切丁，用盐腌渍待用；陈皮、枳壳洗净备用。②山楂、陈皮、枳壳入锅，加水煮 30 分钟。③下入猪肉丁，煮至熟，调入盐即可。

◎ **功效** 本品具有清热生津、利尿除湿的功效，适合湿热下注型、肝肾阴虚型的结肠癌、直肠癌患者。

◎结肠癌、直肠癌患者忌吃食物及忌吃原因

结肠癌、直肠癌患者应慎食辛辣、刺激性的食物，慎食霉变、油炸、腌渍、油腻食物。以下所列的食物应禁吃。

臭豆腐 ⑪ 忌吃臭豆腐的原因

❶ 臭豆腐的特殊臭味主要来源于甲胺、腐胺、色胺等胺类物质以及硫化氢，胺类物质存放时间过长，有可能与亚硝酸盐发生作用，生成一种强致癌物——亚硝胺，从而加剧癌症的发展。

❷ 制作臭豆腐对于温度和湿度的要求非常高，如果控制不好，就容易受到有害细菌的污染，引发胃肠道疾病。

✖ 忌吃关键词

亚硝胺、细菌感染

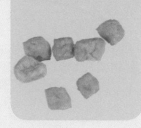

油 条 ⑪ 忌吃油条的原因

❶ 油条是经190℃的高温油炸而成，在这过程中产生了大量的致癌物质，结肠癌、直肠癌患者食用后会促使癌症发展。

❷ 油条在高温油炸的过程中损失了大部分的营养物质，这对于结肠癌、直肠癌术后需要营养支持的患者并不适合。

❸ 油条含有铝，铝可抑制脑内酶的活性，使人的精神状态恶化，不利于癌症患者。

✖ 忌吃关键词

致癌物、营养损失、铝

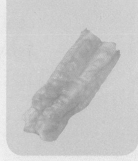

狗 肉

忌吃狗肉的原因

● 狗肉性温，有补虚助阳的功效，但是不适宜湿热下注型的结肠癌、直肠癌患者，食用后可致使症状加重。

● 狗肉是发物，结肠癌、直肠癌患者食用后可加重病情，使症状加剧，手术后食用狗肉，有可能导致癌症复发，故结肠癌、直肠癌不宜食用狗肉。

忌吃关键词

性温、发物

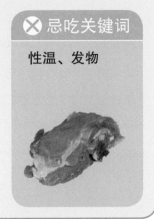

肥 肉

忌吃肥肉的原因

● 现代研究证明，高脂肪膳食会促进肠道肿瘤的发生，脂肪的摄入量与结肠癌、直肠癌的发病率呈正相关，这里说的脂肪，主要是指动物脂肪，故结肠癌、直肠癌患者不宜食用肥肉。

● 肥肉含有很多脂肪，脂肪不容易消化，而且有润滑肠道的作用，故食用肥肉会增加胃肠道的消化负担，并且可导致排便次数增加，不利于结肠癌、直肠癌患者的病情。

忌吃关键词

高脂肪、难消化

腊 肉

忌吃腊肉的原因

● 腊肉是将动物肉经过腌制，然后经过烘烤等工序制作出来的。在这些生产过程中，会产生苯并芘、亚硝酸盐等有害物质，这些物质都可致癌，结肠癌、直肠癌患者食用会促进癌症的发展。

● 结肠癌、直肠癌术后的患者需要摄入足够的营养元素以促进恢复，但是腊肉在制作过程中，许多的维生素和微量元素都已丧失，这对于癌症患者并不适宜。

忌吃关键词

苯并芘、亚硝酸盐、营养素丧失

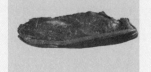

虾

❶ 虾壳含丰富的钙，且其含有的虾青素有一定的抗肿瘤作用。但是，虾性温，多食可助热上火，对于湿热下注型的结肠癌、直肠癌患者来说，还是不吃或尽量少吃为宜。

❷ 虾为海鲜发物，在《饮食须知》就有提到，"多食动风助火，发疮疾"，结肠癌、直肠癌食用后可能助长癌症的发展。

❌ 忌吃关键词

性温、海鲜发物

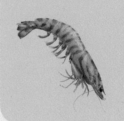

蟹

忌吃蟹的原因

❶ 蟹性寒，多食容易导致腹泻、腹痛，而且结肠癌、直肠癌患者肠胃功能较差，食用后更加容易引起不适，加重病情。

❷ 蟹和虾一样，为海鲜发物，结肠癌、直肠癌患者食用后可能使症状加剧。

❌ 忌吃关键词

性寒、海鲜发物

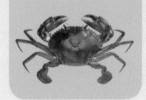

榴 梿

忌吃榴梿的原因

❶ 榴梿性热而滞，多数早、中期癌症病人都为阴虚内热体质，应忌食性温热的食物以免症状加重，湿热下注型的结肠癌、直肠癌患者更加不宜食用。

❷ 榴梿含有丰富的脂类和膳食纤维，有研究证明，大量的脂类和膳食纤维的摄入，会加重胃肠的负担，对病情不利。

❌ 忌吃关键词

性热、高脂肪

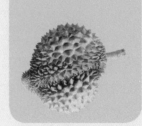

·肠胃病的运动调养·

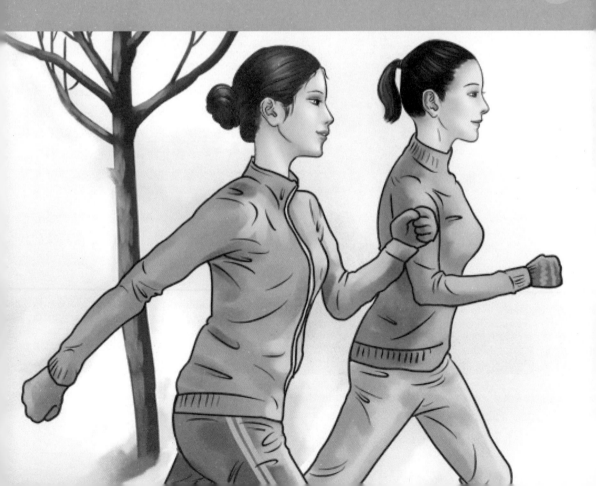

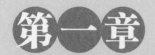

第一章

科学运动，让你的肠胃更健康

如今，人们生活节奏的加快，工作压力大、精神紧张导致的功能性消化不良越来越多，胃肠疾病扑面而来，在 35～45 岁人群中，胃肠疾病的发病率高达 50%。运动可以使人舒缓放松，释放压力。

儒学家陆九渊有言："精神不运则愚，血脉不运则病。"生命在于运动，运动是保持身体健康的重要因素。对于肠胃不好的人或胃肠病患者来说，坚持科学运动，有针对性地加强腹部锻炼，可促进胃肠道蠕动，加强胃肠的消化吸收的功能，有利于胃肠健康。

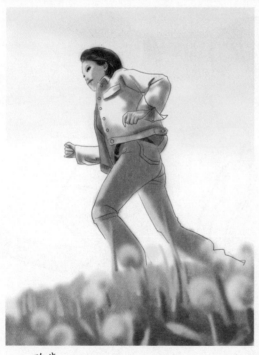

跑步。

运动对机体健康的意义

《格致余论》有言："天主生物故恒于动，人有此生亦恒于动；用进废退。"一切生命都在于运动，人体的器官和系统亦是如此。就像精密齿轮一样，身体常常运动就会锃光瓦亮，保持活力和灵敏度；如果总不锻炼就会生锈毁掉，各种机能因为废用而逐渐退化。特别是在高速发展的现代社会中，人们更加认识到了生命的可贵，追求高质量的生活，而这一切基础就是拥有健康的身体。世界卫生组织认定健康是人类的一项基本权利。目前，健康水准已成为衡量一个人或一个国家社会文化水准的重要标尺。

因此，重视运动，坚持运动，对身体健康有着重要的意义。人体通过运动可以改善各种器官和系统的功能，促进新陈代谢，甚至延缓各个器官的衰老速度。科学、适度、有计划性的运动，对人体各个系统的生理作用主要有以下几个方面。

对心血管系统来说，运动可增强心血管系统的输氧能力、加强心血管系统的代偿能力等；对呼吸系统来说，运动可增强呼吸系统的通气量、摄氧能力，改善呼吸系统的功能状态；对运动系统来说，运动可增强肌肉的力量、耐力和协调性，保持及恢复关节的活动幅度，促进骨骼的生长等；对消化系统来说，运动可加强营养素的吸收和利用，增进食欲，促进胆汁合成和排出，促进胃肠蠕动，防治便秘等；对神经系统来说，运动可提高中枢神经系统的兴奋或抑制能力，改善大脑皮质的调节功能，提高神经系统对各器官、系统的机能调节。此外，运动还能燃烧热量，运动强度越大，燃烧的热量就越多。从而有效地减少脂肪组织，达到减肥瘦身、塑体健美的作用。而且，在运动中，人在挥洒汗水的同时也在释放着日常生活工作中被压抑的情感和压力，从而增强心理承受能力，保持心理的平衡，能够轻松、自信、积极地面对生活和工作，健康而快乐地度过每一天。

合理运动有助肠胃健康

俗话说得好："水停百日生毒，人闲百日生病。"也许在快节奏现代社会中奔波忙碌的你会疑问，每天都在办公桌电脑前处理各种工作，连吃饭的时间都没有，哪里"闲"呢？事实上，此"闲"非彼"闲"，现代学习工作大多在室内进行，上班加班大脑一直高速运转，但身体却是坐在工位上一动不动，肠胃也是窝在一处，得不到一点锻炼。长此以往，人常常会出现胃肠道问题，发生消化不良、胃痛、急性胃炎等病症。

事实上，运动对增强消化系统功能有

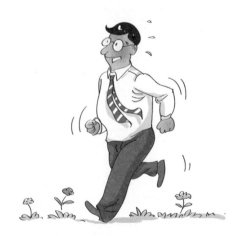

每天做适当的运动。

很好的作用，它使胃肠蠕动加强，消化液分泌增多；营养物质由于多种酶与辅酶的作用，使物质转化与吸收加速；血液循环加快，血运量增加，从而促进肝脏功能的改善；而且，运动还能加强呼吸的深度并增加呼吸的频率，促使膈肌上下移动和腹肌较大幅度地运动，从而对胃肠道起到较好的按摩作用，改善胃肠道的血液循环，加强胃肠道黏膜的防御机制，对胃功能能起到很好的增进作用，尤其对于促进消化性溃疡的愈合有积极的作用。体育锻炼还能够增强全身肌肉的力量，包括增强腹肌和消化道平滑肌的力量，这有助于消化器官保持在正常的位置上，是治疗胃下垂的重要手段。此外，坚持运动还能消除因每天久坐不动缺乏锻炼而囤积的多余的脂肪，从而减脂瘦身，预防便秘、痔疮等病症。

运动除了能够强身健体、养护肠胃，还能消除压力，提升情绪。运动可有效缓解精神压力，因为在运动过程中，人脑皮质醇水平增加，心跳加快，可缓解心理压力导致的负面影响。最新研究发现，每天运动30分钟，就可以使缓解30%的精神压力。身体一旦运动起来，我们的大脑就开始释放包括内啡肽等多种不同的欣快神经传递素，这些激素在改善情绪和抑郁方面起到重要作用。所以说，工作或学习1小时左右，就可以花费5分钟做一些简单的运动，这不仅能消除疲劳，放松心情，还能促使大脑中的血流量增加，从而使注意力更集中，提高学习和工作的效率。

肠胃病患者，有氧、无氧、伸展运动如何选

运动可分为三大类，即有氧（耐力性）运动、无氧（力量性）运动以及伸展运动。

什么是有氧运动

有氧运动也叫耐力性运动，是指人体在氧气充分供应的情况下进行的运动。比较科学的定义，有氧运动是指长时间（15分钟以上）、有节奏、会令心跳率上升的大肌肉运动。也就是说，在运动过程中，人体吸入的氧气与需求相等，达到生理上的平衡状态。其衡量的标准是心率。心率保持在150次/分钟的运动量为有氧运动，因为此时血液可以供给心肌足够的氧气；因此，它的特点是强度低，有节奏，不中断和持续时间较长。通过长时间的耐力性运动提高心肺功能，从而让全身各组织、器官得到良好的氧气和营养供应，维持最佳的功能状况。

有氧运动所包括的项目有散步、健步走、竞走、慢跑、走跑交替、游泳、骑自行车、上下楼梯、跳绳、跳健身舞、划船、滑水、滑雪、球类运动等。

现代科学研究认为，在所有运动项目中，以有氧运动最利于人们的健康。国外有资料表明，运动状态下的人体吸入的氧气可比安静状态时多8倍，也就是说有氧运动可使人体获得最佳摄氧量。通过有氧运动，能

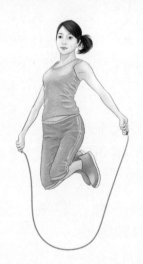

跳绳。

充分酵解体内的糖分，还可消耗体内脂肪，增强肺活量和心脏功能，预防骨质疏松，防止动脉硬化，降低心脑血管疾病的发病率，调节心理和精神状态，对人体有生理生化、心理等多面的良好影响。

什么是无氧运动

无氧运动是相对有氧运动而言的，是指肌肉在"缺氧"的状态下高速剧烈运动。由于速度过快和爆发力过猛，此时机体在瞬间需要大量的能量，但人体内的糖分来不及经过氧气分解，有氧代谢是不能满足身体此时的需求，不得不依靠"无氧供能"。其特点是运动非常剧烈，为急速爆发性，会在体内产生过多的乳酸等代谢产物，且不能通过呼吸排除，这导致肌肉疲劳不能持久，运动后感到肌肉酸痛，心跳加快和呼吸急促。

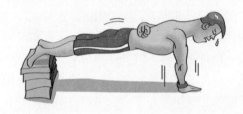

俯卧撑。

无氧运动所包括的项目有短跑、举重、投掷、跳高、跳远、摔跤、拔河、俯卧撑以及在健身房中的一些器械肌力锻炼等。

无氧运动的力量训练对增加骨密度有很好效果，更能有效降低骨质疏松的风险。运动过后，损伤的肌肉的修复和乳酸的代谢消耗脂肪，增大肌肉和脂肪的比率，增加肌肉新陈代谢率，提高身体免疫力。所以，有运动系统、神经系统等肌肉、神经麻痹或关节功能障碍的患者适宜进行无氧运动，可以此恢复肌肉力量和肢体活动功能，调整肌力

平衡，从而改善躯干和肢体的形态和功能。健康者为了强壮肌肉、健美体形，也可做无氧运动。但最好先健身教练的建议和指导，选择一个适合自己的训练计划。

什么是伸展运动

常见的伸展运动所包括的项目有太极拳、五禽戏、保健气功、广播体操、医疗体操、矫正体操等。它不像器械训练容易受伤，可广泛地应用在治疗、预防和健身、健美各类锻炼中。可以放松精神、消除疲劳、增强身体的柔软度，减少肌肉酸痛、放松肌肉，减低运动伤害及疲劳，增进关节的血液及养分供应，有助于人体淋巴系统的畅通及关节的放松，防治高血压、神经衰弱等疾病，是很好的身体保健运动。

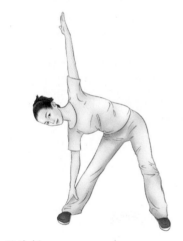

做体操。

科学选择"运动套餐"

肠胃病患者该如何选择进行锻炼呢? 最关键的是要结合锻炼者自身的目的和个人身体实际情况来选择。有氧运动的强度相对较低，比较安全，机体各器官的负荷也相对较小，不易出现伤害事故；而无氧运动强度相对高，机体各器官的承受的负荷也是相对较大，可以更好地提高机体的工作能力。对于年轻人来说，想提高自己的身体素质、提高机体承受剧烈运动的能力，必须安排一定比例的无氧运动。而年纪相对较大的人，则应该以有氧运动为主，适量地做一些无氧运动。

对大多数人来说，可先进行热身，这包含关节活动和肌肉活动，如转转手腕、拉伸筋骨等，这可让身体充分放松，暖热起来，有效避免运动对肌肉骨骼的伤害。再进行无氧运动，如仰卧起坐就很适合胃下垂的患者进行练习，可帮助减脂瘦身；然后进行有氧运动，如健步走、慢跑等；最后，进行拉伸运动，如弓箭步、压腿等拉筋练习，这可缓解运动后的疲劳感，还能把紧缩的肌束拉长，让肌肉线条更漂亮。这些运动要根据练习者的实际情况科学分配运动量和运动时间，制订合理、适度的运动计划，坚持不懈地进行锻炼，会取得良好的健身效果，还能防病治病。

第二章
健肠养胃，动之有道

肠胃不好的人或胃肠病患者在运动时，要遵循一定的运动原则，避免走入一些运动误区，选择适合自身的运动项目在最好的时机和环境中进行锻炼，才能健肠养胃，强身健体。

肠胃病患者动起来，这些原则需遵守

大部分简便易行的运动项目对治疗肠胃病都可以起到一定的效果，是养胃润肠、强身健体的好方法。但是好方法运用不当也会适得其反，不仅达不到预期的效果，可能还会伤及肠胃，不利于健康。所以，肠胃病患者为了取得良好的运动效果，最好秉持以下原则。

安全第一

安全第一是采用体育运动作为健身防病的首要原则。如果不安全，运动不仅起不到健身的目的，还可能会起到反作用，加重病情，甚至引发其他病症，得不偿失。所以对想要通过体育锻炼缓解肠胃病的人来说，在选择与确定体育锻炼方式之前，首先要对自己的身体状况有一个较全面的了解，必要时还应该去医院作相关的体格检查，最好是能够在医生的建议和指导下选择运动项目，从而找到适合自己的锻炼方法和锻炼方式来达到治愈疾病的目的。

适度运动

肠胃病患者进行运动的目的是为了强身健体、防治胃肠道的疾病，而不是为了竞赛争夺金牌，所以患者在运动过程中，要根据自己的身体状况和承受能力，掌握好运动量的大小，要劳逸结合，张弛有度，才能达到养生祛病的目的。特别是身体素质比较差的人，在刚开始运动的时候更要注意。如果开始时运动量过大可能会超过了机体的承受能力，不仅不能使各个脏器的功能通过锻炼得到加强，反而会使身体因过度疲劳而受到伤害。反之，如果运动量太小，则可能根本达不到锻炼的目的，对健强身体也起不到任何作用。一般来说，以每次锻炼后感觉不到过度疲劳为适宜；如果运动后食欲减退、头昏、头痛、多汗、精神倦怠等情况，就说明运动量过大，超过了机体耐受的限度，要

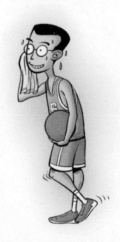

肠胃病患者要注意运动量不要过大。

及时调整运动强度。

持之以恒

通过运动来缓解防治肠胃病不是一朝一夕之事，所以要想取得保健成效，三天打鱼两天晒网、没有恒心是不会达到锻炼目的。特别是胃肠病本身就属于一种治疗起来比较缓慢的疾病，它主要还是要通过药物治疗，并配合其他的辅助疗法，运动就是辅助疗法之一。所以说，运动不仅是对身体的锻炼，也是意志和毅力的锻炼，要不间断、定时定点地进行。如果因为工作或学习繁忙，难以按原计划时间坚持，每天挤出 10 分钟进行短时间的锻炼也是可以的。如果因天气或条件所限不能到室外锻炼，在室内做做原地跑、广播体操、太极拳也有健身效果。

内外兼修

在做健肠胃的运动时，要注意内外兼修，动静结合。这里的外指的是形体、动作方面；内则指在运动过程中要集中注意力，摒弃杂念，调息调心，运动时，不能因为强调动而忘了静，一切顺乎自然，神形兼顾，内外俱练才为佳。动于外而静于内，动主练而静主养神。这样，在锻炼过程中内练精神、外练形体，使内外和谐，体现出"由动入静""静中有动""以静制动""动静结合"的养生思想。

因时制宜

在最佳时间进行运动可事半功倍。一般来说，早晨是很适宜运动的时段，因为早晨的空气清新，到室外树木繁茂的地方进行运动锻炼，即可把积聚在身体内的二氧化碳排出来，吸进更多的氧气，使身体的新陈代谢增强。此外，午睡前后或晚上睡觉前也可进行一些和缓、舒展性的运动，帮助消除一天的疲惫，又不会引起神经系统的兴奋，轻

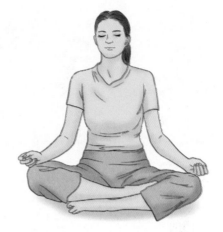

静养生。

松入眠。

值得注意的是，不要在雾霾天气外出锻炼，此时室外空气中有大量污染物，如被人体吸入会对呼吸道造成损害。此外，不要在吃饭前后进行，最起码要间隔半个小时以上。因为在饭前呈现饥饿状态，血液中葡萄糖含量低，易发生低血糖症；饭后如果剧烈运动，大部分血液到肌肉里去，胃肠的血液相对减少，不仅影响消化，还可引起胃下垂、慢性胃肠炎等疾病。

因人制宜

运动项目要根据锻炼者的实际身体情况进行选择。一般来说，对于身体机能较好的年轻人，可选择运动量稍大的项目，如跑步、打篮球、踢足球等；对于老年人来说，由于肌肉力量减退，神经系统反应较慢，协调能力差，宜选择动作缓慢柔和、肌肉协调放松、全身能得到活动的运动，如步行、太极拳、慢跑等。

此外，每个人工作性质不同，所选择的运动项目亦应有差别，如售货员、厨师等要长时间站立，易发生腰肌劳损、下肢静脉曲张，在运动时就不要多跑多跳，而应多仰卧抬腿；经常伏案工作的白领群体

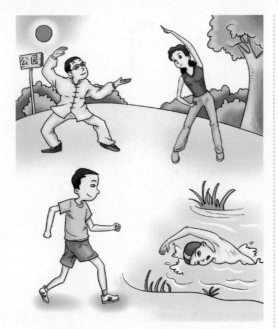

巧运动。

则要多选择一些扩胸、伸腰、仰头的舒展项目。总之，体育项目的选择，既要符合自己的兴趣爱好，又要适合身体条件，才会取得最佳效果。

肠胃病患者动起来，这些误区不能闯

肠胃不好的人或胃肠病患者在运动前一定要明确意识到，锻炼是为了养护肠胃，强健身体。不要盲目锻炼，走入以下误区：

误区一　急于求成，起步过猛

许多人刚开始制定和实行运动计划的时候常常心气很高，踌躇满志，抱着"把胃病治好"等心理急于求成，在刚开始锻炼时就采取大运动量、大强度的练习，是非常不好的。因为突然性的大量运动，机体会难以适应，会出现严重的疲劳感，还可引起肌腱、肌肉拉伤。而且，要想明显看到肌肉、体型的改变，必须经过至少6周的持续锻炼才能见效。许多运动者因为

期望过大，坚持了两三天高强度锻炼把自己搞的身心俱疲，却没有见到自己想要的效果，极容易瞬间失去了继续运动的耐心和信心，半途而废。

所以，初始运动时要制定切实可行的合理计划，锻炼时要循序渐进，从小运动量开始，让身体慢慢适应新的运动环境，然后逐渐增加运动量。这样反而能又快又好地达到健身目的，并能长期保持体型。

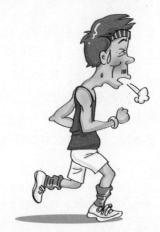

身体瘦弱的人跑步要控制好量。

误区二　省略热身活动

有些运动者认为没有必要进行热身运动，觉得跑步跑着跑着或打球连跑再跳不就身体活动起来了吗，何必多此一举。事实上，这种错误观念是没有认识到热身活动的重要性。如果没有热身训练，就等于在氧气和血液还没达到肌肉的时候，就要求身体突然、强行运动。这样会增加身体受伤危险。而且，在心肺功能训练中，无热身运动会让心率猛然提高，这也是非常危险的。因此，在正式锻炼之前，应该花5～10分钟做一些简单的热身动作，舒展身体，拉伸筋骨，使身体从里到外都"热"起来，才能让运动更加安全。

误区三 只有出汗才算运动有效

有些人觉得运动到大汗淋漓才算是有效果，才算真正在燃烧脂肪。但实际上出汗不出汗并不能用来衡量运动是否有效。因为人体的汗腺各不相同，分活跃型和保守型两种，这与遗传有关。有的人就算不运动也常常出汗，有的人则进行高强度运动后可能只有微微薄汗。此外，研究表明，体内脂肪的减少取决于锻炼时间的长短，而不是锻炼的强度。因为各种锻炼开始时，首先消耗的是体内的葡萄糖，在糖消耗后，才开始消耗脂肪。只有较缓慢而平稳地持久运动，才能消耗更多的热量，以达到减肥的目的。

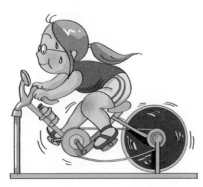

功率自行车运动可以让人大量出汗。

肠胃病患者动起来，这些细节要注意

肠胃不好的人或胃肠病患者在运动时要注意以下几点。

（1）胃肠病患者的运动保健，要注意全身运动与局部运动相结合；急性胃肠炎、胃出血、腹痛者不宜运动，必须要等到病情好转或恢复后再进行适当运动，并且最好遵循医嘱或专业运动人士的建议。

（2）胃肠病患者饭前不宜进行剧烈运动，胃下垂患者应在饭后2小时再进行锻炼。

（3）消化性溃疡合并出血、穿孔或癌变以及幽门梗阻等病症患者不宜进行运动锻炼；溃疡处于活动期者，要避免或减少腹部运动，以免增加出血或穿孔之可能；如果有伴有严重器官功能衰竭时，也不宜采用运动治疗。

（4）运动时要注重鞋子的功能性和舒适性，应根据不同的项目挑选运动鞋。特别是跑步鞋要根据脚型、跑步强度综合考虑，合脚的鞋才能有效减轻关节压力，给运动以安全的保障。

（5）运动后口渴时不要图一时痛快猛饮冷水或冰镇饮料。一方面来说，这样会降低胃液的杀菌作用，加重胃肠负担。另一方面，喝水速度太快也会使血容量增加过快，突然加重心脏的负担，引起体内钾、钠等电解质发生一时性紊乱，导致胸闷腹胀等病症，甚至有可能出现心力衰竭，非常不利于健康。

（6）剧烈运动后不要立马坐地休息。此时人的心跳会加快，肌肉、毛细血管扩张，血液流动加快，同时肌肉有节律性地收缩会挤压小静脉，促使血液很快地流回心脏。如立即停下来休息，肌肉的节律性收缩也会停止，原先流进肌肉的大量血液就不能通过肌肉收缩流回心脏，造成血压降低，出现脑部暂时性缺血，引发心慌气短、头晕眼花、面色苍白，甚至休克昏倒等症状。

第三章

养胃健肠，最佳运动有哪些

肠胃病的预防和调养，除了保证规律的饮食和作息，选择适当的运动也有助于肠胃的调理。运动能加强胃肠道蠕动，促进消化液的分泌，加强代谢，对胃肠道起到按摩作用。对肠胃病患者来说，散步、健步走、慢跑、瑜伽、八段锦、太极拳、体操等都是非常适宜练习的养胃健肠的运动。

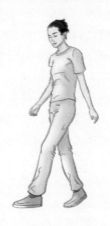

散步。

健肠胃动起来：科学运动七要素

每个人的体力、耐性、健康程度以及心血管功能状况等各不相同，运动的方法也不同。胃肠不好的人或肠胃病患者在进行运动时如果不根据自身的实际情况"量体裁衣"，选择真正适合自己的运动模式，不但不能恰到好处地锻炼肠胃功能，反倒可能会伤及肠胃，适得其反。所以，在运动之前，每个锻炼者一定要掌握以下运动七要素，当你运动时兼顾这七个要素，就能够事半功倍，有目

的、有计划、有科学性地进行锻炼，强身健体。

由于运动处方的特点是讲究运动的个体化、合理化、定量化、趣味化和科学化，所以胃肠病患者如果能够做到适量运动，持之以恒，就会取得明显的效果。

运动处方的主要内容分为运动项目、适应人群、运动强度、持续时间、运动频率、注意事项和评价效果等项目。

第一要素：运动种类

运动项目可分为五大类。增强耐力为主的耐力性运动有步行、慢跑、走跑交替、上下楼梯、游泳、自行车、功率自行车、步行车、跳绳、划船、滑水、滑雪等；提高力量为主的力量性运动有俯卧撑、练哑铃、弹簧、单杠、双杠、吊环等；改善柔韧性为主的伸展性运动有健身操、跳舞、太极拳、太极剑、五禽戏、医疗体操、矫正体操、广播体操、健身气功等；社区就地健身为主的项目有：扭腰器、健腹器、踏步器、跑步器、棋牌等；竞技健身为主的项目有：各种球类、体操、田径、马拉松、武术、赛艇等。

第二要素：适应人群

在制定运动计划时，肠胃病患者应知哪些运动项目和方法是适合自己练习的，哪些运动项目和方法对自己来讲是没有效果，甚至是禁忌的。特别是中老年人，不要"逞强"，运动过度，应该选择自己喜欢且强度不要过大的运动项目。

第三要素：运动时间

肠胃病患者要根据不同的体质和项目，

确定运动持续时间。对于耐力性有氧运动，每次运动的持续时间为 15 ～ 60 分钟，一般须持续 20 ～ 40 分钟；其中达到适宜心率的时间须在 15 分钟以上。成套的伸展运动和健身操的运动时间一般较固定，而不成套的伸展运动和健身操的运动时间有较大差异。如：24 式太极拳的运动时间约为 4 分钟；42 式太极拳的运动时间约为 6 分钟；伸展运动或健身操的总运动时间由一套或一段伸展运动或健身操的运动时间、伸展运动或健身操的套数或节数来决定。

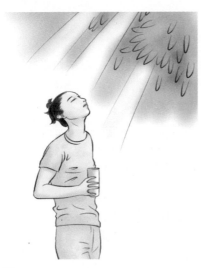

日光浴。

有专家认为，运动 30 分钟前主要消耗体内的葡萄糖，运动 30 分钟以后逐渐消耗体内的葡萄糖和脂肪，增强肌肉的力量。对于中老年和亚健康的人来说，选择运动强度较小的项目，但运动时持续时间可以长一些，与高强度运动项目相比同样能收获良好的健身效果。

第四要素：运动频率

运动频率常用每周的锻炼次数来表示。运动频率取决于运动强度和每次运动持续的时间。一般认为：每周锻炼 3 ～ 4 次，即：隔一天锻炼一次，这种锻炼的效率最高。最低的运动频率为每周锻炼 2 次。运动频率更高时，锻炼的效率增加并不多，而有增加运动损伤的倾向。

运动频率包括运动时间、运动次数、运动间隔时间。运动时间最好安排在早晨，也可安排在晚上或其他时间，每次锻炼的时间最好在 30 分钟以上，每周锻炼次数最好安排 2 ～ 5 次，每天锻炼更好。运动间隔时间不宜超过 4 天，否则运动效果容易消退。

第五要素：运动强度

运动量由运动强度和运动时间共决定，用算式表示就是：运动量＝运动强度 × 运动时间，在总运动量确定时，运动强度较小则运动时间较长。前者适宜于年轻及体力较好者，后者适宜于老年及体力较弱者。年轻及体力较好者可由较高的运动强度开始锻炼，老年及体力较弱者由低的运动强度开始锻炼。运动量由小到大，增加运动量时，先延长运动时间，再提高运动强度。胃肠病患者运动不同于竞技训练，应该坚持中等或较小运动强度为宜，心跳要控制在每分钟 100 次左右，每次持续 20 ～ 40 分钟。中老年人可选择运动强度较小的运动项目。

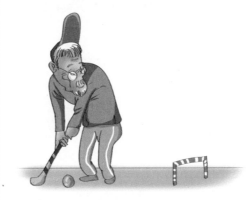

确定适宜的锻炼强度。

第六要素：注意事项

要根据各类疾病的病理生理特点、每个参加锻炼者的具体身体状况，提出有针对性的注意事项，以确保运动处方的有效原则和安全原则。一般的注意事项有在运动前，锻炼者要做好充分的热身运动和拉伸运动，运动之后要做几分钟的整理活动。运动过程中要调整呼吸和节奏，注意自我保护和安全防护措施、根据运动项目的动作的难度、幅度等，循序渐进、量力而行。一旦发生运动伤害，如扭伤、拉伤要立刻停止运动及时就医等。

第七要素：效果评价

运动的效果评价分为短期、中期和长期3种。短期评价以1~3个月为限，中期评价以3~6个月为限；长期评价以1年或1年以上为限。也可以根据锻炼者的主观感觉，结合医院客观检查指标进行非量化和量化的效果评价。

健肠胃动起来：腹式呼吸和呼吸体操

一提到运动，很多人总是抱怨说根本没有时间，可是如果你真心想要锻炼身体，就会发现运动无处不在，就算是一呼一吸间，也在进行着运动。如果你愿意尝试着改变一下呼吸方法，从腹式呼吸做起，也许就开启了属于你的运动旅程。

腹式呼吸

常见的呼吸方式主要有两种：胸式呼吸和腹式呼吸。大多数人习惯采用的都是胸式呼吸，即通过胸腔的扩张与回缩实现吸气与呼气的过程。胸式呼吸表浅，肺呼吸功能发挥不充分，不能大量地吸入新鲜空气；而腹式呼吸是把腹式呼吸与胸式呼吸配合进行，在胸式呼吸的同时增加腹壁的鼓起及回缩，不仅能扩大血液含氧量，让机体主动地排除废物，同时腹肌的收缩和放松对胃部也是一种良好的按摩，能促进胃腹运动，改变消化

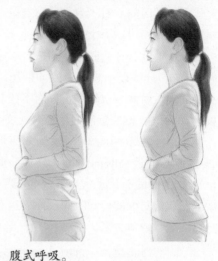

腹式呼吸。

机能。

那么，腹式呼吸该如何进行呢？

初练习时，人可取仰卧或舒适的冥想坐姿，放松全身；吸气时，要用鼻子吸，节奏深长而缓慢，腹部跟着慢慢鼓起，嘴要闭紧，胸部保持不动，全身要放松；可用手按住肚脐下一寸处感受空气吸入腹部时的起伏，当空气自然进入肺尖时，你就应该会觉得手被推出一些。呼气时，应最大限度地向内收缩腹部，胸部保持不动，使大量浊气呼出体外。由此一呼一吸循环往复，保持每一次呼吸的节奏一致。细心体会腹部的一起一落。经过一段时间的练习，习惯腹部起伏后，就可以将手拿开，只是用意识关注呼吸过程即可。练好腹式呼吸的关键是练习者要保持一个平静的心态，这样呼气吸气才能细匀深长，由浅入深调匀呼吸。

一般来说，一次呼吸的时间掌握在15秒钟左右最好，初练者可以每分钟10次，逐渐达到每分钟4~5次，呼吸频率应尽量放慢。吸气时控制在4~6秒，体质好的人可以屏息1~2秒；呼气时控制在2~4秒。每天可早晚各练一次，每次5~10分钟。当习惯腹式呼吸后，并不必刻意拨出时间练

习，在跑、走、坐、卧、工作或休息时皆可进行。

练习好腹式呼吸，好处多多：能够扩大肺活量、改善心肺功能；减少胸腹部感染；促进气血流通，提高了腹部脏器的功能；帮助疏肝利胆、减肥降脂、改善动脉硬化；可改善腹腔内生殖系统的炎症等。特别对胃肠病患者来说，通过腹式呼吸，可促进肠蠕动、通利二便排除体内毒素、改善气血运行，防治便秘、痔疮、脱肛、肠癌等胃肠疾病。此外，腹式呼吸还能够安神益智，这对因精神压力过大、焦虑紧张导致的胃肠道疾病患者很有益处。

呼吸体操

当你习惯了在日常生活中用腹式呼吸，你还可以进一步练习呼吸体操，即配合腹式呼吸的节奏舒展身体，通过锻炼胸部的呼吸肌和膈肌，让膈肌有较大的上提下降，以帮助肺脏收缩，排出二氧化碳，保健肠胃。下面简单介绍几节常见的呼吸体操的做法：

呼吸预备运动

深吸气，同时双臂慢慢伸开，抬起，与躯干成钝角。呼气，同时双臂放下。深呼吸速度要慢。

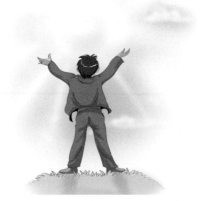

深呼吸。

扩胸运动

双臂抬起，肘部半屈，双手握拳，手向下，挺胸，同时，双臂用力后拉。恢复原来的姿势，再重复 1 次。然后双臂伸直，用力后拉，手心相对向前，同时胸部用力挺起，双臂向下。

肩背放松运动

两足开立，双手叉腰，躯干稍前倾站立，双肘屈曲 90 度肩、胸、背部放松，双上臂及肩关节自前向后重复自后向前交替做 10 ~ 20 次环行运动，同时配合动作进行呼气吸气。

侧弯腰运动

两脚开立与肩同宽，双手叉腰。腰部左右侧弯，右侧弯时右臂伸向下方，左侧弯时左臂伸向下方，侧弯时呼气，直腰时吸气。

双臂上举运动

两脚开立与肩同宽，两臂屈肘，双手虚握拳平放胸前。两拳逐渐松开掌心向上，两臂柔和地向上直举，眼跟随两掌上举而向上看，上举时缓慢吸气；然后，两手逐渐下降，下降时逐渐握成虚拳，手指稍用力恢复预备姿势，下降时缓慢呼气。

双臂开合运动

两脚开立，两掌横放在眼前，掌心向外，手指稍曲，肘斜向外。两掌同时向左右分开，手掌渐握成虚拳，两前臂逐渐向地面垂直，胸部尽量向外挺出，此过程慢慢吸气；两臂仍屈肘，两拳放开成掌，还原时含胸拔背，拉开时两臂平行伸开，不宜下垂，肩部及掌指稍用力。动作应慢逐渐向后拉，使胸挺出，肩胛骨夹紧，此过程慢慢呼气。

健肠胃动起来：散步

"饭后百步走，活到九十九"，这样的俗话你是否听说过？百练不如一走，如果你还在纠结于是练习游泳还是去跳健美操，是开始记太极拳的招式动作还是去买跑步装备呢，不如推开房门，带着一个轻松的心情，出去散散步，这已经是你锻炼的开端了了。

不要小看简简单单的散步，常常散步对人体的好处很多，步行能增强人的心血管机能，改善血液循环，防治便秘、痔疮等；坚持步行锻炼，有益于防治肥胖病；特别在空气清新的户外散步，能改善人体神经功能，使大脑放松、精神愉快、陶冶情操、有助于消除疲劳、得到积极性休息，可提高工作效率。对于肠胃不好、消化不良的人，如果在饭后散步，腹部肌肉的运动对胃肠进行有效的"按摩"，会促进和改善胃肠的消化和吸收。

散步时，要放松身体，但也不能太过松懈，否则没有健身效果。抬头、挺胸，目要平视，躯干自然伸直；收腹，身体重心稍向前移；上肢与下肢配合协调，步伐适中，两脚落地有节奏感，才是正确的走路姿势。如果是走平路，要把注意力放在收缩小腹上，走路时臀部适当地向前扭动，让腹部肌肉承

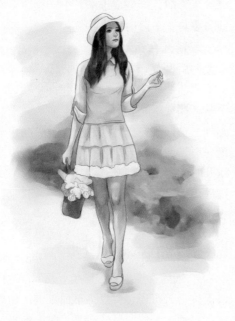

坚持散步。

担更多的力量从而锻炼腹肌。

散步不像其他运动需要记住许多动作或掌握许多技巧，可以随时随地进行。但散步也对人有一个高要求，就是精神集中力。散步时，要摒除杂念，百事不思，这样可以使大脑解除疲劳，益智养神。这需要全身自然放松，调匀呼吸，平静而和缓，然后再从容展步。如果身体拘束而紧张，筋骨则不得松弛，动作必然僵滞而不协调，肌肉、关节也不会得到轻松的运动，这样就达不到锻炼的目的。只有步履轻松，闲庭信步，周身气血方可条达平和。在轻松缓慢之中让气血畅达，百脉流通，内外协调，这是其他剧烈性运动所不及的。可取得较好的锻炼效果。对年老体弱之人及慢性病患者尤其适合。

一般来说，每次散步时间最好在半个小时至一个小时之间。如果在饭后散步，最好在饭后一小时后再出门，因为刚进食后，血液主要分配在消化系统，如果立即运动，会使消化系统血液流往肢体，增加肠胃负担，不利于食物消化和营养吸收。特别是胃下垂的人，一定要在饭后休息，或坐或卧，等食物消化后再去散步。

此外，散步要循序渐进，量力而为。步行运动并不追求大汗淋漓的效果，散步到微微出汗是最好的。不要过于追求散步的速度或距离，过于劳累就会耗气伤形，不仅达不到锻炼目的，反而于身体有害。

如果你没有专门的时间去散步，也能在日常行程中"见缝插针"，如去超市或商场的时候，如果是开车去，尽量把车停远一些步行前往；如果是搭车去，可提前下车让自己多走一段路；同样，在时间不紧急的时候，如果你乘坐公共汽车或地铁，也可提前一站下车，步行走到目的地。如果长期坚持，无形中，你就有了许多散步的机会。

散步时，还可以配合多种方法以增强

散步环境有讲究

散步如果在空气清新的公园、郊外、林荫绿地、河岸湖边等进行，这些都是最好的选择。如果没有公园，也要找道路两边有树或绿化带的地方散步。走路虽然是种低运动量的有氧运动，但最好选择空气新鲜的地方，离马路越远越好。特别是车流量大的主干道或路口附近，这些地方往往是汽车尾气重灾区，可吸入颗粒物、碳氢和氮氧化合物的浓度，通常比干道外200米的地方高出十几甚至几十倍。拆迁施工区域和餐饮企业密集区域附近也不是散步的好地点。因为灰尘、油烟浓度都高于其他地方。为了呼吸道的健康，要避开这些污染物多的场所进行散步。

此外，从散步的天气上来说，雨后清新湿润的空气也适宜散步，但在雾霾、风沙肆虐的天气不宜出门，对呼吸道有害。

锻炼效果。如在散步时两臂有意用力向前后大幅度摆动，可增进锻炼者肩部和胸廓的活动；配合腹式呼吸的节奏，有利于治疗呼吸系统疾病；散步时利用两臂自然摆动，手掌力量适中，拍打肩、胸、腹、腰、背等各部位，可按摩穴位，舒筋活络；在散步时如果揉揉肚子，即以肚脐为中心，两手掌旋转轻轻按摩腹部，以肚皮发红有热感为宜，还能促进胃肠血液循环和胃液分泌，增强胃肠消化功能。

健肠胃动起来：健步走

健步走是一种行走的速度和运动量介于散步和竞走之间的步行运动。这项运动突出的特点是方法易于掌握，不受年龄、时间和场地的限制，不同年龄人群可根据自己的

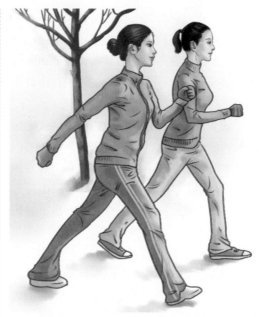

冬季健步走。

时间随时随地进行锻炼；不易发生运动伤害；运动装备简单，只需一双舒适合脚的运动鞋；特别是在良好自然环境中和亲朋好友一起结伴健步走，不仅能提高心肺功能和耐力、改变血液质量、增加人体免疫能力、锻炼了身体，还能促进人际交流，减小精神压力，愉悦身心。

当肠胃不好的人或胃肠病患者在健步走时，人的整个内脏器官都处于微微颤动的状态，再加上配合有节奏的深呼吸，可使腹部肌肉有节奏地收缩，膈肌上下运动，对胃肠起到按摩作用，可刺激胃液分泌，促进胃肠蠕动，从而提高胃肠的消化吸收功能。

健步走的方法：健步走是在自然行走的基础上，躯干伸直，颈部肌肉放松，收腹、挺胸、抬头，随走步速度的加快而肘关节自然弯曲，以肩关节为轴两臂自然地向前后摆动，同时腿朝前迈，脚跟先着地，过渡到前脚掌，然后推离地面。健步走时，上下肢应协调运动，并配合深而均匀的腹式呼吸，用鼻子吸气、用嘴巴呼气。健步走时四肢的动

作要点是：迈腿时要适当向前伸，前脚足跟着地，然后滚到前脚掌，加强后腿的蹬地力量；其次，要注意双臂的摆动，"要想大步走，摆起两只臂"，健步走过程中，摆臂用力模式是非常重要的。

健步走的步频：步频，也就是健步走速度的快慢，是决定健步走锻炼效果的关键因素，不同的步频有不同的锻炼效果。通常因人而异地可分为慢步走（每分钟约 70 ~ 90 步）、中速走（每分钟 90 ~ 120 步）、快步走（每分钟 120 ~ 140 步）、极快速走（每分钟 140 步以上）。

健步走的步幅：由于每个人的具体情况不同，所以健步走的步幅也不是固定的数值。步幅的加大对锻炼效果有一定的关系，步幅的加大应是一个循序渐进的过程。一般的情况下，大步走的步幅，比自己平时习惯的步幅大出十厘米左右就可以了。

健步走的时间：步行的速度和时间因健步走者的不同需求和身体状况而异。对一般的人来说，饭后半小时是最佳的锻炼时间。想要减肥者，步行的速度可适当快一些，餐后 2 小时以每小时 10 ~ 18 千米的速度步行 40 ~ 60 分钟，体内消耗的热量脂肪最多，是步行减肥的最佳时间。对于体质较差的年老体弱者，前期每天步行频率可较慢，时间较短，之后再渐渐加大强度，适应之后，每天坚持步行 30 ~ 40 分钟。

健步走的热身运动：有人认为参加健步走这样的运动不需要做准备运动，这是不对的。热身对健步走是很重要的准备活动，因为走路要利用全身的肌肉，能量消耗比较多。所以可用 5 ~ 10 分钟进行身体的拉伸或转动手腕脚腕等热身运动，让血液流向肌肉，同时提高心律和心肌收缩，使关节运动更加顺滑。同样，健步走快结束时也要有一个放松过程，降低步幅、步频，让紧张的肌肉逐渐放松。

健肠胃动起来：跑步

如果你锻炼一段时间后，已经不满足于散步或健步走，也可以尝试跑步。跑步锻炼的强度大于步行，消耗热能相对较多，可节省健身的时间，适合健康者、中青年或有较好锻炼基础的老年人；跑步对于促进新陈代谢、提高心肺功能及有氧耐力功效显著；可促进脂肪代谢，控制体重，起到减肥健美作用。此外，对于调节胃肠功能，防治胃神经官能症、胃及十二指肠溃疡、慢性胃炎、结肠炎等消化系统疾病，有良好的效果。但跑步不适于在胃肠病急性发作期、胃肠过于虚弱的人尝试，这些人还是先在保证充足休息下，从散步慢慢练起才好。

由于氧气供应落后于肌肉的活动需要，跑步前一定要做好热身运动。特别是跑步时对膝关节的压力较大，因此更要加强膝关节的热身。下面介绍一组简单的热身动作：第

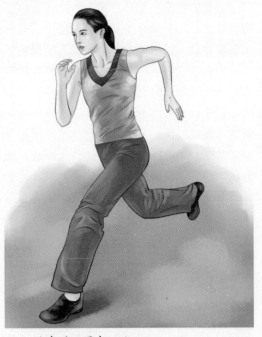

跑步对肠胃有好处。

跑步时该如何呼吸？

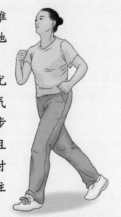

很多人不喜欢跑步，是因为一跑起步来就上气不接下气，非常难受。事实上，如果学会了在跑步时的呼吸技巧，你也可以气息平稳地跑完全程。

在进行低强度慢跑时，尽量坚持用鼻子吸气，不要用口吸气，尤其是在寒冷的天气里。因为用嘴吸气的话，冷空气直接刺激咽喉和气管，容易引起上呼吸道感染发炎，引起咳嗽，甚至引发岔气，令跑步难以坚持；而用鼻子吸气时，空气通过鼻腔让人体有个适应过程，且鼻毛挡住了病菌，便可以避免这点了。而做高强度运动时，建议同时用鼻子和口呼吸。因为只用鼻子呼吸，会限制吸氧量；用口呼吸要注意用舌头抵住上颚，可以防止吸入过多冷空气。

跑步时的呼吸节奏跟随步伐的节奏调整就好。一般来说，热身和跑步后放松时，跑步速度会很慢，呼吸尽量要深长而有节奏，这时呼吸可以随着步伐调整为三步一吸、三步一呼或者三步一吸、两步一呼；当渐渐提速，达到中等运动强度时，可以把呼吸调整为两步一吸、两步一呼。这种呼吸节奏比较平稳，适合大多数人在长跑中使用。

一步：两手叉腰，足尖点地交替活动双侧踝关节；第二步：屈膝半蹲，足跟提起，反复练习 3～5 次，活动双侧膝关节；第三步：交替抬高和外展双下肢，以活动髋关节；第四步：前后、左右弓箭步压腿、牵拉腿部肌肉和韧带。

跑步是一个循序渐进的过程。在刚开始跑步时，可采取慢跑与走路交替的方法，从每日跑、走各几十米，逐渐增加距离，如觉得累，可多走少跑；如跑后身轻，可多跑少走。在 2～3 个月内逐渐增加跑的距离，缩短走的距离，到每日慢跑 800 米；连续 1 个月后，可改为慢跑与中速跑交替的变速跑，之后再根据自己的身体情况，量力而行制定跑步计划。

慢跑在结束前要逐渐减慢速度，切忌突然停止，以免慢跑时集中在四肢的血液一时难以回流，而引起心、脑暂时性缺氧。如果跑步中感到身体不适，如某个部位的肌肉变紧，应马上停下，做做按摩减轻痛楚，等待不适感消失再继续跑。慢跑中如出现呼吸困难、心悸、胸痛、腹痛等不适，应立即减速或停止运动，可到医院进行诊治。

选双合脚鞋，事半功倍

跑步对人体的脚踝、膝盖、足弓等关节冲击较大，而这种持续性的冲击所造成的伤害是持续渗透、累积，就会造成这些部位的伤害，并且不易康复。所以，保护好身体关节，是长久锻炼的条件，而保护关节最重要的一个装备就是要穿一双专业、合适的跑鞋。

选购一双合适的跑鞋，首先要明确自身锻炼目的，是偶尔跑一跑走一走，还是慢跑，或者高强度的长跑等，针对这些跑步类型分别选择休闲型、超轻型、缓冲型、支撑型、越野型等功能的跑鞋。

其次，要选择适合自己脚型的跑鞋。每个人的脚型虽然都各不相同，但是总体上来看分为三大类：外翻型、内翻型和正常普通型。现在专业跑鞋都会根据不同脚型设计不同款跑鞋，穿上适合自己脚型的跑鞋，才不会有挤脚趾、压脚背、足弓高度不够、重心不稳等问题。此外，选择跑鞋时，还要多考虑一个体重因素，对于体重偏重的人需要稳定性高的鞋；体重轻的人，落地瞬间需要有更好的避震能力的鞋。

最后，当然是一定要选择鞋码合适的跑鞋。跑鞋大小如果不合适，一方面在跑步过程中会造成极大的不舒适感，另一方面脚关节受损的风险也会增加。所以，买跑鞋一定要试穿。

健肠胃动起来：游泳

游泳是一项能够锻炼到全身肌肉的运动，而且是运动损伤最小的运动。非常适合有膝关节疾病或者腰椎关节疾病的胃肠病患者选择。

游泳时冷水的刺激通过热量调节作用与新陈代谢能促进血液循环，有助提高人体的心肺功能；还能增强人体对疾病的抵抗力和免疫力。

游泳有多种泳姿，包括蝶泳、仰泳、蛙泳和自由泳。其中，蛙泳最能锻炼到游泳者的腹肌，肠胃不好的人可多多练习蛙泳，从而加强肠胃功能。对于那些不擅长游泳的人来说，也可以在泳池的浅水区练习一些锻炼腹部的动作，借助水中环境让效果加倍。

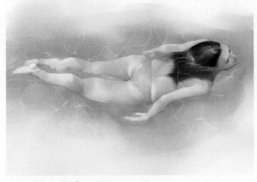

游泳健身又美体。

下面介绍几组适合在泳池中练习的锻炼腹肌的动作：

动作1：坐在池边，双腿并拢伸直，双肘撑地。腹肌用力使大腿收至胸前，小腿呈水平状态。可做4组，每组20～25次。

动作2：坐在池边，双肘撑地，一只腿伸直，另一只腿弯曲置于水中。两腿交替做弯曲，伸直运动。小腿浸于水中时要碰到池壁，向上抬起时膝盖伸直。做4组，每组25～30次。

动作3：手臂伸直放在池壁上，身体没入水中悬空，双腿弯曲紧贴胸部。手臂要固定在池壁上保持稳定，身体与池壁保持垂直，小腿与水面平行。静止保持该姿势30秒～1分钟为1组，做4组。

动作4：双肘撑地坐在池边，小腿弯曲垂直于池壁准备好，然后单腿伸直交替弯曲。做4组，每组做25～30次。

游泳的注意事项

因为游泳不同于陆上运动，是在水中进行，所以，为了进行科学、有效且安全的锻炼，在进行游泳运动时要注意以下几点：

第一，游泳爱好者要选择卫生条件好、水质合格、设施齐备齐全、管理规范、安全到位的游泳场馆。绝对不可以去水况不明的江河湖泊游野泳。对于小孩或老年人，最好有人陪伴去泳池，以免发生意外。

第二，应先用冷水淋浴或用冷水拍打身体及四肢以适应水温，对易发生抽筋的部位可进行适当的按摩。在岸上做10～15分钟准备活动，活动关节以及各部位肌肉。这样下水时才能有效地避免游泳时发生腿抽筋。

第三，不宜空腹饥饿或剧烈运动后游泳，空腹饥饿或剧烈运动后，体能不强，游泳会影响食欲和消化功能，体内储备的葡萄糖会大量消耗，容易出现低血糖现象，也会

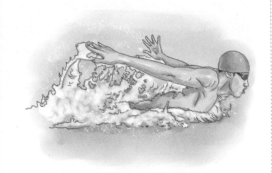

游泳对于哮喘病人来说是非常好的运动。

在游泳中发生头昏乏力等意外情况。

第四，饭后特别是过饱的情况下不能游泳。这有多点原因：胃肠消化食物本身需要消耗体能，加上游泳又需消耗更多体能，因此刚吃完饭就游泳体能消耗非常大，会使脑部血液供应不足，易致头晕；游泳时水流压迫肠胃会导致尚未完全消化的食物呕吐，甚至溺水。

第五，大汗淋漓时不能游泳。在大汗淋漓时人体皮肤表面血管扩张，大量排汗散热，此时游泳人体突然遇冷刺激血管立即收缩，血液循环阻力加大，心肺负担加大，同时机体抵抗力也将降低，导致心脏和大脑供血不足，轻者头昏眼花，重者虚脱休克。

第六，游泳后要及时淋浴、漱口。如果游泳后不及时清洁口腔就吃东西，病菌容易进入胃肠，导致胃肠道疾病。

第七，泳后不宜立即进食。游泳后应该休息一会儿再吃东西，否则，会突然增加胃肠负担，容易引起胃肠道疾病。

第八，不能跳水和潜泳。跳水时头颈、四肢容易撞击池底，造成骨折；潜水时容易导致窒息，造成溺水等严重后果。

健肠胃动起来：瑜伽

瑜伽源自相信天人合一的古印度，不同于跑步、游泳等项目，瑜伽是一种追求达到身体、心灵与精神和谐统一的运动方式。经常进行瑜伽练习可以维持人体良好的生理状态，增强体质，预防疾病和促进康复期身体机能的恢复。

从身体层面讲，我们通过系统地学习和练习瑜伽，可以提高力量、心肺功能、柔韧性和平衡能力，还能有效地减脂塑体、调节内分泌、改善血液循环能力等。对于肠胃病患者来说，练习瑜伽可刺激消化道及肠道蠕动，恢复肠道功能，排出身体毒素，深度清洁消化道，消除便秘、肠胃胀气、消化不良、身体倦怠，以及由此而引起的便秘、痔疮、脱肛等肠道疾病。

而从精神层面来说，瑜伽练习中注重身心双修，通过冥想、调息等修炼方法，练习者能够学会掌握自身情绪、强化自我精神、净化心灵；从而达到疏解忧愁和抑郁，缓解精神压力，消除烦恼、紧张和疲劳，让人心绪平静，全身舒畅，可达到修身养性的目的。因为人的思想和情感是存在于身体里面的，借着锻炼和放松身体，身体持续不断地进行瑜伽练习，将意识集中于伸展及强化部位。当身心完全放松，专注于伸展肢体时，体内会产生一种让人心情愉快的"脑内啡肽"安定心绪，进而可以释放负面情绪，并让人有

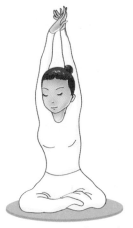

经常练习瑜伽，可以维持人体良好的状态。

正面想法，逐渐达到"身松心静"及"身心合一"的境界。

不同的瑜伽体位和动作可锻炼到练习者不同的身体部位，下面，就简单介绍几个锻炼胃肠道、帮助排除体内毒素、缓解便秘、有效提肛的体式：

锻炼肠胃的瑜伽体式

船式

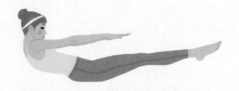

（1）坐在地面上，腿向前伸直，手掌放在臀部两侧，保持背部挺直。

（2）呼气时躯干稍向后靠，同时抬起双腿，保持膝关节伸展，身体的平衡靠臀部来保持，让眼睛与大脚趾齐高度。

（3）平衡之后，尝试把手离开地面，向前伸展，与地面平行，掌心相对。

（4）正常呼吸，保持半分钟或者逐渐增加时间。

（5）呼气，放松身体，躺下，完全放松。

按摩式

（1）跪坐在垫子上，双腿并拢，臀部坐在脚跟上，双手五指并拢放在腹部按摩，刺激消化系统。

（2）大腿与地面垂直，右手虎口向外抓住右脚脚踝，把腰部胸部向前展开，左手手臂向上延伸，保持自然呼吸。

（3）此为一组，每天最好坚持练习3～5组，完成式停留5～10秒。对于柔软度不够的初学者，不必勉强自己，只要感觉

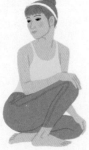

到腰、胸部肌肉有拉扯感即可。此式主要伸展胸肌、腹肌，可以强化肠胃机能，并可以预防高血压、神经衰弱，改善腰酸背痛、缓解胸口烦闷的症状。

蝗虫式

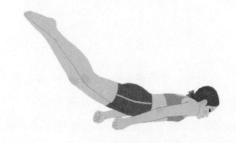

（1）俯卧地面，手臂放在身体两侧，掌心冲上。

（2）吸气，让头部胸腔和双腿同时抬离地面，手臂往后伸展，锻炼上背部肌肉。

（3）让最后一条肋骨紧贴地面，减轻腰椎的压力。

（4）正常呼吸，停留5到10次呼吸后放下身体，此为一组，每天最好坚持练习3～5组。

卧扭转放松式

（1）平躺于地面上，手臂两侧一字形打开，掌心朝上。

（2）吸气把双腿抬到垂直于地面，与身体成90度角，保持膝关节伸展。

（3）保持呼吸，双腿并拢，呼气，双腿朝向左侧放低，双脚掌靠向左侧手掌不落地，始终保持双肩膀不离地，保持5到8次呼吸，吸气双腿回到中间，呼气反侧练习。

（4）两侧练习算一组，每天最好坚持练习3～5组。

前屈伸展式

（1）坐姿，脊柱自然伸展，两脚两腿并拢向前伸直，两手自然放在身体两侧或在大腿上。

（2）吸气，两臂向前伸直，两手并拢两肩向后收，拇指相扣，掌心向下。将你的

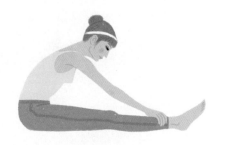

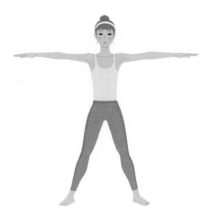

两臂高举过头部，紧贴双耳。微微向后略仰使整个脊柱向上延展。

（3）呼气，由腹部开始向前向下贴近大腿上侧，两手抓住两脚脚趾，保持顺畅呼吸。注意力集中在腹部。感觉动作困难可弯曲双膝。

（4）吸气，由后背开始，带起整个上身。呼气，回到起始坐势。放松10～20秒的时间。

侧腰伸展式

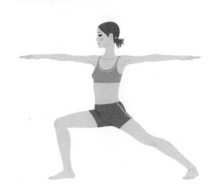

（1）直立，双脚打开，脊柱保持自然挺展，双手合十胸前成起始式。

（2）吸气，将合十的手掌高举过头，呼气，向两侧平展手臂。

（3）再次吸气，一脚向前，将同侧手臂高举，另一侧手臂弯曲轻扶地面。身体向扶地一侧手臂方向弯曲。眼睛看向手掌根或通过大臂看向天花板方向。

三角式

（1）两脚打开两倍于肩宽。手臂平举成大字状。

（2）吸气，将右侧脚趾向外侧打开180度，左侧脚踝向同方向转动45度距离。

眼睛看向右手指尖。

（3）呼气，同时身体弯曲，同侧手指尽量扶向你能扶到的任何部位小腿或脚踝。眼睛看向高举的一侧手指。

蜜蜂式

（1）双腿交叉盘坐莲花坐，双手五指并拢，吸气抬起手臂与肩平。呼气指尖向前远送。

（2）双手扶地，吸气臀部抬起，气息向前推，胸、腰、腹沿着地面向前推，使身体完全俯卧在地面。保持自然呼吸。

（3）双手背后合掌，指尖沿着脊柱慢慢向上，尽量向上。吸气抬头，自然呼吸3～5秒。呼气放松。

（4）此为一组，每天最好坚持练习2～3组，完成式停留5～10秒。不熟悉本动作的人，不必勉强双脚全盘，可成半盘坐姿；双手如果不能在背后合掌，直接放在腰部也可以。练习蜜蜂式可伸展按摩到腹部，具有强化肠胃、消除胀气的作用。同时因为上身尽量抬起刺激腰颈，可以调整神经、促进血液循环。

缓解便秘的瑜伽体式

脊柱转动式

（1）坐于地上，两腿向前伸直，并腰背挺直。

（2）弯曲左腿，将左脚放在右腿外侧，

右腿向左后侧弯曲，将左手放于身体背后地面，右侧手肘锁住左腿膝盖。

（3）呼气，尽量将身体向左后方转，从而扭动脊柱；转动时双臂用力，以增加转动幅度。转到极限处，保持这个姿势数秒钟。

（4）吸气，将身体转回原位，收回左腿；同样方法，重复另一侧。

此式可帮助观察、改善便秘、肠蠕动缓慢、腹内浊气、疝气等症状。反复做3次，停留姿势15秒。配合腹式呼吸。如果发现保持姿势时有腹部胀痛、胃肠痉挛等现象，并且伴有腹部肌肉群收缩无力、上腹部刺痛感，请做专业检查。

眼镜蛇式

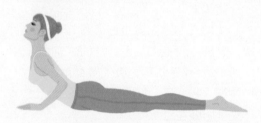

（1）俯卧，前额贴地，两臂在体侧，掌心向上。双脚双腿并拢。

（2）双手放胸前地面，手指相对。收缩臀部和大腿。

（3）彻底地呼气，吸气时慢慢地抬起头、胸，脊柱一节节地抬起。先借助背部的力量而不是臂力做抬起的动作，然后才双手下压继续抬高，但只抬到舒适的高度，肘关节可稍弯。肚脐尽量接近地面。目视前方，或仰头向上看，自然地呼吸。保持10～30秒。

（4）呼气时，依次缓缓放下腹、胸、前额，脊柱一节节地回到地面。最后前额贴地，重复1～2次。

（5）两臂回体侧，掌心向上，头部转到一侧，放松。

弓式

（1）俯卧于地面上，缓慢而深长的吸

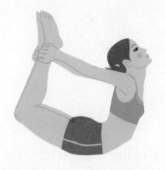

气，吸气结束时，头部抬起并伸直。

（2）膝盖弯曲，反手抓紧脚踝，保持双膝尽量靠拢，不要过度向外打开。深吸气，脊椎延长；吐气时，小腿用力向后踢，想象是将脚踢进手里，而不是手抓脚向下压，如此将进一步地伸展上臂骨，手又把上半身带起，依序慢慢将头、胸与大腿抬离地面。

（3）呼气，与此同时，头和胸部向地面放下。

（4）头部接触地面，用一侧面颊贴地。放开脚踝，使其慢慢地还原到地面。至此，完成了一遍。可休息10秒钟再次重复一遍这个体式。

屈膝压腹式

（1）仰躺于地面上，右膝弯曲抬起，将其靠近腹部，双手环抱膝盖，进行深吸气，尽可能延长吸气时间。

（2）吐气时双手略施压力，将膝盖往下压向腹部，停留中保持此姿势深吸深吐。

此外，也可以直接练习双膝弯曲版。试着在每一次的吐气时，让膝盖更靠近腹部，或停留动作可以拉长一点儿，借由膝盖下压的压力，促进腹腔内的肠胃蠕动，预防便秘。

坐姿平衡伸展式

（1）坐姿，两腿并拢向身体方向收回，两手抓两脚脚踝。

（2）吸气，以尾骨做支撑，两手抓脚踝将两腿抬离地面，呼气试着将膝盖蹬展，保持身体平衡，均匀呼吸。

（3）吸气，左手抓住右脚踝或小腿外侧。另一侧腿保持膝盖蹬直并始终抬离地面。

（4）呼气，右手带动右臂平举，使整个脊柱向后拧转。眼睛平视右手手臂。保持身体平衡、均匀呼吸。

这个姿势在完成的时候因为刺激的部位在腰腹，所以背部尽量保持挺展，膝盖可以弯曲。

帮助提肛的瑜伽体式

美人鱼式

（1）跪坐姿，双手掌心并拢上举吸气，将臀部往右移，让右臀落地，左臀则轻坐在右脚脚掌上。

（2）保持双手上举，吐气将臀部上提回跪坐，吸气时，将左臀落地，右臀轻坐在左脚脚掌上；左右各坐 10 次。若臀部无法落地，可改将双手打开，臀部右移时，如图左手指尖碰地帮助维持平衡，右手则维持上举；反向亦同。或直接将双手轻推地面辅助。

此体式可雕塑腰臀曲线，增加下腹部血液循环及骨盆腔之肌肉收缩。

椅子式

（1）身体站直，双脚打开与肩同宽，双手保持平行上举。

（2）吸气，臀部如要坐下般向后，双

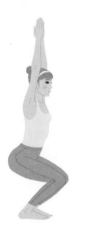

手向前，让双手与背部成为一直线，吐气时，收缩臀部肌肉，再回至第 1 步动作，重复做 8 次为一组，每天最好坚持练习 2 ~ 4 组。

此体式可强化臀肌，收缩骨盆底肌群，有提臀的功能。强化下肢肌力，保健膝盖关节，增加静脉回流，改善下肢水肿。

盘腿提肛动作

（1）单盘腿或双盘腿坐在地面上，缓缓吸气后闭气 8 秒再徐徐吐气。

（2）缓慢吸气，同时尿道至肛门肌肉紧缩上提，屏气时保持紧缩，吐气时再缓缓放松，重复 10 次。

此动作可收缩紧实括约肌及骨盆底肌群等精细肌群，预防漏尿。

骨盆时针动作

（1）正坐在瑜伽球或无轮子的椅子上，骨盆左、右边轮流抬离球面或椅面 1 秒。

（2）继续保持自然呼吸，将骨盆往前、往后轮流抬高 1 秒；这样让骨盆像表面的时针一样，左右前后重复 8 次，再后前左右重复 8 次。

此动作可让骨盆四周的肌肉伸展，保持肌肉弹性，保健生殖系统并改善腰酸背痛。

骨盆提收动作

（1）膝盖间夹瑜伽砖或空盒子，保持屈膝，上半身缓缓躺平在地上。

（2）掌心向下、双手平放身体两侧，指尖向脚尖延伸长，不要耸肩。

（3）臀部、下背部缓缓抬离地面，保持肩膀贴地、下巴与胸口有一个拳头距离。膝盖夹紧瑜伽砖，吐气时收缩臀肌，重复 40 次。慢慢将下背部、臀部放回地面。

此动作可训练骨盆底肌群，也可让臀部下缘上提，防止子宫下垂。若没有瑜伽砖或空盒子，则吸气时将双膝打开至与肩同宽，吐气时将膝盖并拢 40 下，再将下背部、臀部放回地面即可。

练习瑜伽的注意事项

（1）瑜伽宜空腹练习。练习瑜伽前2～3小时宜保持空腹的状态，同样，饭后3小时之内不宜练习瑜伽。这是因为可预防因消化系统消耗应供应大脑及四肢的血液和营养，削弱瑜伽体位对身体的功效；同时亦可避免因练习体式时身体扭动、屈曲对胃部及内脏引起的不适。

（2）沐浴前后不宜练习瑜伽。沐浴前20分钟内不要练习瑜伽，因为瑜伽练习会使身体感觉变得极其敏锐，此时若给予忽热忽冷的刺激，反而会伤害身体，消耗身体内储存的能量。沐浴后20分钟内也不宜练习瑜伽，因为沐浴后血液循环加快，筋肉变软，如果马上练习瑜伽，不仅容易使身体受伤，而且会导致血压升高，加重心脏负担。

（3）练习时要选择合适的衣着和道具。练习瑜伽姿势时应穿着宽松柔软的瑜伽服，以棉麻质地者为佳，必须保证透气和练习时肌体不受拘束。鞋子必须脱掉，袜子最好也脱掉（天冷时脚部须注意保暖），手表、眼镜、腰带以及其他饰物都应除下。道具最好使用专业的瑜伽垫，当地面太硬或不平坦的时候，瑜伽垫能发挥缓冲作用，帮助练习者持平衡。注意，不要在过硬的地板或太软的床上进行练习，同时注意不能让脚下打滑，发生危险。

（4）练习瑜伽体式应量力而行，并非动作难度越大越好。有些练习者羡慕别人常能做出不可思议的高难度动作，也跟着模仿，不断挑战自己的柔韧极限，这是非常危险的。如果练习者过度追求高难度，极易超越身体柔韧度的极限，易致身体伤害，也容易让关节、肌肉和神经受损。每个练习者的柔软度、耐力及学习能力各有不同。所以，练习瑜伽一定要充分考虑自己的柔韧、平衡和力量素质，遵循量力而行的运动原则，切忌急于求成。个人只有在长期的练习后，让身体的柔韧性得到改善之后才适合挑战高难度动作。

（5）练习瑜伽要学会聆听身体。作为一项身心双修的运动，练习者要想彻底感受瑜伽对身心的感觉，必先要集中精神，细心聆听身体的声音，感受每一个动作和呼吸对身体的反应。练习时，如身体出现不正常的剧痛、晕眩、呼吸困难时，莫要逞强，强迫完成整套动作，应慢慢停止练习，并通知导师，等候适当的指示和协助。

（6）生理期可适当练习瑜伽。对于女性练习者来说，瑜伽可以每天进行练习，在生理期也是可以的，但是要避免倒立以及腰腹部力量的练习，以免造成经血倒流。适当的瑜伽有利于缓解月经不调。

健肠胃动起来：太极拳

太极拳是中国武术的一种，但流传至今，其健身养生的作用更为人所知。同瑜伽一样，太极拳既内练心又外练体，精气神兼修。据医学专家验证，练习太极拳能使气体交换、氧气供应充足、血流通畅、活化细胞，具有提高心肺功能。防治各种疾病，特别是对肠胃病、心脏病的防治有显著的效果。

经常练习太极拳对十二指肠溃疡、慢性胃炎、消化不良、胃下垂、便秘、痔疮、结肠炎等肠胃疾病都有意想不到的疗效。这是因为，太极拳的招式动作多以腰部为轴，胸腹联合运动较多，每一个动作都要配合腰的旋转，这就能够促进腹腔的血液循环，改善肠胃的营养，增加肠胃的蠕动，提高肠胃的消化功能，使营养物质吸收更加充分的同时，也使排便的顺畅。此外，练习太极拳能调节中枢神经的功能，增强新陈代谢过程练功时横膈膜活动范围比平时增大3～4倍，而且，练习中要求练习者吸气收腹、呼气放松，这两点都在无形中对肠胃进行着节律性按摩，使肠胃的血液循环得到改善，抵抗力增强，炎症好转。

从情绪上来说，肠胃所拥有的神经细胞在体内居第二位，如果情绪不平稳如生气、恐惧、狂躁、焦虑，都可造成气滞血瘀、造成胃脉络气血淤阻，从而造成对肠胃的伤害。而太极拳讲究以意行气、周身放松，在练拳过程中，能够缓解焦虑和紧张，使情绪平和、内心平静，让胃肠的正常生理功能不受情绪干扰，同样对胃肠道起到保养作用。

即使学会了拳法招式，能照葫芦画瓢打出拳来也只是太极拳的初级阶段。如果想要获得由内而外的健身效果，真正练好太极拳，练习者要做到动作顺遂、阴阳有序，外合天地自然规律，内合肌体生理节律，把动作的开合、伸缩、起落和呼吸结合起来，让丹田、腰脊发出的力达到四肢才更进一步。这就要求练习者在练习拳法招式时，应气沉丹田、含胸拔背、松肩垂肘、虚领顶劲、尾闾中正。起势前先要全身放松，呼吸调匀，心无杂念，在天人合一之时，由内激活，配合涌泉丹田夹脊，在神志清醒、镇定轻松之下，做全身和谐协调的动作。表面上是做全身协调性的运动，其实是由内而外，其根在脚发于腿，主宰于腰、行于手指，由脚而腿而腰，总须完整一气，发之全身，这样一套拳不仅从外形上打的舒展、漂亮，而且从内劲、呼吸上也畅通无阻、一气呵成。

二十四式太极拳动作简介

太极拳的流派、套路众多，其中，以套路结构完整、侧重健身养生，内容全面且简单易学的二十四式太极拳流传最为广泛。下面就重点介绍的二十四式太极拳中最为基础的前十式的分解动作：

第一式　起势

（1）起势由立正姿势开始，身体自然直立，然后左脚向左分开，成两脚开立步，与肩同宽，脚尖向前；两臂自然下垂，两手放在大腿外侧；眼平看前方。

（2）两臂慢慢向前平举，两手高与肩平，与肩同宽，手心向下。

（3）上体保持正直，两腿屈膝下蹲；同时两掌轻轻下按，两肘下垂与两膝相对；眼平看前方。

动作要点：头颈正直，下颏微向后收，两肩下沉，两肘松垂，屈膝松腰，不要故意挺胸或收腹，身体重心落于两腿中间。

第二式　野马分鬃

（1）上体微向右转，身体重心移至右腿上；同时右臂收在胸前平屈，手心向下，左手经体前向右下划弧至右手下，手心向上，两手心相对成抱球状；左脚随即收到右脚内侧，脚尖点地；眼看右手。

（2）上体微向左转，左脚向左前方迈出，右脚跟后蹬，右腿自然伸直，成左弓步；同时上体继续向左转，左右手随转体慢慢分别向左上、右下分开，左手高与眼平（手心斜向上），肘微屈；右手落在右胯旁，肘也微屈，手心向下，指尖向前；眼看左手。

（3）上体慢慢后坐，身体重心移至右

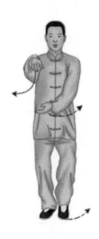

腿，左脚尖翘起，微向外撇，随后脚掌慢慢踏实，左腿慢慢前弓，身体左转，身体中心再移至左腿；同时左手翻转向下，左臂收在胸前平屈，右手向左上划弧至左手下，两手心相对成抱球状；右脚随即收到左脚内侧，脚尖点地；眼看左手。

（4）右腿向右前方迈出，左腿自然伸直，成右弓步；同时上体右转，左右手随转体分别慢慢向左下、右上分开，右手高与眼平（手心斜向上），肘微屈；左手落在左胯旁，肘也微屈，手心向下，指尖向前；眼看右手。再左右相反做一遍动作。

动作要点：上体不可前俯后仰，胸部必须宽松舒展。两臂分开时要保持弧形。身体转动时要以腰为轴。弓步动作与分手的速度要均匀一致。做弓步时，迈出的脚先是脚跟着地，然后脚掌慢慢踏实，脚尖向前，膝盖不要超过脚尖。

第三式　白鹤亮翅

（1）上体微向左转，左手翻掌向下，左臂平屈胸前，右手向左上划弧，手心转向上，与左手成抱球状；眼看左手。

（2）右脚跟进半步，上体后坐，身体重心移至右腿，上体先向右转，面向右前方，眼看右手；然后左脚稍向前移，脚尖点地，成左虚步，同时上体再微向左转，面向前方，

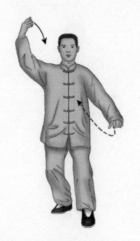

两手随转体慢慢向右上、左下分开，右手上提停于右额前，手心向左后方，左手落于左胯前，手心向下，指尖向前；眼平看前方。

动作要点：完成姿势胸部不要挺出，两臂都要保持半圆形，左膝要委屈。身体重心后移和右手上提、左手下按要协调一致。

第四式　搂膝拗步

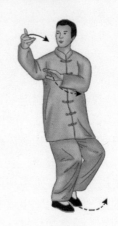

（1）右手从体前下落，右下向后上访划至右肩外，手与耳同高，手心斜向上；左手由左下向上、向右划弧至右胸前，手心斜向下；同时上体先微向左再向右转；左脚收至右脚内侧，脚尖着地，眼看右手。

（2）上体左转，左脚向左前方迈出成弓步；同时右手屈回由耳侧向前推出，高与鼻尖平，左手向下由左膝前搂过落于左胯旁，指尖向前；眼看右手手指。

（3）右脚慢慢屈膝，上体后左，身体重心移至右腿，左脚尖翘起微向外撇，随后脚掌慢慢踏实，右脚前弓，身体左转，身体重心移至左腿，右脚收到左脚内侧，脚尖着地；同时左手向外翻掌由左后向上划弧至左肩外侧，肘委屈，手与耳同高，手心斜向上；右手随转体向上、向下划弧落于左胸前，手心斜向下；眼看左手。

（4）然后左右相反重新做一次第二步、第三步的动作。

动作要点：推掌时要沉肩垂肘，坐腕舒掌，同时松腰、弓腿上下协调一致。

第五式　手挥琵琶

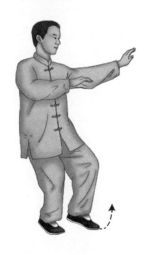

右脚跟进半步，上体后坐，身体重心转至右腿上，上体半面向右转，左脚略提起稍向前移，变成左虚步，脚跟着地，脚尖翘起，膝部微屈；同时左手由左下向上挑举，高与鼻尖平，掌心向右，臂微屈；右手收回放在左肘里侧，掌心向左；眼看左手食指。

动作要点：身体要平稳自然，沉肩垂肘，胸部放松。左手上起时不要直向上挑，要由左向上、向前，微带弧形。右脚跟进时，脚掌先着地，再全脚踏实。身体重心后移和左手上起、右手收腰协调一致。

第六式　左右倒卷肱

（1）上体右转，右手翻掌手心向上，经腹前由下向后上方划弧平举，臂微屈，左手随即翻掌向上；眼的视线随着向右转体先向右看，再转向前方看左手。

（2）右臂屈肘折向前，右手由耳侧向前推出，手心向前，左臂屈肘后撤，手心向上，撤至左肋外侧；同时左腿轻轻提起向后方退一步，脚掌先着地，然后全脚慢慢踏实，身体重心移到左腿上，成右虚步，右脚随转体以脚掌为轴扭正；眼看右手。

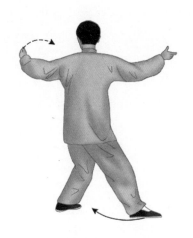

（3）上体微向左转，同时左手随转体向后上方划弧平举，手心向上，右手随即翻掌，掌心向上；眼随转体先向左看，再转向前方看右手。

（4）然后左右相反重新做一次第二步、第三步的动作；再重复做一次第二步、第三步的动作。最后上体微向右转，同时右手随转体向后上方划弧平举，手心向上，左手放松，手心向下；眼看左手。

动作要点：前推的手不要伸直，要转腰松胯，两手的速度要一致，避免僵硬。后退时，眼神要随转体动作先向左或右看，然后再转看前手。

第七式　左揽雀尾

（1）身体继续向右转，左手自然下落逐渐翻掌经腹前划弧至左肋前，手心向上；左臂屈肘，手心转向下，收至右胸前，两手相对成抱球状；同时身体重心落在右腿上，左脚收到右脚内侧，脚尖点地；眼看右手。

（2）上体微向左转，左脚向左前方迈出，上体继续向左转，右腿自然蹬直，左腿屈膝，成左弓步；同时左臂平屈成弓形，用前臂外侧和手背向前方推出，高与肩平，手心向后；右手向右下落于右胯旁，手心向下，指尖向前；眼看左前臂。

（3）身体微向左转，左手随即前伸翻掌

向下，右手翻掌向上，经腹前向上，向前伸至左前臂下方；然后两手下捋，即上体向右转，两手经腹前向右后上方划弧，直至右手手心向上，高与肩齐，左臂平屈于胸前，手心向后；同时身体重心移至右腿；眼看右手。

（4）上体微向左转，右臂屈肘折回，右手附于左手腕里侧，上体继续向左转，双手同时向前慢慢挤出，左手心向右，右手心向前，左前臂保持半圆；同时身体重心逐渐前移变成弓步；眼看左手腕部。

（5）左手翻掌，手心向下，右手经左腕上方向前、向右伸出，高与左手齐，手心向下，两手左右分开，宽与肩同；然后右腿屈膝，上体慢慢后坐，身体重心移至右腿上，左脚尖翘起；同时两手屈肘回收至腹前，手心均向前下方；眼向前平看。

（6）上式不停，身体重心慢慢前移，同时两手向前、向上按出，掌心向前；左腿前弓成左弓步；眼平看前方。

第八式　右揽雀尾

（1）上体后坐并向右转，身体重心移至右腿，左脚尖里扣；右手向右平行划弧至左肋前，手心向上；左臂平屈胸前，左手掌心向下与右手成抱球状；同时身体重心再移至左腿上，右脚收至左脚内侧，脚尖点地；眼看左手。

（2）同第七式"左揽雀尾"第二、三、

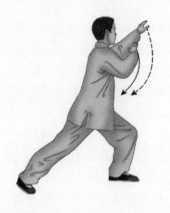

四、五、六步，只是动作要左右完全相反。

第九式　单鞭

（1）上体后坐，身体重心逐渐移至左腿上，右脚尖里扣；同时上体左转，两手左高右低，向左弧形运转，直至左臂平举，伸于身体左侧，手心向左，右手经腹前运至左肋前，手心向后上方；眼看左手。

（2）身体重心再逐渐移至右腿上，上体右转，左脚向右脚靠拢，脚尖点地；同时右手向右上方划弧，同时手心由里转向外，至右侧方时变勾手，臂与肩平；左手向下经腹前向下划弧停于右肩前，手心向里；眼看左手。

（3）上体微向左转，左脚向左前侧方迈出，右脚跟后蹬，成左弓步；在身体重心向左腿的同时，左掌随上体的继续左转慢慢翻转向前推出，手心向前，手指与眼齐平，臂微屈；眼看左手。

动作要点：上体保持正直，松腰。完成式时，右肘稍下垂，左肘与左膝上下相对，两肩下沉。左手向外翻掌前推时，要随转体边翻边推出，不要翻掌太快或最后突然翻掌。

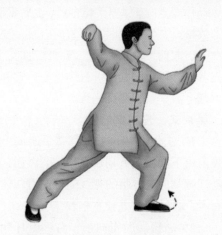

第十式　云手

（1）身体重心移至右腿上，身体渐向右转，左脚尖里扣；左手经腹前向右上划弧至右肩前，手心斜向后，同时右手变掌，手心向右前；眼看左手。

（2）上体慢慢左转，身体重心随之逐渐左移；左手由脸前向左侧运转，手心渐渐转向左方；右手由右下经腹前向左上划弧至左肩膀前，手心斜向后；同时左脚靠近左脚，成小开立步；眼看右手。

（3）上体再向右转，同时左手经腹前向大踏步划弧至右肩前，手心斜面向后；右手右侧运转，手心翻转向右；随之左腿向左横跨一步；眼看左手。

（4）最后按顺序重复做第二步、第三步、第二步的动作。

动作要点：身体转动要以腰脊为轴，松腰、松胯，不可忽高忽低。两臂随腰的转动而运转，要自然圆活，速度要缓慢均匀。下肢移动时，身体重心要稳定，两脚掌先着地再踏实，脚尖向前。

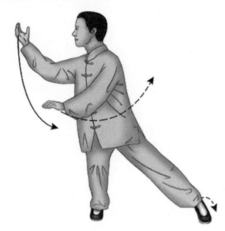

健肠胃动起来：八段锦

八段锦同太极拳、五禽戏一样，是我国的广为流传的传统保健功法。我们的祖辈把这套动作比喻为"锦"，意为动作舒展优美，如锦缎般优美、流畅和柔顺，又因为功法共为八段，每段一个动作，故此得名。

八段锦的整套动作连贯流畅，松紧得当，动静相兼，适合各年龄段的人进行练习。练习时，八段锦的每种动作都要反复多

次，并配合气息调理，对人体有很好的保健效果。通过练习八段锦，可调理气血、畅通经脉、灵活筋骨；如果长期坚持练习，可促进血液循环、舒畅胸怀、清醒头脑。特别适用于调理亚健康带给身体的不适，增进人体生理机能，祛病健身；对于整天坐在电脑前的白领一族来说，可对肠胃起到按摩锻炼作用，改善肩肌劳损、腰肌劳损带来的疼痛和机理性损伤；还能平衡脏腑功能、改善睡眠品质等。

八段锦的分解动作

八段锦在历代流传中形成风格各具特色的多个流派，练法也有多种。从姿势上来说，八段锦分为站式和坐式两种，站式要求双脚微分与肩同宽，坐式要求盘膝正坐，具体动作各不相同。下面，就为读者介绍现今流传最广的站式八段锦。

预备式

两脚并步站立，两臂垂于体侧，目视前方，左脚向左提起，吸气；下落成开立步，与肩同宽，呼气。两臂内旋，两掌分别向斜下两侧摆起，掌心向后，吸气；两腿微屈，同时两臂外旋向前合抱于腹前，掌心向内，两掌指间距约10厘米，目视前方，呼气。要求全身放松，平心静气，顺项提顶，沉肩垂肘，意守丹田。

第一式　两手托天理三焦

分步动作：（1）两腿微屈，两手插掌，两腿徐缓挺膝伸直，两手上托经胸前内旋向上托起至两手心朝上，吸气，两臂继续上托，肘关节伸直，舒胸展体，闭气，略有停顿。抬头目视两掌，两掌继续上托，肘关节伸直，同时下颚内收，动作稍停，目视前方。

（2）然后，两腿膝关节微屈，身体重心缓缓下降，双手分开，两臂分别向身体两侧下落捧于腹前，呼气。

（3）此式一上一下为一次，共做六次。

注意事项：此式的完整动作（上托、撑臂、下落）作为一个呼吸循环，吸气时应腹肌收缩凹腹隆胸，呼气时应腹肌舒张凸腹陷胸。

健身功效：此式通三焦经、心包经，调理肝和肺；通过扩胸伸臂可以增强胸肋部和肩臂部肌力，加强呼吸和血液循环，防治肩部疾患如颈椎病等。

第二式　左右开弓似射雕

分步动作：（1）自然站立，左脚向左侧横开一步，身体下蹲成骑马步，身体重心右移，左脚向左开立；同时，两掌向上交叉于胸前，吸气，两腿徐缓屈膝成马步，两手开弓，目视前方，呼气。

（2）右掌屈指向右拉至肩前。左掌成八字掌，左臂内旋，向左推出，与肩同高。同时两腿屈膝半蹲，成马步。动作略停，目视左前方。

（3）重心右移，两手变自然掌，右手向右画弧，与肩同高。掌心斜向前，重心继续右移，左脚回收成并步站立，同时，两掌捧于腹前，掌心向上，目视前方。

（4）该式一左一右为一次，共做三次；右式开弓动作与左式相同，只是左右相反。做第三次最后移动时，身体重心继续左移，右脚回收，成开步站立，膝关节微屈。同时，两掌下落捧于腹前，目视前方。

注意事项：此式左开弓和右开弓时侧拉之手五指要并拢，屈紧，肩臂放平；且共有两个呼吸循环，其中搭腕与马步开弓为大呼吸，并步与上肢划弧为小呼吸。小呼吸动作较小，呼吸深度较浅，呼吸节奏稍快。

健身功效：此式疏通肺经，同时治疗腰腿、手臂、头眼部等疾病。

第三式　调理脾胃须单举

分步动作：（1）自然站立，两脚分开与肩同宽，两臂自然下垂于体侧。

（2）先做左单举，两腿徐缓挺膝伸直，左掌经面前上托至头上，掌心朝上；右掌同时随臂内旋，下按至右髋旁，指尖向前，掌心朝下，动作略停，吸气。

（3）然后，两腿膝关节微屈，同时左臂屈肘外旋，左掌经面前下落于腹前。同时，右臂外旋，右掌向上捧于腹前目视前方，呼气。

（4）该式一左一右为一次，共做三次；右式动作与左式动作相同，但左右相反。做到第三次最后移动时，变两腿膝关节微屈，右掌下安于右髋旁，指尖向前，目视前方。

注意事项：此式做时需要两掌放平，指尖摆正，两肩松沉，舒胸展体。

健身功效：此式通过左右上肢一松一紧的上下对拉，可以牵拉腹腔，对脾胃起到按摩的作用，主治脾胃不和疾病。

第四式　五劳七伤往后瞧

分步动作：1）立正，两脚尖并拢，两臂自然下垂，双手掌心紧贴腿旁。

（2）两腿挺膝升起重心，同时两臂伸直，指尖向下，目视前方。

（3）两臂外旋，掌心向外，头向左后转，动作稍停，目视左斜后方，吸气。

（4）两腿膝关节微屈，同时两臂内旋按与髋旁，指尖向前，目视前方，呼气。

（5）该式一左一右为一次，共做三次；右式动作与左式动作相同，但左右相反。做到第三次最后移动时，变两腿膝关节微屈，同时两掌捧于腹前，目视前方。

注意事项：此式要想做好要头向上顶，肩向下沉，转头不转体。

健身功效：此式通过上肢伸直外旋扭转的静力牵张作用，可以扩张牵拉胸腔、腹腔，治疗劳损引起的颈椎和腰椎疾病。

第五式　摇头摆尾去心火

分步动作：（1）身体重心左移，右脚

向右开步站立，同时两掌上托至头上方，肘关节微屈，指尖相对，目视前方，吸气。

（2）两腿屈膝，半蹲成马步，同时，两臂向两侧下落。两掌扶于膝关节上方，呼气。

（3）身体重心向上稍升起，吸气，随之重心右移，上体向右侧倾，俯身，闭气，目视右脚面。

（4）重心左移，同时，上体由右向前，向左旋转，呼气，目视右脚跟。

（5）重心右移，上体下沉成马步，同时头向后摇，上体立起，随之下壳儿微收目视前方。

（6）该式一左一右为一次，共做三次；右式动作与左式动作相同，但左右相反。做完三次后，重心左移，右脚回收，成开步立，同时，两臂经两侧上举，两掌心相对，两腿膝关节微屈，同时两掌下按至腹前，指尖相对，目视前方。

注意事项：练此式时动作要连贯柔缓，四肢要自然屈伸。

健身功效：此式通心包经、心经、小肠经，可舒精泄热，有助于祛除心火，并增强腰力、腿力和眼力。

第六式　两手攀足固肾腰

分步动作：（1）两腿挺膝伸直站立，同时，两掌指尖向前，两手经侧上举，吸气，目视前方。

（2）两臂屈肘，两掌下按于胸前，掌心向下，指尖相对。

（3）两臂外旋，两掌心向上，随之，两掌掌指掌指顺腋下向后插，沿脊柱两侧向下摩运至臀部吸气；上体前俯，两掌沿两腿后向下摩运经脚两侧置于脚面，抬头，目视前下方，呼气。

（4）两掌延地面前伸，随之，用手臂带动上体立起，两臂肘关节伸直上举，掌心向前。

（5）该式一上一下为一次，共做六次；

做完六次后，两腿膝关节微屈，同时两掌向前下按至腹前，掌心向下，指尖向前，目视前方。

注意事项：两手向下捋运时，不要低头，膝关节要伸直。向上起身时，要以臂带身。

健身功效：此式通过大幅度前屈后伸，可通肾经和膀胱经，强筋骨、固腰肾，治疗腰酸背痛，手脚麻木、腰膝酸软等症状。

第七式　攒拳怒目增气力

分步动作：（1）重心右移，左脚向左开步，吸气；两脚徐缓屈膝半蹲成马步，两手抱拳于腰间，大拇指在内，拳眼向上，呼气，目视前方。

（2）左拳向前冲出，与肩同高，拳眼向上，目视左拳；左臂内旋，左拳变掌，虎口向下，目视左掌。

（3）左臂外旋，肘关节微屈，同时，左掌向左旋绕，变掌心向上后握固，大拇指在内，目视左拳。

（4）左拳屈肘回收至腰侧，拳眼向上，目视前方。

（5）该式一左一右为一次，共做三次。做完三次后，重心右移，左脚回收，成并步站立，同时两拳变掌，垂于体侧，目视前方。

注意事项：冲拳时，眼睛尽可能睁大。

健身功效：此式可疏通肝经、胆经，使肝血充盈，肝气舒泄。气力增加。

第八式　背后七颠百病消

分步动作：（1）身体重心右移左脚并步，吸气；并步直立两拳变掌收于体侧，呼气。

（2）两脚跟提起，头上顶，吸气；两脚跟下落，轻震地面，呼气，目视前方。

（3）该式一起一落为一次，共做七次。

注意事项：上提时，要脚趾抓地，脚跟尽力抬起，两腿并拢，百会穴上顶，略有停顿，掌握好平衡。脚跟下落时，轻轻下震，同时，沉肩舒臂，周身放松。

健身功效：此式利用颤足使得脊柱得以轻微的伸展和抖动，可刺激足部有关经脉，有助解除肌肉紧张。

收势

两臂内旋，向两侧摆起，与髋同高，掌心向后，目视前方，吸气；两臂屈肘，两掌相叠置于腹部，呼气。两臂自然下落，垂于体侧还原，此时周身放松，呼吸自然。

健肠胃动起来：五禽戏

五禽戏据传是由我国古代名医华佗创造的，由模仿虎、鹿、熊、猿、鸟这五种禽兽的动作组成，是一种在我国民间广为流传的、也是流传时间最长的传统健身方法。与太极拳相似，五禽戏也是一种外动内静、动中求静、动静具备、有刚有柔、刚柔相济、内外兼练的健身方法。但不同的是，五禽戏寓医理于动作之中，寓保健、康复效用于生动形象的"戏"之中，让练习者在练习过程中更有趣味，这是五禽戏区别其他导引术的显著特征。

五禽戏的五组动作对应着人体的五脏，而人体是统一的整体，五脏相辅相成，所以五禽戏中任何一戏的演练，既能主治对应脏腑的疾患，又能兼治其他各脏的疾病，所以坚持练习五禽戏，可起到养护精神、调养气血、调理脏腑、通经疏络、延年益寿的作用；对高血压病、冠心病、神经衰弱、颈肩腰腿痛、肺气肿、哮喘病、失眠、慢性胃炎、便秘等多种慢性病证均有较好的康复效果，慢性胃炎患者可在医生的指导下练习五禽戏。

将五禽戏练得神形兼备的关键为"身意气形"四个要点。身是指调身，即摆好姿势，意是指意念，气是指呼吸，形是指动作形象。这就要求练习者在锻炼时要注意全身放松，意守丹田，呼吸均匀，做到外形和神

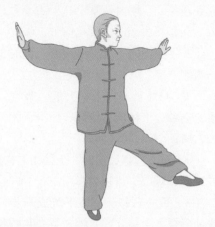

五禽戏

气都要像五禽。掌握了这四个要点，锻炼时便事半功倍，取得最好的健身效果。

五禽戏的流派有很多，动作的长短招式也有难有易，下面介绍一种简便易行的简化五禽戏。

五禽戏的分解动作

预备式

练习者两脚分开，距离与肩同宽，平行站立，两臂自然下垂于体侧，目视前方，调匀呼吸，意守丹田。

起式调息：配合呼吸，两手上提吸气，两手下按时呼气，两手上提至与胸同高，掌心向上，曲肘内合，转掌心向下按至腹前，速度均匀柔和、连贯；眼平视前方，口微闭，舌尖轻抵上腭，排除杂念，全身放松。

第一式　熊戏

模仿要点：熊看似笨拙，实际内在沉稳灵活，练习时要表现出像熊一样的浑厚、沉稳之态。

五脏对应：脾。

分步动作：（1）屈右膝，右肩向前下晃动，手臂亦随之下沉，左肩则稍向后外舒展，右臂稍向上抬。

（2）屈左膝，动作与第一步相同，但

方向相反。如此反复晃动，次数不限。

健身功效：具有增强腰腹肌力量、调理脾胃，助消化、利关节等功效，特别对胃酸、胃痛、胃溃疡、十二指肠溃疡等肠胃疾病患者有效。

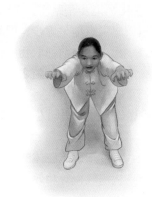

虎戏

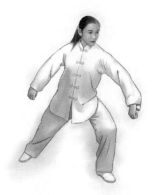

熊戏

第二式　虎戏

模仿要点：练习时要表现出虎的威猛神态，如目光炯炯、摇头摆尾、扑按搏动，要刚中有柔、柔中有刚，不可用僵劲，动作要协调敏捷、沉着勇猛。

五脏对应：肾。

分步动作：（1）先做左式，两腿向下慢慢弯曲呈半蹲姿势，重心移于右腿，左脚靠右踝关节处，脚跟稍离地抬起，脚掌虚点地，同时两手握拳提至腰部两侧，两拳心均向上，眼看左前方。

（2）左脚向左前方斜进一步，右脚随之跟进半步，两脚跟前后相对，距离35厘米左右，重心落在右脚，成左虚步。同时两拳顺着胸部向上伸，拳心向里，伸到口前向里翻转变掌向前按出，高与胸齐，掌心向前，两掌虎口相对，眼看左手指尖。

（3）再做右式，左脚向前移半步，右脚随之跟到左踝关节处，以下动作完全同左式，只是左右方向相反。

健身功效：具有填精益髓，强腰健肾

的功效。

第三式　猿戏

模仿要点：练习时仿其敏捷好动，表现出纵山跳涧，攀树蹬枝，摘桃献果之神态。

五脏对应：心。

分步动作：（1）先做左式，两腿慢慢向下弯曲，左脚向前轻灵迈出，呈虚步，同时左手沿胸前提至与口平行处，向前如取物状探出，将达终点时变掌为爪手，手腕随之自然下垂。

（2）然后，右脚向前轻灵迈出一步，左脚随之稍跟进，脚跟抬起，脚掌虚点地，同时右手沿胸前提至与口平行出，向前如取物状探出，将达终点时变掌为爪手，手腕随之下垂，同时左手收回至左肋下。

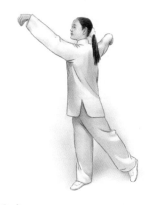

猿戏

（3）左脚向后退步稍踏实，身体后坐，右脚随之稍退，脚尖点地呈虚步，同时左手沿胸前至与口平行出，向前如取物状探出，将达终点时变掌为爪手，手腕随之下垂，同时右手亦收回至右肋下。

（4）再做右式，方法同左式，但左右方向相反。

健身功效：有助于锻炼肢体的灵活性，具有滑利关节、流畅气血等功效。

第四式　鹿戏

模仿要点：练习时要像鹿一样心静体松，姿势舒展，将其探身、仰脖、奔跑、回首的神态表现出来。

五脏对应：肝。

分步动作：（1）先做左式，起势，右腿屈曲，身体后坐，左脚前伸，右膝稍弯，左脚虚踏，成左虚步，左手前伸，肘微屈，右手置于左肘内侧，左手掌心向右，右手掌心向左，两掌心前后相对。

（2）两臂在身前同时逆时针方向旋转，左手绕环较右手大些，其关键是两臂绕环而不是以肩关节为主活动，应在腰胯带动下完成，手臂绕大环，尾闾（位于脊椎骨的最下段）绕小环。如此运转若干次后，右脚前迈，上体坐于左腿上，右手前伸，左手护右肘，顺时针方向绕环若干次。

（3）右式动作与左式相同，唯方向左右相反，绕环旋转方向亦有顺逆不同。

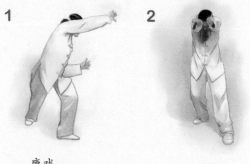

鹿戏

健身功效：具有疏通肝气，调理肺气，舒展筋骨，活腰胯，锻炼腿力的功效。对腰背痛、腰肌劳损、阳痿、月经不调、痛经等病症有疗效。

第五式　鹤戏

模仿要点：练习时要仿其昂然挺拔，悠然自得，轻灵独立之神态。

五脏对应：肺。

分步动作：（1）先做亮翅式，左脚向前迈进一步，右脚随即跟进半步，脚尖虚点地，两臂自身前抬起，向左右侧方举，并随之深吸气。

（2）再做落鹤式，右脚前进与左脚相并，两臂自侧方下落，屈膝下蹲，两臂在膝下相抱，同时深呼气。

（3）然后再按相反的方向做亮翅、落鹤式动作。如此交替练习，次数不限。

健身功效：具有增强心肺功能，补肺宽胸，调理气血，增强肌力的功效。

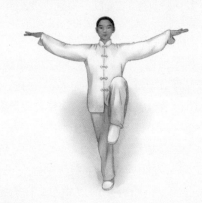

鹤戏

健肠胃动起来：延年九转法

延年九转法是一套从清朝开始流传，以按摩腹部为主的有效健身方法。其中，"延年"的意思是坚持练习此法有助于强身益寿；"九转"是指此套按摩共有9个步骤。

延年九转法又名"仙人揉腹"，这可

以说是名副其实。与一般的局部揉腹方法不同，通过这一整套简单有序的轻柔按摩方法，可以全面打通中、下二焦，联通整个腹部的经络，使整个腹部的内脏元气汇聚，气血运行通畅，健身效果非凡。

特别是对于肠胃病患者来说，通过练习此法揉腹，可增加腹肌和肠平滑肌的血流量淋巴液循环，增加胃肠内壁肌肉的张力及淋巴系统功能，增强胃肠蠕动，增加消化液的分泌，从而加强对食物的消化、吸收和排泄，明显地改善大小肠的蠕动功能，可起到排泄作用，防止和消除便秘。从而有助于防治消化不良、胃炎、胃下垂、胃神经功能紊乱、慢性结肠炎和便秘等疾病。此外，坚持揉腹还可迅速消除积存在腹部的脂肪，迅速缓解大脑疲劳，补气益精，强壮身体。有助于防治肥胖、高血压、神经衰弱、慢性肝炎、遗尿、月经不调等病症。

具体按摩手法

第一步　按摩剑突部

采取坐、站或卧的姿势均可。平心静气，放松身体，和缓呼吸。两手缓缓上提，放在胸前两手的中间三指互相对插并夹紧，指腹平按剑突下，稍加压力，按顺时针方向做圆周运动，先从内向外，逐渐扩大，然后从外向内，逐渐缩小。连续按摩21次。再从右向左逆时针按摩21次。

注意：两手三指对插的深度以两中指尖平齐对侧手第二指关节为宜。摩动时，指腹平贴在剑突部，指尖不要内戳或外翘。摩动范围是以剑突为中心、3厘米左右为半径的一个区域。

第二步　按摩腹中线部

两手三指相插不分开，边顺时针转动按摩边从剑突部向下移动，约摩动21次，两手移动至耻骨联合处（小腹下部毛际处）

为止。

注意：按顺时针方向的按摩半径以2厘米左右为宜。每次下移距离要适度，以21次摩动到达耻骨联合处为宜。

第三步　按摩腹部两侧

两手在耻骨联合处分开，向两侧摩动，至腹股沟处时，沿平行于腹中线的锁骨中线垂直向上摩动，至平剑突处时转为向内摩动，两手在剑突部交接，共摩动21次。

注意：两手在耻骨联合处分开后即分别往两侧按摩，边摩动边挪动位置，整个按摩线路是一个长方形。

第四步　推按腹中线部

两手在剑突部交接后，以中间三指相插，按贴在剑突下。然后两手指腹着力，向下推按，至耻骨联合处为止，共推动21次。

第五步　右手绕脐腹按摩

左手的四指向前，大拇指向后，叉在左侧腹股沟处；右手按顺时针方向，用掌面摩腹，以脐部为中心向外扩大做圆形扩展，连续摩动21次，摩遍整个腹部。

第六步　左手绕脐腹按摩

同第五步动作左右相反。右手的四指向前，大拇指向后，叉在右侧腹股沟处；左手按逆时针方向，用掌面摩腹，以脐部为中心向外扩大做圆形扩展，连续摩动21次，摩遍整个腹部。

第七步　推按左侧胸腹

左手的大拇指向前，四指托后，轻按在左腰处不动；右手以中间三指的指腹用力，自左胸乳处向下直线推动，至腹股沟处为止，共推按21次。

第八步　推按右侧胸腹

同第七步动作左右相反。右手的大拇指向前，四指托后，轻按在右腰处不动；左手以中间三指的指腹用力，自右胸乳处向下推动，至腹股沟处为止，共推按21次。

第九步　上体摇转

坐于床或地上，两腿交叉盘起（脚踝部可用软物垫一下），同时四指收拢，握捏成拳，分别轻按两膝上，全身放松，足趾微向下屈，平缓呼吸。上身慢慢往下俯伏，开始进行缓缓摇动。先按自左向前、向右、向后、再回至左侧的顺时针方向顺序摇转21次；然后再按自右向前、向左、向后、做逆时针方向摇转21次。

注意：盘坐摇转时两腿不宜夹得很紧，摇转时应以腰为中心做上体活动，头部不宜晃动。摇转的幅度宜大，如摇转向左时，应将胸肩摇出左膝；摇转向前时，宜将上身摇伏膝上；摇转向右时，应将胸肩摇出右膝；摇转向后时，上身宜尽量往后倒。

练习时的注意事项

（1）练习前一般要求解开衣裤，以直接揉摩为宜。

（2）可采用任何姿势，坐、站、卧均可，但上体摇转时必须采取盘坐或端坐姿势。

（3）揉腹时必须凝神静虑，动作轻松、柔软、缓慢，不能用拙力，保持呼吸匀畅，切忌闭气着力。

（4）练习期间，由于胃肠蠕动增强等生理功能的变化，常会出现腹内作响（肠鸣音）、嗳气、腹中温热或易饥饿等现象，这属正常的练习效应，可顺其自然，无须作任何处理。

（5）凡腹内患有恶性肿瘤、内脏出血、腹壁感染及女性妊娠期间均不宜练此功。

健肠胃动起来：健身气功

气功是以呼吸的调整、身体活动的调整和意识的调整为锻炼原理，锻炼人的精、气、神而发挥防病治病的作用，是我国独特的一种传统医疗保健方法，源远流长。

气功强调自我锻炼，练习气功强调"调心""调息""调形"这三要素，这些均与心理活动有关，可以说是中国传统的心理治疗方法。其中，"调心"是气功的主要锻炼内容，也是区别于其他体育项目的根本要素。调心的基本内容包括"入静"和"存想"。"存想"就是通过意念想象一个境界，在融入感受这种境界的过程中锻炼自己的心性，是强化和调整精神力的一种方式，也是冥想、坐禅、练气前平静心情的一种方法。"调息"又称"吐纳"，常出现于冥想和气功等传统养生方法中对于呼吸的一种称谓，是一种调整呼吸的方法；"调形"可理解为通过系统的方法对身体的一种良性调节，通过一定的动作配合意识去引导体内肌肉、脏器、血脉、生物能量按照一定的规律要求运动，主要分为动静二大类，是气功入门必须课程之一。

气功是防治肠胃病的一种有效保健方法，因为气功有放松身体、平静心情的作用，并在练习中可使脾胃脏腑经络通畅，气血流通，使唾液分泌增多，肠胃消化液增多，使肠蠕动增强，加强消化功能。

气功功法虽有多种，其特点和要求也各不相同，但均要求练功者在练习时秉持这几个原则：松静自然、意气相随、练养结合、动静结合、循序渐进、因人因病而异、持之以恒、生活有节。如慢性胃炎患者可以选用静功练习，如内养功、放松功等；持之以恒，对本病的治疗和预防复发有明显的作用。

下面，就介绍两个简单易学的功法：

腹部功

练功方法：练习者取仰卧位，全身放松，舌抵上腭，自然呼吸，以右手放在下脘穴，自右向左旋揉36次，再在脐周自右向左旋揉36次，以壮气。进而用左手放于下，右手叠于左手上旋揉小腹中点36次，然后将五指捏拢，轻叩击50～100次。

功效：本功法可健脾和胃、益气调中，可用于防治胃炎、胃溃疡、十二指肠溃疡等病。

理脾导引功

练功方法：练习者取坐或站位，以右手掌轻放于上腹中脘穴处，慢慢呼气，同时右掌顺时针方向按摩，做 10 ~ 20 次，吸气时停止。进而用疏导脾胃之法，取站位，全身放松，自然呼吸，以腰为轴，带动二上肢左右摆动，并两眼随摆动方向注视。也可跪坐于床，两手掌平按于床，入静片刻，向左回头作虎视状，眼视远方，而后再向右回头作虎视状，左右各 5 次。

功效：本功法可用于防治消化不良、胃神经官能症等。

健肠胃动起来：脚趾操

脚被称为人体的"第二心脏"，可见其重要性。中医经络理论认为，人体的五脏六腑在脚上都有相对应的穴位。人的第二和第三脚趾与肠胃有关，这表现在胃肠功能好的人，第二、三脚趾往往粗壮圆润而有弹性，站立时抓地牢固；胃肠功能弱的人，这两个脚趾多瘦小干瘪而无弹性，站立时往往抓地不牢固。脚部保养不好就容易得各种疾病，但人们有意识地主动锻炼脚部是极少的，特别是脚趾，有很多病是因为脚趾活动少引起的。如两脚疼痛、足跟痛、跟裂口、静脉炎、静脉曲张等病症。因此，经常活动脚趾，就可以达到强健肠胃的功效。

活动脚趾的方法非常简单，最常见又有效的有以下几种。

主动翘脚趾

站立时两脚趾同时向上翘或交替翘脚趾。长期坐办公室的白领一族也可以在工位上坐着随时练习。

日常走路时，每逢脚离地面的瞬间，脚趾向上翘 1 次；上下楼、跑步时也可同样翘脚趾。骑自行车时，当向前踏脚踏板时，脚趾可向下压 1 次，当从下向后上方抬脚踏板时，脚趾再向上翘 1 次，长期坚持下去，必有收获。

扳动脚趾

反复将脚趾往上扳或往下扳，同时配合按摩第二、三脚趾趾缝间。对消化不良及有口臭、便秘的患者，宜顺着脚趾的方向按摩，以达到泻胃火的目的；对于脾胃虚弱、腹泻者，可逆着脚趾的方向按摩。

脚趾抓地

站立或坐姿，将双脚放平，紧贴地面，与肩同宽，连续做脚趾抓地动作 60 ~ 90 次。做此动作时，可赤脚或穿柔软平底鞋，每日可重复多次。

脚趾取物

每天洗脚时可在盆里放一些椭圆形、大小适中的鹅卵石或其他物体，在泡脚的同时练习用第二、三脚趾反复夹取。温水泡脚有利于疏通经络，脚趾夹取鹅卵石或其他物体可刺激局部胃经的穴位，坚持练习对胃病患者很有益处。

做脚趾操

初练者需靠近墙壁或有固定扶手的地方，以防站立不稳摔倒。

（1）一腿独立，另一条大腿抬平，小腿自然下垂。以踝关节为轴，用脚趾向上翘同时带动脚部向上翘、再向下压，反至向上为 1 次。照此动作重复做 9、12、16 次。然后换另一腿独立，另一腿抬平，按照以上动作，重复做次数同上或左腿多做几次。

（2）再交换另一腿独立，另一大腿抬平，小腿自然下垂，以踝关节为轴，脚部向里拐踢毽子，再向外拐，反至向内拐为 1 次。照此动作，重复 9、12、16 次。

（3）以踝关节为轴，用脚带动足部向

内旋转 9、12、16 次。

（4）动作同上，只是改变向外旋转次数同上。

待独立稳定性增强后，可将一、二动作连起来做。随着独立动作的锻炼，稳定性会越强，那么即可三个动作或四个动作连起来做。

健肠胃动起来：提肛运动

提肛运动能改善局部血液循环，改善肛门括约肌功能，预防肛门松弛，对防治痔疮和脱肛等肛肠疾病很有功效。因为痔疮是因肛门静脉曲张、血液回流不畅所引起的。当提气缩肛时，对肛周静脉产生一个排挤作用，从而促使局部静脉回流畅通，尤其选择在呼气时收缩肛门，利用腹内压较低的压力，更有利肛门静脉血液的回流。

另一方面，如果肛门括约肌过于松弛，对痔核和直肠黏膜的支持力不够，就会导致痔核脱出和脱肛。而在做提肛运动时，肛门肌肉的间接性收缩起到"泵"的作用，从而改善盆腔的血液循环，缓解肛门括约肌，增强其收缩能力。此外，对肛门疾病术后肛门括约肌有不同程度损伤的人来说，进行有效的肛门功能锻炼，可活血祛瘀，增强肛门直肠局部的抗病力，促进伤口愈合，以避免和减少肛门疾病的复发。

下面，就介绍几个简单易行，随时随地都可以进行练习的有助提肛的小锻炼：

站立提肛

采取站立位，双手叉腰，两脚交叉，踮起足尖，练习时一定要精神集中，收腹，最好采用腹式呼吸方法，慢慢呼气，同时用意念有意识地向上收提肛门，当肺中的空气尽量呼出后，屏住呼吸并保持收提肛门 2 ~ 3 秒钟，然后全身放松，让空气自然进入肺中，静息 2 ~ 3 秒，再重复上述动作；同样，在吸气时尽量收提肛门，然后全身放松，让肺中的空气自然呼出。每日 1 ~ 2 次，每次收提肛门 30 下或练习 5 分钟。

练习的关键在于持之以恒，不要急于求成，练习过度，以感到舒适为宜。

坐立提肛

先坐在椅子上或床边，双足交叉，然后双手叉腰并起立，同时收臀、夹腿，肛门收缩上提，持续 5 秒钟，再放松坐下。重复 10 ~ 15 次，每日 2 ~ 3 次。

屈髋提肛

仰卧床上，以脚掌和肩部作支点，两腿交叉上提屈曲髋部（即躯干与腿相连接的腹股沟部位），要使大腿尽量于腹部贴近，同时收缩肛门，持续 5 秒钟左右，再屈髋时呼气，放松肛门，连做 20 ~ 30 次。每天早晚各 1 次。

最好在提肛的同时按摩腹部，手法是从左到右按摩胃部，而按摩大肠部位则要从右到左，切忌不能逆向，力度要先轻后重，慢慢加力。以促进胃肠蠕动，使消化吸收更加顺畅。

括约肌收缩法

患者在每次排便前采取坐位或蹲位，有意识地收缩肛门括约肌，然后舒张放松。如此反复 50 次，每日 2 ~ 3 遍。

排尿止尿法

在排尿过程中，有意识地收缩会阴部，中止排尿，然后再放松会阴部肌肉，继续排尿。如此反复，直至将尿排空，每日 2 ~ 3 次。

导引法

练习者一脚踏地，一脚屈膝，左右足反复替换屈膝动作。一足屈膝时两手抱于膝下，尽力将膝部靠近前身。如此动作可反复 20 ~ 30 次。可预防痔疮的发生，也可增加肛门括约肌的肌力。

·肠胃病的中医调养·

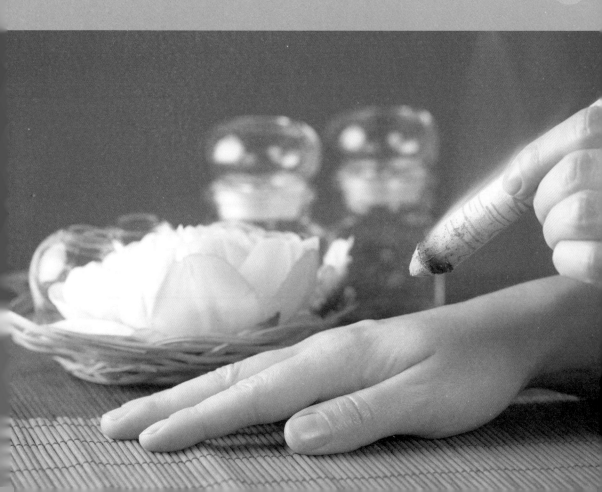

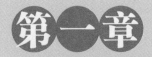

肠胃病的特效疗法

中医作为中国传统医学，以阴阳五行和脏腑经络的生理、病理为基础，将人体看成是气、形、神的有机整体，进行辨证论治诊疗。其中，通过按摩、针灸、刮痧、拔罐、贴敷、药浴等多种治疗方法，使人体达到阴阳调和而康复。

肠胃病的按摩疗法

按摩是中医治疗疾病的一种传统方法。中医认为，按摩对于许多疾病都有一定的疗效，尤其是对慢性胃病的治疗效果更佳。按摩师根据病情通过各种不同按摩手法对患者的腹部及头部或脚部等反射区进行按摩，可以起到疏通和加速患者血液循环、改善其内脏的血液供应、促进胃肠蠕动、提高胃肠内壁肌肉张力的作用，并能够增强消化腺分泌各种消化酶及消化液的能力，从而全面改善患者的消化系统。

按摩手法

按摩的手法可分为以下多种：

按法：用手指或手掌在皮肤或穴位上有节奏地向下按压。

摩法：用手指或手掌在皮肤或穴位上进行柔和的摩擦。

推法：用手指或手掌在皮肤或穴位上做前后、上下或左右的推动。

拿法：用拇指与食、中指或其他手指相对做对应钳形用力，捏住某一部位皮肤或穴位，做一收一放或持续的揉捏动作。

提法：用双手对按而向上提，或双手按于施治部位使劲向上（反方向）提，或垂手拿起。

揉法：用手指或手掌在皮肤或穴位上进行回旋活动。

搓法：用单手或双手在肢体上相对用力进行搓动。

掐法：用拇指、中指或食指在皮肤或穴位上做深入并持续的掐压。

点法：用单指使劲点按穴位。

叩法：用掌或拳叩打肢体。

滚法：用手背近小指部着力于体表施术部位，通过腕关节的伸曲和前臂的旋转、协调运动的滚动。

捏法：用拇指和其他手指在受术部位做对称性挤压。

擦法：用手掌的大鱼际，小鱼际或掌根在受术部位上进行直线来回摩擦。

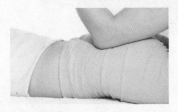
肘揉法

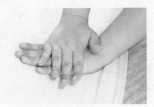
掌按法

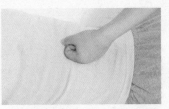
拳推法

胃溃疡的按摩疗法

急性单纯性胃炎的按摩疗法

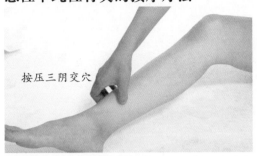
按压三阴交穴

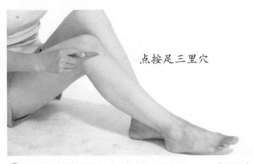
点按足三里穴

❶拇指指腹一紧一松用力按压三阴交穴，再配以按揉动作，至产生酸胀感为宜，并放射至膝盖和足跟即可。

❷用按摩棒用力点按足三里穴，左右腿交替进行，至穴位处感觉酸胀为宜。

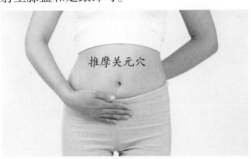
推摩关元穴

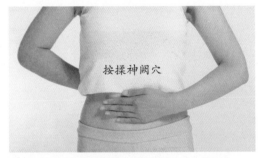
按揉神阙穴

❸仰卧或站立，手掌掌心置于关元穴上，然后轻轻推摩整个腹部，至局部产生温热感为宜。

❹一手手指并拢，整个手掌贴于神阙穴上，用力按揉至穴位处感觉温热、胀痛为宜。

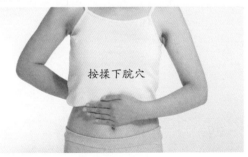
按揉下脘穴

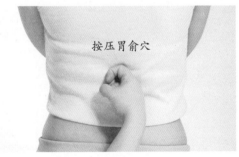
按压胃俞穴

❺仰卧或站立，手掌掌心置于下脘穴上，并按照顺时针方向轻轻地按揉，至局部产生温热感为宜。

❻取坐位或俯卧，按摩者用食指指关节重力按压被按摩者的胃俞穴，至穴位处感觉酸胀为宜。

【辅助治疗】

　　菱角果壳汁：取菱角果壳150克。将菱角果壳倒入锅中，并加入适量水，煮约30分钟，滤取汁液即可。每日3次，每次1～2杯，可于每晚睡前、晨起及午睡后饮用。该饮品具有健脾养胃之功效，可有效缓解胃溃疡症状。

胃下垂的按摩疗法

推擦曲骨穴

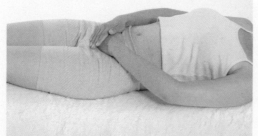

搓擦涌泉穴

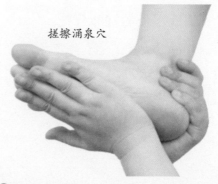

❶仰卧，稍微屈膝，双手重叠放置于下腹部的曲骨穴上，先自下而上，后自左而右地推擦。推擦动作要柔和、缓慢，至局部皮肤感觉温热为宜。

❷被按摩者端坐，按摩者一手握住被按摩者的脚跟，另一只手掌用力搓擦被按摩者脚底的涌泉穴，动作要快速，至足底产生温热感为度。

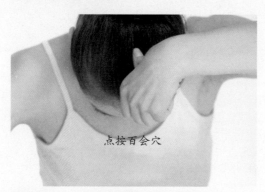

点按百会穴

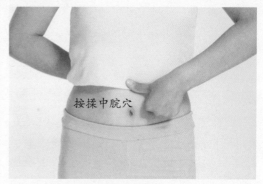

按揉中脘穴

❸端坐，用拇指指腹点按百会穴，至穴位处感觉酸胀、胀痛为宜。

❹用拇指指腹按揉中脘穴，可按照顺时针方向按揉，至局部皮肤感觉温热为宜。

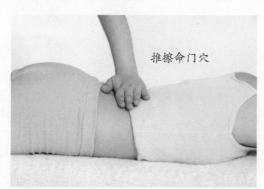

推擦命门穴

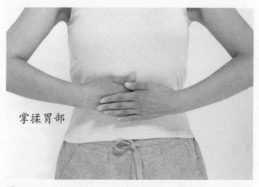

掌揉胃部

❺被按摩者俯卧，按摩者用整个手掌紧贴在被按摩者的命门穴上，手指方向与脊柱垂直，横向快速推擦，至其局部皮肤感觉透热为宜。

❻站立或仰卧，双手手掌叠加置于胃部，先顺时针按揉10圈，再逆时针按揉10圈，反复按揉3分钟。

慢性胃炎的按摩疗法

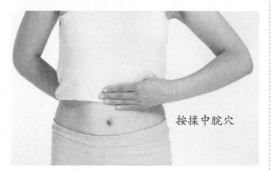

按揉中脘穴

❶ 站立或仰卧，用掌心或四指指腹重力按揉中脘穴，至局部皮肤感觉温热为宜。

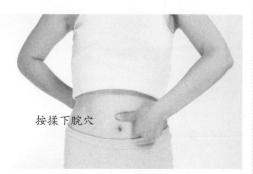

按揉下脘穴

❸ 用拇指指腹重力按揉腹部下脘穴，至穴位处感觉胀痛为宜。

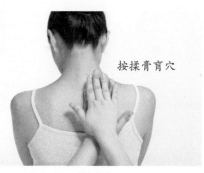

按揉膏肓穴

❺ 被按摩者取坐位或俯卧位，按摩者的双手手掌相重叠，用力按揉被按摩者的膏肓穴，至穴位处感觉酸胀为宜。

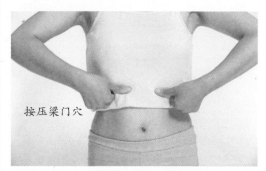

按压梁门穴

❷ 用拇指指腹按压腹部两侧的梁门穴，用力适中，至局部皮肤感觉酸胀为宜。

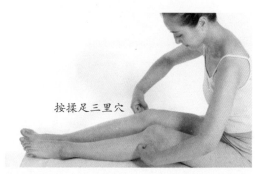

按揉足三里穴

❹ 取坐位，食指屈曲，以指背按揉足三里穴，至穴位处感觉酸胀为宜。用力不可过大，以可耐受为度。

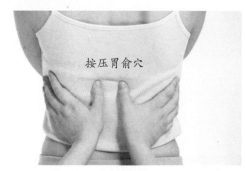

按压胃俞穴

❻ 被按摩者取坐位或俯卧位，按摩者用拇指指腹按压被按摩者的胃俞穴，注意按压时用力要稍重，每次3分钟。

【辅助治疗】

柿松汤：取柿子干5片，松子适量。将柿子干切块，加入适量水，用大火煮沸，再放入松子，并改用中火焖煮至熟即可。过滤后饮汤，有温胃止痛功效，适用于慢性胃炎、胃脘冷痛等患者。此方一定要用柿子干，否则反而容易引起消化不良。

便秘的按摩疗法

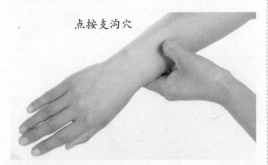

点按支沟穴

❶拇指指端用力点按支沟穴，至局部产生酸胀感为宜。

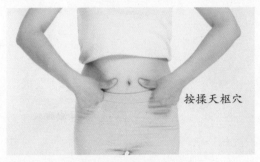

按揉天枢穴

❷拇指指腹按揉腹部两侧的天枢穴，轻重交替进行，以自己的耐受力为度。

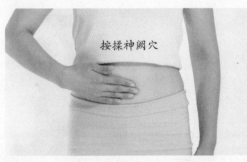

按揉神阙穴

❸将手掌紧贴于神阙穴处，按顺时针方向按揉，以感觉舒适为宜，至腹部肠鸣产生排气感或便意即可。

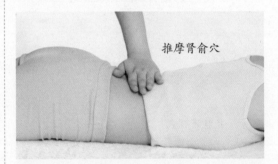

推摩肾俞穴

❹被按摩者取俯卧位，按摩者双手手掌贴于被按摩者的肾俞穴处，两手交替横向推摩腰骶部，至感觉温热为宜。

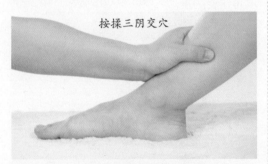

按揉三阴交穴

❺按摩者用拇指指腹按揉被按摩者的三阴交穴，力度要稍重些，至被按摩者感觉局部有酸胀感为宜。

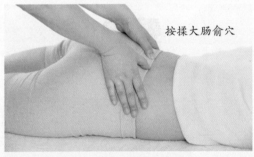

按揉大肠俞穴

❻被按摩者俯卧，按摩者用拇指指腹按揉被按摩者腰部两侧的大肠俞穴，至其局部感觉酸胀为宜。

【辅助治疗】

决明苁蓉粥：取决明子15克，肉苁蓉10克，大米200克。将决明子、肉苁蓉放入锅中，并加入500毫升水，先用中火煮沸，再转用小火煮10～15分钟后取汁，再与大米一起熬煮即可。肉苁蓉具有滋润肠道、促进肠胃蠕动的作用，决明子有泻下作用，两者同煮粥，可有效改善便秘症状。

腹泻的按摩疗法

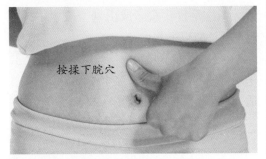

①用拇指指腹按揉下脘穴，力度要稍轻点，每次按摩 2 分钟。

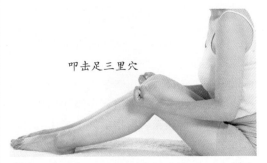

②手握空拳，连续叩击足三里穴，应逐渐增加力度，至局部皮肤发红微热。

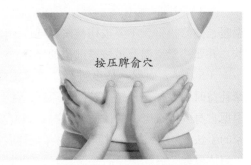

③被按摩者取俯卧位或坐位，按摩者用拇指指腹按压被按摩者的脾俞穴，应逐渐增加力度。

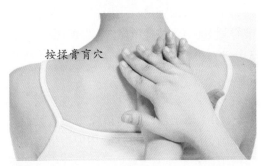

④被按摩者取坐位或俯卧位，按摩者双手手掌相叠，用掌心按揉被按摩者的膏肓穴，至穴位处产生酸胀感为宜。

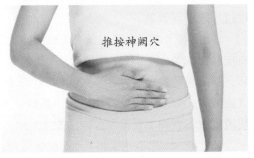

⑤被按摩者取坐位或仰卧位，按摩者单手手掌推按被按摩者的神阙穴，顺时针、逆时针方向各按揉 10 圈，至局部皮肤感觉温热为宜。

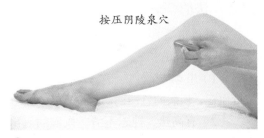

⑥用按摩棒重力按压阴陵泉穴，至局部皮肤感觉温热、酸胀为宜。

【辅助治疗】

山药鸡蛋汤：取山药 250 克，鸡蛋 1 个。先将山药洗净、去皮、切片，再放入热水中煮沸，随即将鸡蛋打散倒入，最后根据个人喜好加入适量调料即可。本品中的山药能促进肠蠕动，帮助人体消化，改善腹泻症状；鸡蛋则可控制腹泻次数，缓解腹部不适。

脱肛的按摩疗法

对于中气下陷所致的脱肛患者：

（1）取坐位，用拇指桡侧端补脾经、补肺经、补大肠、推三关各 100 次；再用中指指腹端按揉百会穴（头顶正中线与两耳尖连线的交点处）、外劳宫穴（握拳屈指时，位于掌心中指和无名指指尖处）各 1 分钟。

（2）取仰卧位，用指摩法摩腹 3 分钟；再用中指指腹端按揉气海穴、关元穴（脐下 3 寸处）、天枢穴、足三里穴各 1 分钟。

（3）取俯卧位，用拇指指腹端推上七节脊骨 100 次，按揉龟尾穴（臀部尾椎骨处）3 分钟；再用双手拇指、食指自下而上捏脊 5 遍。

对于大肠实热所致的脱肛患者：

（1）取坐位，用拇指桡侧端清脾经、清大肠、清小肠各 100 次；用中指指腹端按揉膊阳池穴（腕关节背侧、腕横纹中点凹陷处后 3 寸处）100 次。

（2）取仰卧位，用指摩法摩腹 3 分钟；再用中指指腹端按揉天枢穴 100 次。

按摩疗法的禁忌证

符合以下条件之一者即不可采用按摩疗法治疗肠胃病：

（1）患有传染性疾病、严重外伤疾病、脓毒血症、疾病的急性期病情危重者。

（2）有高热、神志不清、血液病有出血倾向、结核、恶性肿瘤者。

（3）按摩处局部有较严重的皮肤病、皮肤损伤或炎症者。

（4）孕妇、年老体弱、血压过高，以及心、肺、肾等重要脏器功能严重损害者。

（5）骨折未愈合、韧带和肌肉断裂的固定期者。

按摩疗法的注意事项

无论是自我按摩或由别人按摩，按摩时都要注意以下几点。

（1）根据不同疾病与按摩部位的不同，采用合适的按摩体位。这个体位要使病人舒适，利于手法的操作。

（2）操作时用力须由小到大，由浅到深。

（3）按摩的操作程序、强度、时间，要根据患者的全身与局部反应及治疗后的变化随时调整。

（4）按摩时操作者的双手要保持清洁、温暖、勤修指甲，不要损伤被按摩部位的皮肤。并要注意室温及被按摩部位的保暖。

（5）因人而异，适度进行。在实施按摩补益时，要按照轻缓为补的总原则，并要根据自身或被按摩者的体质等情况，确定按摩的手法、力度和持续时间。如对年老体弱、久病体质较差者，按摩时手法要轻，同时用增加按摩次数和延长按摩时间的方法以达到预期的效果；对于身材高大、肥胖者，手法则要重，用适当加重手法的办法，以防力度过小收不到效果。

（6）对于患有血液病及有出血倾向者，有皮肤损伤者，胃、肠穿孔患者，严重的心、肺、脑病患者，癌症患者，久病体弱者，极度疲劳者，醉酒者，精神病患者，高龄、体质极度虚弱者均不要按摩，以防发生危险。

（7）此外，患有感染性疾病，如骨髓炎、骨关节结核、严重的骨质疏松症及急、慢性传染病患者的传染期，也不能按摩，以防感染扩散，破坏骨质或感染传染病。

肠胃病的针灸疗法

中医针灸疗法是针法和灸法的合称，是一种"从外治内"的治疗方法。是通过经络、腧穴的传导作用，打通经脉，温调气血，

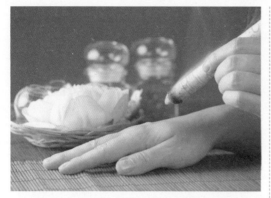

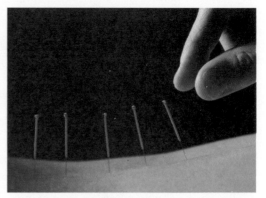

针与灸都是根据中医学的经络学说，通过体表的特定部位（穴位）来进行治病。

扶正祛邪，使阴阳归于相对平衡，使脏腑功能趋于调和，从而达到防治疾病的目的。

针法是把毫针按一定穴位刺入患者体内，用捻、提等手法来治疗疾病。灸法是把燃烧着的艾绒或其他药物放置在体表的穴位上烧灼、温熨熏灼皮肤，借灸火的温和热力以及药物的作用来治疗疾病。针、灸两法互补，灸法的温热保健作用等针刺法难以达到；而放血及对深部组织病症的作用，又是灸法所不及，要结合施用。

针灸可分为艾灸法、温针法、火针法、皮肤针法、刺络法、皮内针法、电针法、耳针法、头皮针法、眼针法等多种治疗方法，可根据患者病情灵活结合选用。

急性细菌性痢疾的针灸疗法

体针疗法

取穴：

主穴取天枢、上巨虚、足三里穴。如果患者有高热配穴加大椎、曲池；如果患者有呕吐配穴加内关、中脘；如果患者有里急后重配穴加关元、长强；如果患者有抽风惊厥加水沟、十宣、印堂穴。

治法：

以泻法为主。针刺略深，得气后，紧

明代针灸推拿学发展昌盛，针灸出现了许多学术流派和更丰富的手法。

提慢按结合捻转反复运针，刺激强度可适当增大。主穴每次取2穴，其中上巨虚与足三里可交替轮用。留针30～60分钟，留针期间宜多次运针，增强针感。配穴据症情选用。重症每8小时针1次，轻中症可每日用针1～2次，症状缓解改为每日1次，直到痊愈。本病针刺恢复较快，不须计疗程。

艾灸疗法

取穴：

主穴：分二组：（1）神阙；（2）关元、气海。

配穴：阿是穴（气海穴旁开各4寸处）。

治法：

主穴每次取一组，第1组加配穴。神阙隔盐灸，布盐于脐孔厚一毫米或填满脐

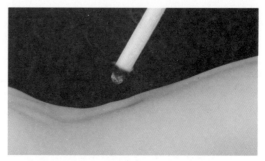

雀啄灸法热感较其他悬灸法为强，多用于急症和较顽固的病症。

孔，上置艾炷，灸 2 ~ 4 壮（每壮约 2 克）；第 2 组穴用洗净的独头大蒜 1 枚，切成 2.5 ~ 4 厘米厚的 4 片，艾卷在离蒜片 5 ~ 10 厘米处以雀啄法熏灸，主穴约灸 8 分钟，配穴灸 2 ~ 4 分钟，均须出现红晕。每日灸 3 ~ 6 次。

消化性溃疡的针灸疗法

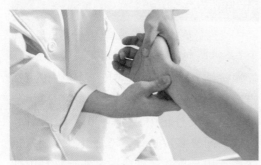

取手部内关穴，针刺得气后留针。

体针疗法

取穴：

主穴取中脘、章门、脾俞、胃俞、内关、足三里穴；配穴加公孙、三阴交、梁丘、期门、阳陵泉穴。

治法：

主穴为主，酌加配穴，每次取 4 ~ 5 穴。针刺得气后，一般采用提插捻转的平补平泻法，留针 30 分钟。每日 1 次，10 日为一疗程，疗程间停针 3 天。一般需 3 ~ 6 疗程。

胃下垂的针灸疗法

头针疗法

取穴：

主穴取胃区穴位，配穴加足三里、中脘穴

治法：

主穴每次必取 1.5 寸毫针从发际快速刺入，沿皮下或肌层捻转进针 2 毫米，持续捻转 3 分钟，捻转频率为 200 次 / 分左右，留

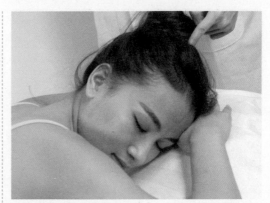

头针需选用银铜合金的银针，向前斜刺胃区穴位，施以捻转手法。

针 15 ~ 30 分钟，每隔 5 ~ 10 分钟以同样手法运针 1 次，每日针 1 次，配穴隔日 1 次，2 穴均取，针刺得气后施补法。12 天为一疗程。疗程间隔 3 ~ 5 天。

呃逆的针灸疗法

耳针疗法

取穴：

主穴取耳中、胃的对应点，配穴加肝、脾、交感、神门、皮质下、肾上腺的对应反射区。

治法：

主穴必取，每次据症酌加配穴 2 ~ 3 个。耳中，取 0.5 寸毫针浅刺泻法，持续捻转或括针柄半分钟，然后透刺至胃穴，提插运针

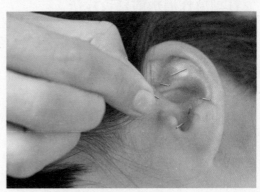

耳针疗法是以毫针、皮内针、艾灸、激光照射等器具对耳郭穴位进行刺激。

至得气后，用胶布固定埋针。根据症情，埋针1～2天。配穴可针刺得气后留针30分钟。一般双侧穴均取。

体针疗法

取穴：

主穴取陷谷穴。

治法：

患者仰卧或取坐位，双侧均取，用2寸长毫针向足心方向进针1.5寸，行大幅度捻转5分钟，同时让患者深吸一口气后屏住，屏气时间越长越好，然后慢慢呼出，留针30分钟。在留针过程中重复此屏气动作，每隔5分钟行针一次。每日1次，10次为一疗程。

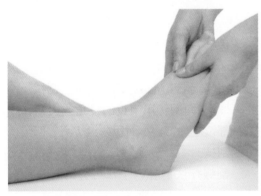

治疗呃逆可取足部陷谷穴。

脱肛的针灸疗法

取穴：

主穴取百会、长强穴；配穴加大肠俞、上巨虚、脾俞、肾俞、气海、关元穴。

治法：

分为两种灸法：

（1）艾条灸，主穴每次必取，配穴2～3个，轮流取用。将艾卷点燃后，对准穴位，距离3～5厘米，以患者感温热而不灼烫即止。百会穴施灸时，可用左手分开头发，以暴露穴位，食、中指置于施灸穴位两侧。一般每穴灸5～7分钟，以局部出现红晕即止。

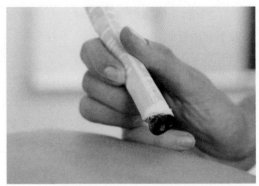

用艾卷（艾条）在阿是穴均匀缓慢地向左右上下回旋移动，以有灼热麻苏传感为佳。

百会穴，宜在温和灸之后，再行雀啄灸5～10分钟。小儿施灸时，应注意随时调节时间和温度，以防止烫伤。上法每日1次，7天为一疗程，疗程间歇3天。

（2）隔姜灸主要用于小儿脱肛，仅取百会一穴。令家长抱患儿正坐，医者站在后面，先以拇指揉按穴区，至有热感后，以2.5厘米厚之鲜老姜一片，贴于该穴之上。以纯艾制成绿豆大之艾炷，作隔姜施灸，如患儿觉烫，可将姜片略略提离穴位。每次灸2～4壮，每日1次，连灸3～5天。

针灸疗法的注意事项

（1）过度劳累、饥饿、精神紧张、体质虚弱者以及患有传染病、皮肤病、精神疾病以及其他重症疾病者不宜针灸。

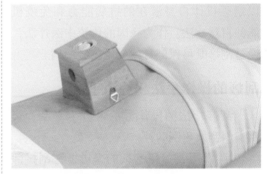

日常生活中如果感觉胸部沉闷不畅，可以选择艾灸中脘来缓解。

（2）幼儿的囟门未闭合时，头部腧穴一般不宜用针刺，此外，因小儿不好合作，针刺时宜采用速针法，不宜留针。

（3）进针时有触电感，疼痛明显或针尖触及坚硬组织时，应退针而不宜继续进针。

（4）避开血管针刺，以防出血。有自发性出血倾向或因损伤后出血不止的患者，不宜针刺。

（5）施灸时一定要注意防止落火，尤其是用艾炷灸时更要小心。

（6）要循序渐进，初次使用灸法，要注意掌握好刺激量，先少量、小剂量，如用小艾炷，或灸的时间短一些，壮数少一些。以后再加大剂量。不要一开始就大剂量进行。

（7）如果灸的穴位多且分散，应按先背部后胸腹，先头身后四肢的顺序进行。

（8）要随时调节施灸温度。对于皮肤感觉迟钝者或幼儿，先用食指和中指置于施灸部位两侧，以感知施灸部位的温度，做到既不致烫伤皮肤，又能收到好的效果。

肠胃病的刮痧疗法

刮痧是利用刮痧器具，通过不同手法刮拭经络穴位或某处皮肤，通过良性刺激，使刮拭处充血，从而改善局部微循环，起到祛风散寒、活血化瘀、清热除湿、通络止痛，以增强机体自身潜在的抗病能力和免疫机能的自然疗法。作为我国的传统中医疗法，通过刮痧既可保健身体又可防病治病。

刮痧的操作手法和补泻手法

刮痧疗法的操作方法可分为平刮、竖刮、斜刮及角刮四种：

（1）平刮：用刮板的平边，在刮拭部位上按一定方向进行大面积的平行刮拭。

（2）斜刮：用刮板的平边，在刮拭部

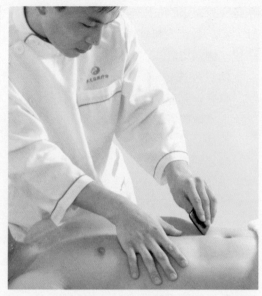

正确的持板方法和刮痧手法是疾病治疗的前提。

位上进行斜向刮拭。

（3）竖刮：用刮板的平边，在刮拭部位上按竖直上下进行大面积的平行刮拭。

（4）角刮：用刮板的棱角或边角，在刮拭部位上进行较小面积或沟、窝、凹陷地方的刮拭。

刮痧疗法的补泻手法可分为补法、泻法和平补平泻法三种：

1. 补法的特点

（1）刺激时间短、作用浅，对皮肤、肌肉、细胞有兴奋作用；

（2）作用时间较长的轻刺激，能活跃器官的生理功能；

（3）刮拭速度较慢；

（4）选择痧痕点数少；

（5）刮拭顺经脉循行方向；

（6）刮拭后加温灸。

2. 泻法的特点

（1）刺激时间长、作用深，对皮肤、肌肉、细胞有抑制作用；

（2）作用时间较短的重刺激，能抑制

器官的生理机能；

（3）刮拭速度较快；

（4）选择痧痕点数多；

（5）刮拭逆经脉循行方向；

（6）刮拭后加拔罐。

3．平补平泻法的特点

（1）刮拭按压力大，速度慢；

（2）刮拭按压力小，速度快；

（3）刮拭按压力及速度适中。

慢性胃炎的刮痧疗法

脾胃虚寒型

取穴：

脾俞（在背部第十一胸椎棘突下旁开1.5寸）至胃俞（背部在第十二胸椎棘突下旁开1.5寸），中脘（脐中上4寸）、章门、内关、公孙、关元至气海穴。

治法：

采用补法。在需刮痧部位涂抹适量刮痧油。先从脾俞穴向下刮至胃俞穴，用刮板角部自上而下刮拭。刮中脘穴至期门穴，刮拭胸部两侧，由中脘穴起，从正中线由内向外刮，先左后右，用刮板整个边缘由内向外走向刮至掌门，出痧即止，用力轻柔。刮拭腹部正中线，从气海穴向下刮至关元穴，用刮板角部自上而下刮拭30次，出痧即止。刮拭上肢内侧部内关穴，由上向下刮，用力轻柔，刮30次，出痧即止。最后刮拭足部公孙穴，用刮板角部刮拭，出痧即止。

肝胃气滞型

取穴：

足三里、中脘、太冲（足背侧当第一跖骨间隙的后方凹陷处）、期门、内关、膻中穴（两乳头连线之中点处）。

治法：

采用泻法。在需刮痧部位涂抹适量刮痧油。先刮拭胸腹部正中线膻中穴至中脘穴，用刮板角部自上而下刮拭，出痧即止。刮期门穴，刮拭胸部两侧，由第六肋从正中线由内向外刮，先左后右，用刮板整个边缘由内向外沿肋骨走向刮拭。刮拭上肢内侧部内关穴，由上向下刮，用力轻柔，刮30次，出痧即止。然后重刮下肢外侧足三里穴30次，可不出痧。最后刮拭足背部太冲穴，用刮板角部刮拭，出痧即止。

便秘的刮痧疗法

实证便秘

取穴：

大肠俞、小肠俞、天枢（肚中旁开2寸处）、肾俞、大椎、内庭（足背第二、第三趾间缝纹端处）。

治法：

采用泻法。在需刮痧部位涂抹适量刮痧油。先刮颈后高骨大椎穴，用力要轻柔，不可用力过重，可用刮板棱角刮拭，以出痧即止。然后刮拭背部肾俞至大肠俞、小肠俞穴，用刮板角部由上至下刮拭30次，出痧即可。再刮拭腹部正中线天枢穴，用刮板角部自上而下刮拭30次，出痧即止。最后用刮板角部重刮足部内庭穴30次，可不出痧。

虚证便秘

取穴：

大肠俞、小肠俞、天枢、肾俞、足三里、气海、三阴交。

治法：

采用泻法。在需刮痧部位涂抹适量刮痧油。先刮颈后高骨大椎穴，用力要轻柔，不可用力过重，可用刮板棱角刮拭，出痧即止。刮拭背部肾俞至大肠俞、小肠俞穴，用刮板角部由上至下刮拭30次，出痧即可。刮拭腹部正中线天枢穴至气海穴，用刮板角部自上而下刮拭30次，出痧即止。最后用刮板角部重刮下肢内侧三阴交穴和外侧足三里穴，各 30 次，可不出痧。

呕吐的刮痧疗法

饮食停滞型

取穴：

下脘（腹部脐中上 2 寸处）至气海、足三里、腹结（下腹部距前正中线 4 寸，建里穴旁开 4 寸处）、内关、内庭。

治法：

采用泻法。在需刮痧部位涂抹适量刮痧油。先刮拭腹部正中线下脘穴，用刮板角部自上而下刮拭 30 次，出痧即止。然后刮拭腹部腹结穴至气海穴，先左后右，由腹结向气海穴方向，用刮板角部自上而下刮拭 30 次，出痧即止。然后重刮上肢内侧内关穴 30 次，出痧即止。最后重刮下肢外侧足三里穴和足部内庭穴，各 30 次，可不出痧。

肝气犯胃型

取穴：

上脘（上腹部脐中上 5 寸处）、阳陵泉（膝盖斜下方小腿外侧之腓骨小头稍前凹陷中处）、太冲、梁丘（屈膝，在大腿前面，当髂前上棘与髌底外侧端的连线上，髌底上 2 寸处）、神门、期门、内关穴。

治法：

采用泻法。在需刮痧部位涂抹适量刮痧油。先刮拭腹部正中线上脘穴，用刮板角部自上而下刮拭 30 次，出痧即止。然后刮期门穴，刮拭胸部两侧，由第六肋间从正中线由内向外刮，先左后右，用刮板整个边缘由内向外沿肋骨走向刮拭。之后重刮上肢内侧内关穴至神门穴，由上而下 30 次，出痧即止。再刮下肢内侧梁丘至外侧阳陵泉穴，从膝关节底部上缘用刮板角部刮过 30 次，可不出痧。最后重刮足部太冲穴 30 次，可不出痧。

刮痧疗法的注意事项

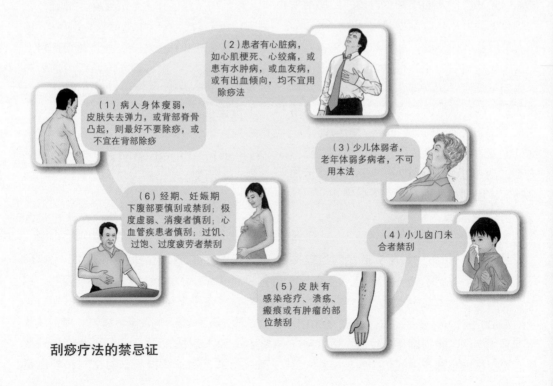

（1）病人身体瘦弱，皮肤失去弹力，或背部脊骨凸起，则最好不要刮痧，或不宜在背部刮痧

（2）患者有心脏病，如心肌梗死、心绞痛，或患有水肿病，或血友病，或有出血倾向，均不宜用刮痧法

（3）少儿体弱者，老年体弱多病者，不可用本法

（4）小儿囟门未合者禁刮

（5）皮肤有感染疮疖、溃疡、瘢痕或有肿瘤的部位禁刮

（6）经期、妊娠期下腹部要慎刮或禁刮；极度虚弱、消瘦者慎刮；心血管疾患者慎刮；过饥、过饱、过度疲劳者禁刮

刮痧疗法的禁忌证

刮痧疗法的慎用证

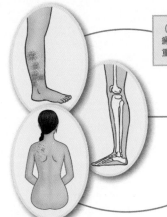

（1）有出血倾向的疾病，如血小板减少症、白血病、过敏性紫癜症等，则不宜用泻刮手法，宜用补刮或平刮法。如出血倾向严重，则应暂不用此法。

（2）新发生的骨折患部不宜刮痧，须待骨折愈合后方可在患部补刮。外科手术瘢痕处亦应在两个月以后方可局部刮痧。恶性肿瘤患者手术后，瘢痕局部处慎刮。

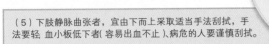

（3）化脓性炎症、渗液溃烂的局部皮肤表面（如：湿疹、疱疹、疔、疖、痈、疮等病症），以及传染性皮肤病的病变局部禁刮，可在皮损处周围刮拭。

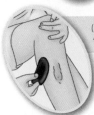

（4）有起因不明的肿块及恶性肿瘤的部位禁刮，可在肿瘤部位周围进行补刮。

（5）下肢静脉曲张者，宜由下而上采取适当手法刮拭，手法要轻；血小板低下者（容易出血不止）、病危的人要谨慎刮拭。

肠胃病的拔罐疗法

拔罐疗法古称"角法"，因为最早的杯罐是以兽角制成的。它是一种以杯罐为工具，利用热力或抽气、排气等法排去罐内的空气，形成负压，使之吸附于皮肤，使局部皮肤充血、瘀血，使毛细血管扩张的中国传统治疗方法。拔罐可帮助人体通畅经络、活血行气、止痛消肿、散寒除湿、散结拔毒、退热等。

拔罐疗法的器具现在多为玻璃罐、塑料罐、抽气罐、金属罐等。治疗方法也可分为火罐法、水罐法、针罐法、药罐法、留罐法、走罐法、抽气罐法和挤压罐法等数种。不同的拔罐方法具有不同的作用，如闪罐法以祛风作用为主，留罐法以祛寒作用为主，走罐法以活血通络作用为主等。此外，拔罐疗法与其他疗法配合可增强其治疗效果，如配合灸法能增强其祛寒作用，配合刺络放血法能增强其排放脓血的作用。

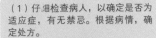

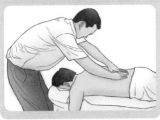

（1）仔细检查病人，以确定是否为适应症，有无禁忌。根据病情，确定处方。

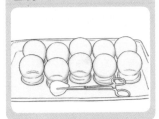

（2）检查应用的药品、器材是否齐备，然后一一擦净，按次序排置好。

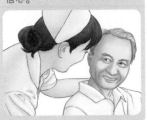

（3）对患者说明施术过程，解除其恐惧心理，增强其治疗信心。

急性胃炎

急性胃炎是由多种病因引起的胃黏膜病变，累及肠道的称为急性胃肠炎。急性胃炎可分为单纯性、糜烂性、腐蚀性和化脓性4种。其中糜烂性和化脓性胃炎多是由其他疾病所诱发的，腐蚀性胃炎则是由吞服强酸、强碱或腐蚀性化学药品所导致。适合用拔罐疗法的类型是单纯性胃炎。

表现

单纯性胃炎患者大多有上中腹部不适、疼痛，严重的可有腹部绞痛、食欲减退、饱胀、恶心、呕吐等症状，呕吐物常为未消化的食物。急性胃肠炎有腹泻症状。

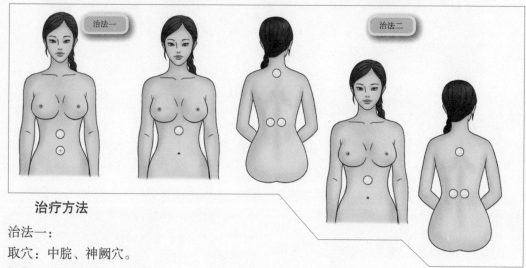

治疗方法

治法一：

取穴：中脘、神阙穴。

操作：采用留罐法，留罐10～15分钟，每日1次。

治法二：

取穴：一组大椎、上脘、脾俞穴；二组身柱、中脘、胃俞穴。

操作：每次选用1组穴位，2组穴位交替使用，采用闪罐法，每日1次。

本病患者应注意饮食，患病期间的食物应以流食及易消化的食物为主，忌食生冷。

慢性胃炎

慢性胃炎是由各种不同原因引起的胃黏膜慢性炎性病变。临床上主要分为两大类：浅表性胃炎和萎缩性胃炎。

表现

本病没有特异性临床症状，一般只表现为长期中上腹部饱胀、钝痛、嗳气，可有食欲不振、反酸、食后饱胀或疼痛加重等症状，严重者可伴有恶心、呕吐、消瘦等。

治疗方法

治法一：

取穴：脾俞、胃俞、中脘、肝俞、胆俞、期门、足三里穴。

操作：采用留罐法，用闪火法将大小适中的火罐吸拔在穴位上，留罐10～15分钟，每日1次，10次为1个疗程。本法适用于肝胃不和型，表现为胃脘胀痛连及两胁，胸闷，暖气，情志不畅时加重，舌苔薄白。

治法二：

取穴：脾俞、胃俞、中脘、足三里穴。

操作：采用留罐法，患者先取俯卧位，用闪火法将大小适中的火罐吸拔在脾俞、胃俞穴上，留罐10～15分钟，起罐后，再取仰卧位，将火罐吸拔在中脘、足三里穴上，留罐10～15分钟，每日1次，10次为1个疗程。本法适用于脾胃虚寒型，表现为胃脘隐痛，喜温喜按，吐清水，神疲乏力，手足不温，大便溏薄，舌淡，苔薄白。

治法三：

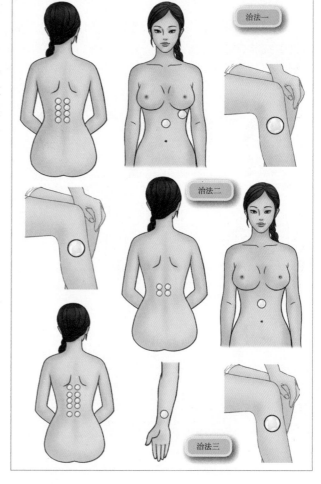

取穴：胆俞、肝俞、脾俞、膈俞、三焦俞、内关、足三里穴。

操作：采用留罐法，将火罐吸拔在穴位上，留罐10分钟，隔日1次，5次为1个疗程。

小提示

（1）本病患者应养成良好的饮食习惯，做到定时定量进食，细嚼慢咽，不要暴饮暴食，不要吃刺激性的食物，戒烟酒。

（2）做到生活有规律，保持心情舒畅。

（3）平时适当进行体育锻炼，以增强体质，提高机体免疫功能。

消化性溃疡

消化性溃疡是指发生在消化道内壁上的溃疡性病变，主要指胃和十二指肠溃疡，是一种常见病。常由饮食无规律，进食生、冷、硬及刺激性食物，精神紧张所诱发或导致加重。病程较长，周期性反复发作。

表现

节律性、周期性的上腹部疼痛，伴有嗳气、反酸、恶心、呕吐等症状，还可出现失眠、多汗等症状，进食少者可有乏力、消瘦、贫血等表现。缓解期无明显症状。本病症状与慢性胃炎、功能性消化不良较相似，可通过钡餐和胃镜检查诊断。

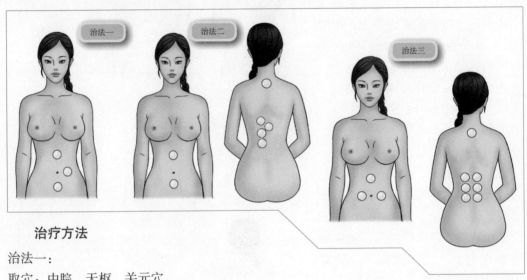

治法一　　治法二　　治法三

治疗方法

治法一：

取穴：中脘、天枢、关元穴。

操作：先闪罐后留罐，在穴位上闪罐，每穴20～30次，然后留罐约10分钟，每日1次，症状缓解后改为1～2日1次。本法适用于脾胃虚寒型，表现为胃脘隐痛，喜温喜按，吐清水，神疲乏力，手足不温，大便溏薄，舌淡，苔薄白。

治法二：

取穴：一组大椎、肝俞、脾俞、气海穴；二组筋缩、胃俞、中脘穴。

操作：每次选1组穴位，2组交替使用，采用刺络拔罐法，对局部进行常规消毒后，用消毒的三棱针点刺至微出血为度，用闪火法将大小适宜的玻璃火罐吸拔在点刺部位，拔出血液3～5毫升，每日1次。

治法三：

取穴：一组大椎、脾俞、天枢穴；二组肾俞、胃俞、中脘穴。

操作：每次选1组穴位，2组交替使用，采用刺络拔罐法，对局部进行常规消毒后，用消毒的三棱针点刺至微出血为度，用闪火法将大小适宜的玻璃火罐吸拔在点刺部位，罐口应罩住出血部位，留罐10～15分钟，拔出血液3～5毫升即可，不宜太多。起罐后用消毒干棉球擦净血迹。隔日1次。本法用于肝胃不和型，表现为胃脘胀痛连及两胁，胸闷，嗳气，情志不畅时加重，舌苔薄白。

（1）本病患者如果有消化道出血、穿孔及幽门梗阻等并发症，应及时到医院进行综合治疗，以免贻误病情。

（2）平时要注意饮食，以易消化的食物为主，发作期应以流质食物为主，不要吃生冷、辛辣、油腻的食物，戒烟酒。

（3）注意保暖，避免受寒。

（4）保持乐观的情绪，做到生活有规律，避免过度劳累。

胃下垂

胃下垂是指人体站立时，胃的下缘抵达盆腔，胃小弯弧线最低点低于髂嵴连线以下。多见于体型瘦长的人，生育多的妇女、有消耗性疾病者、腹壁松弛或较薄的人易患此病。

表现

轻者没有明显的临床症状，重者可有上腹部不适，胃脘隐痛，腹胀，饭后加重，平卧可减轻，可伴有消化不良、食欲减退、消瘦、乏力、暖气、恶心、便秘、头晕、低血压、心悸等症状。

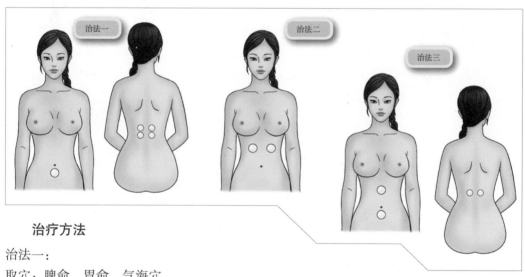

治疗方法

治法一：

取穴：脾俞、胃俞、气海穴。

操作：采用留罐法，患者取坐位，用闪火法将中号火罐吸拔在穴位上，留罐15分钟，每日1次。本法适用于脾胃虚寒型，表现为上腹部坠胀不适，喜温喜按，肢冷，大便溏薄，舌淡苔白。

治法二：

取穴：梁门穴。

操作：采用留罐法，在穴位处拔罐，留罐10～20分钟，每隔1～2日1次。

治法三：

取穴：中脘、气海、脾俞穴。

操作：采用留罐法，患者取坐位，用闪火法将中号玻璃火罐吸拔在穴位上，留罐15分钟，每日1次。

腹泻

凡大便次数增多，粪便稀薄或含有黏液、脓血，均称为腹泻，可分为慢性腹泻与急性腹泻，一年四季均可发病，可发于任何年龄。

表现

大便次数增多，粪便稀薄或如水样，可含有黏液或脓血。根据病因不同，可有不同的表现，如发热、腹痛、呕吐、乏力、脱水等。

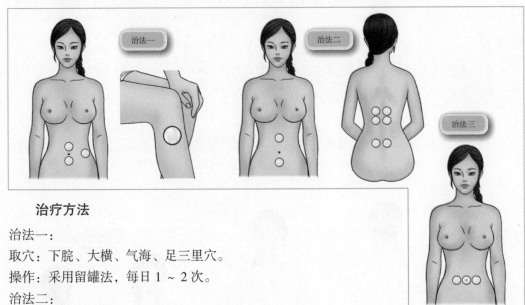

治法一　　治法二　　治法三

治疗方法

治法一：

取穴：下脘、大横、气海、足三里穴。

操作：采用留罐法，每日1～2次。

治法二：

取穴：中脘、气海、肝俞、脾俞、大肠俞穴。

操作：采用留罐法，患者取坐位，选用大小适宜的火罐吸拔在穴位上，留罐10分钟。本法适用于寒性泄泻，表现为腹泻，大便清稀，腹痛，肠鸣，舌苔白腻；也适用于食滞泄泻，表现为腹痛，肠鸣，大便中有未消化的食物，脘腹痞满，嗳气有腐臭味。

治法三：

取穴：脐窝处（相当于以神阙穴为中心，包括两侧天枢穴的部位）。

操作：采用留罐法，患者取仰卧位，用口径为6厘米的中型火罐在肚脐窝处拔罐，一般隔1～4日1次，往往1～3次即可减轻或者痊愈。本法适用于大便溏薄、次数多，或为清冷的灰白色稀便，或为完谷不化的稀便者。

小提示

（1）本病患者应以流食或半流食为主，忌食生冷、油腻及有刺激性的食物。

（2）平时应注意饮食卫生，不吃不干净的食物，忌暴饮暴食。

（3）急性腹泻应该禁食6～12小时，多喝淡盐水。

（4）对于因为腹泻而导致严重脱水的患者应立即送医院治疗。

细菌性痢疾

细菌性痢疾简称菌痢，是由痢疾杆菌引起的一种急性肠道传染病。本病经消化道传播，一年四季都可发病，但以夏秋季节较为常见。

表现

急性菌痢起病急，表现为畏寒、高热、腹痛、腹泻、脓血便，每日十几次到几十次，并伴有里急后重、疲倦无力、恶心、呕吐、头痛等症。中毒型菌痢主要有突然高热、四肢发冷、嗜睡、意识模糊、面色苍白或紫青、血压下降、尿少、脉搏细微、呼吸浅而弱等症状。急菌痢治疗不及时或不彻底可转为慢性，表现为腹痛、腹胀、腹泻、黏液或脓血便。

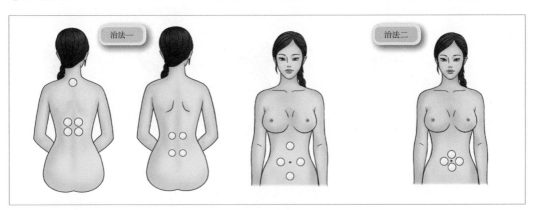

治疗方法

治法一：

取穴：一组大椎、脾俞、肝俞穴；二组大肠俞、胃俞穴；三组天枢、中脘、关元穴。

操作：每次选 1 组穴位，3 组交替使用，采用刺络拔罐法，对局部皮肤进行常规消毒后，用三棱针点刺，然后在点刺部位加拔火罐，留罐 15 分钟，每日 1 次。

治法二：

取穴：脐周。

操作：采用刺络拔罐法，对脐周进行常规消毒，用消毒的三棱针点刺出血，再用闪火法将火罐吸拔在点刺部位，留罐 10 ~ 15 分钟，每日 1 ~ 2 次。

小提示

（1）伴有脱水酸中毒及其他并发症的患者应及时到医院进行治疗。

（2）患病期间应注意饮食，以流食为主，忌食生冷、油腻及辛辣等刺激性食物。

便秘

便秘是指大便秘结不通，排便间隔时间延长，或虽有便意，但排便不畅。便秘的原因十分复杂，有排便动力缺乏、不合理的饮食习惯、不良排便习惯、体质因素、自主神经系统功能紊乱、医源性因素等。常见的有习惯性便秘、老年性便秘等。

表现

排便次数减少，3～4天1次，甚至1周1次，粪便坚硬干燥，排便时可引起肛门疼痛、肛裂。还可伴有腹痛、肠鸣、反胃、恶心、嗳气、食欲不振、心悸、乏力、烦躁易怒等症状。

治疗方法

治法一：

取穴：天枢、大横、脾俞、胃俞、大肠俞、小肠俞穴。

操作：采用留罐法，用闪火法将火罐吸拔在穴位上，留罐10～15分钟，隔日1次，10次为1个疗程。

治法二：

取穴：气海、关元、肾俞、左水道穴。

操作：采用留罐法，患者取坐位，用闪火法将中号玻璃火罐吸拔在穴位上，留罐15～20分钟，每日1次。本法适用于寒秘，表现为大便艰涩，腹中冷痛，四肢不温，面色㿠白，舌淡苔白。

治法三：

取穴：肺俞、肾俞、天枢、左水道穴。

操作：采用留罐法，患者取坐位，用闪火法将小口径火罐吸拔在穴位上，留罐5～10分钟，每日1次。本法适用于虚秘，表现为大便不易排出，临厕努挣无力，挣则汗出气短，便后乏力，头晕，疲乏，面色㿠白，舌淡苔薄白。

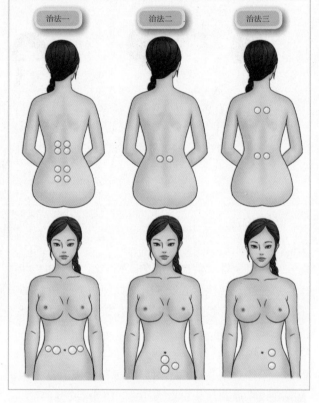

治法一　治法二　治法三

肠胃病的贴敷疗法

贴敷疗法是将药物研为细末，与各种不同的液体调制成糊状制剂，贴敷于所需的穴位或患部的治疗方法。它属中医外治法中行之有效的一种。贴敷疗法可使药性通过皮毛腠理而由表及里，循经络传至脏腑，以调节脏腑气血阴阳，扶正祛邪，从而治愈疾病。值得一提的是，贴敷的药物直接接触病灶或通过经络气血的传导，并不经消化道吸收，所以不会发生不良胃肠反应，安全方便。

敷料如果用鲜品药物，自身含有汁液，只需捣烂外敷即可；如果药物为干品，则先要研磨成细末，再加入适量的赋形剂，如醋、酒、油、蛋清、蜜糖等，调成糊状敷用，不同的敷料效用不同。如葱姜、韭、蒜捣汁调取其辛香散邪，菊花汁、银花露调取其清凉解毒，鸡蛋清、蜂蜜调取其缓和刺激、润泽肌肤等。

胃痛的贴敷疗法

方法一：选用生姜 30 克、面粉 30 克、鸡蛋清 2 个；先将生姜捣烂，然后和面粉拌匀，再加入鸡蛋清，取上药外敷于疼痛处，用纱布固定，每日 2 次。

方法二：选用川乌、草乌各 9 克，白芷、白芨各 12 克；将其研末和面少许，调合成饼，包敷剑突下胃脘部，24 小时后除去。

方法三：选用老生姜、鲜菜头各 120 克，葱 1 握；将其捣细炒热，分两份，盛袋趁热敷痛处。

方法四：选用生姜、生萝卜各 30 克，香附 10 克（研末）；将萝卜、生姜捣烂，加香附粗末，洒少许于锅内，炒烫后装入布袋中。趁热熨胃脘部，袋冷则更换。每日 1~2 次，每次 15 分钟。

方法五：选用生姜 30 克、葱白 1 根、橘子皮 4 个；将其切碎炒热后用布包好。趁热在下腹部做顺时针方向的旋转熨烫，一般 10~15 分钟疼痛可缓解。

急性胃肠炎的贴敷疗法

方法一：选用适量栀子，将其研成细末，用鸡蛋清或水调成糊状，敷于肚脐或两脚心，每隔 12 小时把药膏取下，加鸡蛋清或水，使之保持一定湿度。连敷 3~4 天。可治疗脾胃湿热导致的急性胃肠炎。

方法二：选用白胡椒 2 份，肉桂 1 份，丁香 1 份。将其共研细末，每用取粉 1~2 克，水调成膏，敷肚脐，外用胶布固定，1~2 日换药 1 次。可治疗脾胃虚寒导致的急性胃肠炎。

方法三：选用适量大蒜，将其连皮放热灰中煨热，去皮捣烂，用油布 2 层包裹，敷肚脐。局部有烧灼感时去掉。可治疗脾胃寒湿导致的急性胃肠炎。

方法四：选用胡椒 9 克，将其研为细末，填满肚脐，外用胶布或腰脐膏固定，隔日更换 1 次。可治疗脾胃寒湿导致的急性胃肠炎。

方法五：选用适量食盐将其炒热，用布包裹熨背腹。

方法六：选用 1 握艾叶，将其放锅内加烧酒炒热，用布包熨肚脐，冷则烘。

胃下垂的贴敷疗法

方法一：选用蓖麻仁 2 份，五倍子 1 份，将其共捣如膏敷脐，外用关节镇痛膏固定，每天早、中、晚各热熨 1 次。第 4 天除去，通常 6 次为 1 疗程。

方法二：选用蓖麻子仁 10 克，升麻粉 2 克；其中，蓖麻子仁捣烂拌升麻粉，制成直径 2 厘米左右的圆饼。先剃去头顶百会穴及周围的头发，并敷贴药饼于该穴用胶布固定。再嘱受治者仰卧，放松裤带，用热水袋或其他可熨物熨药饼热。每次 30 分钟，每日 3 次。每块药饼可用 5 天，休息一天换新饼，2 次为 1 个疗程，共治 3 个疗程。

痢疾的贴敷疗法

方法一：选用适量吴萸，将其研成细末，用食醋调糊状，敷肚脐和两脚心的涌泉穴。覆盖纱布，外固定。可治疗虚寒导致的久痢。

方法二：选用炮姜、附子各等量，将二者研末敷肚脐，外盖纱布，再将葱切碎和盐同炒热熨于其上，冷则换。可治疗虚寒导致的久痢。

方法三：选用适量大蒜，将其捣烂，用纱布 2~4 层包裹，敷肚脐和交替敷两脚心之涌泉穴，覆盖纱布，外固定，局部刺痛时除去（一次可敷 2 小时）。每日 1 次，连用数日。

方法四：选用适量苦参，将其研为细末，每用 8~10 克，用温开水调糊，敷肚脐，消毒纱布覆盖，固定。每天 1 ~ 2 次。可治疗细菌性痢疾湿热症。

方法五：选用适量大黄，将其研为细末，用食醋调糊状，敷肚脐，用纱布覆盖固定。每日 1 ~ 2 次，直至全效。可治疗细菌性痢疾湿热症。

便秘的贴敷疗法

方法一：选用芒硝 9 克，皂角 1.5 克，将此二味分研细末后混匀，温开水调糊，纱布包裹敷肚脐，外用胶布固定。并不时给所敷之药滴水，使之湿润。可治疗热症便秘。

方法二：选用大葱 500 克，将其洗净连须切、捣烂，加醋适量，炒热纱布包裹热敷肚脐。冷则用暖水袋熨之。每次 30 ~ 60 分钟，每日 3 次。可治疗因寒邪导致的便秘。

方法三：选用连须葱白 50 克，生姜 30 克，食盐 15 克，淡豆豉 5 克，将这些药材混合捣匀制成饼，放铁锅烘热，敷肚脐，用绷带或胶布固定，冷后再换。连敷 12 ~ 24 小时。可治疗气滞导致的便秘。

方法四：选用附子 15 克，苦丁香 9 克，炮川乌 9 克，白芷 9 克，胡椒 9 克，大蒜 10 克，将这些药材研末捣饼，敷贴肚脐。可治疗寒结导致的便秘。

贴敷疗法的注意事项

（1）贴敷疗法并不能完全替代其他治疗。正在服药的慢性肠胃病患者在进行中医贴敷期间不要盲目减药、停药。

（2）贴敷后，特别是在夏天进行三伏贴治疗，要避免吹电风扇、空调，以免冷风侵入体内受凉。

（3）敷药时要注意药物的软硬、干湿度，并须及时更换，以免影响疗效，对皮肤造成过度刺激。

（4）对于脸面五官部位、大血管部和肌四处应禁敷或慎敷。

（5）有出血性疾病的患者，若使用三棱、莪术、桃仁、红花等破血逐瘀药时，应密切观察全身有无出血倾向。

（6）对于过敏体质或有皮肤过敏史的患者、孕妇、有疮、疖、痈和皮肤破损者以及严重心肺功能疾患者不能采用此疗法。

肠胃病的药浴疗法

药浴疗法是中医的外治法之一，即用药液或含有药液水在全身或局部皮肤的进行熏蒸、淋洗的治疗方法。一般来说，先用药汤蒸气熏，待药液温热时再进行洗浴。通过熏洗，药物可作用于全身皮肤，并经吸收，循行经络血脉，内达脏腑，由表及里，从而起到祛风散寒、疏通经络、通行气血、活血化瘀、清热解毒、消肿止痛、协调脏腑的功效此外，通过药浴还可增强肌肤的弹性和活力，美颜护肤。

药浴的分类及其方法

（1）全身药浴：将中药浴液倒入清洁消毒后的浴盆或浴缸里，加入热水，然后把水调到适当的温度，即可洗浴。

（2）头面药浴：将中药浴液倒入清洁消毒的脸盆中加热，先保持和盆的距离熏蒸面部，待浴液温度适宜，进行沐浴、洗头、洗面。

（3）眼部药浴：将煎好的药汤乘热注入保温瓶内，患者将患眼时准瓶口先熏，待药液降温至不烫手时，将煎剂滤清后淋洗患眼，可用消毒棉花或消毒纱布蘸药液，如患眼分泌物过多，应用新鲜药液多洗几次。

（4）足部药浴：将煎好的药汤乘热倾入木桶或铁桶中，桶内置 1 只小木凳，略高出药汤面。患者坐在椅子上，将患足搁在桶内小木凳上，用布单将桶口及腿盖严，进行熏疗。待药汤不烫足时，取出小木凳，把患足没于药汤中泡洗。根据病情需要，药汤可浸至踝关节或膝关节部位。

（5）坐浴疗法：用药物煮汤置盆中，待药汤温度要适宜，让患者坐浴，使药液直接浸入肛门或阴道。

消化不良的药浴疗法

方法一：取陈皮10克，党参、莲子各25克，怀山药50克，榛子仁100克，砂仁4克(后入)。加清水适量，煎数沸，澄出药液，与1000毫升开水同入脚盆中，趁热熏蒸，待温度适宜时泡洗双脚，每日2次，每次30分钟，7天为1疗程。

方法二：取橘皮、砂仁、花椒、茅术、小茴香各15克。加清水适量，煎30分钟，取药液同1000毫升开水一起倒入脚盆，先熏蒸，待温泡脚，每天1次，每次40分钟，10天为1疗程。

胃痛的药浴疗法

方法一：取艾叶1把，加水300毫升，煮沸20分钟左右，待药液温热时，熏洗胃脘部，直至痛缓为止。此方主治因寒凝气滞引起的胃脘冷痛，表现为呕吐清水痰涎、畏寒喜暖。

方法二：取鲜姜30克，香附15克。将生姜捣烂，香附研成细粉，用适量开水冲入容器中，待水温后搅匀，用毛巾擦洗胃脘部。每次20分钟，每日2次，3日为1个疗程。此方主治阴虚胃痛，表现为胃脘隐痛、灼热不适、嘈杂似饥、饥不欲食、口干、大便燥结。

方法三：取干姜、肉桂各30克，香附、良姜各50克。将这些药材用开水浸泡，待水温后将双足浸入药液中。每次20分钟，每日3次。此方主治寒凝、气滞和脾胃虚寒型胃痛，表现为胃痛暴作、疼痛剧烈、畏寒

喜暖、得热痛减或胃痛隐隐、绵绵不断、喜暖喜按等。

胃下垂的药浴疗法

方法一：取黄芪15克，将其择净，放入药罐中，加清水适量，浸泡5～10分钟后，用水煎取汁，倒入浴盆中，先熏双足，待温度适合时足浴。每日1次，每次10～30分钟，每日1剂，连用10～15天。

方法二：取枳壳10克，升麻5克，附片、艾叶、白术各20克。将这些药材择净，放入药罐中，加清水适量，浸泡5～10分钟后，用水煎取汁，倒入浴盆中，先熏双足，待温度适可时足浴。每日1次，每次10～30分钟，每日1剂，连用10～15天。

痢疾的药浴疗法

方法一：取艾叶200克，将其煎煮取汁，趁热擦洗小腹部。每次20分钟，每日3次。此方主治各型痢疾。

方法二：取乌梅500克，将其水煎取汁，趁热熏肛门处，待药液温度下降后，用药液坐洗肛门。每日1次，5日为1个疗程。此方主治噤口痢、休息痢，表现为饮食不进、食则呕恶，痢下赤白、里急后重；或下痢时发时止、日久不愈、发作时便下脓血、饮食减少、倦怠怯冷。

方法三：取吴茱萸50克，将其上药煎汤，熏洗浸泡小腹及肛门30分钟，每日2次。此方主治湿热型痢疾，表现为腹痛、里急后重、下痢赤白、小便短赤、肛门灼热。

方法四：取黄芪、防风、枳壳各50克。将其用清水煎汤，将药汁倒入盆内，先趁热气熏肛门，温度降到45～50℃时，用药汁坐洗肛门。每日1次，连用3～5天即见效。此方主治虚寒痢、寒湿痢，表现为久痢不愈、食少神疲、腹部隐痛、口淡不渴、畏寒肢冷。

便秘的药浴疗法

方法一：取党参 20 克，山药 30 克，郁李仁 40 克。将这些药材放入锅中，加水适量，煎煮 30 分钟，去渣取汁，与 3000 毫升开水一同倒入泡足桶中。先熏蒸，后泡足，并可配合足底按摩。每天 1 次，每次 30 ~ 40 分钟。15 日为 1 个疗程。此方主治气虚型习惯性便秘。

方法二：取棉花 30 ~ 50 克。将其加清水 500 毫升，煎数沸，倒入盆内，令患者趁热坐在盆上熏蒸肛门，待水温后再淋洗肛门，每次熏洗 25 ~ 30 分钟。每日熏洗 1 次。

方法三：取杏仁 30 克，火麻仁 40 克，桑叶 50 克。将这些药材放入锅中，加水适量，煎煮 30 分钟，去渣取汁，与 3000 毫升开水一同倒入泡足桶中。先熏蒸后泡足，并可配合足底按摩。每天 1 次，每次 30 ~ 40 分钟。15 日为 1 个疗程。此方主治各种习惯性便秘。

肛裂的药浴疗法

以下四组药方任选一组：

第一组：仙鹤草、元胡、制乳没、苦参、赤芍、防风各 20 克，明矾、五倍子各 10 克。

第二组：黄芩、当归、黄檗、苍术、川芎、黄芪、丹参、白芷、元胡各 20 克，制乳没各 10 克，地榆、槐花各 15 克，冰片 5 克。

第三组：金银花、赤芍、蒲公英、紫花地丁、黄檗、败酱草、黄芩各 30 克，明矾、五倍子各 10 克。

第四组：金银花、鱼腥草、野菊花、蛇舌草各 20 克，槐花或槐角 15 克，白芨 30 克，冰片 5 克。

将上述一组药材择洗干净，放入锅中，加清水适量，浸泡 5 ~ 10 分钟后，水煎取汁，放入浴盆中，纳入冰片或明矾拌匀，待温时坐浴，每日 2 ~ 3 次，每次 10 ~ 30 分钟，连续 1 ~ 2 周。主要适用于肛裂初期。

急性肠炎的药浴疗法

方法一：取艾叶 15 ~ 30 克，透骨草、白胡椒各 10 ~ 20 克。将其加清水 2000 毫升，煎煮沸 10 分钟，取药液倒入浴盆内，待温后将双足浸泡在药液中，同时用毛巾蘸药液浸洗脐腹部。每次浸洗 30 分钟，每日浸浴 3 次，每日 1 剂，直至痊愈。此方主治脾胃虚寒引起的肠炎。

方法二：取葛根 50 克，白扁豆 100 克，车前草 150 克。将其加清水 2500 毫升，煎沸 20 ~ 30 分钟，取药液倒入盆内，待温浸泡双足（至足踝部），每次浸泡 30 ~ 60 分钟，每日浸泡 2 ~ 3 次，每日 1 剂。一般需浸泡 10 次左右。此方主治湿热引起的肠炎。

方法三：取鬼针草 60 克，将其加清水 1000 毫升煎沸 5 分钟，取药液倒入盆内，先熏蒸双足，待温后将双足浸泡在药液中，每次熏洗 10 ~ 15 分钟。轻泻者每日熏洗 3 ~ 4 次，重者每日熏洗 5 ~ 6 次，直至痊愈。此方适用于小儿受寒消化不良引起的肠炎。

药浴疗法的注意事项

（1）就餐前后半小内不宜进行全身药浴。饭前药浴，由于肠胃空虚，洗浴时出汗过多，易造成虚脱；饭后立即药浴，可造成胃肠或内脏血液减少，血液趋向体表，不利消化，可引起胃肠不适，甚至恶心呕吐。

（2）进行眼部熏洗时药液温度不宜过高，以免烫伤，洗剂必须过滤，以免药渣进入眼内。

（3）对肛周脓肿已化脓者，则应先经手术切开引流后，再用坐浴疗法。

（4）药液加水后，温度要适中，不能过热，以免烫伤。

（5）药浴时，室温不应低于 20℃，局部药浴时，应注意全身保暖，避免受寒、吹风，洗浴完毕马上拭干皮肤。

（6）洗浴时间以半小时为宜。全身药浴后应慢慢从浴盆中起身，以免出现体位性低血压，造成眩晕、摔跤。

（7）临睡前不宜进行全身热水药浴，以免兴奋，影响睡眠。

（8）洗浴时间不可太长，特别是全身热水浴。由于汗出过多，体液丢失量大；皮肤血管充分扩张，体表血液量增多，容易造成头部缺血而发生眩晕或晕厥。

（9）外用药浴不可内服。可以重复使用，用时可加温，一剂药可使用数次，一般冬季一剂药可使用5～7日，夏季可用2～3日。

（10）年老体弱者、有出血倾向者、高热大汗者、严重心肺功能不全或低下者，患有心肌梗死、冠心病、主动脉瘤、动脉硬化、重症高血压等病症的患者等禁止药浴或在医生指导下，有旁人护理下进行药浴。

肠胃病的灌肠疗法

灌肠疗法是以中药药液或掺入散剂通过肛管，自肛门灌入直肠、结肠，以帮助患者排便、排气治疗疾病的一种方法；此外，也可借输入的药物，达到确定诊断和进行治疗的目的。临床上常用于较严重的习惯性便秘、肠梗阻、溃疡性结肠炎等疾病或顽固性便秘及术前肠道准备。

灌肠的步骤是先备以肛管，外面涂少量液状石蜡，使之滑润，以便插入时不致对肛门及肠黏膜产生刺激或损伤；然后将肛管插入肛门，其插入深度则根据所患疾病及病变部位不同而定，一般10～30毫米之间；接着将已配制好的药液经注射针筒注入，或由灌肠筒滴入。灌肠液的多少及保留时间长短亦需根据病情而定。如肠梗阻一般约500毫升，保留1～2小时；溃疡性结肠炎一般30～100毫升，保留4～8小时。

便秘的灌肠疗法

方法一：取精盐4.5克，溶于500毫升温开水中，即成0.9%生理盐水。用于便秘的通便。

方法二：用甘油或液状石蜡1份，加等量的温开水配成50%甘油液或石蜡油液。

方法三：用碳酸氢钠（即小苏打）30克、蜂蜜60毫升，溶于温开水240毫升中，趁溶液有气泡时灌入。用于治疗便秘伴有结肠胀气而导致的腹胀。

溃疡性结肠炎的灌肠疗法

在下面两个药方中选其一：

药方一：取珍珠9克，牛黄6克，红参6克，冰片12克，琥珀3克，五倍子12克，儿茶10克，共研为粉。

药方二：取珍珠6克，牛黄6克，白参6克，冰片12克，琥珀3克，血竭12克，儿茶10克，共研为粉。

其中，药方一适用于结肠黏膜溃疡、糜烂，泄泻次数频多或体质较弱者；药方二适用于结肠黏膜充血水肿，大便不爽或里急后重较显著者。按具体症状选取药粉，每次取药粉2克，加温开水50毫升，调匀，温度控制在37～38℃左右，保留灌肠，每日1次，30次为一疗程。

灌肠疗法的注意事项

（1）配制灌肠液时应避免使用对肠黏膜有腐蚀作用的药物。

（2）插入肛管时手法应轻柔，以免擦伤黏膜。如患者有痔疮，更应小心操作。

（3）灌肠的时间一般以晚上临睡前为宜。

（4）肠液勿太热或太凉，一般应与人体正常体温相当。灌肠药液太热或太凉均可能对肠道产生不良刺激，给患者带来副作用。

（5）灌肠中若病人出现面色苍白、出冷汗、剧烈腹痛、脉速、应立即停止灌肠。

第二章
肠胃病的日常保健

治疗疾病，俗话说得好，"三分药，七分养"，对肠胃病患者来说更是如此。因为肠胃病的病程往往比较长，衣、食、住、行、情绪、心态哪个方面出现问题都会导致肠胃病迁延不愈。因此，对于肠胃病患者，除了积极采用药物治疗，日常的保健也是十分重要的。

养护肠胃，从脚做起

如果把人体比作一棵枝繁叶茂的大树，那么我们的双脚就是"树根"。俗话说"树死根先枯，人老脚先老"，拥有众多穴位的双脚对人体的健康有着重要作用。同样，如果想让肠胃舒畅运行，也要从脚做起，注重对脚部的保健。

脚部保健首推泡脚。很多人在冬天有泡脚的习惯，但到了夏天，出汗多，双脚也就常用凉水一冲了事。可事实上，泡脚是一年四季都应该坚持的事。春天泡脚可开阳固脱；夏天泡脚可祛除暑湿；秋天泡脚可润肺蠕肠；冬天泡脚可暖和丹田。特别是在夏天，由于天气炎热人们常常贪凉，吃很多寒凉食物，直吹电扇、空调等，寒邪暑湿易郁积于体内，如果不及时祛除，等到秋冬时节，就容易引起胃痛、腹泻、四肢关节酸痛等一系列病症。而坚持温水泡脚则有助于祛除暑湿，这样因为湿气过重，导致的食欲缺乏、爱犯困、精神疲乏、容易烦躁等问题即可解决；此外，泡脚还可以防止秋燥伤阴、伤肺，促进血液循环，

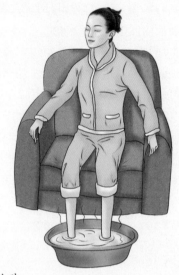

泡脚。

小提示

科学泡脚才助健康

一般来说，泡脚时水温以40℃为宜，每次可泡20～30分钟，泡脚绝对不是泡的时间越长、出的汗越多就越好，切勿泡到出大汗，汗液是心之液，出汗太多，不利于心脏健康。因此，当感觉头部或后背稍微出汗的程度即可。另外，饭后不要立即泡脚，以免影响消化。有烧伤、脓疱疮、水痘、麻疹或足部外伤的人，不适合泡脚。秋冬季节泡脚后可涂抹润肤霜，防止脚底干裂。如果想让泡脚达到最佳效果，可根据自身体质在水中加入相应的足疗方剂，并搭配适量的足部按摩动作以刺激足底穴位，这样保健效果更明显。

对预防秋季疾病也有好处。而且，夏季是人体阳气最旺盛的季节，温水泡脚可以更好地刺激经络，振奋人体的脏腑功能，尤其是脾胃不好的人，更应该坚持泡脚。

脚部保健还可以常常进行足底按摩。中医上讲"春夏养阳"，夏季养脚可帮助生长人体阳气，但是夏季暑热湿气重，汗液的排泄也会加快，人体阳气易受损。而一旦受损，秋季没有足够的阳气可能会导致体质本来就差的人免疫力下降，这种不良影响会反应在消化系统上，容易诱发便秘、胃肠炎等胃肠疾病。而按摩脚底穴位是助长阳气的好办法，尤其是按摩位于外膝眼下3寸的足三里穴可以补中益气。此外，按摩位于脚掌前部1/3中间处的涌泉穴也能健肠养胃。

此外，日常生活中要重视对脚部的保暖，中医上讲"寒从足下生，病从寒中来"。脚是寒邪侵犯人体的重要途径，一旦脚部受凉就会影响气血的运行导致血液循环差，出现胃痛、腰腿痛、痛经等病症。因此，在夏天大家尽量避免穿着露脚趾头的凉鞋或光脚穿凉鞋，对于老年人来说，即便在夏天也应尽量穿双薄点的棉袜或透气性好的丝袜，在皮肤和鞋之间建成一道"屏障"，避免脚部受凉。此外，睡觉时还应避免脚底被空调、电扇的冷风直吹，不要用凉水冲脚或双脚在冷水中浸泡等。

睡好觉养好胃

人体的健康状况可以通过许多事情反映出来，睡眠就是其中一盏"人体信号灯"。如果睡眠长期不好，亮了"红灯"，就说明身体出了问题，需要引起重视。就像凡是有肠胃问题的患者，很多同时都伴随着失眠问题。肠胃因消化无力而浊气淤积，令肝脏负担加重，进而影响心脑供养，导致睡眠质量

差。反之，睡不好又加重疾病，二者互为因果。良好的睡眠具有恢复机体功能的作用，如能促进食欲、精神愉快、促进伤口愈合及疾病康复；而睡眠不足可导致记忆力减退、身体疲乏，甚至情绪消沉，导致食欲下降、胃肠功能紊乱诱发溃疡病。因此，在积极治疗胃肠疾病的基础上，还要尽可能改善睡眠质量，睡好觉才能养好肠胃。下面就告诉大家一些不易招致肠胃疾病的睡觉小知识。

消化不良或患有胃肠疾病的人睡觉时最好选择右侧卧位的睡姿，仰卧位次之，不宜选择左侧卧位和俯卧位。这是因为胃大弯以及胃通向十二指肠、小肠通向大肠的出口都在左侧。左侧卧位睡姿会使胃部反流向食管的酸性液体数量大大多于正常情况，而且持续不断，容易引起胃部灼痛，从而易导致胃病。而右侧卧位则不会压迫这些器官，有利于消化道内食物由上到下的顺畅运行。但值得注意的是，患有食管回流这种消化功能障碍的患者最好选择左侧卧位睡姿帮助胃里反流的食物流动。

晚饭后要食物消化后再睡觉，切忌吃饱就睡。因为在晚饭后不久就睡觉，我们

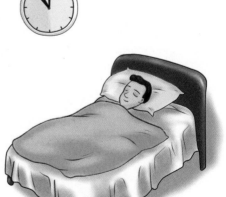

睡眠良好。

人体的大部分组织器官都开始进入代谢缓慢的休整状态，而胃肠道却被迫紧张工作，消化食物，这造成机体部分状态不平衡。由于让食物长时间滞留胃中，逼迫胃部大量分泌胃液，破坏胃黏膜，使胃黏膜得不到修复的机会，容易产生胃糜烂、胃溃疡等肠胃疾病。此外，吃饱饭就睡或吃顿夜宵就回家倒头大睡，久而久之会增加患反流性咽喉病的风险。此病是因含有胃酸的胃液向食管反流达到喉部所致，胃酸反复刺激喉部后，使喉部黏膜出现溃疡、充血、增生。此病常常被误诊为慢性咽炎或支气管炎。不过反流性咽喉病引起的咳嗽有自己的特点：咽喉总是觉得有东西堵着，频繁清嗓、咳个不停；并出现刺激性干咳、无痰、少痰，也可能出现痰很黏稠，想咳咳不出；闻到烟味、饮食或说话多都极易引起咳嗽；晚上可能会因剧烈的刺激性咳嗽而咳醒。一旦发现这些症状要及早治疗，并改变不良睡眠习惯才好。

胃病患者戒烟禁酒是关键

现代社会，烟酒文化在日常生活中、饭桌上、应酬交际场合上看似不可或缺。"饭后一支烟，赛过活神仙""何以解忧、唯有杜康""对酒当歌、人生几何"这些俗语古话都反映出烟酒传承至今已是一些人的必备品。但是，对于胃不好的人来说，酒和烟并不是能"解忧"、当上"活神仙"的佳品，反而可能是招来胃病的"危险品"。

酒对于人体来说是把双刃剑，适量饮用可活血行气，消愁遣兴；过度饮酒甚至酗酒则会严重伤身。事实上，过量饮酒对消化系统的伤害非常大。正常情况下胃黏膜的表层上皮细胞和胃小凹清晰可见，分布很均匀。但经常饮酒会让高浓度的乙醇在胃内停留，与胃及十二指肠黏膜直接接触，

如何喝酒才不会醉

预防酒精性胃病最好的方法就是不要过量饮酒、切勿醉酒，以下小方法可帮你避免醉酒：

（1）不空腹饮酒。

（2）酒不要和碳酸饮料，如可乐、汽水等一起喝。

（3）饮酒后应尽量多喝些热汤、果汁或吃些水果解酒。

溶解黏液和生物膜，导致黏液变薄，黏膜上皮细胞坏死脱落，微血管内皮损伤、栓塞，组织缺血缺氧坏死，从而引起胃黏膜糜烂或溃疡形成，诱发胃十二指肠黏膜损伤及相关性胃病，医学上通常称为酒精性胃病。如一次性大量饮酒即可发生急性酒精性胃炎。长期过量饮酒，会发生慢性胃炎。而酒精性胃病易致糜烂性胃炎和消化道出血，还会使伴有其他消化性疾病的损伤加重。所以，胃病患者绝对不可以过量饮酒、酗酒；

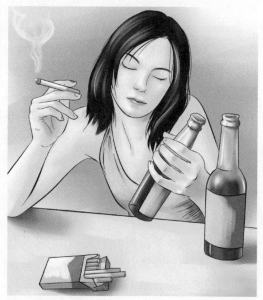

戒烟限酒。

胃病严重者最好戒酒。

许多胃病患者认为，酒精对胃有直接刺激，戒酒还可以接受，可吸烟也许对肺有不良影响，但是对胃怎么会有影响呢？实际上，吸烟者患胃炎或胃溃疡的可能性很高，在用同一种药物治疗同一种慢性胃病时，吸烟患者也比不吸烟的患者的治愈率要低很多，并且治疗起来比较困难，疗程也较长。而且吸烟可以增加消化性溃疡并发症的发生率，影响溃疡的愈合，并且很容易促使溃疡复发。这是因为，烟草中含有尼古丁、焦油等有害物质，尼古丁能作用于迷走神经系统，破坏正常的胃肠活动，引起胃黏膜血管收缩，使胃黏膜中的前列腺素合成减少。这些均可损害胃黏膜，引起胃病。此外，吸烟还会增加胃酸和胃蛋白酶原的分泌、抑制胰腺分泌碳酸氢盐、削弱碳酸氢盐中和十二指肠近端内酸性液体的能力，这样就很容易让患者产生胃部反酸、疼痛的感觉。据研究发现，吸烟者溃疡病的发病率是非吸烟者的 2 ~ 4 倍。每天吸烟 20 支以上的人约 40% 可发生胃黏膜炎症。所以，主动禁烟、少抽烟并远离二手烟，就降低了患胃病的可能性。

急性胃炎的急救措施

一般来说，急性单纯性胃炎病因简单，治疗起来不复杂，只要按下列措施和步骤及时得当地进行救护，患者很快就能恢复正常。

首先，要去除急性胃炎的病因。所谓的病因去除，即去除导致胃黏膜炎症的因素，如：因大量酗酒引起的急性胃炎，应停止饮酒，胃炎可在数天内消失；因用药不当引起的急性胃炎，像阿司匹林等药物空腹服用极易引起胃黏膜充血、水肿，甚至出血，所以这类药物应安排在饭后服用，且服用的时间

不宜太长；而因浓茶、浓咖啡等刺激胃黏膜引起的急性胃炎，应加以节制，一段时期内戒饮。急性胃炎经去除病因和对症治疗后，绝大多数能在短期内获得痊愈。若不去除病因，则有可能转为慢性浅表性胃炎，甚至可导致慢性萎缩性胃炎或慢性胃溃疡。

其次，应主动多多饮水。因为急性胃炎患者多有反复呕吐、腹泻等症状，导致失水过多，严重者甚至血压下降，四肢发凉、脱力、脱水。但要切记，急性胃炎不宜饮用大量的白开水。因为大量白开水反而会稀释掉患者体内的电解质，引发抽筋现象。最好饮用糖盐水（白开水中加少量糖和盐而成）。但不要饮含糖多的饮料，以免产酸过多加重腹痛。呕吐频繁的患者可在一次呕吐完毕后少量饮水（50 毫升左右），多次饮入，不至于呕出。

再次，患者要及时送医，对症服药以止痛。如伴腹泻、发热的患者可适当应用小檗碱（黄连素）、诺氟沙星等抗菌药物。但病情较轻者一般不用，以免加重对胃的刺激。对于呕吐腹泻严重，脱水明显的患者，尤其是幼儿及体弱者，应及时送医院静脉输液或口服补液，以纠正水、电解质紊乱及酸碱平衡失调，一般 1 ~ 2 天内很快恢复。值得一提的是，由于呕吐和腹泻在某种情况下对人体有一定的保护作用，当因食物中毒或误服毒物引起急性胃炎并导致呕吐和腹泻时，不但不应给予止泻药，相反，还应给予催吐和泻下药，以促进毒物尽快排出体外。

最后，经过初步的治疗，急性胃炎的急性症状消失，但不意味着消化道功能已经完全恢复正常，这时的饮食治疗是相当重要。如果急性肠胃炎初愈后就开始正常饮食，甚至进食油腻及辛辣食物或饮酒，尚未恢复功能的胃肠道就会不堪重负，出现腹胀等不

适，有些还会转为慢性胃肠疾病，如慢性胃炎、慢性腹泻等。因此，在饮食上，应先给予患者比较清淡的流质、半流质食物，如米汤、粥、新鲜果汁；可逐渐增加一些蛋白质食物，但忌油腻、油炸、辛辣及粗糙的食物。在开始进食后宜少量，每顿不可过饱，等胃肠道功能恢复后，才开始正常饮食，并注意休息。

经常吃夜宵，胃癌风险高

对很多人来说，下班和朋友小聚或加完班回家前去吃顿夜宵已经成为一种自然而然的习惯，特别是在夏天，夜晚街边的餐馆、烧烤摊常常人满为患，"夜宵族"吃吃喝喝到深夜一两点也是司空见惯的场景。"夜宵族"大部分是年轻人和上班族，喜欢熬夜或者下班时间太晚以至于三餐不定时，就常常会吃夜宵。而这种不良的饮食习惯则会给胃部造成损伤，甚至诱发胃癌。

为什么常吃夜宵容易引发胃癌呢？实际上，长期吃夜宵对胃的伤害非常大，胃黏膜上皮细胞的寿命非常短，2～3天就要再生更新一次。而这一再生修复过程，一般是在夜间胃肠道休息时进行的。如果经常在夜间进餐，胃肠道就不得不一直运转，分泌胃液消化食物，其黏膜的修复很难顺利地进行。

此外，吃过夜宵后睡觉，食物将会较长时间在胃内停留，可促进胃液的大量分泌，对胃黏膜造成长时间的刺激。长此以往，就会导致我们的胃黏膜糜烂、溃疡，并使人体的抵抗力减弱。而且，许多人喜欢吃羊肉串、烤鱼等油炸、烧烤、煎制、腊制的食物，这些食品中多含有苯并芘或含有大量的亚硝酸盐和二级胺，这些成分在胃内适宜酸度或细菌的作用下，能合成亚硝胺类化合物，这

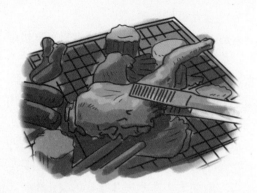

烧烤食品。

类化合物是致癌物质，会进一步伤害胃部。

近几年，胃癌作为我国最常见的消化道肿瘤，其发病率已逐年呈现年轻化趋势。有专家表示，这与现在年轻人的生活习惯有密切的关系，熬夜的人生活往往不规律，身体超负荷工作，长此以往就会出现肠胃不适，消化不良等问题，进而诱发胃癌。所以，为了远离胃癌，我们的日常饮食一定要有规律，远离不健康的生活方式，尤其不要在晚上十一二点钟或睡前2小时内进食；并尽量少吃煎烤油炸、辛辣腌制的食品等。常吃夜宵的人如果出现胃胀、腹痛、消化不良等症状，应提高警惕，千万不能忽视，也不要自己乱吃药，要及时就医检查，因为这些症状有可能就是胃肠道癌变的早期表现之一。

高血压又便秘，上厕所要小心"爆血管"

便秘对于多数人来说只是生活中的一个小困扰，并不会对人体健康造成严重影响。但对心脑血管疾病的患者，特别是患有高血压的老年人来说，小小的便秘却有可能造成生命危险。如果说高血压是引起脑出血的主要危险因素，便秘则是脑出血的重要促发因素。这是为什么呢？

许多送医后被确诊为脑出血的患者，

在医生了解发病时的情况时，都会发现是在如厕时或在厕所大便完起身后突然晕倒的，而且这些脑出血患者都有高血压病史。事实上，临床上有70%~80%的脑出血是由高血压所致。而高血压患者常常伴有便秘，由于患者排便困难，在排便时屏气用力使劲，从而致使腹部压力增大，心跳加快，心脏收缩加强，心搏出量增加，血压会骤然升高；当压力超过血管壁的承受能力时，本身血管壁就比较薄的血管就会破裂发生脑出血。这就表现为患者在上厕所时突然晕倒，不省人事，口眼歪斜，语言不利，半身不遂；或者虽无晕倒，但出现四肢麻木，半身不遂等脑中风症状。

因此，患有高血压的患者，特别是老年患者，排便应慢慢来，千万不可屏气用力。特别是在秋冬时节，因为寒冷的天气会令人体处于一种血管收缩、代谢增加、心脏的做功增加的应激状态，正是心血管病高发季节，也加大了脑出血的危险概率。此外，高

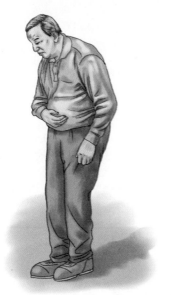

预防动脉硬化、高血压和肥胖等生活习惯病。

血压患者保持大便通畅可以稳定高血压的治疗效果、预防脑卒中的发生。这就需要患者在药物治疗以外，还要避免精神紧张，保持心情舒畅，日常生活中多使用高纤维素、清淡的饮食，每天做适量运动，起坐站立时候不要太急太过用力，养成定时排便的好习惯等，这些措施都能够有效治疗便秘，并对防治高血压能起到积极有效的作用。

肛裂预防和护理：保持大便畅通最重要

肛裂对于许多人来说，是一种非常痛苦的疾病，在如厕的时候，常常要忍受类似刀割般的疼痛以及许多肛门不适症状。远离肛裂就要及早预防，但如果已经患上肛裂，也要在日常生活中科学护理，争取让病情及早减轻并痊愈。下面，我们就来说说如何正确预防和护理肛裂。

预防肛裂的根本办法在于保持大便的软化和如厕通畅。事实上许多人便秘是因为日常不健康的饮食结构造成的。可通过远离辛辣、煎烤油炸、刺激性食物，多吃粗粮、新鲜且纤维素高的蔬果，多饮水等调整饮食，如果还是便秘，可以遵医嘱适当服用一些通便润肠的药物帮助排便。如果是因为其他疾病引发的肛裂，就要及时治疗引起肛裂的各种疾病，如肛隐窝炎症，以防止感染后形成溃疡和皮下瘘；得了溃疡性结肠炎等病症也要及时治，以防止肛裂发生。

如果已经患上肛裂，患者也不要惊慌，首先就要调整好心态，有些患者害怕排便出血，就故意忍着不排，致使大便燥结又加重了病情，形成恶性循环。事实上，早期初发肛裂完全可以经外涂药膏、坐浴等方法保守治疗并痊愈；如果经久不愈，也可以通过手术彻底治愈。所以患者要多学习肛裂卫生知

识，保持心情平和舒畅，才能配合治疗科学护理。

其次，患者要通畅大便。患者应养成每天排便、定时排便的好习惯，还要适当增加户外活动，必要时可遵医嘱，适当服一些缓泻剂，如果导片等，也可选用一些具有导泻利尿作用的中药泡茶饮用，均能使大便松软以利排便。此外，还可以通过食疗的方法刺激胃肠蠕动，可多食用一些具有补血润肠作用的食物，如桂圆、大枣、胡桃、木耳、桑仁、松仁等；也可制成药膳食疗方食用，如桂圆肉粥、胡麻饼、松仁炒玉米、胡桃炒瘦肉等，可润肠通便，并促进肛门处的裂口愈合。

最重要的是，患者在日常生活中要时刻保持肛门处的卫生。每次便后应及时清洗肛门，勤洗澡，勤更换内裤，这样可以有效地防止感染。此外，如果有条件，患者在便后可用热水坐浴，方法是在较深的盆具内盛40℃的温开水或1：5000的高锰酸钾溶液，让患者坐入盆内15～20分钟。热水坐浴不仅可减轻患处疼痛，改善局部血液循环，还能缓解患者的紧张心理，以利排便。

结肠癌日常预防措施

怎样预防结肠癌呢？结肠癌是危害性比较大的恶性肿瘤之一，而且一部分患者得病的原因是日常生活中坏习惯所致。那么，该如何积极有效地预防结肠癌呢？这包括以下几个方面。

（1）警惕发病信号，坚持定期检查：对大肠癌的高危人群，如40岁以上男性、家族性多发性肠息肉的患者、溃疡性结肠炎患者、慢性血吸虫病患者以及有大肠癌家族史的人群应去医院定期检查，警惕大肠癌的信号及早期症状，如大便习惯改变，腹泻、便秘交替，大便带血或黑便，大便形状变扁变细等。

（2）养成良好的排便习惯：我们知道，粪便在人体肠道内停留时间过长，大便内的毒素与肠黏膜接触时间长，肠壁在毒素日久的刺激下就会发生癌变。因此，为防止便秘、宿便等情况，我们应该坚持每日排便、定时排便、专心排便的良好习惯。

（3）建立合理的饮食结构：应合理安排每日饮食，多吃新鲜水果、蔬菜等含有丰富的碳水化合物及粗纤维的食物，如冬菇、木耳、紫菜、荞麦、红薯、玉米等；适当增加主食中粗粮、杂粮的比例，不宜过细过精。此外，应减少食物中的脂肪和动物蛋白的摄入，要少吃高脂肪性食物，特别是要控制动物性脂肪的摄入，从而减少其分解产物的致癌物产生及致癌作用。

（4）积极防治肠道疾病：积极预防和治疗慢性肠炎、血吸虫病、慢性痢疾等病症，对于肠道息肉更应及早处理，特别是腺瘤性息肉，这是结肠癌的癌前病变，所以一旦发现结肠腺瘤，应在良性腺瘤阶段及时摘除，并进行病理学检查。如果不早期治疗，绝大多数会变成大肠癌。

（5）科学服用药物预防：对于有结肠、

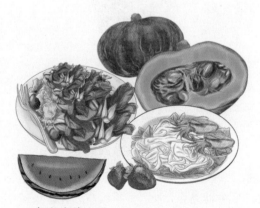

多吃蔬菜水果。

直肠癌家族史和有高度结肠、直肠癌发病趋势的人群可遵医嘱，在医生指导下科学服用钙剂，如维生素C、胡萝卜素等，可使癌症发病率下降。

（6）积极参加体育运动：研究发现，活动量大的人患结肠癌的可能性比坐着办公的人低40~50%。长期久坐不动不利于结肠蠕动粪便排出。所以每天最好拿出20~30分钟进行身体锻炼，可通过慢跑、散步、打球、做操等运动或适合自己的锻炼方式，从而增加胃肠活力，提高免疫力，缓解压力，保持健康。

美丽有风险，束腰勒出痔疮来

爱美之心人皆有之，绝大多数女性都以追求曲线分明的"魔鬼身材"为终生奋斗的美丽目标，拥有不盈一握的纤纤细腰更是爱美女性的梦想。但一些女性盲目追求瘦身效果，买来束腰裤、修身腹带、塑身内衣等日日穿着在身，的确，纤细的腰身立竿见影显现出来了，但因为被此类衣裤过度勒压的毛病也紧跟着出现了，那就是痔疮。也许你会奇怪，束腰衣物勒的是腰腹，怎么能在远离腰部的肛门处勒出痔疮来呢？

束腰勒出痔疮，其实并非罕见。通常情况下，肛门周围的结缔组织比较松弛，当腰腹部的压力过分增大，如长期便秘、妊娠、腹腔肿瘤等情况发生，特别是长时间受到如束腰衣物的外界的压力时，痔静脉的血液回流就会受到阻碍。如果持续束腰过紧，痔静脉就会纠曲成结，迂曲成团，导致痔疮的形成。此外，紧束的腰带还可压迫腹主动脉和下腔静脉，妨碍腹腔器官的血液循环，腰部勒得过紧，影响膈肌运动和胸腹的起伏，使呼吸不够顺畅；腰带紧箍，最易压迫胃腔肠管，影响其正常蠕动，严重的可以导致腹胀，消化不良和便秘。

此外，过分束腰除了能"勒"出痔疮，还会导致子宫内膜脱垂、月经不调、子宫供血不足等后患，并不是瘦身塑性的明智办法。特别是正在发育期的少女，身体器官尚未发育完全，更不适宜束腰。如果想要纤细的身形，还是应以运动锻炼和科学节食为主，科学减肥和塑身才是健康且长久有效的方式。

孕妇为什么容易患痔疮

孕妈妈们在享受着孕育新生命的喜悦时，也常常有许多"难言之隐"，比如孕期痔疮就是其中一个。一旦患了痔疮，就总有排便感而又便不尽的感觉，造成频繁去厕所的现象，让孕妈妈非常苦恼和烦躁。那么，为什么痔疮会找上孕期女性呢？

这是因为，孕妈妈在怀孕期间，机体分泌的激素易使血管壁的平滑肌松弛，增大的子宫压迫腹腔的血管，这样会使孕妈妈原有的痔疮严重或出现新的痔疮。此外，由于孕妈妈活动量小，胃肠蠕动慢，大便容易秘结，而成团的粪块压迫肠壁静脉，使静脉回

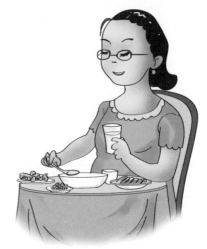

孕妇的早餐。

孕妇预防痔疮5项注意

（1）合理饮食，不要暴饮暴食，应多吃新鲜蔬菜水果，尤其应注意多吃些富含粗纤维的食物，避免吃辛辣及酸性等刺激性食物，不要吃过精过细的食物，精细要合理搭配。

（2）要注意局部清洁，坚持进行温水坐浴，并按摩肛周组织3～4分钟，以加快血液循环。

（3）不要坐沙发，并避免在电脑、电视前久坐不起。

（4）练习肛门收缩，每天有意识地进行3～5次提肛。

（5）要养成良好的排便习惯，不要蹲在厕所里看书、看报。

流更为不畅，而且排便时需要用力而致使腹压增高，导致痔静脉扩张，也会促使痔核形成。而在妊娠后期，因胎儿增大压迫直肠，除了排便困难之外，同时使直肠肛门静脉血回流发生障碍，这样不仅容易发生痔疮，并且可使原有的痔疮进一步加重。对于原来就患有痔疮的女性，如果孕前没有及时治愈痔疮，孕后痔疮越发严重，对腹腔造成强压，很有可能发生流产、早产。所以说，女性在怀孕前不要怕麻烦，应及时去医院进行相关诊治，治愈痔疮。

一旦发生便秘，孕妈妈不要紧张，要保持放松状态，精神压力过大也会加重病情；要有意识培养定时排便习惯，多多喝水。饮食方面，孕妈妈可多食用些富含纤维素的食物，如燕麦、玉米、土豆、海带、红薯、紫菜、胡萝卜、菠菜、芹菜、香蕉、橘子、苹果等，可以润肠排毒；还可吃些润肠滋阴的食物，如黑芝麻、核桃仁、蜂蜜等，不要食用辛辣、油腻、刺激性的食物。可在饭后适当活动，散散步，以增强肠胃的蠕动。

如果便秘严重，孕妈妈应在医生的指导下使用一些缓解药物，如开塞露等；但是应慎用刺激性泻剂，此类药物对胃肠道刺激强烈，易导致孕妈妈体内水、酸碱平衡紊乱，甚至流产。

上厕所"不务正业"，当心痔疮找上你

在快节奏的现代生活中，本着绝不浪费每一分每一秒的原则，许多人在上厕所时还搞起了"副业"，读书、看报、玩手机以及用平板电脑看电影和上网，忙得不亦乐乎。有些人认为卫生间空间相对封闭，环境安静，能让人静下心来读书，甚至还会在卫生间安置书架、报架，在卫生间一蹲或坐就是半个小时一个小时的；有些人则认为闲着也是闲着，不如在如厕时浏览个网页看个电影，但往往看上瘾不自觉地就延长了如厕时间，就算"主业"已完成也蹲着或坐在马桶上不起身。看起来，如厕时搞这些"副业"充分利用了时间，看书长知识，娱乐放松心情，似乎不错。殊不知，这种一心两用的如厕习惯长期存在，很有可能引发痔疮，甚至导致直肠黏膜脱落甚至骨盆下坠等疾病。

人体的排便过程就是一次神经参与的反射活动，长久多次蹲在卫生间里"不务正业"看书看电影等，会给神经系统造成一种错误的暗示：我还没看完呢，慢慢来，再等等。这种暗示会使原有正常的神经反射环受到破坏，逐渐形成新的反射环，导致排便时间逐渐延长，最终引起习惯性便秘。而新的排便节律一旦形成，就很难恢复到原始状态，即使以后在厕所里想"速战速决"专心排便，也需要很久才能恢复至原来的排便节律。

现代医学研究证实，蹲厕超过3分钟即可直接导致直肠静脉曲张瘀血，易引发痔疮，且病情的轻重与时间长短有关，时间越长概率越高，而久坐厕所的安全临界线为1小时。因为久蹲不起或久坐不起，会使腹压增高，容易引起静脉血回流受阻不畅，肛门直肠静脉丛瘀血充盈，曲张隆起，长此以往，就促发了痔疮的形成。而且，肛门充血还会误导神经系统，刺激"排便感应器"，给中枢神经系统传递虚假的排便信号，使肛门长期感到坠胀。最重要的是，便秘对盆腔肌肉群的长期刺激会给男性带来更大的危险：因为肌群松弛后，会引起男性勃起困难及其他性功能障碍。

所以，如厕时专心排便，缩短如厕时间是预防痔疮的有力措施。如果你已经养成了"不务正业"的排便习惯，可在每次进卫生间的时候除了带卫生纸，其他书、报纸、手机等什么也不带，帮助自己纠正一心两用的不良习惯。对于大部分人来说，排便时间最好不要超过10分钟。正常情况下，大便在1分钟内就会出来，所以从坐到马桶、开始排便时间、到离开马桶，这个过程最好控制在3分钟内。如果感觉仍有残留的大便没有排净，那也先起身离开厕所，等有便意的时候再去洗手间比较好。

10个好习惯，帮你远离肛周脓肿

大多数的肛肠疾病都是由于不良的生活习惯引起的，肛周脓肿也是如此。一旦患上肛周脓肿，不但难以治愈易复发，还易形成肛瘘，给患者带来身体上的病痛和诸多生活中的不便。因此，在日常生活中大家应该防患于未然，拒绝不良习惯，做到以下10点：

（1）饮食宜清淡，多食新鲜水果、蔬菜和富含纤维性食物，如香蕉、绿豆、萝卜、

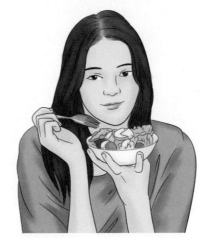

饮食好。

冬瓜等；少食辛辣、油腻助长湿热、煎烤油炸、难以消化以及刺激性的食物；

（2）多饮水，每天早上起来的时候可以喝一杯温盐水或凉白开水，以促进肠蠕动；忌酒或少饮。

（3）每天定时排便，即使没有便意时也要定时到厕所做排便条件反射训练，每次大便时间不宜过长，以5分钟左右为宜。

（4）肛门、直肠、乙状结肠是贮存和排泄粪便的地方，粪便中含有许多细菌，肛门周围很容易受到这些细菌的污染。因此，每日排便后可通过勤换内裤，温水坐浴熏蒸等方法以保持肛门及周围清洁，对预防感染有积极作用。

（5）当大便干燥时，可以遵医嘱适当服用具有润肠通便作用的药物，但不可自己随便乱用泻药和排毒药。

（6）避免长时间坐在潮湿阴凉的地方，以免肛门部受凉受湿，引起感染。

（7）应积极锻炼身体，不要久站久坐，适当增加运动，特别是提肛运动，从而促进胃肠蠕动并加强局部的抗病能力，预防感染。

（8）积极防治便秘和腹泻，因为大便燥结在排便时容易擦伤肛窦，再加上细菌侵

入而造成感染；腹泻者多半有直肠炎和肛窦炎的存在，可使炎症进一步发展成肛周脓肿。

（9）积极防治其他肛门疾病，如肛隐窝炎和肛乳头炎等，以避免和减少肛周感染，脓肿和肛瘘的发生。

（10）积极治疗可能会引起肛周脓肿的全身性疾病，如溃疡性结肠炎、克隆氏病等。

综合起来，预防肛周脓肿的办法就是：饮食有节，适当锻炼，讲究卫生，积极防病。做到这10点，才不会给肛周脓肿找上门的机会。

旧衣服改尿布，小心肛瘘缠上宝宝身

在城乡不少家庭，尤其是农村，父母多用纯棉的旧床单或旧衣服给宝宝做尿布，这些父母，特别是家中的老人，认为旧布既柔软吸水性能又好，当尿布最合适。殊不知，旧布很软只是大人手感而已，长时间用这些旧布改成的尿布给宝宝擦屁股，很有可能导致宝宝患上肛瘘。

有些父母可能会感到奇怪，小小的婴儿也没有什么不良习惯，怎么也会患上肛瘘呢？究其原因，有以下四点：第一，宝宝的生理性免疫机能不全，易发生肛门感染，形成肛瘘；第二，宝宝的骶骨曲尚未形成，肛门内括约肌紧张度较弱，粪便易直接压迫肛管处齿线，肛窦黏膜擦破，易使细菌侵入致病并不断的繁殖，宝宝即使感到痛苦也不会表达只会哭闹，病情耽误就形成了肛瘘；第三，宝宝的皮脂腺分泌亢进，感染形成肛周皮下脓肿与肛窦相通，也易致病；第四，宝宝常因尿布皮炎，刺激肛门周围皮肤，形成肛门周围皮下脓肿与肛窦相通，而成肛瘘。

男宝宝和女宝宝一旦发生肛瘘，症状还有所不同。男宝宝肛瘘发作后肛周皮肤形成脓肿且肿胀光亮，中心软化，破溃后流出脓液而形成肛瘘，大便则从瘘管口流出。女宝宝则发病急，一般是外阴红肿，破溃后大便会从阴道口外的瘘口排出，开始的2～3天大便几乎全从阴道口排出来，肛门不排便。大约过10天之后，肛门才逐渐恢复排便，随着阴道排便的减少，肛瘘周围炎症也会消退。但是女宝宝患肛瘘后不会自动愈合，若想彻底治愈需及时到医院治疗。

那么，为什么用旧衣物改成的尿布给宝宝擦屁股会导致宝宝患上肛瘘呢？这是因为旧布经过重复搓洗，布上的绒毛荡然无存，放在显微镜下察看，可见其外表布满了一层毛刺。这些毛刺在旧布外表干燥的状态下非常坚硬。宝宝大便后换尿布时，父母常常用干尿布给宝宝擦屁股。由于宝宝的肛门柔软松弛，皮肤非常柔嫩，大便黏性又大，需来回擦几次才能擦干净，这样就容易损伤宝宝的肛周皮肤和肛门黏膜，损伤后就容易感染溃疡后构成肛瘘。

所以，为了宝宝的肛门健康，父母在给宝宝擦屁股时要选用质地柔软吸水性强的新棉布，或选用从正规渠道购买的一次性"尿不湿"；在宝宝排便后可用干净的温水为宝宝轻轻洗净外阴肛门，然后用消过毒的软卫生纸及湿巾轻轻拭干。在检查宝宝肛门时，手法也要轻柔，切忌暴力，以免损伤宝宝的肛门。做到这几点，宝宝就不会因肛瘘带来的病痛而哭闹了。

季节交替防菌痢，把好卫生关

夏秋季是细菌性痢疾的发病高峰期，细菌性痢疾起病急骤，一旦感染患者会苦不堪言，特别是抵抗力低弱的老年人和幼儿，病情发展严重甚至会危及生命。作为一种急性肠道传染病，细菌性痢疾的主要

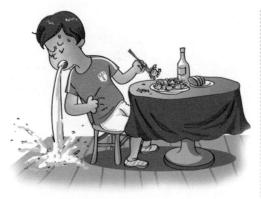

注意饮食卫生。

传播途径主要是通过受痢疾杆菌污染的食物和水源传播，以及日常生活中的接触传染。所以，预防菌痢，最有效的方法就是消除和隔离感染源，以下几点预防措施也许会对你有所帮助。

（1）一旦发现痢疾患者或带菌者，要马上进行隔离治疗，家中患者日常所用的毛巾、碗筷、牙刷、脸盆等要单独放置；其所居住过的房间和其他用过的物品也要彻底消毒，从而切断传播途径，避免交叉传染。

（2）防止"病从手入"，饭前便后要用洗手液或消毒肥皂认真清洗双手，在公共场合，人流密集场所触摸过公共设施后也要及时清洗双手。

（3）防止"病从口入"，不饮用生水、自来水，应饮用开水；日常要注意饮食卫生，特别是在气温高的夏天，食物最易变质。食用前，要认真将餐具清洗干净，生吃的瓜果也要进行清洗，最好再用开水洗烫；不要吃变质、腐烂、隔夜的、被苍蝇沾碰过的食物，存放在冰箱的熟食和生食也不能过久，最好再次加热后再食用；不要购买无品牌的冷饮；不要到卫生不合格的小饭馆吃饭，也最好不要参加大型聚餐活动，防止交叉感染。

（4）无论是公共厕所还是家中的厕所，都要定时进行清洁，并对粪便消毒，粪便可用 1% 漂白粉溶液或沸水消毒后再倒入便池。如有些幼儿的痢疾是由家里人传染的，成年人有时候得了痢疾的症状比较轻，仅有腹泻，并没有注意大便的性状，未能及早发现，携带病菌的粪便往往成为传染的来源。

（5）要及时消灭苍蝇蚊虫并对苍蝇触碰过的物品进行消毒。苍蝇是传播痢疾的媒介之一。其脚上沾满成千上万的病菌，并可将病菌带到食物、餐具、物体上。我们食用或用手接触了被污染的食物或物品，都有可能感染上痢疾。

（6）季节交替时温差较大，易引发感冒、感染性腹泻等呼吸道和肠道疾病。特别是老年人、幼儿最易感染，此时应及时关注天气预报，根据温度变化适时增减衣服。

（7）在保证足够睡眠和休息的同时，应适量锻炼身体、劳逸结合，提高自身的免疫力；对于易感人群，也可以口服疫苗进行防治。

胃及十二指肠溃疡谨慎使用止痛剂

"溃疡难治，复发难防"这八个字可以说是对胃及十二指肠溃疡的贴切形容。胃及十二指肠溃疡是常见的消化道疾病，具有病程长、并发症多、容易复发的特点。但患者不要害怕，事实上，只要患者积极乐观治疗，遵医嘱科学服药，此病是可以治愈的。

说到胃及十二指肠溃疡的用药原则，最重要的一项是患者需谨慎使用止痛剂。滥服止痛药物如同抱薪救火，虽然缓解一时病痛，却会重病情，诱发出血。根据研究和临床观察，以下这些止痛药患者要慎用：

（1）解热镇痛药阿司匹林对胃黏膜有刺激作用，会促使上皮细胞脱落，使胃黏膜失去屏障的作用，从而引起胃黏膜糜烂及无痛

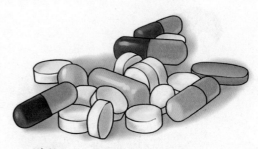

药物。

乙啶等，可使胃酸分泌增多，加重溃疡病情，故不宜使用。

（5）抗癫痫类药物如苯妥英钠，抗精神病药如奋乃静，大环内酯类抗生素等均可刺激胃肠道加重病情，亦应慎用。

（6）至于含酒精类药物，则因乙醇会刺激胃酸分泌并直接刺激胃黏膜，也应予慎用。

饭后百步走因人而异，胃下垂者饭后不宜散步

有一些胃下垂患者非常注意锻炼身体，常常在饭后就立即起身出门散步。但这些人却有所不知，吃完饭就锻炼，哪怕只是没有任何运动强度的散步，锻炼得越多，反而对胃部的危害越大。

饭后，特别是饱餐后胃下垂患者常常会感到中下腹胀痛不适，但此时立刻起身散步并不能帮助胃部的消化吸收，反而会增加胃的振动，给本就羸弱的胃部增加负担，容易引起消化不良或腹痛，甚至加重胃下垂。所以，胃下垂患者在饭后适当仰卧平躺20～30分钟，以利食物尽早进入十二指肠，加速胃的排空。在饭后半个小时或一小时之后，再起身外出散步。

如果想锻炼胃部，除了散步，胃下垂患者还可以选择太极拳、体操等运动强度适中、简单易行的运动，但不要选择如跳绳、健身操、羽毛球等跳跃多的运动，以免加重病情。胃下垂患者也可进行更有针对性的腹

性胃肠道出血，必须慎用；含咖啡因的解热镇痛药可使胃酸分泌，加重溃疡病情，若必须使用时，应与抗酸药物如氢氧化铝同服。

（2）消炎镇痛药如吲哚美辛、保泰松等对胃黏膜有强烈刺激，可致胃肠机能减退，易引起消化不良，甚至胃黏膜腐蚀变性脱落，严重者并发出血和穿孔。

（3）肾上腺皮质激素类药物，如可的松、泼尼松等，以及促皮质素以及利尿类药物，如呋塞米、依他尼酸等，服用后能引起恶心、呕吐、上腹部疼痛等胃肠道反应，严重者可出现胃肠道出血，皆应注意慎用。

（4）交感神经阻滞剂，如利舍平、胍

帮助胃下垂患者强健腹肌的小运动

仰卧起坐：仰卧在床上，两手放在身体两侧，头向上抬，用腹肌的力量使身体坐起来，然后再躺下。如不用手扶床坐不起来，可用手稍加帮助，每天早晚各做 10 ~ 20 次。

仰卧挺胸：仰卧在床上，以头和腿支撑身体，用力将胸腹部挺起来，一起一落，每天早晚各做 10 ~ 20 次。

仰卧抬头：仰卧在床上，两手扶住头的后脑勺，头尽量往上抬，停两秒钟后落下，每天早晚各做 10 ~ 20 次。

部肌肉锻炼，增强腹部肌肉力量，增强胃及其韧带的张力，从而达到矫治目的。还可在日常生活中坚持腹式呼吸，并配合呼吸运动，使腹壁一张一缩前后运动，增强腹肌的力量，使其对胃有一定的支撑力。每顿饭前做一次，每次 30 ~ 50 下。在运动完成后，胃下垂患者还可进行 5 ~ 10 分钟的自我腹部按摩，方法是用右手手掌在腹部上下左右按摩，由轻到重，由慢到快，以空腹时按摩效果最好。

总之，胃下垂患者应根据自己的情况进行锻炼，不要急于求成，而是循序渐进，长期坚持。

胃癌术后如何护理

胃癌手术后的患者身体相当虚弱，大大小小的事情都需要陪护者细致照顾才能完成，所以对于患者术后的恢复情况，陪护者起着非常重要的作用。任何一个小马虎或疏忽都可能为患者带来不良后果，下面，就给大家介绍一些照顾术后患者的小知识。

密切观测患者的生命体征

因为患者在术后身体各方面情况都非常虚弱，甚至昏睡，在医院陪伴照顾术后的患者的人要时刻关注患者的生命体征是否正常，以便及时呼叫医生。要随时观察患者有无术后并发病症，一般来说，胃癌术后的并发症有以下两种：一是倾倒综合征，此症在护理上要采取少食多餐，低糖、半固体饮食，要让患者取平卧位进食，并卧床休息 1 小时症状可逐渐消失；二是空肠梗阻，梗阻多发生于术后 7 ~ 14 天，表现为进食后恶心、呕吐，呕吐物为胆汁，远端肠梗阻可有上腹部胀痛，应及时报告医生。

此外，要保持患者的胃管通畅，胃管应妥善固定，不可随意移动，并注意有无脱落或侧孔吸胃壁，使胃肠减压停止。从而减少胃内容物对吻合口的刺激，预防吻合口水肿和吻合口瘘。

细致陪同患者活动

患者术后常会感到伤口疼痛、极度疲乏、眩晕眼花、四肢无力等，稍稍动一动就会出现气促多汗、胸闷等情况。因此，在日常生活中，下床活动、如厕、个人卫生等行动都极为困难，自理能力下降。此时，陪护

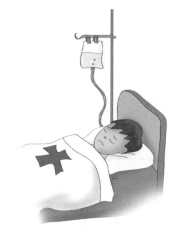

药物。

面对卫生巾，男性患者别拒绝

由于肛瘘会出现局部的溃烂和分泌物，因此在治疗的时候，医院常常会要求患者使用卫生巾，卫生巾的使用减少了肛门分泌物污染衣裤的机会，也减少了因局部分泌物过多引起的不适感，提高了护理质量；而且自我操作性强，减少了因肛瘘给患者生活带来的不便。虽然对于女性患者来说，这并非什么大问题，但是对于男性来说，一般会产生不小的抵触情绪。这时可请男性患者的女性家属或陪护者为其讲解使用卫生巾的目的和优点，帮助其转换心理，接受使用。

者应为患者提供一个安静的养病环境，让其得到足够的休息，应让病人减少活动，并充分卧床休息，尤其是在下床活动前或吃饭前，以保存体力。根据病人的需要，把水杯、纸巾等日常用品置于病人容易取放的位置。患者可下床活动后，去厕所或外出检查时陪护者要寸步不离地跟随协助，当患者可以适当运动时，要根据病情与患者共同制定适宜的活动计划，以病人的耐受性为标准，逐渐增加活动量，绝不要让患者感到疲累。

科学安排患者的术后饮食

患者术后需禁食。如果进行的是根治性胃大部切除术，在术后应持续胃肠减压2～3天，禁食3～4天。全胃切除术后，要禁食5～7天。在拔除胃管的当天可以让患者饮用少量的水，但是应注意每次不应超过4～5汤匙，每次间隔在2个小时以上。如果患者没有不适的情况，次日可适当给予清流质的饮食50～80毫升。应让患者细嚼慢咽，少量多餐，循序渐进，从清淡易消化的流食，逐渐过渡到普食。患者的食物应细软易消化，可选择高蛋白饮食，选择易消化、必需氨基酸种类齐全的食物，如鸡蛋、鱼、虾、瘦肉、豆制品等，其中绝对不能含有刺激性成分，如生冷、过于甜腻、油煎、酸辣、易胀气的食物。

鼓励患者保持积极心态

术后身体极度虚弱的患者有可能精神不佳，对手术成效的担心和身体的疼痛不适等常常令患者产生悲观情绪。陪护者要随时关注患者的情绪，一旦发现患者沉默寡言、不吃不喝、伤心哭泣等情况，要给予极大的耐心和细致的护理，要多多关心体贴病人，多和患者聊天，或配患者看电影、听音乐、为其读书等分散其注意力；还可以临床上一些成功的病例，鼓励病人重新鼓起生活的勇气。在病人感到低落悲哀时，应表示理解，并维护病人的自尊。一旦发现病人有出血症状，要迅速安抚病人，消除其紧张情绪，并及时清理床旁血迹，倾倒呕吐物或排泄物，避免对患者不良刺激。耐心细致的陪护有助于患者配合治疗和护理计划。

急性菌痢患者应如何护理

菌痢也就是细菌性痢疾，是由痢疾杆菌引起的肠道传染病。患者一旦感染，会在短时间内出现上吐下泻、腹痛乏力等不良症状，如果护理不好，会加剧患者的病痛，甚至有可能转为慢性痢疾。那么，该如何正确护理菌痢患者，帮助患者迅速康复呢？

你需要做到以下几点：

（1）因为细菌性痢疾传染性很强，所以护理者首先要保证自身不被患者感染，应对患者进行肠道隔离，这包括应给患者准备专用的食具和便器，用后要消毒处理，病人的排泄物、呕吐物和剩余食物均须消毒后倒掉。护理者在接触污染物时须戴手套，接触病人及病人的用物后必须消毒双手。患者修养的房间内要保持无苍蝇、无蟑螂，以免被苍蝇传播病菌。

（2）在痢疾急性期，要让患者卧床休息，保证充足的睡眠。如果患者大便次数频繁，应用便盆或垫纸等帮其处理，以保存体力。

（3）要大致了解患者每天的大便次数、颜色、性状和量，从而评估患者的腹泻程度，遵照医嘱，给患者服用抗生素并观察其效果，同时也要注意药物的毒副作用及过敏反应。

（4）由于大便次数增多，尤其是老年人和小孩的肛门受多次排便的刺激，皮肤很容易溃破，因此每次便后，要用清洁、柔软的卫生纸轻轻按擦后再用温水清洗，最好再涂上植物油或凡士林油膏或抗生素类油膏，以滋润肛周皮肤。

（5）患者因上吐下泻，胃肠道非常衰弱，因此给患者的饮食应以流食为主，开始的一两天最好只补充淡糖水、果汁、米汤、蛋花汤、鸡汤等，如果患者饮用牛奶有腹胀，不进牛奶。当患者病情略好转时，可逐渐增加稀饭、面条等，切忌过早给予刺激性、多

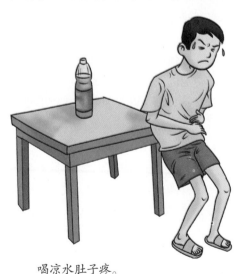

喝凉水肚子疼。

渣、生冷寒凉、油腻、粗纤维不易消化的食物，以免增加患者胃肠负担，加重胃肠功能紊乱。

（6）要注意进行对患者的腹部和四肢的保暖，禁行冷水浴，可用 45 ~ 50℃的热水袋放在患者的腹部或足部热敷。

（7）急性腹泻或呕吐可引起脱水、缺钠、钾及碱中毒、酸中毒。因此，补充水分及盐十分重要。如果患者有失水现象，可给患者口服补液药；如果患者因呕吐不能服下时，则可给予生理盐水或 5% 葡萄糖盐水静脉滴注，注射量视失水情况而定，以保持水和电解质平衡。

（8）对于有痉挛性腹痛的患者，不可以给其服用解痉剂或抑制肠蠕动的药物，特别对伴高热、毒血症或黏液脓血便患者和婴幼儿，应避免使用，以免导致大量毒素和细菌滞留于肠道而加重中毒症状。

肛瘘术后清洁与护理

肛瘘术后的清洁护理应做到以下几点，才有助于患者及早康复：

（1）患者应养成良好的定时排便的习惯。在便后最好用温水或硼酸水冲洗肛门和外阴，然后再用干净的消毒棉花或软布轻轻擦干，并涂以少量软膏，从而减少肛门周围皮肤及外翻的直肠黏膜损伤的可能性，以预防感染。

（2）当肛瘘感染化脓时，可借用消毒后的针挑破外口，清除脓液，既可缓解胀痛，又能预防脓液向其他部位蔓延。

（3）当肛瘘的分泌物增多时，内裤要勤洗勤换、暴晒灭菌。

（4）当患者的肛门部潮湿不舒适时，也可选用明矾水外洗，或用 1 ： 1000 高锰酸钾溶液清洗局部，至少每晚清洗一次，这

样既可清理局部卫生，又可改善局部的血液循环，还增强对疾病的抵抗力，减轻炎症的反应，这些措施对预防感染有积极作用。

（5）选择健康的膳食。中医认为肛瘘是湿热引起的，所以油腻生湿的食物应尽量避免食用，此外，还应戒除烟酒。应多食清淡并含有较多维生素的食物，如冬瓜、丝瓜、绿豆、萝卜等新鲜蔬菜、水果。如果肛瘘经久不愈，在饮食上宜选含有丰富蛋白质、维生素的食品，如瘦肉、牛肉、蘑菇、大枣、芝麻等；这些食物可以健脾和胃、益气补血。

（6）在治疗或护理时，有时会用到卫生巾，起到避免肛门分泌物污染衣裤等作用。此时，患者最好选择正规厂家出产的、棉质网面的卫生巾。如果患者对一种卫生巾过敏，引起局部皮肤不适的应立即停用，并作好局部皮肤的护理。操作方法是患者用温水对会阴进行冲洗或坐浴后，将会阴部擦干，使肛门部位干燥清洁。然后将卫生巾撕去中央贴纸，正面向上粘贴于内裤上，以穿好内裤后卫生巾中央部分对准肛门为标准。更换卫生巾前后注意洗手。最好每 3～4 小时替换一次，当分泌物过多时可缩短更换时间。

直肠癌术后如何快速恢复排尿

直肠癌手术后的一段时间内，患者需要借助导尿管导尿，这是因为直肠癌根治术要求直肠系膜全切除，在盆腔游离过程中或多或少对支配排尿功能的盆丛神经有一定程度的损伤，因此如果在手术后马上拔除导尿管，患者苏醒后往往不能排出小便或小便淋漓不尽，对身体造成伤害。那么，直肠癌术后患者该如何运用导尿管，快速恢复排尿呢？

首先，在直肠癌手术 3～5 天后，患者会被要求夹小便管训练。在白天可让陪护人

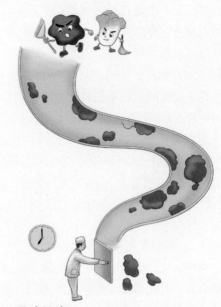

肠的保健。

员用专用夹子夹住小便管，频率为每 2～3 小时，开放小便管 20～30 分钟。这样训练 1～2 周后，患者一般能感觉到尿意，这就说明患者排尿功能的感觉神经已开始恢复，如有明显尿意说明排尿功能的感觉神经已基本恢复。排尿功能的感觉神经和运动神经是交织在一起的，感觉神经恢复了，运动神经随之得到恢复。这时就可以拔除小便管，让患者自行排尿。

如何判断术后患者的小便是否恢复正常了呢？一般情况下，正常每次的小便量一般是 200～300 毫升以上。如果患者拔除小便管后能自行排出 200～300 毫升的小便，就说明患者的排尿功能基本恢复；如过患者不能自行排出小便或只排出一点点小便以及膀胱残余尿如超过 50 毫升则说明患者的排尿功能没有恢复。

如果患者在术后小便没有及时恢复，也不要慌张，因为紧张情绪也会导致小便排出困难。此时要尽快再次给患者留置小便管，如不插小便管，膀胱内小便太多会胀坏

膀胱。插了小便管以后再持续进行训练。每留置 2 周更换一次小便管，一般 1 个月左右排尿功能就能恢复，偶有患者手术后的 3～6 月内才最终恢复。

如果患者长时间不能小便，要考虑是不是手术中骶前神经、盆内脏神经及盆丛遭受了损伤，此种排尿障碍要及时就医，进行专业治疗。

直肠癌造瘘手术后的护理注意事项

直肠癌造瘘术不同于一般肿瘤切除术，患者在术后终身都要依靠人工肛门排便，这不仅让患者在生理上感到不便，同时还可能导致患者不能接受现实从而产生社交障碍、抑郁等心理变化。为了帮助患者无论是在生理上还心理上都早日恢复健康，陪护者在照顾护理患者时一定要注意以下几个方面的护理事项。

造瘘口的护理注意事项

应保持术后患者切口处的敷料固定干燥，如果发现敷料渗血渗液，应及时查找原因并更换。在术后 48～72 小时内，要重点观察造瘘口有无出血、回缩、坏死等情况。血运正常时造瘘口黏膜红润为鲜红色。如果患者的造瘘口处出现疼痛，黏膜暗红或变黑、水肿严重等情况，应立即通知医生进行处理。

患者的造瘘口可在术后 2～3 天开放，如有腹胀可提前开放。瘘口开放后，陪护者要帮助患者将周围皮肤先用清水洗净，再用凡士林纱布保护。还要观察瘘口是否狭窄，在每次排便后都要清洗，并教会患者自理。

术后 2 周，待患者的粪便成形并有规律时，协助患者戴手套后用食指涂液状石蜡徐徐插入肛口以扩大瘘口，每周 2 次，每次

10 分钟，持续 3～6 个月。

当手术切口缝线已拆除，切口完全愈合后，患者就可以洗澡了，盆浴或淋浴均可。但是，在洗浴前患者最好在造瘘口的周围粘贴防水胶布进行密封，以避免水渗入，洗浴时绝对不可以用力擦洗造瘘口，也不要用碱性肥皂，避免刺激造瘘口周围皮肤。应选择柔软、宽松、有弹性，质地天然的棉麻类衣物，腰带也不宜束得太紧，勒到切口。

人工肛门袋的使用注意事项

由于人工肛门没有正常肛门的收缩功能，患者在使用之初排便无感觉，不能控制，所以患者一般先使用人工肛门袋。人工肛袋每次用后要用清水洗净，在阳光下晒后可反复使用。同时人工肛门袋两端用带子系于患者的腰间。换袋时，患者宜取坐位，袋内积粪要及时倾倒清洗，避免感染，减少臭气；取肛袋时，应从上面轻掀起，防止损伤皮肤。肛门袋要勤换勤洗，保证卫生。

饮食上的护理注意事项

直肠癌患者的术后饮食非常重要，因为患者均带有人工肛门袋，若饮食不当就可能导致腹泻，使局部出现炎症或黏膜脱出，造成不必要的痛苦，所以宜为术后患者准备容易消化、富含粗纤维多的食物，以豆类、蛋、鱼为佳，适量饮用菜汤、小米粥、浓藕粉、大米汤、果汁等，这些食品可以减少对肠道的刺激，较顺利的通过肠腔、防止肠梗阻的发生，也便于清洁患者的排泄物。但在尝试某种新食物时，最好不要一次吃得太多，如无不良反应，下一次才吃多些。最重要的是，患者进食要定时定量，以帮助控制肠道的活动规律，从而逐步养成定时排便的习惯。

患者心态的护理注意事项

患者在术后并不能很好地控制人工肛门，当发生粪便外溢时，患者的自尊心常

让其觉得非常痛苦，甚至有生不如死感觉，所以在这一时期，患者身边的亲友应体谅患者的情绪，减少探视，以避免刺激患者。患者身边的陪护者要对患者进行耐心、细致的护理，为患者处理粪便时不要流露出嫌弃厌恶的情绪，这会严重刺伤患者的自尊心。陪护者要多和患者聊天，协助其进行人工肛门的定时排便，让患者能早日自主控制定时排便，从而树立战胜疾病的信心，重新燃起生活的热情。

结肠癌、直肠癌防复发定期复查不能忘

对于结肠癌、直肠癌的患者来说，肿瘤被成功切除后是否就可以高枕无忧了呢？在这里要提醒一句正在康复中的患者：且慢！别忘了术后还要定时去医院进行复查。

结肠癌、直肠癌手术后，去医院进行定时的随访和复查对于结肠癌、直肠癌患者的康复起到很重要的作用。一方面，恶性肿瘤容易在人体内复发和转移，虽然手术是治疗结、直肠癌的最有效的方法，甚至当所有的可以看到的肿瘤被切除时，肿瘤细胞还可能存在身体的其他部位。这些残留肿瘤细胞，因为在手术中太小以至于无法被发现，但它们在手术后可以开始生长和转移。而术后有规律的全面复查和随访，就能够帮助患者及时发现新发病灶，及早治疗，从而有效地提高生存率。另一方面，由于像直肠癌、结肠癌这类消化道恶性肿瘤手术，通常在消化道重建中需要改变消化道原有的结构，所以患者术后可能出现腹胀、腹泻、腹痛等消化道症状甚至是某些全身症状；某些患者术后因为病情需要行放疗、化疗、免疫治疗等辅助治疗，

这些治疗过程中可能伴有或轻或重的并发症。因此，需要患者定期复查，才能及时全面地评估患者术后恢复状况，并能及时对症处理，减少并发症带来的身体不适。

此外，很多消化道恶性肿瘤患者术后会出现生活习惯的改变，就算身体在康复中却精神紧张，战战兢兢担心癌症复发或转移，并不能乐观地开始新生活，这时通过定期的复查，从正规医院及专业医生处获得权威的指导和建议，就能打消患者的疑虑，减轻不必要的心理负担，让患者无论在身体上还是心理上都获得积极有效的康复。

那么，术后随访复查要持续多久呢？一般认为，经手术治疗的结、直肠癌患者，术后极易发生局部复发，其复发病例的80%～90%均发生在手术后2～3年内，仅有大约2%的复发病例发生在手术后5年以后。所以，建议康复者在复查时间上一般做如下安排：术后半年内每月复查1次，术后3年内，每3个月复查1次；术后4～5年内，应每半年复查1次；术后5年后，应每年复查1次。5年后的随访复查主要目的在于发现是否有新的息肉，但需终身进行随访。

根据时间推移，每次复查的内容也有所不同。术后前2、3年内，复查时医生会详细询问康复者的近期病史。对于术后恢复顺利的患者，若再次有不明原因的体重下降，排便习惯再次改变，盆腔疼痛

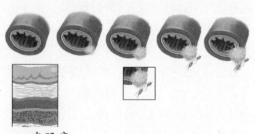

直肠癌。

或会阴部大腿内侧疼痛，不明原因刺激性咳嗽、腹胀及肠道出血等，均要重视。此外还要全面查体，检查患者腋窝、锁骨上和颈部淋巴结，是否有腹部包块，肛门指诊则可以及时发现直肠或盆腔的复发灶，此外，还进行一系列的血常规、肝肾功能、消化道肿瘤标记物（CEA）、影像学检查、腹部及盆腔B超、胸片、结肠镜等检查。这些体检结果均对治疗有一定的参考意义。

总之，术后定期复查可以及时了解患者的身体情况，能及早发现病灶是否转移复发，从而有效提高患者的生存率，不让之前的治疗功亏一篑；还可以根据体检结果为患者量身定制科学的康复计划，让患者彻底恢复健康。

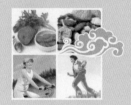

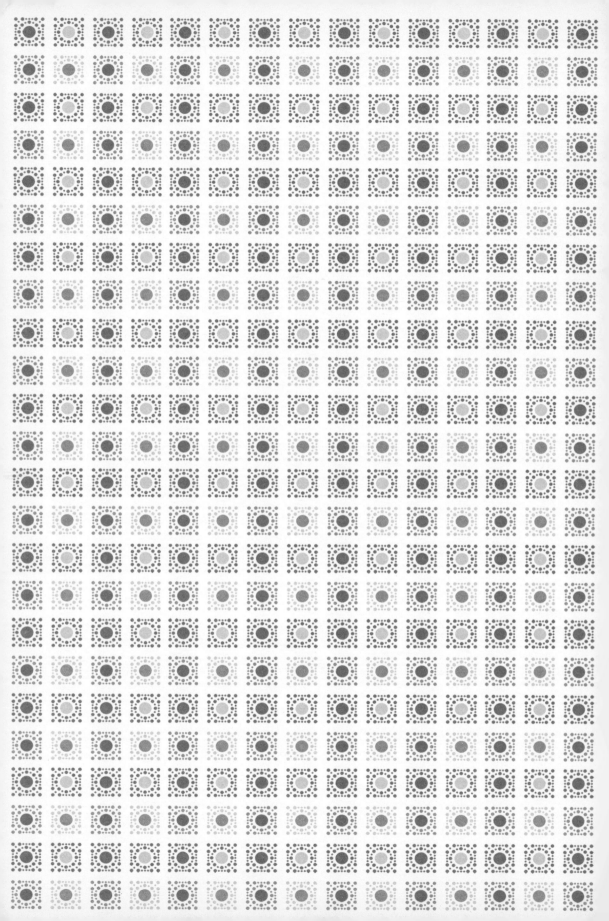